普通高等教育中医药类"十三五"规划教材

全国普通高等教育中医药类精编教材

U0188497

中医妇科学

（第 3 版）

（供中医学、中西医临床医学等专业用）

| 主　编 |

马宝璋　杜惠兰

| 副主编 |

冯晓玲　邓高丕　魏绍斌
王东梅　李伟莉

上海科学技术出版社

图书在版编目（CIP）数据

中医妇科学／马宝璋，杜惠兰主编．—3版．—上海：上海
科学技术出版社，2018.1（2022.1重印）
普通高等教育中医药类"十三五"规划教材　全国普通
高等教育中医药类精编教材
ISBN 978-7-5478-3691-0

Ⅰ．①中⋯　Ⅱ．①马⋯②杜⋯　Ⅲ．①中医妇科学－高
等学校－教材　Ⅳ．① R271.1

中国版本图书馆 CIP 数据核字（2017）第 202639 号

中医妇科学（第 3 版）
主编　马宝璋　杜惠兰

上海世纪出版（集团）有限公司
上 海 科 学 技 术 出 版 社　　出版、发行
（上海市闵行区号景路 159 弄 A 座 9F-10F）
邮政编码 201101　www.sstp.cn
浙江新华印刷技术有限公司印刷
开本 787×1092　1/16　印张 21.75
字数 470 千字
2006 年 8 月第 1 版
2018 年 1 月第 3 版　2022 年 1 月第 15 次印刷
ISBN 978-7-5478-3691-0/R·1435
定价：45.00 元

普通高等教育中医药类"十三五"规划教材
全国普通高等教育中医药类精编教材

普通高等教育中医药类"十三五"规划教材
全国普通高等教育中医药类精编教材

新中国高等中医药教育开创至今历六十年。一甲子朝花夕拾,六十年砥砺前行,实现了长足发展,不仅健全了中医药高等教育体系,创新了中医药高等教育模式,也培养了一大批中医药人才,履行了人才培养、科技创新、社会服务、文化传承的职能和使命。高等中医药院校的教材作为中医药知识传播的重要载体,也伴随着中医药高等教育改革发展的进程,从少到多,从粗到精,一纲多本,形式多样,始终发挥着至关重要的作用。

上海科学技术出版社于1964年受国家卫生部委托出版全国中医院校试用教材迄今,肩负了半个多世纪的中医院校教材建设和出版的重任,产生了一大批学术深厚、内涵丰富、文辞隽永、具有重要影响力的优秀教材。尤其是1985年出版的全国统编高等医学院校中医教材(第五版),至今仍被誉为中医教材之经典而蜚声海内外。

2006年,上海科学技术出版社在全国中医药高等教育学会教学管理研究会的精心指导下,在全国各中医药院校的积极参与下,组织出版了供中医药院校本科生使用的"全国普通高等教育中医药类精编教材"(以下简称"精编教材"),并于2011年进行了修订和完善。这套教材融汇了历版优秀教材之精华,遵循"三基""五性""三特定"的教材编写原则,同时高度契合国家执业医师考核制度改革和国家创新型人才培养战略的要求,在组织策划、编写和出版过程中,反复论证,层层把关,使"精编教材"在内容编写、版式设计和质量控制等方面均达到了预期的要求,凸显了"精炼、创新、适用"的编写初衷,获得了全国中医药院校师生的一致好评。

2016年8月,党中央、国务院召开了新世纪以来第一次全国卫生与健康大会,印发实施《"健康中国2030"规划纲要》,并颁布了《中医药法》和《〈中国的中医药〉白皮书》,把发展中医药事业作为打造健康中国的重要内容。实施创新驱动发展、文化强国、"走出去"战略以及"一带一路"倡议,推动经济转型升级,都需要中医药发挥资源优势和核心作用。面对新时期中医药"创造性转化,创新性发展"的总体要求,中医药高等教育必须牢牢把握经济社会发展的大势,更加主动地服务和融入国家发展战略。为此,精编教材的编写将继续秉持"为院校提供服务、为行业打造精品"的工作要旨,在全国中医院校中广泛征求意见,多方听取要求,全面汲取经验,经过近一年的精心准备工作,在"十三五"开局之年启动了第三版的修订工作。

本次修订和完善将在保持"精编教材"原有特色和优势的基础上,进一步突出"经典、精炼、新颖、实用"的特点,并将贯彻习近平总书记在全国卫生与健康大会、全国高校思想政治工作会议等系列讲话精神,以及《国家中长期教育改革和发展规划纲要(2010—2020)》《中医药发展战略规划纲要(2016—2030 年)》和《关于医教协同深化中医药教育改革与发展的指导意见》等文件要求,坚持高等教育立德树人这一根本任务,立足中医药教育改革发展要求,遵循我国中医药事业发展规律和中医药教育规律,深化中医药特色的人文素养和思想情操教育,从而达到以文化人、以文育人的效果。

同时,全国中医药高等教育学会教学管理研究会和上海科学技术出版社将不断深化高等中医药教材研究,在新版精编教材的编写组织中,努力将教材的编写出版工作与中医药发展的现实目标及未来方向紧密联系在一起,促进中医药人才培养与"健康中国"战略紧密结合起来,实现全程育人、全方位育人,不断完善高等中医药教材体系和丰富教材品种,创新、拓展相关课程教材,以更好地适应"十三五"时期及今后高等中医药院校的教学实践要求,从而进一步地提高我国高等中医药人才的培养能力,为建设健康中国贡献力量!

教材的编写出版需要在实践检验中不断完善,诚恳地希望广大中医药院校师生和读者在教学实践或使用中对本套教材提出宝贵意见,以敦促我们不断提高。

全国中医药高等教育学会常务理事、教学管理研究会理事长

胡鸿毅

2016 年 12 月

中医妇科学为中医药学的发展，为广大妇女健康事业做出了重大贡献。为了全面推进素质教育，完成培养应用型人才的目标，第3版精编教材《中医妇科学》的编写，由26所中医院校附属医院妇科教研室主任、副主任，学科带头人，博士、硕士研究生导师共28位专家组成了编写委员会，我们将为教材内容深度和广度的扩展及教材知识点的创新做出应有的努力和贡献。

《中医妇科学》教材必须在充分体现中医妇科学基本理论、基本知识、基本技能的基础上，提供科学的、系统的、规范的理论知识，指导医疗实践。

规划教材的五性是必须坚持的，即它的思想性、科学性、启发性、先进性和实用性。

关于思想性，本教材除了不存在政治思想性错误之外，就是必须要突出中医药学的学术思想。数十年的理论教学与医疗实践，使我们深刻地认识到：遵循中医药学经典理论的原则，发掘、研究和整理中医妇科学理论，是中医妇科学发展的必由之路。

当然，这也是中医妇科学科学性的具体体现：① 我们根据文、史、医的相关资料，系统整理了中医妇科学发展简史。② 根据医学文献，建立中医学女性生殖脏器理论。③ 关于天癸的研究，明确提出：天癸源于先天，藏之于肾，是促进人体生长、发育和生殖的物质，也是中医学人体遗传信息的载体。④ 根据经典理论发掘、整理和发展中医妇科学的冲任（督带）学说，使冲任理论贯穿于妇科"生理—病理—疾病"的整体理论过程，明确了中医妇科学理论的系统性、规范性和科学性。⑤ 根据经典理论首次提出"肾气—天癸—冲任—胞宫"月经机制的作用过程与环节，同时论证了这一机制与西医学"下丘脑—垂体—卵巢—子宫"的环路相对应等理论，进一步证明了中医学月经理论的先进性和科学性。⑥ 根据经典系统整理了妇科诊断要点与治法概要，进行了规范性、系统性的阐述，完善了中医妇科学理论体系的科学性。

当我们遵循中医药学理论论述时，所引用的经典原文就是对学习者的启发性教育，让学习者明白中医妇科学的发展方向。关于中医妇科学"肾气—天癸—冲任—胞宫"的月经机制与西医学"下丘脑—垂体—卵巢—子宫"的环路相对应，也是一种启发性教育,让学习者理解中医妇科学 2 000 年前理论的先进性。我们在附论中编写西医妇科学的基本理论及常见病,也是一种启发性教育,让学习者清楚妇产科除需手术治疗的病种之外,中医妇科学的治疗是最具优势的根本治疗。

规划教材的理论要有所创新、有所提高,根据临床实际需要不断发现、修正和补充原有理论的不足之处,与时俱进才能保持它的先进性。例如:① 我们全面改写了第九章带下病,增设了"带下过少"一节。② 关于第十章妊娠病的"异位妊娠",自三版教材《妇产科学》(湖北中医学院主编,上海人民出版社 1974 年出版)以"子宫外孕"提出分期分型论治,至五版教材(上海科学技术出版社 1986 年出版)以"异位妊娠"附于妊娠腹痛之后、六版教材(上海科学技术出版社 1996 年出版)正式列入教材以来,及其以后的各版教材对其分型用药一直无大改变,关于输卵管妊娠中药保守治疗的客观指标一直不甚明确,在实践中难以掌握与应用。本教材根据多年临床实践及各地相关报道,对异位妊娠(主要是输卵管妊娠)的分期客观指标及用药均做了较大调整,以期对医疗实践起到指导作用。这是本教材先进性的体现。③ 在第二十章产后病中增设了"产后情志异常"一节。④ 关于乳溢-闭经综合征,我们在中医文献中查到了相关记载,对此症治疗将在闭经的气滞血瘀型中以加减法的形式予以阐述。这也是本教材先进性的体现。⑤ 关于盆腔炎性疾病,这是临床常见病、多发病、疑难病,是中医妇科学治疗的优势病种,但中医妇科学中对其急性期的辨证治疗缺如。我们根据《金匮要略》中"热入血室"的四条论述,本版教材在第十二章产后病的"产后发热"及第十三章妇科杂病的"妇人腹痛"中都增设了感染邪毒型,从而解决了对"盆腔炎性疾病"急性期的辨证论治。关于盆腔炎性疾病后遗症中不孕症、异位妊娠、慢性盆腔痛、输卵管积水及输卵管卵巢囊肿等,在中医妇科学的不孕症、异位妊娠、妇人腹痛、癥瘕中都已有明确的辨证论治。对盆腔炎性疾病引起的月经先期、月经过多、经期延长、经间期出血、崩漏、经行发热及带下过多等疾病的相关证型及加减法中有明确治疗方法。这都表现了中医妇科学的先进性。以上五点我们认为是本教材的进步和先进性体现。

　　作为本科规划教材,实用性也是至关重要的。首先,教材的理论内容对医疗实践必须具有确切的指导作用,对其病种的设置、具体分型、选方用药,务求在经典理论和医疗实践中找到根据,并能在医疗实践中取得良好疗效。其次,要有利于教与学,教材在吸收新知识的同时,要保持基础理论的相对稳定性和继承性,这有利于教师的教学,有利于学生的学习,有利于学生或医生应对各种考试。这应是本教材实用性的体现。

　　当然我们对教材的设想是美好的,在编写实践中难免会有疏漏和错误,恳请各院校在使用过程中,对不足之处提出宝贵意见和建议,对不当之处予以批评指正,在此谨表感谢。

《中医妇科学》编委会
2017 年 10 月

总　　论

各　　论

附　　论

总　　论

第一章 绪 言

导学

1. 掌握各历史时期中医妇科方面的代表作品。

第一节 中医妇科学的定义与范围

一、中医妇科学定义

中医妇科学是运用中医学理论研究女性解剖、生理、病理特点,诊断辨证规律和防治女性特有疾病的一门临床学科。中医理论包括阴阳五行学说、脏腑经络学说、气血津液学说、病因病机、四诊八纲、辨证论治等,中医妇科学就是运用这些基本理论,以整体观念为主导思想,系统地研究女性解剖,生理、病理特点和特有疾病的病因、病机、症状、诊断、治疗和预防。

人体脏腑经络气血的活动规律,男女基本相同,但女性在脏器方面有胞宫,在生理上有月经、带下、胎孕、产育和哺乳等特殊性,必然在病理上相应地产生经、带、胎、产、妇科杂病等特有的疾病。如唐代孙思邈《千金要方·妇人方》说:"妇人之别有方者,以其胎妊、生产、崩伤之异故也……所以妇人别立方也。"由此说明,妇女脏腑、经络、气血的活动有其特殊的方面,必须进行专门的研究和讨论。

二、中医妇科学范围

中医妇科学传统的研究范围,包括月经不调、崩漏、带下、子嗣、妊娠、临产、产后、乳疾、癥瘕、前阴诸疾及杂病等内容。《医宗金鉴·妇科心法要诀》说:"男妇两科同一治,所异调经崩带癥,嗣育胎前并产后,前阴乳疾不相同。"这是对中医妇科疾病范围的高度概括和总结。

本教材为适应中医专业的教学要求,在总论中系统地阐述了中医妇科学的基本原理,包括女性的生殖脏器、生理特点、病理特点、妇科病的诊断要点、治法概要、预防与保健等。在各论中,设立的病证类型有月经病、带下病、妊娠病、临产病、产后病、妇科杂病、前阴病等。同时为了拓展学习者的思路,提高临床诊断准确性和加深对中医理论的理解,在附论中编写了西医妇产科基础理论、妇科体格检查及辅助检查、产科概要、妇产科常见疾病与计划生育知识,以供临证治疗时参考。

(马宝璋)

第二节 中医妇科学的发展简史

中医妇科学是中医学重要组成部分之一,它是在中医学的形成和发展中逐渐建立和充实起来的。医学发展的历史,离不开社会的政治、经济发展的历史影响。为此,我们把中医妇产科学的发展史分为十大历史阶段进行阐述。

一、夏、商、西周时代

我国远古时代的祖先,在劳动和生活中就已经发现了一些药物,积累了初步的医疗技术。到了夏、商、周时代,中医妇产科学处于萌芽阶段,主要有关于难产、妇科药物、种子和胎教理论的记载。

关于难产的记载,《史记·楚世家》说:"陆终(妻女)生子六人,坼剖而产焉。"这里记载的难产时间相当于夏或夏以前(约公元前 20 世纪以前)。其注解中还有"(夏)修已背坼而生禹,(殷)简狄胸剖而生契"的难产记载。另最早在殷墟出土的甲骨文记载的 21 种疾病中,就有"疾育"(妇产科病)的记载。可见公元前 14 世纪的人们已经很关心生育的事,这在一定程度上反映了古人对妇女孕产的认识。

约在公元前 11 世纪,现存最早成书的文学作品《诗经》中载药 50 余种,其中有一些重要的妇产科用药。同时代的《山海经》中载药 120 余种,其中有"种子"及"避孕"的药物。

关于胎教的认识,《列女传》有"太任者,文王之母,唯德之行……及其有娠,目不视恶色,耳不听淫声,口不出傲言,能以胎教"的记载。可见在周代已注意到母亲的精神、情绪对胎儿发育是有相当影响的。这种"胎教"的认识在今天也是有意义的,目前一些妇产科专家和神经科专家都认为学龄前儿童的教育应从胎儿期开始。

二、春秋战国时代

在这一时期出现了许多医家,如医和、医缓、扁鹊等,特别是扁鹊曾专门从事过妇产科的医疗工作,当时称为"带下医"。这一时期妇产科理论进展主要体现在优生学、胚胎学等方面。《黄帝内经》(简称《内经》)的出现,提出了妇科相关理论。

关于优生的记载,《左传·僖公二十三年》说:"男女同姓,其生不蕃。"蕃,繁殖之意,明确提出近亲结婚有害于后代的繁殖。

关于胚胎发育的记载,《文子·九守篇》曰:"一月而膏,二月而血脉,三月而胚,四月而胎,五月而筋,六月而骨,七月而成形,八月而动,九月而躁,十月而生。"此乃怀胎十月而生的初始记载。

战国时代成书的我国现存的第一部医学巨著《内经》,包括《灵枢》《素问》各 9 卷,共 162 篇,它确立了中医学的理论基础。同时提出了女性的解剖、月经生理、妊娠诊断等基本理论,还初步论述了一些女性疾病的病理,如血崩、月事不来、带下、不孕、肠覃、石瘕等。

《内经》还记载了第一个治疗血枯经闭、调经种子药方——四乌贼骨一蘆茹丸。《内经》的理论为中医妇产科学的发展奠定了基础。

三、秦汉时代

秦代,已有妇产科病案的记载。据《史记·扁鹊仓公列传》记载,太仓公淳于意首创"诊籍",其中"韩女内寒月事不下"及"王美人怀子而不乳"(乳,生也)的病案,都是妇产科最早的病案。

到了汉代,妇产科有了进一步的发展,在医事制度上设有"女医",药物堕胎、连体胎儿、手术摘除死胎等首见记载,并出现了一批妇产科专著、专论。

汉代"女医"(或"乳医"),师古称之为"视产乳之疾者"。《汉书·孝宣许皇后传》说:"许皇后当娠病,女医淳于衍者(公元前71年),霍氏所爱,尝入宫侍皇后疾……皇后免身后,衍取附子并合太医大丸以饮皇后。"这里所称的"女医"(或"乳医")当隶属于太医令。

由于对妊娠及药物的认识,公元前1世纪已有了药物堕胎(流产)的记载。《汉书·孝成赵皇后传》说:"掖庭中御幸生子者,辄死,又饮药伤堕者无数。"

关于连体胎儿的记载,《汉书·五行志》说:"六月,长安女子生儿,两头异颈,面相向,四臂共胸。"

现存最早的产科专著《胎产书》,约成书于公元前2世纪,书中对妊娠按月养生提出一些初步见解,反映了当时对妊娠、胎产卫生的认识。

张仲景《金匮要略方论》中的妇人3篇,论述了妊娠呕吐、妊娠腹痛、产后发热、热入血室、带下、经闭、癥瘕等病的证治,并提出阴道冲洗和纳药的外治法。其中许多经验和方药至今有效,有些重要理论一直指导着妇产科的临床工作。

与张仲景同时代的医学家华佗(112—207年),成功地进行了摘除死胎的手术。《后汉书·华佗传》说:"佗曰:'死胎枯燥,执不自生。'使人探(远取)之,果得死胎,人形可识,但其色已黑。佗之绝技,皆此类也。"这显然是进入宫腔操作的手术,可见当时外科和妇产科已发展到相当水平。

四、魏晋南北朝及隋代

这一时期,主要是脉学和病源证候学的成就推动了妇产科学的发展,提出了晚婚与节育的主张,记载了针刺引产成功的案例,以及逐月养胎的理论。

晋代王叔和著成《脉经》,其中在妇产科方面,提出了"居经""避年"之说,指出"尺中不绝,胎脉方真",描写了产时"离经脉"。此外,还论及了其他妇产科疾病的简要脉证。

南齐褚澄著《褚氏遗书》1卷(10篇),其中从摄生角度,提出了晚婚与节育的主张。如说"合男女必当其年,男虽十六而精通,必三十而娶;女虽十四而天癸至,必二十而嫁,皆欲阴阳气完实而交合,则交而孕,孕则育,育而为子,坚壮强寿"。同时指出"合男子多则沥枯虚人,产乳众则血枯杀人"。这些论述对保护妇女健康是有积极意义的。

针刺引产案例在《南史·张邰传》中有记载,徐文伯医术高明,诊一妇人有孕,并予针刺引产成功。

胚胎发育记载与逐月养胎理论在北齐徐之才《逐月养胎法》中有较详细论述,如对胚胎发育有了比较准确的描述:"妊娠一月始胚,二月始膏,三月始胞,四月形体成,五月始动,六月筋骨立,七月毛发生,八月脏腑具,九月谷气入胃,十月诸神备,日满即产矣。"同时提出了逐月养胎理论。这些记载,从今天围产期医学的观点来看也是有意义的。

隋代巢元方等编著了《诸病源候论》。书中有妇人病 8 卷,其中前 4 卷论妇科病,包括月经、带下、前阴、乳房诸病,凡月水不调候 5 论、带下候 9 论、漏下候 7 论、崩中候 5 论,全部以损伤冲任立论,这对今天妇产科病机阐述仍有重要指导作用;后 4 卷论产科病,按照妊娠、将产、难产及产后分类,逐项讨论了病因、病机及临床所见,内容颇为丰富。

五、唐代

唐代继隋制建立了比较完备的医事制度,设立了"太医署",这是唐代最高的医学教育机构和医疗机构,专门培养医药人才。自晋至唐临证医学日益兴盛,发展特点是逐渐趋向专科化。此期相继出现了综合性医书,丰富了各科临床医学,为妇产科发展成为独立专科创造了条件。

当时著名的医学家孙思邈,兼长内、妇、儿各科,所著《千金要方》成书于 652 年,凡 30 卷,有妇人方上、中、下共 3 卷,而且将妇人胎产列于卷首。广泛地讨论了求子、妊娠、产难、胞衣不出、月经、带下及杂病,还精辟地论述了临产及产后护理等内容。还记载有难产、横产、倒生不出者诸方及针刺引产的穴位、手法。由此可知当时妇产科发展的一般情况。

稍晚,王焘著《外台秘要》,该书成书于 752 年。全书计 40 卷,1 104 门,其中有妇人 2 卷 35 门,关于妊娠、产难、产后、崩中、带下、前阴诸疾均有论述,还记载了若干堕胎断产的方法。可见在唐代已注意到节制生育问题。

又据《中国医学人名志》记载,许仁则曾著《子母秘录》10 卷,当属妇产科专书,但有记无书,内容不详。考察《外台秘要》有"许仁则方"的记载,由此可见《子母秘录》成书年代当在《外台秘要》之前。

唐代妇产科发展的重要特征,是出现了我国现存理论较完备的产科专著,即昝殷的《产宝》,该书成书于 852—856 年。现存的《经效产宝》系据清代光绪年间影刻北宋本加句缩影,并补抄目录印行。全书 3 卷 41 门,260 余方。每门前有短论,后有附方,记述了妇人妊娠至产后诸疾治法,并第一次提出"冲心"。《经效产宝》对后来产科发展有一定指导作用。

总之,唐代妇产科虽然没有发展成为独立的专科,但是综合性医书关于妇产科理论阐述和产科专著的出现,表明唐代妇产科已颇具水平。

六、宋代

宋代妇产科已发展成为独立专科,在政府医学教育规定设置的九科之中有产科。如《元丰备对》载:"太医局九科学生额三百人……产科十人。"这一时期出现较多著名的妇产科专著。

杨子建著《十产论》,该书成书于 1098 年。"十产"包括正产、伤产、横产、倒产、偏产等,并对各种异常胎位和助产方法作了叙述,如书中记载有肩产式转胎法,对产科的贡献较大。

朱端章著《卫生家宝产科备要》,该书成书于 1184 年。该书集宋以前产科的各家论著,明标出处。书中包括妊娠、临产、产后等内容,并附有新生儿护理和治疗。书中还写了产后"冲心""冲胃""冲肺"的证候和治疗,指出了"三冲"的严重性。

齐仲甫著《女科百问》,该书成书于 1220 年。全书凡 2 卷,将有关妇人的生理、病理、经、带、胎、产及妇科杂病等内容归纳为 100 个问题(卷上 50 问,卷下 50 问),逐一解答,条理清晰,内容简明,并附理法方药。卷下论曰:"产后伤风,热入胞宫,寒热如疟。"这里提出的"胞宫"一词为今人所习用。

这一时期,在妇产科方面成就最大的是陈自明和他的著作《妇人大全良方》,该书成书于1237年。陈自明乃三世医家,曾任建康府医学教授,历阅30余种妇产科专书,结合家传经验撰成《妇人大全良方》。全书分调经、众疾、求嗣、胎教、妊娠、坐月、产难、产后8门,共24卷,凡268论,论后附方,并有验案。该书系统地论述了妇产科常见疾病,还特别谈到了对难产的处理。陈自明学术渊源于《内经》,受《诸病源候论》的影响(有56论与《诸病源候论》全同)。在阐述月经产生机制时,以《素问·上古天真论篇》为指导,论病以脏腑、经络为辨证纲领。明确提出"凡妇人三十六种病,皆由子脏冷热,劳损而挟带下,起于胞内也。是故冲任之脉,为十二经之会海"。突出冲任损伤、病位在胞宫的病机。又提出肝脾是月经的化源,治疗必须十分重视滋其化源。总之,《妇人大全良方》是我国著名的妇产科专著,是当时一部杰出的作品,一直风行300余年,对后世医家也有巨大影响。

此外,还有李师圣的《产论》21篇,郭稽中写《妇人方》附其后,遂为完书,名《产育宝庆集》。陆子正著《胎产经验方》、薛轩著《坤元是宝》、虞流著《备产济用方》、李辰拱著《胎产救急方》,但以上诸书均很少流传。在其他综合性医籍中,如《太平圣惠方》《圣济总录》《普济本事方》《济生方》《三因极一病证方论》等也有妇产科专论。

中医妇产科学在宋代发展迅速,与同期西方妇产科学形成鲜明对比,1280年在德国科隆召开的神学会议决议里规定,将横棒放入死亡产妇的嘴和阴道中,"以便胎儿不致闷死在母亲子宫内"(见《病理产科学概论及产科手术学·简史》),这是缺乏专门产科经验,明显错误生产方式的例证。

七、金元时代

金元时代是医学百家争鸣时期,由于历史的局限、地域的不同,医学流派开始兴起,刘、张、李、朱四大家的学术发展,开拓了人们对妇产科疾病的诊断和治疗的思路。对妇产科从不同角度做出了贡献。元代医学设13科,含产科1门。

刘完素认为"六气皆从火化",治法主用寒凉,这种方法也常用于妇科。刘完素著《素问病机气宜保命集》,该书成书于1184年。该书集中反映了其学术思想。同时该书"妇人胎产论"说:"妇人童幼天癸未行之间,皆属少阴;天癸既行,皆从厥阴论之;天癸已绝,乃属太阴经也。"对妇女生理作出了规律性阐述,成为少女着重补肾、中年着重调肝、绝经期着重理脾的理论根据。

张子和著《儒门事亲》,该书成书于1228年。他认为"养生当论食补,治病当论药攻",善用汗、吐、下三法以驱病,这种观点也常用于妇科。此外,该书卷七的"内伤形"说:"又一妇人临产……子死于腹……急取秤钩,续以壮绳……钩其死胎……"这里钩取死胎成功的案例,开创了中医产科器械手术助产的先河,或许就是头皮牵引助产的雏形。

李杲认为"内伤脾胃,百病始生",治病着重应用补脾升阳除湿之法。此法也广泛用于妇科而收到较好的效果。同时李杲著《兰室秘藏》,该书成书于1276年。书云:"妇人血崩,是肾水阴虚,不能镇守包络相火,故血走而崩也。"这在今天仍有指导意义。

朱震亨在理论上提出"阳常有余,阴常不足"之说,治疗上重视保存阴精,但在具体应用上不是拘泥不变的。朱震亨著《格致余论》,该书成书于1347年。该书"灵胎论"说:"阴阳交媾,胎孕乃凝,所藏之处,名曰子宫,一系在下,上有两歧,一达于左,一达于右。"第一次明确描写了子宫的形态。另外,对妇科胎前病、产后病、不孕症等提出的一些治疗原则在临床上有一定参考价值。

八、明代

明代的医事制度和医学教育设13科,《明史·官职志》记载有妇人科。这一时期中医妇科学在理论和实践上都取得了较大进展，突出表现在薛、赵、张对肾及命门学说的研究和阐发，使妇科治疗有规律可循，而更切合实际。其他著作除对前人经验系统整理外，多是临床实践的自识心得，对妇科实践有重要指导作用。

这一时期妇科专著较多。薛己《薛氏医按》成书于 1528—1554 年，即医案 16 种，凡 28 卷，大旨以命门真阴真阳立论，对妇科理论也有重要影响。其中《女科撮要》上卷论经水及外证，下卷专论胎产，共 30 条，每条均附治验。所撰《校注妇人良方》阐发理论有新意，所集验案多显效。万全《广嗣纪要》和《妇人秘科》成书于 1549—1615 年，对妇产科常见病有所论述，多是自识心得，颇有见地。其中《广嗣纪要·择配篇》对妇女生理缺陷的螺、纹、鼓、角、脉的 5 种不宜，即"五不女"作了论述。王肯堂《证治准绳·女科》成书于 1602—1607 年，集明代以前的医家医论之大成，对妇科疾病的治疗论述甚详，内容丰富。

明代王化贞《产鉴》成书于 1618 年。该书系产科专著，分上、中、下卷。上卷详论妊娠及产前诸证与调治；中卷论述了临产须知及分娩中异常情况处理与施治；下卷论产后诸证的治疗与调补。武之望《济阴纲目》成书于 1620 年，广集别说，细列纲目，较全，但少有己见。李时珍《本草纲目》（成书于 1578 年）、《奇经八脉考》和《濒湖脉学》对月经理论以及奇经八脉的论述，对中医月经理论的发展做出了重要贡献。

明代张介宾所著《景岳全书》成书于 1624 年。全书凡 64 卷，有"妇人规"3 卷。提出"阳非有余，阴常不足"，强调"命门为原气之根，为水火之宅，五脏之阴气非此不能滋，五脏之阳气非此不能发"。认为阳气阴精互为生化，形成了全面温补的一派，对妇科理论发展有重要意义，这在"妇人规"中有所体现。同时书中对妇科疾病的论述精湛，理法严谨，对后世妇科的发展有深刻影响。

明代赵养葵所著《邯郸遗稿》系妇科专书，为其晚年作品，成书年代不详，现存珍本刊行于 1769 年。赵氏师从薛己，独重命门学说，早年著作《医贯》成书于 1617 年，强调"命门为十二经之主"，指出命门在两肾之中，有一水一火，"故曰五脏之真唯肾为根"。在《邯郸遗稿》中又有发挥，论经孕诸病尽以《素问·上古天真论篇》为据。论调经依其肾阴虚、肾阳虚的不同情况提出"以滋水为主，不须补血""滋水必兼补血，故必以六味丸滋水""滋水更当养火"。论妊娠时说："两肾中具水火之原，冲任之根，胎元之所系……如肾中无水胎不安，用六味地黄丸壮水；肾中无火，用八味地黄丸益火。"使妇科治疗别开生面，这些观点对妇科的学术发展有重要价值。

《陈素庵妇科补解》成书于 1613—1630 年，系陈素庵第十九代裔孙陈文昭从宋代《素庵全书》妇科部分录出并补解的。书中的"天癸总论""调经总论""安胎以养血补血为不易之理论""催生者，使气血调和而易产也"以及创制的催生如圣散、兔脑催生丹等仍有现实指导作用。此外，楼英著的《医学纲目》、李梴著的《医学入门》、龚信著的《古今医鉴》等，对妇科疾病也有精辟论述。这些妇产科专著和有关论述，多广泛流传，大大丰富了妇产科学的内容。明代妇科代表性著作为《万氏妇人科》《广嗣纪要》《证治准绳·女科》《景岳全书·妇人规》《邯郸遗稿》等。

明代中医学对肾及命门学说的研究和阐发，从理论上给妇产科以重大影响，但未能引起妇产科临床的广泛重视。

九、清代与民国

清代将妇产科统称为妇人科或女科，继续以独立专科向前发展。清代妇产科的著作较多，流传也较广，民国时期妇产科著作较少。总之，清代后期及民国时期由于历史的局限，中医学及其妇产科学与同期西方文艺复兴时代兴起的西医学比较显然是落后的。

傅山著《傅青主女科》，该书初刊于 1827 年。傅山是明末清初的医家，擅长妇产科。书中辨证以肝、脾、肾三脏立论，论述平正扼要，理法严谨，方药简效，更有独到见解，影响久远。萧庚六所著《女科经纶》成书于 1684 年，该书辑前人之论，颇有条理，内容较丰富，间有作者见解。亟斋居士著《达生篇》1 卷，该书成书于 1715 年，论胎前、临产、产后调护之法，难产救治之方，平易浅近，尽人能晓，通俗而广传。

陈梦雷等编著的《古今图书集成·医部全录》成书于 1726 年，凡 520 卷，其中有"妇科"20 卷。该书广集各家之说，内容丰富，为学习和研究妇产科学提供了重要资料。

吴谦等编著的《医宗金鉴》成书于 1742 年，此书由政府组织编写，内有"妇科心法要诀"，集清代以前的妇产科大成，理法严谨，体例规范，通俗广传，成为医者必读的参考书。陈念祖所著《女科要旨》约成书于 1804 年，论调经、种子、胎前、产后，亦多精论。沈尧封所著《沈氏女科辑要》于 1850 年由王孟英校注刊行，全书计 2 卷，最为晚出，而颇多新说，对妇产科有其独到见解，所论精详。其他著作尚有陈士铎的《石室秘录》、徐大椿的《兰台轨范》、叶天士的《叶天士女科》、沈金鳌的《妇科玉尺》、吴道源的《女科切要》、陈莲航的《妇科秘诀大全》等，以及专论胎产的阎成斋的《胎产心法》、汪朴斋的《产科心法》、单养贤的《胎产全书》、张曜孙的《产孕集》等。此外，王清任所著《医林改错》成书于 1830 年，其求实与创新精神，以及对活血化瘀法的发展，对妇科治疗学有很大影响。唐容川所著《血证论》成书于 1884 年，该书对气血的化生、作用等有所讨论，在治疗上重视调和气血这一原则，对妇产科治疗学发展也有较大影响。

民国时期对妇科贡献比较大的著作有张锡纯著的《医学衷中参西录》，该书成书于 1918 年。书中关于妇产科方面的医论、医话、医案多有创新之见、精通之论，特别是创制的理冲汤、安冲汤、固冲汤、温冲汤、寿胎丸等方仍为今人所习用。还有张山雷笺正的《沈氏女科辑要笺正》，该书成书于 1933 年，书中所畅肝肾学说，多是自识心得，切要发明，曾作教本而广泛流传。

总之，清代以近的妇产科专著，现存不下数十种，在理论和实践中影响较大的首推《傅青主女科》《达生篇》《医宗金鉴·妇科心法要诀》和《沈氏女科辑要笺正》等。

十、中华人民共和国成立后

中华人民共和国成立后，中医药学作为中华文化遗产的瑰宝，得到了党和国家的高度重视，中医药事业得到了蓬勃发展。同样，在广大中医药妇产科专家努力下，中医妇科学得到了整理和提高，连续编写了数版《中医妇科学》规划教材，出版了《中国医学百科全书·中医妇科学》、教学参考丛书《中医妇科学》，各地还先后编写了一批内部教材和妇科专著。1979 年开始了中医妇科硕士学位教育，1982 年开始了中医妇科博士学位教育，培养了一大批中医妇科高层次人才。

同时，取得了许多中西医结合妇产科的新成果。如 1964 年上海第一医学院（现复旦大学医学院）藏象专题研究组的"肾的研究"，其中有"无排卵型功能性子宫出血病的治疗法则与病理机制的探讨"及"妊娠中毒症中医辨证分类及其治疗法则的探讨"研究；20 世纪 60 年代，山西医学院附属第一医院"中西医结合治疗宫外孕"研究；1978 年江西省妇女保健院的"中药药物锥切治疗早期宫颈癌"研究，等等。并研制了多种妇科准字号药物用于临床，以提高疗效。1989 年开始了国家级重点学科建设的评审，黑龙江中医药大学中医妇科学被评为国家重点学科点，在 2000 年重新评审中黑龙江中医药大学中医妇科学再次被评为国家重点学科点，同时增加了广州中医药大学中医妇科学国家重点学科点。这些都为中医妇科学的发展提供了新的线索和途径。

（马宝璋）

第二章 女性的生殖脏器

导学

1. 掌握胞宫的位置,形态与功能。

中医学典籍中一些关于女性生殖脏器的解剖术语,都有具体所指,而且各家论述基本一致。系统讨论这些脏器的名称、位置、形态和功能,建立中医学女性生殖脏器的理论,对阐述女性生理、病理有重要临床意义。

第一节 阴户、玉门

阴户、玉门是中医学女性外生殖脏器的解剖术语。阴户一词最早见于《校注妇人良方》,玉门一词最早见于《脉经》。

一、阴户

阴户,又名"四边"。《校注妇人良方》提出:"登厕风入阴户,便成痼疾。"阴户系指女性阴蒂、大小阴唇、阴唇系带及阴道前庭的部位。后世诸家较广泛地使用阴户这一术语。如《医学入门》所云"阴户肿痛不闭者""阴户肿痛不闭,寒热溺涩,体倦少食者";《外科正宗》所云"阴户忽然肿突作痛,因劳伤血分,湿火下流""阴户开而不闭者"等均有关于阴户的记载,说明阴户是中医学固有的解剖术语。

又《诸病源候论》说:"胞门、子户主子精神气所出入,合于中黄门、玉门、四边。"又说:"玉门、四边皆解散,子户未安。"说明了四边是与玉门并列的固有解剖名词。据其文义"四边"应指阴道口外前后左右四边。即前至阴蒂,后至大小阴唇系带,左右应是指两侧大小阴唇,似以小阴唇为主的部位。可见四边与阴户解剖范围一致,因此,四边应是阴户的别名。

二、玉门

玉门,又名"龙门""胞门"。《脉经》《诸病源候论》均云:"已产属胞门,未产属龙门,未嫁女属玉门。"关于龙门位置,《千金要方》说:"在玉泉下,女人入阴内外之际。"以上说明玉门、龙门、胞门的部位相当于外生殖器的阴道口及处女膜的部位。现在认为根据这个部位可以判断已婚未婚、已产未产,看来古今对此认识是一致的。玉门并非未嫁女的专用术语,亦可用于已婚已产者。如《千金要方》云:"妇人阴阳过度,玉门疼痛。"又云:"产后玉门不闭。"《妇人大全良方》亦云:"产后阴脱,玉门不闭。"

关于阴户、玉门的功能,《妇人大全良方》曰:"玉门、四边,主持关元,禁闭子精。"说明阴户、玉门是生育胎儿,排出月经、带下、恶露的关口,也是"合阴阳"的出入口。同时,《诸病源候论》云:"四边中于湿,风气从下上入阴里。"又云:"玉门、四边皆解散,子户未安……若居湿席,令人苦寒,洒洒入腹。"《校注妇人良方》云:"登厕风入阴户。"以上说明阴户、玉门又是防止外邪入侵的关口。

(马宝璋)

第二节 ｜ 阴道、子门

阴道、子门是女性内生殖器官的一部分。阴道一词最早见于《诸病源候论》,子门一词最早见于《内经》。阴道和子门是中医学的解剖术语。

一、阴道

阴道,又名子肠。据《诸病源候论》所云之"五脏六腑津气流行阴道""产后阴道肿痛候""产后阴道开候"和《千金要方》关于"治产后阴道开不闭方"的记载,可知"阴道"一词早就是医学中的固有解剖名称,且解剖位置与西医学一致。

又据《诸病源候论》"阴挺出下脱候",《千金要方》有"阴脱",《妇人大全良方》"产难门"有"子肠先出""阴脱","产后门"有"产后阴脱玉门不闭""子肠下出,不能收拾",《三因极一病证方论》有"阴下脱,若脱肛状"的记载,可知以上所说的"阴",也是阴道的意思;"子肠"也主要是就阴道而言,主要是说阴道壁的膨出。

二、子门

子门,又名子户。《灵枢·水胀》云:"石瘕生于胞中,寒气客于子门,子门闭塞。"可知子门是指子宫颈口部位。其后《诸病源候论》云:"子门擗,月水不时。"又《千金要方》云:"子门闭,血聚腹中生肉瘕。"以上记载均进一步明确了这一解剖部位。

又《诸病源候论》云:"肾为阴,主开闭,左为胞门,右为子户,主定月水,生子之道。"可知子户应是子门的别名。

关于阴道、子门的功能,如前所述,阴道是娩出胎儿、排出月经、带下、恶露的通道,是合阴阳、禁闭子精、防御外邪的处所;子门则是"主定月水,生子之道",即主持排出月经和娩出胎儿的关口。

(马宝璋)

第三节 | 胞　　宫

　　胞宫,又名女子胞、子处、子宫、子脏、血室、胞室等,是女性的重要内生殖脏器。关于女子胞的记载最早见于《内经》。《素问·五脏别论篇》称胞宫为"女子胞",《灵枢·五色》称之为"子处"。《神农本草经》称之为"子宫""子脏",如《神农本草经》记载有紫石英主治"女子风寒在子宫"、槐实主治"子脏急痛"等内容。"子宫"一词在历代著作中多有记载。"血室"一词出自《金匮要略方论》。血室有分别指肝脏、冲脉、子宫的不同解释,实际上"热入血室"中的血室就是指子宫。胞宫一词,始见于《女科百问》,该书云:"热入胞宫,寒热如疟。"之后各妇产科专著里多有记载,尤其自全国第二版中医教材以来,"胞宫"一词为中医界所熟知,并得到了广泛的应用,因此"胞宫"被确定为女性内生殖器官的代表性名称。

　　1.胞宫的位置　《类经附翼》说:子宫"居直肠之前,膀胱之后"。其后则是唐容川的《医经精义》里记载了它的位置,并绘有图形。它位于带脉以下,小腹正中,前邻膀胱,后有直肠,下口连接阴道。

　　2.胞宫的形态　最早记载见于《格致余论》,《景岳全书》又进一步描述说:"阴阳交媾,胎孕乃凝,所藏之处,名曰子宫,一系在下,上有两歧,中分为二,形如合钵,一达于左,一达于右。"明确了胞宫的形态是形如合钵,上有两歧。可见中医学的子宫形态除了包括子宫的实体之外,还包括两侧的附件(输卵管、卵巢),说明中医学子宫(胞宫)的解剖范围与西医学子宫的解剖范围是不同的。为了不使中医学的"子宫"与西医学的"子宫"相混淆,所以中医学将子宫定名为"胞宫",而将"子宫"定名为胞宫的别名。此外,《素问·评热病论篇》说"胞脉者,属心而络于胞中",《素问·奇病论篇》说"胞络者系于肾",说明胞宫,还有胞脉、胞络直接与脏腑相连。从语言逻辑上来说"胞宫"上有"胞脉""胞络"更贴切,进一步说明了将子宫定名为"胞宫"是合理的。

　　3.胞宫的功能　《素问·上古天真论篇》说:"月事以时下,故有子。"《诸病源候论》说:"风冷入于子脏,则令脏冷,致使无儿。若搏于血,则血涩壅,亦令月水不利,断绝不通。"

　　《类经》说:"女子之胞,子宫是也,亦以出纳精气而成胎孕者为奇。"可见胞宫有排出月经和孕育胎儿的功能。同时《内经》称女子胞为"奇恒之府",说明了它的功能不同于一般的脏腑。脏是藏而不泻,腑是泻而不藏,而胞宫是亦泻亦藏,藏泻有时。它行经、蓄经,育胎、分娩,藏泻分明,各依其时,充分表现了胞宫功能的特殊性。胞宫所表现出来的功能,是人体生命活动的一部分,是脏腑、经络、气血作用的结果。

(马宝璋)

第三章　女性的生理特点

导学

　　1. 掌握冲、任、督、带四脉与胞宫的经络与功能联系;掌握肾、肝、脾与胞宫的联系;掌握天癸的生理基础与生理作用;掌握月经正常的生理现象、产生机制的主要过程与调控机制。

　　2. 熟悉冲、任、督、带四脉的4个共同特点。

　　3. 了解中西医月经理论的对应关系;了解带下与妊娠的生理现象;了解分娩的简要内容。

　　人体以脏腑、经络为本,以气血为用。脏腑、经络、气血的活动,男女基本相同,但是女性在脏器上有胞宫,在生理上有月经、带下、胎孕和产育等,这些与男性的不同点便构成了女性的生理特点。

　　女性的月经、带下、胎孕和产育等特殊功能,主要是脏腑、经络、气血乃至天癸的化生功能作用于胞宫的表现。研究女性的生理特点,找出其活动规律,必须了解脏腑、经络、气血、天癸与胞宫的内在联系及其在女性生理中的特殊作用。按照中医学的理论,胞宫是行经和孕育胎儿的脏器;天癸是肾中产生的一种促进人体生长、发育和生殖的物质;气血是行经、养胎、哺乳的物质基础;脏腑是气血生化之源;经络是联络脏腑、运行气血的通路。因此,研究女性的生理特点,必须以脏腑、经络为基础,深入了解脏腑、经络、气血、天癸与胞宫的整体关系,尤其要着重了解肾、肝、脾胃和冲、任二脉在妇女生理上的作用。这样才能系统阐述中医妇科学的月经、带下、胎孕和产育等理论。

第一节　女性的生理基础

一、冲任督带四脉与胞宫

　　冲、任、督、带四脉属"奇经",胞宫为"奇恒之府",冲、任、督三脉下起胞宫,上与带脉交会,冲、任、督、带又上联十二经脉,因此胞宫的生理功能主要与冲、任、督、带四脉的功能有关,从而使冲、任、督、带四脉在女性生理理论中具有重要的地位。"奇经"不同于十二正经,别道奇行,无表里配属,不与五脏六腑直接联通。从中医学经典理论中可以总结出冲、任、督、带四脉有4个共同特点。

　　第一,从形态上看,冲、任、督、带四脉属经络范畴,而且有经络形象。即经有路径之意,是纵横的干线;络有网络之意,是经的分支,如罗网维络,无处不至。

第二,从功能上看,冲、任、督、带四脉有湖泽、海洋一样的功能。如《难经》说:"其奇经八脉者,比于圣人图设沟渠,沟渠满溢,流于深湖,故圣人不能拘通也。"《奇经八脉考》更明确说:"盖正经犹夫沟渠,奇经犹夫湖泽,正经之脉隆盛,则溢于奇经。"即十二经脉中气血旺盛流溢于奇经,使奇经蓄存着充盈的气血。

第三,冲、任、督、带四脉是相互联通的。《素问·痿论篇》记载:"冲脉者,经脉之海也……皆属于带脉,而络于督脉。"说明冲、带、督三脉相通。《灵枢·五音五味》记载:"冲脉、任脉皆起于胞中……会于咽喉,别而络唇口。"说明冲、任二脉相通。《素问·骨空论篇》记载:"督脉者……其少腹直上者,贯脐中央,上贯心入喉,上颐环唇,上系两目之下中央。"说明督脉、任脉相通。综上所述,冲、任、督、带四脉都是相通的,这对调节全身气血,渗灌溪谷,濡润肌肤和协调胞宫生理功能都有重要意义。

第四,流蓄于冲、任、督、带四脉的气血不再逆流于十二正经。《难经》说:"人脉隆盛,入于八脉而不环周,故十二经不能拘之。"徐灵胎说:"不环周,言不复归于十二经也。"都明确阐述了奇经气血不再逆流于十二正经的理论观点,这犹如湖海之水不能逆流于江河、沟渠一样。假如冲、任、督、带的气血可以逆流于十二正经的话,那么血海的气血永远不会满盈,则中医学的"血海满而自溢,血溢胞宫"的月经理论将无法阐述。

为了进一步阐述冲、任、督、带四脉在妇科理论中的地位,下面将从胞宫与各脉、脏腑的经络联系及功能联系两个方面具体说明。

(一) 冲脉与胞宫

1. 冲脉与胞宫的经络联系　《灵枢·五音五味》说冲脉"起于胞中",这就明确了冲脉与胞宫的经络联系。冲脉循行,有上行、下行支,有体内、体表支,其体表循行支出于气街(气冲穴)。

冲脉为奇经,它的功能是以脏腑为基础的。《灵枢·逆顺肥瘦》记载:"夫冲脉者,五脏六腑之海也……其上者,出于颃颡,渗诸阳……其下者,注少阴之大络,出于气街……其下者,并于少阴之经,渗三阴……渗诸络而温肌肉。"说明冲脉上行支与诸阳经相通,使冲脉之血得以温化;又一支与足阳明胃经相通,故冲脉得到胃气的濡养;其下行支与肾脉相并而行,使肾中真阴滋于其中;又其"渗三阴",自然与肝、脾经脉相通,故取肝、脾之血以为用。

另外,冲脉与足阳明胃经关系十分密切。胃为多气多血之腑,《灵枢·经脉》说:"(胃经)从缺盆下乳内廉,下挟脐,入气街中。"《素问·骨空论篇》说:"冲脉者,起(出)于气街。"还有《难经译释》说:"冲脉者,起(出)于气冲,并足阳明之经,挟脐上行,至胸中而散也。"均明确指出冲脉与阳明经会于"气街",并且关系密切,故有"冲脉隶于阳明"之说。

2. 冲脉与胞宫的功能联系　冲脉"渗诸阳""渗三阴",与十二经相通,为十二经气血汇聚之所,是全身气血运行的要冲,而有"十二经之海""血海"之称。因此,冲脉之精血充盛,才能使胞宫有行经、胎孕的生理功能。

(二) 任脉与胞宫

1. 任脉与胞宫的经络联系　任脉亦"起于胞中",确定了任脉与胞宫的经络联系。任脉循行,下出会阴,向前沿腹正中线上行,至咽喉,上行环唇,分行至目眶下。

同样,任脉的功能也是以脏腑为基础的。《灵枢·经脉》说:"足阳明之脉……挟口环唇,下交承浆。"说明任脉与胃脉交会于"承浆",任脉得胃气濡养。肝足厥阴之脉,"循股阴入毛中,过阴器,抵少腹",与任脉交会于"曲骨";脾足太阴之脉,"上膝股内前廉,入腹",与任脉交会于"中极";肾足少阴之脉,"上膝股内后廉,贯脊属肾络膀胱",与任脉交会于"关元"。故任脉与肝、脾、肾三经分别交会于"曲骨""中极""关元",取三经之精血以为养。

2. **任脉与胞宫的功能联系** 任脉主一身之阴,凡精、血、津、液等都由任脉总司,故称"阴脉之海"。王冰说:"谓之任脉者,女子得之以妊养也。"故任脉又为人体妊养之本而主胞胎。任脉之气通,才能使胞宫有行经、带下、胎孕等生理功能。

(三)督脉与胞宫

1. **督脉与胞宫的经络联系** 唐代王冰在《内经》注解中说:"督脉,亦奇经也。然任脉、冲脉、督脉者,一源而三歧也……亦犹任脉、冲脉起于胞中也。"此说被后世医家所公认,如李时珍《奇经八脉考》说:"督乃阳脉之海,其脉起于肾下胞中。"因此督脉也起于胞中。督脉循行,下出会阴,沿脊柱上行,至项风府穴处络脑,并由项沿头正中线向上、向前、向下至上唇系带龈交穴处。

督脉的功能也是以脏腑为基础的。《灵枢·经脉》说督脉与肝"会于巅",得肝气以为用,肝藏血而寄相火,体阴而用阳;《素问·骨空论篇》记载督脉"合少阴上股内后廉,贯脊属肾",与肾相通,而得肾中命火温养;又其脉"上贯心入喉",与心相通,而得君火之助。且督脉"起于目内眦",与足太阳相通,行身之背而主一身之阳,又得相火、命火、君火之助,故称"阳脉之海"。

2. **督脉与胞宫的功能联系** 任、督二脉互相贯通,即二脉同出于"会阴",任行身前而主阴,督行身后而主阳,二脉于"龈交"穴交会,循环往复,维持着人体阴阳脉气的平衡,从而使胞宫的功能正常。同时《素问·骨空论篇》称督脉患病"其女子不孕",可见督脉与任脉共同主司女子的孕育功能。

(四)带脉与胞宫

1. **带脉与胞宫的经络联系** 《难经》说:"带脉者,起于季胁,回身一周。"说明带脉横行于腰部,总束诸经。《素问·痿论篇》说:"冲脉者……皆属于带脉,而络于督脉。"王冰说:"任脉自胞上过带脉贯脐而上。"可见横行之带脉与纵行之冲、任、督三脉交会,并通过冲、任、督三脉间接地下系胞宫。

带脉的功能也是以脏腑为基础的。《针灸甲乙经》说:"维道……足少阳、带脉之会。"《素问·痿论篇》说:"而阳明为之长,皆属于带脉。"前述足太阳与督脉相通、督带相通,则足太阳借督脉通于带脉。《灵枢·经别》说:"足少阴之正……当十四椎(肾俞),出属带脉。"又因带脉与任、督二脉相通,也足以能与肝、脾相通。由此带脉与足三阴、足三阳诸经相通已属可知。故带脉取肝、脾、肾等诸经之气血以为用。

2. **带脉与胞宫的功能联系** 带脉取足三阴、足三阳等诸经之气血以为用,从而约束冲、任、督三脉维持胞宫生理活动。

综上所述,可知冲、任、督三脉下起胞宫,上与带脉交会,冲、任、督、带又上联十二经,而与脏腑相通,从而把胞宫与整体经脉联系在一起。正因为冲、任、督、带四脉与十二经相通,并存蓄十二经之气血,所以四脉支配胞宫的功能是以脏腑为基础的。

二、脏腑与胞宫

人体的卫、气、营、血、津、液、精、神都是脏腑所化生的,脏腑的功能活动是人体生命的根本。胞宫的行经、胎孕的生理功能是由脏腑的滋养实现的。

（一）肾与胞宫

1. **经络上的联系**　肾与胞宫有一条直通的经络联系，即《素问·奇病论篇》说的"胞络者，系于肾"。又肾脉与任脉交会于"关元"，与冲脉下行支相并而行，与督脉同是"贯脊属肾"。所以肾脉又通过冲、任、督三脉与胞宫相联系。

2. **功能上的联系**　肾为先天之本、元气之根，主藏精气，是人体生长、发育和生殖的根本；而且精又为化血之源，直接为胞宫的行经、胎孕提供物质基础。肾主生殖，而胞宫的全部功能体现就是生殖功能，由此可见肾与胞宫功能是一致的。因此，肾与胞宫两者之间由于有密切的经络联系和功能上的一致性，所以关系最为密切。女子发育到一定时期后，肾气旺盛，肾中真阴——天癸承由先天之微少，而逐渐化生、充实，才促成胞宫有经、孕、产、育的生理功能。

（二）肝与胞宫

1. **经络上的联系**　肝经与任脉交会于"曲骨"；又与督脉交会于"百会"；与冲脉交会于"三阴交"，可见肝经通过冲、任、督三脉与胞宫相联系。

2. **功能上的联系**　肝有藏血和调节血量的功能，主疏泄而司血海，而胞宫行经和胎孕的生理功能，恰是以血为用的。因此，肝对胞宫的生理功能有重要的调节作用。

（三）脾与胞宫

1. **经络上的联系**　脾经与任脉交会于"中极"；又与冲脉交会于"三阴交"，可见脾经通过冲、任二脉与胞宫相联系。

2. **功能上的联系**　脾为气血生化之源，内养五脏，外濡肌肤，是维护人体后天生命的根本。同时脾司中气，其气主升，对血液有收摄、控制的作用，就是后世医家所说的"统血""摄血"。脾司中气的主要功能在于"生血"和"统血"，而胞宫的经、孕、产、育都是以血为用的。因此，脾所生所统之血，直接为胞宫的行经、胎孕提供物质基础。

（四）胃与胞宫

1. **经络上的联系**　胃经与任脉交会于"承浆"，与冲脉交会于"气冲"，可见胃经通过冲、任二脉与胞宫相联系。

2. **功能上的联系**　胃主受纳，腐熟水谷，为多气多血之腑，所化生的气血为胞宫之经、孕所必需。因此，胃中的谷气盛，则冲脉、任脉气血充盛，与脾一样为胞宫的功能提供物质基础。

（五）心与胞宫

1. **经络上的联系**　心与胞宫有一条直通的经络联系，即《素问·评热病论篇》所说"胞脉者属心而络于胞中"，又《素问·骨空论篇》说督脉"上贯心入喉"，可见心又通过督脉与胞宫相联系。

2. **功能上的联系**　心主神明和血脉，统辖一身上下。因此，胞宫的行经、胎孕的功能正常与否，和心的功能有直接关系。

（六）肺与胞宫

1. **经络上的联系**　《灵枢·营气》说："上额，循巅，下项中，循脊，入骶，是督脉也，络阴器，上过毛中，入脐中，上循腹里，入缺盆，下注肺中。"可见肺与督脉、任脉是相通的，并借督、任二脉与胞宫相联系。

2. **功能上的联系**　肺主一身之气，有"朝百脉"和"通调水道"而输布精微的作用，机体内的精、血、津、液皆赖肺气运行。因此，胞宫所需的一切精微物质，是由肺气转输和调节的。

上述说明了脏腑与胞宫有密切的经络联系和功能联系,胞宫的生理功能是脏腑功能作用的结果。

三、天癸的生理基础与作用

天癸,作为中医学术语,最早见于《素问·上古天真论篇》。天癸由于具有特殊的生理作用,使其在中医妇科学理论中占有重要地位。

(一)天癸的生理基础

天癸,源于先天,藏之于肾,受后天水谷精微的滋养。人体发育到一定时期,肾气旺盛,肾中真阴不断得到充实,天癸逐渐成熟。

根据《内经》的记载,男女均有天癸。《素问·上古天真论篇》说:"女子七岁,肾气盛,齿更发长;二七而天癸至,任脉通,太冲脉盛,月事以时下,故有子;三七肾气平均,故真牙生而长极……七七任脉虚,太冲脉衰少,天癸竭,地道不通,故形坏而无子也。丈夫八岁,肾气实,发长齿更;二八肾气盛,天癸至,精气溢泻,阴阳和,故能有子;三八肾气平均,筋骨劲强,故真牙生而长极……七八肝气衰,筋不能动,天癸竭,精少,肾脏衰,形体皆极;八八则齿发去。"说明天癸不仅是男女皆有的,并直接参与男女的生殖生理活动。同时在天癸"至"与"竭"的过程中,人体发生了生、长、壮、老的变化。因此,可以认为天癸是一种促进人体生长、发育和生殖的物质。

在诸医家论述中,明代马莳《黄帝内经素问灵枢注证发微》说:"天癸者,阴精也,盖肾属水,癸亦属水,由先天之气蓄极而生,故谓阴精为天癸也。"明代张介宾《类经》说:"天癸者,言天一之阴气耳,气化为水,因名天癸,此先圣命名之精而诸贤所未察者。其在人身,是为元阴,亦曰元气。人之未生,则此气蕴于父母,是为先天之元气;人之既生,则此气化于吾身,是为后天之元气。第气之初生,真阴甚微,及其既盛,精血乃王(旺),故女必二七、男必二八而后天癸至。天癸既至,在女子则月事以时下,在男子则精气溢泻,盖必阴气足而后精血化耳。"这里进一步说明了天癸即先天之精。又《素问·上古天真论篇》说:"肾者主水,受五脏六腑之精而藏之。"所以肾中之天癸也受后天水谷之精的滋养。对天癸属阴精的物质性来说,可以理解为"元阴";对天癸的功能上的动力作用,可以理解为"元气",明确了天癸是物质与功能的统一体。同时根据"人之未生,则此气蕴于父母,人之既生,则此气化于吾身"的记载可以认为天癸是中医遗传信息的载体。

(二)天癸的生理作用

对女性来说,天癸的生理作用主要表现在它对冲任、胞宫的作用方面。"天癸至"则"月事以时下,故有子""天癸竭,则地道不通,故形坏而无子也",说明天癸是促成月经产生和孕育胎儿的重要物质,即在天癸"至"与"竭"的生命过程中,天癸始终存在,并对冲任、胞宫起作用。因此天癸通达于冲任经脉,不仅促使胞宫生理功能出现,而且是维持胞宫行经、胎孕正常的物质。

综上所述,天癸源于先天,为先天之精,藏之于肾,受后天水谷精微的滋养,是促进人体生长、发育和生殖的物质。人体发育到一定时期,肾气旺盛,肾中真阴不断得到充实,天癸逐渐成熟。在妇女生理活动中,始终对冲任、胞宫起作用。

四、气血对胞宫的生理作用

气血是人体一切生命活动的物质基础,胞宫的经、孕、产、乳无不以血为本,以气为用。气血二者之间也是互相依存、互相协调、互相为用的,《女科经纶》说:"血乃气之配,其升降、寒热、虚实,一从乎气。"故有"气为血之帅,血为气之母"的说法。《圣济总录》说:"血为荣,气为卫……内之五脏六腑,外之百骸九窍,莫不假此而致养。矧妇人纯阴,以血为本,以气为用,在上为乳饮,在下为月事。"月经为气血所化,妊娠需气血养胎,分娩靠血濡气推,产后则气血随冲、胃之脉上化为乳汁以营养婴儿。气血由脏腑化生,通过冲、任、督、带、胞络、胞脉运达胞宫,在天癸的作用下,为胞宫的行经、胎孕、产育及上化乳汁提供基本物质,完成胞宫的特殊生理功能。

（马宝璋）

第二节 女性的特殊生理

一、月经

胞宫周期性地出血,月月如期,经常不变,称为"月经"。因它犹如月亮的盈亏、海水之涨落,有规律和有信征地一月来潮一次,故又称它为"月事""月水""月信"等。明代李时珍说:"女子,阴类也,以血为主。其血上应太阴,下应海潮。月有盈亏,潮有朝夕,月事一月一行,与之相符,故谓之月水、月信、月经。"

（一）月经的生理现象

健康女子到了 14 岁左右,月经开始来潮。月经第一次来潮,称为初潮。月经初潮年龄可受地区、气候、体质、营养及文化的影响提早或推迟,在我国女子初潮年龄早自 11 周岁,迟至 18 周岁,均属正常范围。健康女子一般到 49 岁左右月经闭止,称为"绝经"或"断经"。在我国,女子 46～52 岁绝经,属正常范围。

月经从初潮到绝经,中间除妊娠期、哺乳期外,月经都是有规律地按时来潮。正常月经是女子发育成熟的标志之一。正常月经周期,一般为 28 日左右,但在 21～35 日也属正常。经期,指每次行经持续时间,正常者为 3～7 日,多数为 4～5 日。经量,指经期排出的血量,一般行经总量为50～80 ml;经期每日经量,第一日最少,第二日最多,第三日较多,第四日减少,个体差异较大。经色,指月经的颜色,正常者多为暗红色,由于受经量的影响,所以月经开始时的颜色较淡,继而逐渐加深,最后又转呈淡红。经质,指经血的质地,正常经血应是不稀不稠,不凝结,无血块,也无特殊气味。经期一般无不适感觉,仅有部分女性经前和经期有轻微的腰酸、小腹发胀、情绪变化等。

由于年龄、体质、气候变迁、生活环境等影响,月经周期、经期、经量等有时也会有所改变。应当根据月经不调之久暂、轻重、有症无症而细细辨之,不可概作常论,贻误调治良机。

此外,有月经惯常 2 个月一至的,称为"并月";3 个月一至的,称为"居经"或"季经";1 年一行的,称为"避年";终身不行经而能受孕的,称为"暗经"。还有受孕之初,按月行经而无损于胎儿的,称为"激经""盛胎""垢胎"。根据避年、居经、并月的最早记载,即晋代王叔和著《脉经》所述,避年、居经、并月应属病态,后世《诸病源候论》《本草纲目》等也认为病态或异常。只有《医宗金鉴》将并月、居经、避年列为月经之常,似不切实际。

（二）月经的产生机制

月经的产生机制,是女性生理方面的重要理论。在了解女性生殖脏器(胞宫)、冲任督带与胞宫、脏腑与胞宫、天癸等理论基础上,根据《素问·上古天真论篇》"女子七岁,肾气盛,齿更发长;二七而天癸至,任脉通,太冲脉盛,月事以时下"的记载,可以明确月经产生机制的主要过程及其环节,即"肾气—天癸—冲任—胞宫"的月经机制(图3-1)。

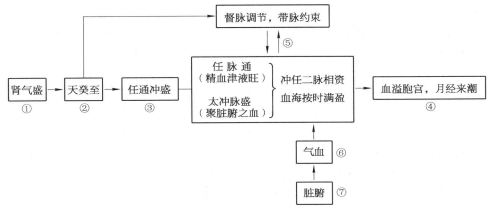

图3-1　月经的产生机制

1. **肾气盛(图3-1①)**　肾藏精,主生殖。女子到了14岁左右,肾气盛,则先天之精化生的天癸,在后天水谷之精的充养下最后成熟,同时通过天癸的作用,促成月经的出现。所以在月经产生的机制中,肾气盛是起主导作用和决定作用的。

2. **天癸至(图3-1②)**　"天癸至"则"月事以时下""天癸竭,则地道不通",说明天癸是促成月经产生的重要物质。"天癸至"是天癸自肾下达于冲任(自上向下行,曰至),并对冲任二脉发挥重要生理作用。

3. **任通冲盛(图3-1③)**　"任脉通,太冲脉盛",是月经产生机制的又一重要环节,也是中心环节。"任脉通"是天癸达于任脉(通,达也),则任脉在天癸的作用下,所司精、血、津、液旺盛充沛。"太冲脉盛",王冰说:"肾脉与冲脉并,下行循足,合而盛大,故曰太冲。"说明肾中元阴之气天癸通并于冲脉为"太冲脉"。冲脉盛(盛,音成)是冲脉承受诸经之经血,血多而旺盛。《景岳全书》说:"经本阴血,何脏无之?唯脏腑之血,皆归冲脉,而冲为五脏六腑之血海,故《经》言太冲脉盛,则月事以时下,此可见冲脉为月经之本也。"因此"太冲脉盛"即天癸通并于冲脉,冲脉在天癸的作用下,广聚脏腑之血,使血海盛满。

至此,由于天癸的作用,任脉所司精、血、津、液充沛,冲脉广聚脏腑之血而血盛。冲任二脉相资,血海按时满盈,则月事以时下。血海虽专指冲脉,然冲任二脉同起于胞中又会于咽喉,这里的血海应理解为泛指冲任二脉而言。

4. **血溢胞宫,月经来潮(图3-1④)**　月经的产生是"血海满盈、满而自溢"的理论,因此血溢胞宫,月经来潮。

(三) 月经的调控机制

督脉调节,带脉约束(图3-1⑤)　肾脉通过冲、任、督、带四脉与胞宫相联系,同时冲、任、督、带四脉是相通的。肾所化生的天癸能够作用于冲任,同样可以作用于督带。即在天癸的作用下,督脉调节任、督二脉阴阳的盛衰与平衡;带脉约束冲、任、督三脉(三海)气血的多少和流量。可见督带二脉调节和约束冲任及胞宫的功能,使月经按时来潮。因此,督脉的调节和带脉的约束应该是月经周期、经期、经量的调控机制。

（四）与月经产生机制有关的因素

这些有关因素,如脏腑、气血和督带二脉参与了月经的生理活动。

1. 气血是化生月经的基本物质（图3-1⑥）　气血充盛,血海按时满盈,才能经事如期。月经的成分主要是血,而血的统摄和运行有赖于气的调节,同时气又要靠血的营养。输注和蓄存于冲任的气血,在天癸的作用下化为经血。因此在月经产生的机制上,气血是最基本的物质。

2. 脏腑为气血之源（图3-1⑦）　气血来源于脏腑。在经络上,五脏六腑、十二经脉与冲、任、督、带相联,并借冲、任、督、带四脉与胞宫相通。在功能上,脏腑之心主血;肝藏血;脾统血,胃主受纳腐熟,与脾同为气血生化之源;肾藏精,精化血;肺主一身之气,朝百脉而输布精微。故五脏安和,气血调畅,则血海按时满盈,经事如期。可见脏腑在月经的产生机制上有重要作用。

综前所述,在"肾气—天癸—冲任—胞宫"这一月经产生的机制中,肾气化生天癸为主导;天癸是元阴的物质,表现出化生月经的动力作用;冲任受督带的调节和约束,受脏腑气血的资助,在天癸的作用下,广聚脏腑之血,血海按时满盈,满溢于胞宫,化为经血,使月经按期来潮。

（五）月经产生机制的临床意义

月经的产生机制集中应用了妇科全部基础理论而成为妇科理论的核心。因此月经的产生机制,对妇科临床的病机和治疗原则有重要的指导意义。

（1）从"肾气—天癸—冲任—胞宫"的月经机制中,可以看出,肾气在女性生理活动中起主导作用,而具有特殊地位。所以在治疗妇科疾病时,肾气是时刻要考虑的因素。如月经不调、崩漏、经闭、痛经、胎动不安、滑胎、不孕等多因肾气虚损所致,因此补益肾气是治疗的关键,而又常收到较好的效果。所以补肾滋肾是妇科的重要治疗大法。

（2）气血参与月经产生的生理活动,是冲任经脉维持胞宫正常生理活动的基本物质。因此,无论何种原因导致气血失调,如气血虚弱、气滞血瘀、气郁、气虚、血热、血寒等,都能直接影响冲任的功能,导致胞宫发生经、带、胎、产诸病,所以气血失调成为妇科疾病的重要病机。因而调理气血在妇科治疗中占有重要地位,而成为又一治疗原则。

（3）脏腑化生气血,与冲任有密切的经络联系,参与月经产生的生理活动。因此,致病因素导致脏腑功能失常也会影响冲任而使胞宫发生经、带、胎、产诸病。所以脏腑功能失常成为妇科疾病的又一重要病机。其中肾、肝、脾、胃与冲任在经络上和功能上关系最为密切〔肾的临床意义已在(1)项内叙及〕。肝主疏泄,性喜条达,藏血而司血海;脾司中气而统血,与胃同为气血生化之源。若肝失条达,疏泄无度;或脾气不足,血失统摄;或脾胃虚弱,气血化源不足,都可影响冲任功能而发病。因此在治疗上,疏肝养肝、健脾和胃也成为妇科的重要治疗原则。

（4）在月经产生机制的理论中,中医学的"肾气—天癸—冲任—胞宫"的月经机制与西医学的"下丘脑—垂体—卵巢—子宫"的作用环路相对应。这为中西医结合治疗月经病提供了理论根据。从西医角度看,一些属下丘脑—垂体—卵巢轴调节障碍的功能性疾病,如月经不调、异常子宫出血、闭经等月经疾病,运用中医的"补肾气,调冲任"的方法治疗,可收到较好的治疗效果。

因此,中医学的月经产生机制具有重要的临床意义。

（六）中西医月经理论的对应关系

西医学认为月经是女性性周期的标志。月经是子宫内膜在卵巢性腺激素作用下,发生的周期性子宫出血。月经周期主要是通过下丘脑—垂体—卵巢轴调节的。此轴受中枢神经系统的调控，同时受卵巢性激素的反馈作用。

中医学认为在肾气—天癸—冲任—胞宫的月经机制中肾是起主导作用的。肾藏精，是人体生长、发育和生殖的根本。《素问·阴阳应象大论篇》说："肾生骨髓。"《灵枢·海论》说："脑为髓之海。"根据肾藏志、藏精、主骨生髓，以及髓聚为脑的理论，说明肾与中枢神经系统的调节活动有密切的对应关系，在月经产生的机制中肾具有下丘脑一级的调节功能。同时《灵枢·经脉》说："肾足少阴之脉……其支者，从肺出络心。"心肾有经络联系。心藏神，主血脉，为君主之官。可见肾在月经产生机制方面的主导作用，与君主之官心的调控是有一定关系的。

肾中产生的天癸，是促进人体生长、发育和生殖的物质，是促成月经产生的重要物质，在月经产生的生理活动中，是始终对冲任、胞宫起作用的。从功能的吻合上看，天癸在月经产生过程中，有相当于脑垂体前叶产生促进腺激素的作用(垂体前叶同时还分泌生长素、催乳素等促进人体生长发育)。因此可以认为天癸具有垂体一级的调节功能。

"任脉通，太冲脉盛，月事以时下"，可见冲任是直接作用于胞宫的环节，并使经血来潮。西医学认为卵巢分泌的性激素，直接作用于子宫内膜发生周期性变化，并使内膜剥脱出血，月经来潮。因此，冲任对胞宫、卵巢对子宫，在月经产生机制中，两者有明确的对应关系，可以认为冲任类似于卵巢的功能。

督脉的调节，带脉的约束，可能与月经周期性有关，也可能与西医学的反馈机制相对应，值得进一步研究讨论。

可见，在阐述月经产生机制的理论中，中医学的"肾气—天癸—冲任—胞宫"的月经机制，与西医学的"下丘脑—垂体—卵巢—子宫"的作用环路相对应(图3-2)。

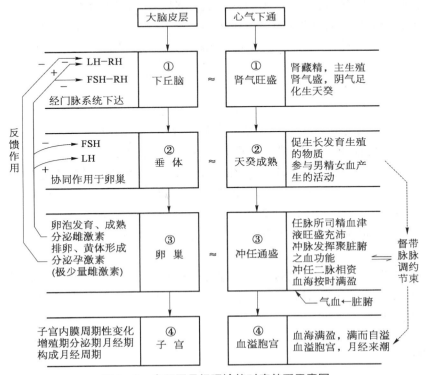

图3-2　中西医月经理论的对应关系示意图

中西医月经理论的对应,为中西医结合治疗月经病提高了理论根据。

二、带下

带下一词,首见于《素问·骨空论篇》。带下有广义和狭义之分。广义带下是泛指妇女经、带、胎、产诸病而言;狭义带下是专指妇女阴中流出一种黏腻液体而言。在狭义带下之中又分生理性带下和病理性带下。本节主要阐述女性带下的生理现象与产生机制。

(一)带下的生理现象

健康女子,润泽于阴户、阴道内的无色无臭、黏而不稠的液体,称为生理性带下。即如《沈氏女科辑要》说:"带下,女子生而即有,津津常润,本非病也。"

1. 带下的量　生理性带下量不多,润滑如膏,不致外渗。至于经间期、纲缊之时,阳生阴长,冲任气血正盛,带下量也可稍有增加,像月经一样有周期性改变。另外,妊娠期血聚冲任以养胎元之间,如雾露之溉,润泽丰厚,带下量可有增多。

2. 带下的色　生理性带下是无色透明的,有的略带白色,所以医籍中有时称"白带"。例如《景岳全书》说:"盖白带出于胞中,精之余也。"但世俗所称的"白带"多是指量、色、质有所改变的带下病,应予以严格区分。

3. 带下的质地　生理性带下黏而不稠,滑润如膏,无异臭气味。

4. 带下的功能　生理性带下是肾精下润之液,具有濡润、补益的作用,充养和濡润前阴空窍。

(二)带下的产生机制

在中医学的典籍中已经明确带下的产生与任、督、带等奇经的功能有直接关系。任脉在带下的产生上有重要作用,任脉主一身之阴,凡人体精、血、津、液都由任脉总司。其中的阴精、津液下达胞宫,流于阴股而为生理性带下。若任脉所司之阴精、津液失去督脉的温化就要变为湿浊;任脉所主之阴精、津液失去带脉的约束就要滑脱而下,成为病态。因此任脉化生生理性带下这一过程又与督脉的温化、带脉的约束有关。

生理性带下是精液,是肾精下润之液,《素问·逆调论篇》说:"肾者水脏,主津液。"《灵枢·口问》说:"液者,所以灌精濡空窍者也。"《灵枢·五癃津液别》说:"五谷之津液和合而为膏者,内渗入于骨空,补益脑髓,而下流于阴股。"明确指出液为肾精所化,润滑如膏,流于阴股而为带下。《血证论》说:"而胞中之水清和,是以行经三日后,即有胞水……乃种子之的候,无病之月信也。"生理性带下在月经初潮后明显出现,在绝经后明显减少,而且随着月经的周期性变化,带下的量也呈周期性改变,进一步说明带下的产生与肾气盛衰、天癸至竭、任督带功能正常与否都有重要而直接的关系。根据月经产生机制的外延及上列经典论述,则生理性带下产生的机制如图3-3。

由此可见,生理性带下的产生机制是:肾气旺盛,并化生天癸,在天癸作用下,任脉广聚脏腑所化水谷之精、津,则任脉所司的阴精、津液旺盛充沛,下注于胞中,流于阴股,生成生理性带下,此过程又得到督脉的温化和带脉的约束。

三、妊娠

从怀孕到分娩这个阶段,称为"妊娠",也称"怀孕"。

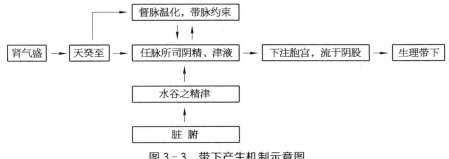

图3-3　带下产生机制示意图

（一）妊娠的生理现象

妊娠后母体的变化，明显的表现是月经停止来潮，脏腑、经络之血下注冲任，以养胎元。因此妊娠期间整个机体出现"血感不足，气易偏盛"的生理特点。

1. 妊娠的临床表现　妊娠初期，由于血聚于下，冲脉气盛，肝气上逆，胃气不降，则出现饮食偏嗜、恶心作呕、晨起头晕等现象。一般不严重，经过20～40日，症状多能自然消失。

另外，妊娠早期，孕妇可自觉乳房胀大。妊娠3个月后，白带稍增多，乳头、乳晕的颜色加深。妊娠4～5个月后，孕妇可以自觉胎动，胎体逐渐增大，小腹部逐渐膨隆。妊娠6个月后，胎儿渐大，阻滞气机，水道不利，常可出现轻度肿胀。妊娠末期，由于胎儿先露部压迫膀胱与直肠，可见小便频数、大便秘结等现象。

2. 妊娠脉象　妊娠2～3个月后，六脉平和滑利，按之不绝，尺脉尤甚。孕60日，《金匮要略》说："妇人得平脉，阴脉小弱。"《千金要方》说："妊娠初时寸微小，呼吸五至；三月而尺数也。"西医学也认为在妊娠10周以后心排出量开始增加，这与中医滑脉出现的时间是一致的。目前不能单凭脉象诊断早期妊娠，必须做妊娠试验或B型超声协助诊断。

3. 胎儿发育情况　胎儿发育情况最早记载于《内经》。《灵枢·经脉》说："人始生，先成精，精成而脑髓生，骨为干，脉为营，筋为刚，肉为墙，皮肤坚而毛发长。"此后多有论述胎儿发育者，而徐之才《逐月养胎法》所论较切合实际，即《千金要方》卷二所载之："妊娠一月始胚，二月始膏，三月始胞，四月形体成，五月能动，六月筋骨立，七月毛发生，八月脏腑具，九月谷气入胃，十月诸神备，日满即产矣。"说明前人对胎儿的发育、成熟进行过详细观察。

（二）妊娠的机制

女子发育成熟后，月经按期来潮，就有了孕育的功能。受孕的机制在于肾气充盛，天癸成熟，冲任二脉功能正常，男女两精相合，就可以构成胎孕。《灵枢·决气》说："两神相搏，合而成形。"《女科正宗》说："男精壮而女经调，有子之道也。"正说明了构成胎孕的生理过程和必要条件。另外，受孕需有一定时机，《证治准绳》引衰了凡语云："凡妇人一月经行一度，必有一日缊缊之候，于一时辰间……此的候也……顺而施之，则成胎矣。"这里所说的"缊缊之时""的候"相当于西医学所称之排卵期，正是受孕的良机。

四、产育

产育包括分娩、产褥与哺乳。分娩、产褥与哺乳是女子生育后代紧密联系的三个阶段，在每个阶段里都发生了急剧的生理变化，了解这些生理情况对指导临床有重要的意义。

（一）分娩

怀孕末期,即孕 280 日左右,胎儿及胎衣自母体阴道娩出的过程,称为"分娩"。

1. **预产期的计算方法** 中医学有明确记载。明代李梴《医学入门》说:"气血充实,可保十月分娩……凡二十七日即成一月之数。"10 个月共 270 日。《妇婴新说》说:"分娩之期或早或迟……大约自受胎之日计算,应以 280 日为准,每与第十次经期暗合也。"与西医学计算为 280 日已基本一致。现在预产期的计算方法是:按末次月经第一日算起,月份数加 9(或减 3),日数加 7,即可。如按农历计算,月数算法同上,日数加 14。

2. **分娩先兆** 孕妇分娩又称临产,分娩前多有征兆,如胎位下移,小腹坠胀,有便意感,或"见红"等。《胎产心法》说:"临产自有先兆,须知凡孕妇临产,或半月数日前,胎胚必下垂,小便多频数。"此外,古人还有试胎(试月)、弄胎的记载,《医宗金鉴》说:"妊娠八九个月时,或腹中痛,痛定仍然如常者,此名试胎……若月数已足,腹痛或作或止,腰不痛者,此名弄胎。"说明到妊娠末期常可出现子宫收缩,应与真正分娩相区别。

3. **分娩的生理现象** 在临产时出现腰腹阵阵作痛,小腹重坠,逐渐加重至产门开全,阴户窘迫,胎儿、胞衣依次娩出,分娩结束。《十产论》说:"正产者,盖妇人怀胎十月满足,阴阳气足,忽腰腹作阵疼痛,相次胎气顿陷,至于脐腹痛极甚,乃至腰间重痛,谷道挺拼,继之浆破血出,儿遂自生。"产讫胞衣自当萎缩而下。《达生篇》说:"渐痛渐紧,一阵紧一阵,是正产,不必惊慌。"同时还总结了"睡、忍痛、慢临盆"的临产调护六字要诀。因此,应当帮助产妇正确认识分娩,消除恐惧心理和焦躁情绪,也不宜过早用力,以免气力消耗,影响分娩的顺利进行。

4. **产程** 中医学对产程也有观察和记录,晋代王叔和《脉经》说:"怀娠离经,其脉浮,设腹痛引腰脊,为今欲生也。""又法,妇人欲生,其脉离经,夜半觉,日中则生也。"明确表示分娩必腰痛,从规律宫缩至分娩大致为 12 h,即所谓"子午相对",这与现代统计的第一、第二、第三产程的时间基本一致。此外,中医学强调产室要寒温适宜,安静整洁,不能滥用催产之剂,这些论述现在仍有实用价值。

（二）产褥

新产后 6 周内称产褥期。分娩时的用力汗出和产创出血,损伤了阴液。整个机体的生理特点是"阴血骤虚,阳气易浮"。因此在产后 1～2 日内,常有轻微的发热、自汗等阴虚阳旺的症状,如无其他致病因素,一般短时间内会自然消失。

产后数日内,胞宫尚未复常而有阵缩,故小腹常有轻微阵痛。在产后 2 周内腹部可触及尚未复旧的子宫。大约产后 6 周,胞宫才能恢复到孕前大小,这段时间称产褥期。同时自阴道不断有余血、浊液流出,称为"恶露"。恶露先是暗红的血液,以后血液逐渐由深变浅,其量也由多变少,一般在 2 周内淡红色血性恶露消失,3 周内黏液性恶露断绝。

（三）哺乳

新产妇一般产后第二日可以挤出初乳,约持续 7 日后逐渐变为成熟乳。鼓励母乳喂养,因为母乳营养丰富,易消化,并有抗病能力。分娩后 30 min 内可令新生儿吮吸乳头,以刺激乳房尽早分泌乳汁,让婴儿吃到免疫价值极高的初乳,增强抗病能力,促进胎粪排出。同时促进母亲子宫收缩以减少出血,尽早建立母子感情联系。母乳喂养,提倡按需哺乳,即按婴儿的需要哺乳,不规定哺乳的时间和次数,婴儿饥饿时或母亲感到乳房充满时就哺乳。一般每次哺乳时间 10 min 左右,最多不超过 15 min,以免乳头浸软皲裂。母乳由产妇气血所化。《胎产心法》说:"产妇冲任血旺,脾胃气壮则乳足。"在哺乳期要使产妇保持精神舒畅,营养充足,乳房清洁,按需哺乳,这对保证乳汁的质和量有重要意义。哺乳时限,纯母乳喂养 4～6 个月后,边喂母乳边加辅食。婴儿断乳的适当月龄为12 个月左右,最好在秋凉和春暖的季节里进行。

　　产后脾胃生化之精微除供应母体营养需要外,另一部分则随冲脉之气循胃经上行,生化为乳汁,以供哺育婴儿的需要。薛立斋说:"血者,水谷之精气也,和调于五脏,洒陈于六腑,妇人则上为乳汁,下为月水。"故在哺乳期,气血上化为乳汁,一般无月经来潮,也比较不易受孕。

　　月经、带下、妊娠、分娩、哺乳是妇女的生理特点,这都是脏腑、经络、气血乃至天癸的化生功能作用于胞宫的结果,特别是与肾气、天癸的主导作用分不开的(图 3-4)。

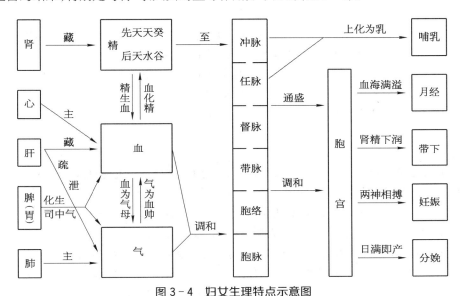

图 3-4　妇女生理特点示意图

（马宝璋）

第四章 妇科疾病的病理特点

导学

1. 掌握导致妇科疾病的主要淫邪因素;掌握导致妇科疾病的发生主要情志因素;掌握损伤肾气、肾阴、肾阳可能导致的妇科疾病。

2. 熟悉肝病的几种情况;熟悉脾病的几种情况;熟悉气失调的几种情况;熟悉血失调的几种情况;熟悉气血同病的几种情况。

3. 了解损伤胞宫导致妇科疾病的病机。

妇科疾病主要表现在经、带、胎、产和妇科杂病诸方面,这与女性的生理特点是密切相关的。因此,其病因、病机、转归等都有独自的特点和规律,自成体系,从而形成妇科疾病的病理特点。

妇科的病因与其他科有所不同。女性在月经、带下、胎孕、产育的生理活动中,容易受到寒、热、湿邪的伤害;女性的上述生理活动是以血为用,且易耗血,机体常处于血感不足、气偏有余的状态,情绪易波动;女性由于生儿育女的生活环境和乐于奉献的精神,因此容易受到各种生活因素的困扰;同时由于先天禀赋的不同,后天营养状态和生活习惯的影响,形成了不同类型的体质。这些因素综合作用的结果导致女性疾病的发生。特别值得提出的是女性疾病的病机与内、外等诸科疾病病机不同。女性疾病病位在胞宫、阴道和阴户。而女性在生理上,五脏六腑、十二经脉的气血是通过冲、任、督、带四脉作用于胞宫,才使胞宫有经、带、胎、产的生理功能。所以妇科疾病病机必须是损伤了冲、任、督、带(胞脉、胞络)的功能时才能导致胞宫发生经、带、胎、产、杂诸病。因此,妇科疾病病因病机与其他各科的不同点构成了妇科疾病的病理特点。

第一节 病 因

导致妇女疾病的因素有淫邪因素、情志因素、生活因素和体质因素。淫邪因素之中以寒、热、湿为多发;情志因素方面以怒、思、恐为常见;生活因素主要指早婚多产、房事不节、饮食失调、劳逸过度、跌仆损伤、调摄失宜等;体质因素(包括先天因素)是指人的体质强弱而言,即脏腑、经络、气血功能活动的盛衰。淫邪因素、情志因素和生活因素都是致病的条件,它们作用于机体后能否发病,以及发病后的表现形式、程度与转归如何,是由体质强弱的因素来决定的,而妇科证则常是由脏腑、气血、冲任督带四脉和胞宫功能盛衰来决定的。《素问·评热病论篇》说"邪之所凑,其气必虚",

正说明了外因是变化的条件,内因(体质)是变化的根据,外因通过内因而起作用,现将妇科疾病的致病因素及致病特点分述于下。

一、淫邪因素

淫邪因素是指风、寒、暑、湿、燥、火六种病邪的统称。其常为"六气",其失常如太过、不及或非时而至则为六淫,成为致病因素。六淫皆能导致妇产科疾病,但因妇女以血为本,寒、热、湿邪更易与血相搏而导致妇产科诸证。《灵枢·痈疽》说:"寒邪客于经络之中,则血泣(涩),血泣则不通。"《素问·阴阳应象大论篇》说"热盛则肿"(营气逆于肉里)。《素问·调经论篇》说:"寒湿之中人也,皮肤不收,肌肉坚紧,荣血泣。"这些都充分说明寒、热、湿邪致病主要是引起血分病变,当然血与气是互相协调、互相依存、互相为用的,且气血又来源于脏腑,因此伤于血分,也会累及气分和脏腑。

此外,人体脏腑功能失常,也会产生内在的寒、热、湿邪,为了理论归类以及叙述的方便,在这里一并进行讨论。

1. 寒　寒为阴邪,收引凝涩,易伤阳气,影响气血运行。寒邪就部位而言有外寒、内寒之分,就性质而论有实寒、虚寒之别,这四者常是交互存在的,但应以虚、实为纲。寒邪伤人的具体病因可归纳为:若感受寒邪、冒雨涉水、过食生冷,则血为寒凝,血行不畅,胞脉阻滞,可出现月经后期、痛经、闭经、癥瘕等。若机体阳气不足,寒自内生,脏腑功能失常,影响冲任、胞宫的功能,可出现痛经、带下病、妊娠腹痛、宫寒不孕等。

2. 热　热为阳邪,耗气伤津,每易动血,迫血妄行。热邪同样有外热、内热、实热、虚热之分,这里仍以虚、实为纲将热邪病因归纳为:若感受热邪、五志过极化火、过服辛辣助阳之品,都可导致阳热内盛;或素体阴分不足,阳气偏盛,以致阴虚而生内热。至于热毒则属实热范畴,即所谓热之极为毒,是实热中的重证。无论实热、虚热都可损伤冲任经脉,迫血妄行,出现月经先期、崩漏、经行吐衄、胎漏、胎动不安、恶露不绝、产后发热等。

3. 湿　湿为阴邪,重浊腻滞,阻塞气机。湿邪依其伤害人体部位的不同,有外湿和内湿之别。若感受水湿、冒雨涉水或久居阴湿之地,以致湿邪内侵,是外湿。若脾阳素虚,运化失职,湿浊内盛;或肾阳不足,气化失常,水气内停,都可导致水湿停聚,是内湿。湿为有形之阴邪,因此湿邪伤人自无虚、实可分,但却能随人体的阴阳盛衰,以及湿浊停留之久暂,而发生从化的转变,或从阳化为湿热,或从阴化为寒湿。关于湿毒,一是湿热蕴结所致,一是从阴部感染而来。总之湿邪重浊趋下,下注冲任,带脉失约,可致带下病、阴痒、不孕症等;若在孕期,受胎气影响可致妊娠呕吐、妊娠水肿等。

二、情志因素

情志因素是指喜、怒、忧、思、悲、恐、惊七种情志的变化。妇女受到过度的精神刺激,情志发生变化主要引起气分病变,继而引起血分病变,使气血不和,以致机体阴阳失调、脏腑功能失常而发病。《素问·举痛论篇》说:"百病皆生于气也,怒则气上,喜则气缓,悲则气消,恐则气下……惊则气乱,劳则气耗,思则气结。"《医宗金鉴·妇科心法要诀》说:"妇人从人凡事不得专主,忧思、忿怒、郁气所伤,故经病因于七情者居多,盖以血之行止顺逆,皆由一气率之而行也。"这里不仅说明了情志变化主要引起气分病变,同时说明了内伤七情之中,以怒、思、恐对妇科病证影响较显著,故分述于下。

1. 怒　精神抑郁,忿怒过度,常使气滞不畅,气逆冲上,进而引起血分病变,可致月经后期、痛经、闭经、崩漏、经行吐衄、妊娠呕吐、缺乳、癥瘕等。在脏腑之中又常伤及于肝。《万氏妇人科·调经》说:"女子之性,执拗偏急,忿怒妒忌,以伤肝气,肝为血海,冲任之系。冲任失守,血妄行也。"

2. 思 忧思不解,积念在心,每使气结,气机不畅,气结血滞,可致月经后期、月经过少、闭经、胎动不安、堕胎小产、缺乳、癥瘕等。在脏腑之中又常伤及于脾胃,影响气血生化之源。《沈氏女科辑要笺正·月事不来》说:"《经》言'不得隐曲',即指所思不遂,谋虑拂逆而言,则心脾之营阴暗耗,而不月之病成矣。"

3. 恐 惊恐过度,常使气下、气乱,失去对血的统摄和调控,可致月经过多、崩漏、胎动不安、堕胎、小产等,甚或闭经。例如第二次世界大战期间,由于长期的恐惧、忧虑和紧张,不同地区数以万计的妇女闭经,战争结束后,生活并未得到改善,但妇女都恢复了月经。惊恐过度,在脏腑之中主要伤及于肾。《妇科玉尺·月经》说:"经血暴下者……《内经》曰火主暴速,亦因暴喜暴怒忧结惊恐之致。"

总之,女性发生的怒、思、恐等强烈的情志变化,可以使整个机体气机失调,导致气血病变,并且可以导致肝、脾、肾三脏的功能失常。

三、生活因素

生活因素是致病的条件,也是影响体质因素的条件,在一定程度上是损伤体质强健的重要原因。

1. 房劳多产 妇女若先天不足,或早婚、房事不节、产多乳众,都可损伤肾气,耗伤气血。肾气不足,气血失调,能引起各种月经病、带下病、胎动不安、堕胎小产、不孕等。

2. 饮食失节 若暴饮暴食、过食肥甘、饮食偏嗜或寒温失宜,都可损伤脾胃,引起脾气虚、脾阳虚、脾之化源不足等诸病。若过食辛辣助阳之品,可致月经先期、月经过多、经行吐衄、胎动不安等;过食寒凉生冷食物,可致痛经、闭经、带下病等。

3. 劳逸过度 妇女在月经期、妊娠期和产育期劳动要适度。劳则气耗,逸则气滞。劳倦伤脾,过力伤肾。若经期繁劳过力,可致经期延长或月经过多。若孕期持重过劳,易致胎动不安、堕胎、小产;反之过度安逸,气血凝滞,易成滞产。产后持重、操劳过早,易致子宫脱垂。

4. 跌仆闪挫 跌仆伤血,闪挫伤气,气血两伤,冲任失调导致经产诸病。妇女在经期、孕期、登高持重,或跌仆闪挫,易致月经过多、崩漏、胎动不安、堕胎小产等病,阴户受伤可致阴户血肿或撕裂伤。

5. 调摄失宜 正常规律的生活是健康的基础。无论是过度节食减肥,还是长期药物减肥,都会对女性身心造成伤害,可致月经后期、月经过少,甚至闭经。口服短效避孕药,有的发生阴道不规则少量出血,有的闭经。孕前酗酒可致"胎儿酒精中毒综合征"(生长迟缓、小头畸形),孕后大量吸烟,可致流产、死胎、畸胎、低体重儿及胎儿宫内窒息等。

四、体质因素

人体的体质因素明显地表现出抗病能力的强弱,它不仅决定着上述致病因素能否损伤机体导致疾病,而且决定着导致疾病的种类、程度、转归和预后。《灵枢·百病始生》说:"卒然逢疾风暴雨而不病者,盖无虚,故邪不能独伤人。"说明体质因素的重要性。同时,不同类型的体质因素,可能影响机体对某种致病因素的易感性。吴德汉《医理辑要》说:"要知易风为病者,表气素虚;易寒为病者,阳气素弱;易热为病者,阴气素衰;易伤食者,脾胃必亏;劳伤者,中气必损。需知发病之日,即正气不足之时。"可见在同样的生活环境中,体质强健者在致病因素作用下可以不病,而体质虚弱者经受不了致病因素的攻击而发生疾病。

人体由于先天禀赋的不同,后天营养状态和生活习惯的影响,可以形成不同类型的体质,有的人素禀阳盛,经常便秘、手足心热;有的人素禀阴盛,经常便溏、畏寒肢冷。不同类型的体质,同一因素致病可有不同临床表现。同样是先天不足、早婚多产、房事不节以致损伤肾气,但结果不同。有的人主要是损伤了命门真火,而表现为肾阳虚衰诸证,如肾阳虚型经行泄泻、带下、子肿、不孕等;有的人主要是耗伤了阴精真水,而表现为肾阴亏损诸证,如肾阴虚型崩漏、闭经、经断前后诸证、胎动不安等。又如同样是感受湿邪,但由于体质阴阳盛衰的不同,而结果各异。有的湿邪从阳化热,表现为湿热诸证,如湿热型带下病、阴痒等;有的湿邪从阴化寒,表现为寒湿诸证,如寒湿凝滞型痛经、闭经等。此外,体质强健者,病轻而易治;体质虚弱者,病重而难愈。

由此可见,体质因素在疾病的发生、发展、转归和预后的整个过程中起着决定性的作用。

(马宝璋)

第二节　病　机

妇产科疾病的病理机转,可以概括为三个大的方面:脏腑功能失常影响冲任为病;气血失调影响冲任为病;直接损伤胞宫影响冲任为病。

妇科疾病病机与内科、外科等其他各科疾病病机的不同点,就在于妇科疾病病机必须是损伤冲任(督带)的。在生理上胞宫是通过冲任(督带)和整体经脉联系在一起的,在病理上脏腑功能失常、气血失调等只有在损伤了冲任(督带)的功能时,才能导致胞宫发生经、带、胎、产、杂等诸病。历代医家多是以此立论的。

《诸病源候论》论妇人病,凡月水不调候五论、带下候九论、漏下候七论、崩中候五论,全部以损伤冲任立论。《校注妇人良方》称:“妇人病有三十六种,皆由冲任劳损而致,盖冲任之脉为十二经之会海。”《医学源流论》说:“凡治妇人,必先明冲任之脉……冲任脉皆起于胞中,上循背里,为经脉之海,此皆血之所从生,而胎之所由系,明于冲任之故,则本源洞悉,而候所生之病,则千条万绪,以可知其所从起。”李时珍更明确地说:“医不知此,罔探病机。”说明必须突出“冲任损伤”在妇科疾病病机中的核心地位。本节仅就主要病理机制予以叙述。

一、脏腑功能失常影响冲任为病

中医学认为脏腑功能活动是人体生命的根本。脏腑功能失常可以导致气血失调,影响冲、任、督、带和胞宫的功能,导致妇科经、带、胎、产诸病的发生,其中与肾、肝、脾胃的功能失常关系密切。

(一) 肾

肾藏精,主生殖,胞络系于肾。五脏之真,唯肾为根,故五脏之伤,穷必及肾。肾在妇科疾病病机中占有特殊重要的位置,若先天不足、早婚多产、房事不节、劳繁过力或惊恐过度均可损伤肾气,影响冲任、胞宫的功能而发生妇产科疾病。由于机体阴阳盛衰的不同以及损伤肾气、肾精、肾阳的不同,因此在临床上有肾气虚、肾阴虚、肾阳虚等不同证型。

1. **肾气虚** 肾气,乃肾精所化之气,概括肾的功能活动。肾气的盛衰,天癸的至与竭,直接关系到月经、带下与胎产。若肾气不足,则冲任不固,系胞无力,可致子宫脱垂;冲任不固,胎失所系,可致胎动不安;冲任不固,封藏失职,可致崩漏;冲任不固,血海失司,蓄溢失常,可致月经先后无定期;冲任不固,不能摄精成孕,可致不孕等病。

2. **肾阴虚** 肾阴,指肾所藏之阴精,肾气功能活动的物质基础,所谓肾精足则肾气盛。若肾阴亏损,则精亏血少,冲任血虚,血海不按时满,可致月经后期、月经过少、闭经;冲任血虚,胞脉失养,可致经断前后诸证;冲任血虚,胎失所养,可致胎动不安;冲任血虚,不能凝精成孕,可致不孕。若肾阴亏损,阴虚内热,热伏冲任,迫血妄行,则致月经先期、崩漏等。

3. **肾阳虚** 肾阳,即命门之火,是机体温煦气化的原动力。同样肾阳的功能也是以肾精为基础的,肾阳虚是肾气虚的进一步发展。若肾阳不足,冲任失于温煦,胞脉虚寒,可致痛经、妊娠腹痛、胎动不安、不孕等;冲任失于温煦,胞脉虚寒,血行迟滞,可致月经后期、月经过少,甚至血海不满而致闭经。经期血气下注冲任,命火愈衰,可致经行泄泻;气化失常,湿浊下注冲任,带脉失约,可致带下病;孕期冲任养胎,胎阻气机,湿浊泛溢肌肤,可致妊娠肿胀等病。

(二) 肝

肝藏血,调节血量;主疏泄,而司血海,性喜条达;通调气机,体阴而用阳,助脾胃消食运化。若素性抑郁,忿怒过度,或肝血不足,肝阳偏亢,均可使肝的功能失常,表现其易郁、易热、易虚、易亢的特点,影响冲任、胞宫的功能,导致妇产科疾病的发生。

1. **肝气郁结** 若情志不畅,肝气郁结,则血为气滞,冲任失畅,血海蓄溢失常,可引起月经先后无定期、经量多少不定;冲任失畅,胞脉阻滞,可引起经行不畅、痛经、闭经等。

2. **肝郁化热** 若肝郁化热,热伤冲任,迫血妄行,可引起月经先期、月经过多、崩漏等;肝郁化热,经期冲脉气盛,气火循经上犯、损伤阳络,可致经行吐衄。

3. **肝经湿热** 若肝气犯脾,肝郁化热,脾虚生湿,湿热蕴结,下注冲任,带脉失约,可引起带下病、阴痒、阴肿、阴痛。

4. **肝气犯胃** 若肝气犯胃,孕期冲脉气盛,挟胃气上逆,可引起妊娠呕吐。

5. **肝阳偏亢** 若肝血不足,孕后血聚冲任养胎,肝血愈虚,肝阳偏亢,可引起妊娠眩晕,甚则肝风内动,发为妊娠痫证。若在产后,可致产后痉证。若肾阴不足,致肝阳偏亢者,可致经断前后诸证。

(三) 脾

脾主运化,在气为湿,与胃同为气血生化之源,为人体后天之本;脾司中气,其气主升,对血液有收摄、控制和保护作用。若饮食失节、劳倦过度、减肥调养失宜或忧思不解,均可损伤脾胃,影响冲任、胞宫的功能,而发生妇产科疾病。

1. **脾气不足** 若脾气不足,则冲任不固,血失统摄,可致月经先期、月经过多、崩漏等;冲任不固,胎失所载,可致胎动不安、胎漏、堕胎、小产等;冲任不固,系胞无力,可致子宫脱垂。

2. **脾虚血少** 若脾虚血少,化源不足,冲任血虚,血海不按时满,可致月经后期、月经过少、闭经等;冲任血虚,胎失所养,可致胎动不安、堕胎、小产等。

3. **脾阳不振** 若脾阳不振,湿浊内停,下注冲任,痰浊阻滞胞脉,可致月经后期、闭经,甚至不能摄精成孕而致不孕;湿浊内停,下注冲任,带脉失约,任脉不固,可致带下病;湿浊内停,孕期冲脉气盛,挟痰饮上逆,可致妊娠呕吐;湿浊内停,孕期冲任养胎,胎阻气机,湿浊泛溢于肌肤,可致妊娠肿胀。

（四）心

心藏神，主血脉。若忧思不解，积念在心，阴血暗耗，心气不得下达，冲任血少，血海不能按时满盈，可致月经过少、闭经；阴血不足，心火偏亢，届绝经之年，肾水不足，不能上济心火，可致经断前后诸证；心火偏亢，移热小肠，传入膀胱，可致妊娠小便淋痛；营阴不足，神失所养，可致脏躁。

（五）肺

肺主气，主肃降，朝百脉而通调水道。若阴虚肺燥，经期阴血下注冲任，肺阴愈虚，虚火上炎，损伤肺络，可致经行吐衄；孕期肃降失职，则致妊娠咳嗽。若肺气失宣，水道不利，可发生妊娠小便不通、产后小便不通。

二、气血失调影响冲任为病

气血失调，是妇产科疾病中一种常见的发病机制。由于经、孕、产、乳都是以血为用，而且皆易耗血，所以机体常处于血分不足、气偏有余的状态。《灵枢·五音五味》说："妇人之生，有余于气，不足于血，以其数脱血也。"由于气血之间是相互依存，相互滋生的。伤于血，必影响到气；伤于气，也会影响到血。所以临证时应该分析是以血为主，或以气为主的不同病机。如前所述，情志变化主要引起气的失调，而寒、热、湿邪则主要引起血的失调。当然，脏腑功能失常亦可导致气血失调。明确这一病机要点可以为审因论治提供线索。兹将气血失调具体病机分述如下。

（一）气失调

气是指在人体内流动着的精微物质，也是脏腑经络活动能力的表现，它涵盖了元气、宗气、卫气、营气的全部功能。在病因里已经叙及情志变化主要引起气分病变，当然脏腑功能失常，亦可引起气分病变。气分病变的主要证型有气虚、气滞、气逆、气寒和气热。

1. **气虚**　气虚则冲任不固，血失统摄，可致经行先期、月经过多、崩漏、产后恶露不绝；冲任不固，不能载胎，则胎动不安；气虚，冲任胞宫气弱，无力送胞，可致胞衣不下；气虚下陷，冲任不固，系胞无力，则子宫脱垂。气虚卫表不固，经期血气下注冲任，卫气愈虚，感受风热，而致经行；气虚卫表不固，产后腠理不实，而致产后自汗；气虚卫表不固，易感外邪，可致产后发热，产后身痛。

2. **气滞**　气郁、气结则气滞。气滞可以引起疼痛，其痛以胀为主，痛无定处。气滞血少，冲任失畅，血海失司，可致月经先后无定期；冲任失畅，血行迟滞，可致月经后期；气滞，冲任失畅，经期冲脉气血充盛，可致经行乳房胀痛；冲任失畅，产后阻滞乳汁运行则缺乳。气滞血瘀，冲任阻滞，可致痛经、闭经、癥瘕、不孕等。气滞湿郁，经期气血壅滞冲任，湿浊宣泄不利，可致经行浮肿；气滞湿郁，痰湿内生，下注冲任，胞脉阻滞，可致月经后期、闭经、不孕；气滞湿郁，孕期冲任养胎，胎阻气机，湿浊泛溢于肌肤，而致妊娠肿胀。气郁化热，热伤冲任，迫血妄行，可致月经先期、崩漏。气郁化火，经期冲脉气盛，气火上逆，扰犯神明，可致经行情志异常。

3. **气逆**　怒则气上，经行之际，血气下注冲任，冲脉气盛，则气逆冲上，损伤阳络，可致经行吐衄；孕期血气下注冲任，冲脉气盛，则气逆冲上，可致妊娠呕吐；孕期冲脉气盛，气逆冲上，肺失肃降，而致妊娠咳嗽。

4. **气寒**　寒伤阳气，或素体阳虚，寒自内生，可见气寒。临床月经后期、月经过少、痛经、闭经、不孕、妇人腹痛等多有气寒之征。

5. 气热　五志化火，或感受热邪，入里化热，可见气热。气火上炎可见经行吐衄；湿热蕴结致妇人腹痛，感染邪毒致产后发热等病，多有阳明经证和腑证等气热之征。当然临床上月经先期、月经过多、崩漏等也有气热之证。

（二）血失调

血乃中焦脾胃所纳水谷化生之精微物质，上输于肺心变化为赤色的血，亦可由肾精化生而来。血循行于脉道之中，内养五脏六腑，外濡形体肌肤，是人体精神活动的物质基础。在病因里已叙及寒、热、湿邪主要引起血的失调，同样脏腑功能失常，亦可引起血的失调。血的失调主要证型有血虚、血瘀、血热、血寒、出血等。

1. 血虚　血虚成因一是由于化源不足，二是由于经、孕、产、乳失血、耗血过多。血虚，冲任血少，血海不按时满，导致月经后期、月经过少、闭经；冲任血少，胞脉失养，导致痛经、妊娠腹痛、妇人腹痛；冲任血少，胎失所养，导致胎动不安、滑胎、胎萎不长；冲任血少不能凝精成孕，导致不孕；冲任血少，乳汁化源不足，导致产后缺乳。

2. 血瘀　离经之血，未排出体外，停滞体内（如异位妊娠、黄体破裂等引起的盆腔内积血）；或脉中之血，为寒热邪气所阻，或气虚、气滞不能行血，均可导致血瘀。血瘀的特点是引起疼痛，以刺痛为主，痛处固定不移。血瘀，冲任阻滞，胞脉不畅，导致经行不畅、经期延长、痛经、产后腹痛；冲任阻滞，瘀停胞脉，导致闭经、癥瘕、异位妊娠；瘀停胞脉，血不归经，可致崩漏；瘀停胞脉，不能摄精成孕，可致不孕。瘀阻冲任，气机不畅，营卫不通，可致产后发热；瘀阻冲任，纲缊之时，阳气内动，引动瘀血，血不循经，可致经间期出血。

3. 血热　血热多见于感受热邪；五志过极化火，移于血分；嗜食辛辣助阳之品，引起血热；素体阴分不足，阴虚内热者有之。血热，热伤冲任，迫血妄行，可致月经先期、月经过多、崩漏、产后恶露不绝；热扰冲任，损伤胎气，可致胎动不安；热伤冲任，热与血结，阻痹胞脉，不通则痛，可致产后腹痛。阴虚血热，热伏冲任，亦可迫血妄行，导致月经先期、崩漏，但血量甚少。血热兼湿者，湿热下注冲任，可致带下病、阴痒；湿热与血搏结，瘀阻冲任，胞脉失畅，可致妇人腹痛；湿热蕴结于冲任，纲缊之时，阳气内动，迫血妄行，而致经间期出血。

4. 血寒　感受寒邪，过食生冷，冒雨涉水，久居阴湿之地，或素体阳气不足，均可导致寒与血结。血寒，寒客冲任，胞脉阻滞，血为寒凝，可致月经后期、月经过少、痛经、闭经、癥瘕、产后腹痛等；寒客冲任，不能摄精成孕，而致不孕。阳虚内寒者，生化失期，气虚血少，冲任不足，亦可致月经后期、月经过少、痛经，但其经血色淡。血寒兼湿者，寒湿凝滞，瘀阻冲任，血行不畅，可致痛经、闭经、妇人腹痛；寒湿客于冲任，寒湿生浊伤胎，可致鬼胎；寒湿客于冲任，痰瘀交阻，阴部肌肤失养，可致阴疮。

5. 出血　正常人血行脉中，若脉络伤损，血溢于外，即为出血。从上而出者为上溢，如衄血、咳血、吐血等；从下而出者为下溢，如崩漏、便血、尿血等。中医学将内出血称为瘀血，如血液病或外伤引起的皮下出血，异位妊娠破裂或流产的出血、卵巢黄体破裂的出血等。外出血病因有气虚、血热、血瘀之不同，病机亦各不相同。气虚者，冲任不固，血失统摄，可致月经先期、月经过多、经期延长、崩漏、产后恶露不绝等。血热者，热伤冲任，迫血妄行，可致月经先期、月经过多、崩漏、产后恶露不绝；若恣怒过度，肝郁化火，或肺阴不足、虚火上炎，经期血注冲任，冲脉气盛，气火上炎，损伤阳络，可致经行吐衄。血瘀者，冲任阻滞，血不归经，可致经期延长、经间期出血、崩漏、产后恶露不绝等。

（三）气血同病

气血之间是相互依存、相互化生的,血伤要影响到气,气伤也要影响到血,只是所伤先后不同而已。在临床上最常见的气血同病证型有气血虚弱和气滞血瘀。

1. **气血** 虚弱气虚者,血失气化,不能变化而赤,致令血少;血虚者,气失所养,失去其运行、推动和化生能力,致令气弱。可见气虚则血少,血虚则气弱,气血虚弱是临床常见的证型。气血虚弱,冲任不足,气血上不能荣头目,外不荣四肢百骸,可致经行头痛、经行眩晕、经行身痛等;冲任不足、气虚不能载胎,血虚不能养胎,可致胎动不安、滑胎、胎萎不长;冲任不足,气虚清阳不升,血虚髓海失养,可致妊娠眩晕;冲任不足,无力送胎,可致过期不产、难产等。

2. **气滞** 血瘀气滞者,气滞则血行不畅,甚至血瘀;血瘀者,瘀血阻滞气机,气行不畅,而致气滞。可见气滞可致血瘀,血瘀可令气滞,气滞血瘀是临床常见证型。气滞血瘀,瘀滞冲任,血行不畅,可致痛经、妇人腹痛;瘀滞冲任,血行受阻,可致闭经;瘀滞冲任,胞脉不畅,孕卵阻滞可致异位妊娠;瘀滞冲任,瘀结胞中,瘀血伤胎,可致鬼胎;瘀滞冲任,胞脉壅阻,不能运胎,可致过期不产、难产等。

三、直接损伤胞宫影响冲任为病

经期或产时忽视卫生,感染邪毒,搏结胞宫,损伤冲任,可致月经不调、崩漏、带下病、产后发热等。久居湿地,冒雨涉水,或经期游泳,寒湿之邪,侵袭胞宫,客于冲任,血为寒湿凝滞,可致痛经、闭经、癥瘕等。跌仆闪挫、外伤(含宫腔手术创伤)、房事不节,或“合之非道”(不洁性交或经期性交),可直接伤及胞宫,冲任失调,导致月经不调、崩漏、胎动不安、堕胎小产、不孕、带下病、妇人腹痛等。

综上所述,三种病机不是孤立的,而是相互联系、相互影响的。如脏腑功能失常,可导致气血失调;气血失调,也能使脏腑功能失常;同样直接损伤胞宫,可能导致脏腑功能失常、气血失调。总之,不论何种致病因素损伤了机体,不论病变起于哪个脏腑,是在气还是在血,其病机反应总是整体的,都是损伤了冲任(督带)生理功能才发生妇产科疾病的。懂得这些,才能从错综复杂的变化中,找出经、带、胎、产、杂等诸病病机的关键所在,最后作出比较正确的诊断。

（马宝璋）

第五章 妇科疾病的诊断要点

妇科疾病的诊断与其他临床学科一样,必须通过望、闻、问、切四诊,全面了解经、带、胎、产的病证特点和全身表现。然后把获得的多方面材料运用八纲辨证进行综合分析,找出疾病的发生原因和病理机转,确定脏腑经络气血的病变性质,作为妇科疾病辨证论治的依据。

第一节 四诊要点

妇科疾病的四诊要点,在诊察全身症状、舌苔、脉象的同时,着重阐述经、带、胎、产方面的诊察方法。在临床上必须四诊合参,不可偏废。《素问·阴阳应象大论篇》说:"视喘息,听音声,而知所苦;观权衡规矩,而知病所主;按尺寸,观浮沉滑涩,而知病所生。以治无过,以诊则不失矣。"所以在临证时一定要通过望、闻、问、切四种手段对患者进行全面的调查了解。

一、望诊

根据妇科特点,望诊时除观察患者的神志、形态、面色、唇色、舌质、舌苔外,应注意观察月经、带下和恶露的量、色、质的变化。

(一)望形神

形是神志存在的基础,神是形体生命活动的表现。有形才有神,形健则神旺,形衰则神惫。《素问·上古天真论篇》有"形神合一"及"形与神俱"的理论,说明了形与神的依存关系。

在妇科临床上,望形神的改变对诊断疾病的性质和轻重是有重要参考价值的。若神思清楚,捧腹曲背,面呈痛苦,多为妇科痛证,或为妇人腹痛,或为经行腹痛,或为胎动不安腹痛、异位妊娠,或为产后腹痛;若妊娠足月,腹痛阵作,一阵紧一阵,坐卧不宁,是临产之象。若头晕困倦,甚至昏不知人,肢冷汗出,面色苍白或晦黯,多为妇科血证,或为经血过多、崩漏暴下,或为堕胎、小产、胎堕不全、异位妊娠,或为产后血崩。若神昏谵语,高热不退,躁动不宁,面赤息粗,多为妇科热证,或为热入血室,或为感染邪毒产后发热。若神情淡漠,向阳而卧,欲得衣被,面色白或青白,多为妇科寒证,或为月经错后、闭经,或为妊娠腹痛,或为宫寒不孕。若神昏口噤,项背强直,角弓反张或四肢抽搐,为肝风内动,多见于妊娠痫证,或重型产后破伤风。上列诸病形神俱变,多数症情危重,临床应结合病史及兼症,详细辨证,积极救治。

望形体还宜常常注意体格发育。女性成熟之年,月经来潮,胸廓、肩部、臀部丰满,乳房隆起,有腋毛、阴毛生长,躯体有相应的高度,表现出女性具有的体态。否则,月经初潮来迟,或月经不潮、性征发育欠佳,多属肾气亏损。妊娠之妇,乳房胀大,乳头、乳晕着色,孕4个月后小腹膨隆,并逐月相应长大。若闭经4~5个月未显身形者,多属胎萎不长、死胎,或根本未孕。

(二) 望面色

面部颜色和光泽的变化,可以反映脏腑气血盛衰和邪气消长的情况。面色白者多属气虚、阳虚;兼有面目虚浮者,多挟痰湿;面色苍白者,多为急性大失血,或气血两虚;面色浮红而颧赤者,多为肺肾阴虚或阴虚血热;面色萎黄少泽者,多为血虚、脾虚;面色红润者,多为气血充盛,或血热;面色紫黯者,多为气滞、血瘀,或血寒;面色晦黯者,多为肾气虚、肾阳虚;兼目眶黯黑者,多属肝肾亏损。

(三) 望唇舌

望唇舌包括望口唇、望舌质、望舌苔。

1. 望口唇　口唇的颜色、润燥等变化主要反映脾胃的情况。唇色红润,是脾胃健运,气血充盛的正常人的表现。唇色淡白者,多是急性大失血,或气血两亏;唇色淡红者,多是血虚、脾虚,或为阳虚内寒;唇色深红,多属血热;兼见口唇干裂,甚或肿胀生疮,多属热毒或肝火;口唇溃疡发于经前者,多属阴虚内热;口唇紫黯或有瘀斑者,多属血瘀;唇色青紫者,多属血寒。

2. 望舌质　舌为心之苗窍,但五脏六腑通过经络、经筋都直接或间接与舌相联,脏腑精气均上荣于舌,故脏腑的病变都反映于舌。舌质的颜色、形态、荣枯对判断正气盛衰、病邪性质和进退有重要价值。

舌质深红者,多为血热;舌尖红赤为心肺有火;舌边红赤为肝胆火炽;舌质绛红者,为热入营血;舌色淡红,多属血虚、气虚;舌色淡白者,多为气血两亏,或阳虚内寒;舌质黯红者,多属气血郁滞;舌有瘀斑、瘀点者,多属血瘀;舌质青紫者,多为寒凝血瘀。

舌形胖大湿润者,多属脾虚、湿盛;舌形瘦小者,多属津亏血少;舌形瘦小色淡者,多属气血两虚;舌形瘦小色红而干者,多属阴虚血热;舌面裂纹者,多是热邪伤阴,或血虚不荣,或脾虚湿浸。

3. 望舌苔　舌苔的颜色,可察病变之寒热;舌苔的厚薄,可辨邪气之深浅;舌苔的润燥,可验津液之盛衰。白苔主寒证、表证:苔白薄者,多为气虚,或外感风寒;苔白薄而滑者,多为阳虚湿浊初犯;苔白厚腻者,多为湿浊内停,或寒湿凝滞。黄苔主热证、里证:苔黄薄者,多属血热轻证,或外感风热;苔黄厚而干者,多属血热重证,或里热炽盛;苔焦黄,或焦老有芒刺者,多属热结在里。灰苔主湿证、里证:苔灰而润者,多属痰饮内停,或寒湿内阻;苔灰而干,甚或黑苔者,多属热炽伤津,或阴虚火旺,或肾阴亏损。舌绛红而干,无苔或花剥苔,多属热入营血、阴虚火炽。

(四) 望月经

经量过多,多属血热或气虚;经量过少,多属血虚、肾虚或寒凝血滞;经量时多时少,多属气郁、肾虚。经色紫红或鲜红,多属血热;经色淡红,多属气虚、血虚;经色紫黯,多属瘀滞。经质稠黏,多属瘀、热;经质稀薄,多属虚、寒;夹紫黯血块者,多属血瘀。

（五）望带下

带下量多,属病态,或因湿热较重,或由脾虚、肾虚,临证必当详辨。带下色白,多属脾虚、肾虚;带下色黄,多属湿热或湿毒;带下色赤或赤白相兼,多属血热或邪毒。带质清稀,多属脾虚、肾虚;带质稠黏,多属湿热蕴结。

（六）望恶露

恶露量多,色淡,质稀者,多为气虚;色鲜红或紫红,稠黏者,多属血热;色紫黑有块者,多为血瘀。

二、闻诊

闻诊包括耳听声音、鼻嗅气味两个方面。

（一）耳听声音

听患者的语音、呼吸、嗳气、叹息、痰喘、咳嗽等声音,帮助判断病在何脏何腑,属虚属实。如语音低微者,多属中气不足;寡欢少语,时欲太息,多属肝气郁结;声高气粗,甚或语无伦次者,多属实证、热证;嗳气频作,或恶心呕吐者,多属胃气上逆、脾胃不和;喘咳气急者,多属饮停心下,或肺气失宣。

（二）鼻嗅气味

了解病体及病室气味,以辨阴阳、寒热。在妇科主要是了解月经、带下、恶露等气味。若气味腥臭,多属寒湿;气味臭秽,多属血热或湿热蕴结;气味恶臭难闻者,多属邪毒壅盛,或瘀浊败脓等病变,为临床险症。

三、问诊

问诊是诊察疾病的重要方法之一。通过问诊可以了解患者起居、饮食、特殊的生活习惯等,同时了解疾病的发生、发展、治疗经过、现在症状及其他与疾病有关情况,为诊断提供重要依据。《素问·三部九候论篇》说:"必审问其所始病与今之所方病,而后各切循其脉。"前人还系统地总结了"十问",充分体现了问诊的重要性。问诊在临床具体运用上,是有一定技巧的,一是围绕患者主诉进行询问;二是根据望、闻、切所得初步印象进行询问,这样往往会得到肯定的回答,而且在诊断上有重要价值。如果盲目地泛泛询问,可能造成两种后果:一是所问多得到否定的回答,使患者失去对医生的信任;二是所问得的证候虚、实、寒、热交织错杂,给诊断造成困难。

在妇科疾病的诊察中,要熟练掌握与妇女经、带、胎、产有关的问诊内容。

（一）年龄

不同年龄的妇女,由于生理上的差异,表现在病理上各有特点,因此在治疗中也各有侧重。《素问病机气宜保命集·妇人胎产论》说:"妇人童幼天癸未行之间,皆属少阴;天癸即行,皆从厥阴论之;天癸已绝,乃属太阴经也。"一般来说,青春期常因肾气未充,易导致月经疾患。中年妇女由于胎产、哺乳,数伤血,肝肾失养,常出现月经不调、胎前、产后诸病。老年妇女脾肾虚衰,易发生经断前后诸证、恶性肿瘤等。因此,询问年龄在妇科诊断上具有一定参考价值。

(二)主诉

主诉应该包括两个要素,即主要病证性质和发生时间。主诉在问诊时必须首先询问清楚,在具体书写时要求文字简练、精确。主诉为其他问诊内容提供了线索,在疾病的诊断上有重要价值。

(三)现病史

包括发病原因或诱因、起病缓急、起始有哪些症状、治疗经过与效果,以及现在有何症状等。

(四)月经史

了解月经初潮年龄,月经周期,经行日数,末次月经日期,末次前月经日期,经量、经色、经质的变化,经期前后的症状,现在或经断前后的情况。常用 $14\dfrac{4\sim5}{28\sim30}$ 这样的格式表示初潮年龄、周期、经期。

经期提前,多属血热或气虚;经期错后,多属血虚或寒凝;经期或先或后,多属肝郁或肾虚。月经持续超过 7 日以上者,属月经过多或经期延长;不足 2 日者,为月经过少。育龄妇女突然停经,应注意是否妊娠。若经前或经期小腹疼痛拒按,多属实证;经后腰酸腹痛,按之痛减,多属虚证。胀甚于痛者,多属气滞;痛甚于胀者,多属血瘀。小腹冷痛喜按,得温痛减,多属虚寒;小腹冷痛拒按,得温痛减,多属寒实。

(五)带下

询问带下的量、色、质、气味等情况,也需结合望诊、闻诊进行辨证。若带下量明显增多,色白清稀,气味腥臭者,多属虚证、寒证;色黄或赤,稠黏臭秽者,多属热证、实证。同时还应注意阴部有无坠、胀、痒、痛等情况。

(六)婚产史

问结婚年龄、配偶健康情况、孕产次数等。有无堕胎、小产、难产、死胎、葡萄胎、胎前产后诸病,以及避孕措施等。

(七)既往史

目的在于了解过去病史与现在妇科疾病的关系。既往有慢性肾病史者,怀孕后可能水肿较重;既往有高血压病史者,怀孕末期患子晕、子痫机会多,而且病情较重,应予重视;而有严重贫血、心力衰竭、药物中毒、严重感染等病史者,常出现死胎、堕胎、小产;有结核病史,反复刮宫病史者,常患闭经。

(八)家族史

着重了解有无遗传性疾病、肿瘤病史等。另外,肝炎、肺结核也有一定家族性,与生活上的经常接触有关。

(九)个人生活史

包括职业、工作环境、生活习惯、嗜好、家庭情况等。如久居湿地,或在阴湿地区工作,常为寒湿所侵;偏嗜辛辣,易致血热;家庭不睦,常使肝气郁结;经期产后,房事不禁,易致肾气亏损,或感染邪毒。

四、切诊

切诊包括切脉与按察胸腹、四肢两个部分。

(一) 脉诊

妇科疾病寒、热、虚、实的辨证,其脉诊与其他科相同。这里仅就经、带、胎、产的常见脉象阐述如下。

1. 月经脉

(1) 月经常脉:月经将至,或正值月经来潮期间,脉多滑利。

(2) 月经病脉:月经病脉主要有虚、实、寒、热四个方面。脉缓弱者,多属气虚;脉细而无力或细弱者,多属血虚;脉沉细者,多属肾气虚;脉细数者,多属肾阴虚,或虚热;脉沉细而迟或沉弱者,多属肾阳虚,或虚寒。脉弦者,多属气滞、肝郁;脉涩而有力或滑者,多属血瘀;滑而有力者,多属痰湿与血搏结。脉沉紧者,多属血寒;脉沉迟无力或沉细而迟者,多属虚寒;脉沉紧或濡缓者,多属寒湿凝滞。脉滑数、洪数者,多属血热;脉细数者,多属虚热;脉弦数有力者,多属肝郁化热。

2. 带下脉　带下量多,脉缓滑者,多属脾虚湿盛;脉沉弱者,多属肾气虚损;脉滑数或弦数者,多见湿热;脉沉紧或濡缓,多见寒湿。

3. 妊娠脉

(1) 妊娠常脉:妊娠2～3个月后,六脉多平和而滑利,按之不绝,尺脉尤甚。

(2) 妊娠病脉:若妊娠脉现沉细而涩,或两尺弱甚,多属肾气虚衰,冲任不足,易致胎动不安、堕胎等。若妊娠末期脉弦而劲急,或弦细而数,多属肝阴不足,肝阳偏亢,易致妊娠眩晕、妊娠痫证。

4. 临产脉　又称离经脉。《脉经》称“怀妊离经,其脉浮”。《妇人大全良方》说:“沉细而滑亦同名。”《证治准绳》说:“诊其尺脉转急,如切绳转珠者,即产也。”《薛氏医按》说:“试捏产母手中指,中节或本节跳动,方与临盆即产矣。”后世多有相同或相近之论。一般来说,离经脉是六脉浮大而滑,即产时则尺脉转急,如切绳转珠,同时中指本节、中节甚至末端指侧动脉搏动。

5. 产后脉

(1) 产后常脉:产后冲任气血多虚,故脉多见虚缓和平。

(2) 产后病脉:若脉浮滑而数,多属阴血未复,虚阳上泛,或外感实邪。脉沉细涩弱者,多属血脱虚损诸证。

(二) 按诊

妇产科疾病的按诊,主要是按察腹部、四肢。

凡痛经、经闭、癥瘕等病,临证应按察小腹,以辨证之虚实,以明结块之有无,并审孕病之区别。若妇女经行之际,小腹疼痛拒按,多属实证;隐痛而喜按,多属虚证;诊四肢不温,小腹疼痛,喜热喜按,多属虚寒。若察得小腹内有结块,则为癥瘕之病;其结块坚硬,推之不动,按之痛甚者,为血瘀;其结块不硬,推之可移,按之可散者,为气滞。

有时为了进一步明确诊断,尚需进行妇科检查及辅助检查(详见附论)。

若诊四肢冷凉,多为阳虚、气虚之征;若手足心热,则属阴虚内热之象。妊娠肿胀者,临诊常按下肢。若按胫凹陷明显,甚或没指者,多属水盛肿胀;按之压痕不显,随手而起者,属气盛肿胀。

凡孕妇产前检查,应按察腹部(详见附论)。

总之,临床上宜四诊合参,抓住主症,分析病变所在,才能做出正确的诊断。

(马宝璋)

第二节　辨证要点与常见证型

妇科疾病的辨证要点,是根据经、带、胎、产的临床特征,结合全身症状、舌苔、脉象,按照阴阳、表里、寒热、虚实八纲辨证的原则,来确定它的证型诊断。因此对妇科疾病的辨证,必须从局部到整体进行全面综合分析,才能辨别脏腑、气血的病变性质,作出正确诊断,为治疗提供可靠的依据。

妇科采用的辨证方法主要是脏腑辨证和气血辨证,个别采用卫气营血辨证,如产后发热的感染邪毒型,病变表现了温热病的发展全过程,此时用卫气营血辨证就较为合理。当然无论何种辨证方法,尽可以八纲统而论之。

一、脏腑辨证

脏腑辨证是以脏腑的生理、病理为基础进行的辨证分析,以便掌握各脏腑病变的证候特征。

(一)肾病辨证

肾病在妇科临床上主要表现为虚证,有肾气虚、肾阴虚、肾阳虚等证型,并可导致多种妇科疾病,如月经先期、月经后期、月经先后无定期、崩漏、闭经、经断前后诸证、带下、胎动不安、堕胎、小产、妊娠肿胀、子宫脱垂、不孕等。在辨证时要掌握肾的生理功能和病理变化。肾藏精,主生殖,腰为肾之府,肾与膀胱相表里;肾开窍于耳,肾主骨、生髓,脑为髓之海。《灵枢·海论》说:"髓海不足,则脑转耳鸣,胫酸眩冒,目无所见,懈惰安卧是也。"所以肾虚证,必有"头晕耳鸣,腰酸腿软"的证候,其肾气虚者常兼小便频数,精神不振,舌淡苔薄,脉沉细;肾阴虚者常兼手足心热,颧赤唇红,舌红苔少,脉细数;肾阳虚者常兼畏寒肢冷,小便清长,夜尿多,舌淡苔白,脉沉细而迟或沉弱。

(二)肝病辨证

肝病在妇科临床上主要表现为实证和虚中夹实证,有肝气郁结、肝郁化火、肝经湿热、肝阳上亢、肝风内动等证型,并可见于多种妇科疾病,如月经先期、月经先后无定期、痛经、闭经、崩漏、带下病、阴痒、妊娠恶阻、妊娠眩晕、妊娠痓证、缺乳、不孕等。在辨证时要掌握肝的生理功能和病理变化。肝藏血,主疏泄,肝位于右胁,与胆相表里,开窍于目,肝脉布胁肋,过少腹、乳房,挟胃过咽上巅,肝在体为筋,在志为怒,在气为风。《灵枢·胀论》说:"肝胀者,胁下满而痛引小腹。"所以肝实证多有"胸胁、乳房、少腹胀痛,烦躁易怒"的证候;其肝气郁结者常兼时欲太息,食欲不振,舌苔正常,脉弦;肝郁化火(热)者常兼头晕胀痛,目赤肿痛,或头晕目眩,口苦咽干,舌红,苔薄黄,脉弦数;肝经湿热者常兼头晕目眩,口苦咽干,便秘溲赤,舌红,苔黄腻,脉弦滑而数。肝阳上亢者主要表现为虚中夹实证,头晕头痛,目眩心烦,少寐多梦,四肢麻木,震颤,手足心热,舌红苔少,脉弦细或弦而有力;肝风内动者也为虚中夹实证,较前证又进一步发展,常兼四肢抽搐,角弓反张,突然昏厥不省人事,舌红或绛,无苔或花剥,脉弦细而数。

(三)脾病辨证

脾病在妇科临床上主要表现为虚证或虚中夹实证,有脾气虚(胃虚)、脾阳虚(痰湿)等,并可导致多种妇科疾病,如月经先期、月经后期、月经过多、崩漏、闭经、经行泄泻、带下病、妊娠恶阻、胎动不安、妊娠肿胀、子宫脱垂、不孕等。在辨证时要掌握脾的生理功能和病理变化。脾主运化,为气血生化之源;脾居中焦,与胃相表里;脾司中气,其气主升,可以统血;脾主四肢、肌肉,开窍于舌;在色为黄,在气为湿。《素问·太阴阳明论篇》说:"今脾病不能为胃行其津液,四肢不得禀水谷气,气日以衰,脉道不利,筋骨肌肉皆无气以生,故不用焉。"所以脾虚证多有"脘腹胀满,不思饮食,四肢无力"的证候,其脾气虚者常兼口淡乏味,面色淡黄,舌淡,苔薄白,脉缓弱;脾阳虚者常兼畏寒肢冷,大便溏泄,甚则水肿,舌淡,苔白腻,脉缓滑无力;痰湿内盛者常兼头晕目眩,心悸气短,形体肥胖,苔腻,脉滑。

(四)心病辨证

心病在妇科临床上的证型较为少见,主要见于月经过少、闭经、经断前后诸证、妊娠小便淋痛、脏躁等。辨证时要熟悉心的生理功能和病理变化。心藏神,主血脉,胞脉属心,心与小肠相表里,在气为火。《素问·调经论篇》说:"心藏神……神有余则笑不休,神不足则悲。"所以心病多有"心悸心烦,少寐多梦,神志失常"的证候。依其心气虚、心阴虚、心火偏亢等变化而有不同的兼症。

(五)肺病辨证

肺病在妇科临床上证型也较少见,主要见于经行吐衄、妊娠咳嗽、妊娠小便不通、产后小便不通等。辨证时要熟悉肺的生理功能和病理变化。肺主气,主肃降,肺与大肠相表里,肺开窍于鼻,通调水道,朝百脉,在气为燥。《素问·至真要大论篇》说:"诸气膹郁,皆属于肺。"所以肺病多有"咳嗽喘满"的证候,依其阴虚肺燥,肃降失职,肺气失宣等变化各有兼症可凭。

二、气血辨证

气血辨证是以气、血的生理、病理为基础进行的辨证分析,从而掌握气血各种病变的证候特征。

气血是由脏腑所化生并使之运行,又是脏腑功能活动的物质基础,所以脏腑病变可以影响气血,气血病变也可损伤脏腑。气和血两者的病变也是互相影响的,或气病及血,或血病及气,以致产生各种病变,所以《素问·调经论篇》说:"气血不和,百病乃变化而生。"由于气和血有损伤先后、主次、轻重之别,所以在辨证时要分析气病为主和血病为主的不同情况。

(一)气病辨证

气在人体有推动、温煦、防御、固摄、升发、气化等多种生理功能,在病理上有气虚、气陷、气滞、气逆等不同变化。兹按虚、实论述如下。

1. **气虚证** 以全身功能活动低下为主要特征。在妇科临床上气虚可以导致多种疾病,如月经先期、月经过多、崩漏、胎动不安、恶露不绝、子宫脱垂等。在辨证时气虚证常见气短懒言,神疲乏力,舌淡苔薄,脉缓弱的证候。气虚的进一步发展可以导致升举无力而下陷,出现气陷证则兼有头晕目眩、小腹空坠等症。值得注意的是气虚证与脾虚证有一定联系,在证候上是有所区别的。

2. **气滞证** 是以全身或局部的气机不畅与阻滞为主要特征。在妇科临床上气滞也能导致多种疾病,如月经后期、痛经、经行乳胀、妊娠肿胀、难产、缺乳、癥瘕等,在辨证时气滞证常见胸闷不舒,小腹胀痛,舌苔正常,脉弦或弦涩有力的证候。气滞进一步发展可以导致全身气机壅塞而升降失常,出现气逆证,在前证的基础上兼见咳逆喘息,或恶心呕吐,或头晕胀痛等症。另外,气滞证与肝郁证有一定联系,但证候上也是稍有区别的。

(二) 血病辨证

血在人体有内荣脏腑、外润肌肤而充养精神的生理功能,在病理上有血虚、血瘀、血寒、血热、出血等不同变化。兹按虚、实论述如下。

1. **血虚证** 以血液不足,脏腑血脉失养,全身虚弱为主要特征。在妇科临床上血虚可以导致多种疾病,如月经后期、闭经、胎动不安、产后腹痛、不孕等,在辨证时血虚证常见头晕眼花,心悸少寐,手足发麻,皮肤不润,面色萎黄或苍白,舌淡苔少,脉细无力的证候。

2. **血瘀证** 以血液运行迟缓,或阻滞不畅,壅遏脉道为主要特征。在妇科临床上血瘀也能导致多种疾病,如崩漏、闭经、痛经、产后腹痛、恶露不绝、胞衣不下、癥瘕等,在辨证时血瘀证常见刺痛拒按,痛有定处,皮肤干燥,甚则甲错,腹内积块,舌紫黯,或有瘀斑、瘀点,脉沉涩有力或沉滑的证候。引起血瘀的常见因素有气虚、气滞、寒凝、热灼。气虚证、气滞证已如前述;血寒、血热也可引起血瘀,当然血寒者有寒证可凭,辨证时血寒证常见小腹绞痛或冷痛、得温痛减,畏寒肢冷,面色青白,舌黯苔白,脉沉紧的证候。血热者有热证可见,辨证时血热证常见"心胸烦闷,渴喜冷饮,小便黄赤,大便秘结,舌红苔黄,脉滑数"的证候。

3. **出血证** 脉络损伤,血溢于脉外为其特征。在妇科临床上,血上溢者有经行吐血、衄血;血下溢者有月经过多、经期延长、经间期出血、崩漏、胎动不安、胎漏、堕胎、小产、产后血崩、产后恶露不绝等;还有内出血疾病如异位妊娠、黄体破裂等(中医学认为是瘀血)。这些以出血为主的疾病,在辨证时主要见到前述血虚证,大量出血时则可见到气随血脱的危候,即肢冷汗出,昏仆不知人,脉微细欲绝等,甚至可见到亡阳之候如四肢厥逆,冷汗淋漓,临证时必须积极救治。当然引起出血的原因有气虚、血热、血瘀的不同,在临床辨证时也可见到相应的证候,前面已论及,这里不再赘述。

三、常见证型

兹将妇科疾病几种常见证型,按脏腑辨证和气血辨证列表于下(表 5-1、表 5-2)。

表 5-1 脏腑辨证证型简表

证 型	妇科特征	全身证候	舌 苔	脉 象
肾气虚	经行先后不定期,经行后期,量或多或少,经量过少,经色淡红,崩漏,经闭,胎动不安,滑胎,不孕,阴挺,难产	腰酸腿软,头晕耳鸣,小便频数,精神不振,面色晦黯	舌淡红,苔薄白	沉细
肾阴虚	经行后期或先期,经血量少,色鲜红,经闭,崩漏,经断前后诸证,胎动不安,不孕	腰酸腿软,头晕耳鸣,口燥咽干,颧红,手足心热,失眠盗汗	舌红干,少苔或无苔,或花剥	细数,尺脉无力
肾阳虚	经行泄泻,带下量多,清稀,子肿,不孕,崩漏,胎动不安,月经后期,闭经	腰酸腿软,甚至腰痛如折,头晕耳鸣,畏寒肢冷,小便清长,夜尿多,性欲减退,精神萎靡,泄泻,水肿	舌淡,苔薄白而润	沉细而迟,或沉弱
肝气郁结	经行先后无定期,经量多少不定,血色暗红,经行不畅,痛经、经闭,不孕,缺乳	胸胁乳房胀痛,胸闷不舒,小腹胀痛,时欲太息,嗳气,食欲不振	舌正常,苔薄白	弦

续 表

证 型	妇科特征	全身证候	舌 苔	脉 象
肝郁化火	经行先期,量多,色紫红,崩漏,经行吐衄,妊娠恶阻	头痛,眩晕,耳鸣,目赤肿痛,口苦而干,烦躁易怒,胁痛	舌红,苔薄黄	弦数
肝经湿热	带下色黄,或赤,臭秽,阴痒,阴蚀	胸闷胁痛,心烦易怒,大便干燥,小便黄赤,口苦咽干	舌红,苔黄腻	弦滑而数
肝阳上亢	经断前后诸证,妊娠眩晕	头晕头痛,目眩,耳聋,耳鸣,四肢麻木,震颤,少寐多梦,手足心热	舌红,苔少	弦细或弦而有力
肝风内动	妊娠痫证,产后发痉	头痛头晕,眼花,突然昏厥,不省人事,手足抽搐,角弓反张	舌红或绛,无苔或花剥	弦细而数
脾气虚弱	经行先期,月经过多,血色淡,崩漏,经闭,带下,阴挺	面色淡黄,四肢倦怠,无力,口淡乏味,不思饮食,食后腹胀	舌淡,苔薄白	缓弱
脾阳不振(痰湿)	经行泻泄,带下,子肿,不孕,经行后期,闭经,恶阻	面色白,倦怠无力,畏寒肢冷,甚则水肿,食欲不振,腹部胀满,大便溏泄,形体肥胖,心悸气短	舌淡,胖嫩,苔白腻	缓滑无力或滑
脾虚血少,心脾两虚	月经后期,量少,闭经,胎动不安,月经先期,崩漏,脏躁	面色萎黄,头晕心悸,怔忡健忘,少寐多梦,神疲肢倦	舌淡红,苔薄白	细弱
心肾不交	经断前后诸证,脏躁	怔忡,健忘,虚烦,多梦,头晕耳鸣,腰酸腿软	舌红,苔薄或无苔	细数,两尺无力
阴虚肺燥	经闭,经行衄血,妊娠咳嗽	头晕耳鸣,两颧潮红,潮热,盗汗,咳嗽,手足心热,咽干鼻燥	舌红或绛,苔花剥或无苔	细数
肝肾阴虚	崩漏,妊娠眩晕,脏躁,阴痒	为"肾阴虚"与"肝阳上亢"二型之合证	舌红而干	弦细而数
脾肾阳虚	经行泄泻,带下,子肿	为"肾阳虚"与"脾阳虚"二型之合证	舌淡,苔白润或腻	沉迟或沉弱

表 5-2 气血辨证证型简表

证 型	妇科特征	全身证候	舌 苔	脉 象
气虚	经行先期,量多色淡,质稀,崩漏,恶露不绝,阴挺,胞衣不下	面色白,气短懒言,神倦乏力,头晕目眩,小腹空坠,多汗	舌淡,苔薄白	缓弱
气滞	经行后期,淋漓不畅,痛经,经闭,癥瘕,缺乳	胸闷不舒,小腹胀痛,连及两胁,痛无定处,或腹部包块,推之可移,按之可散	舌正常,苔薄白	弦
血虚	经行后期,量少,色淡,质稀,经闭,经后腹痛,胎动不安,不孕,缺乳	面色萎黄,指甲色淡,唇色淡红,皮肤不润,头晕,眼花,心悸少寐,疲乏无力,手足发麻	舌淡,苔少	细而无力
血瘀	经期不定,色紫有块,经行不畅,痛经,经闭,崩漏,癥瘕,产后腹痛,恶露不下或恶露不绝,胞衣不下	小腹疼痛,或有积块,痛处不移,如针刺状,按之痛甚,血块下后痛减,皮肤干燥,甚则甲错,口干不欲饮	舌紫黯,舌边有紫点或瘀斑	沉涩有力

续　表

证　型	妇科特征	全身证候	舌　苔	脉　象
血热	实热：经行先期,月经过多,色紫红,质黏稠,崩漏,胎动不安,恶露不绝	面色红,口干发热,渴喜冷饮,心胸烦闷,小便黄赤,大便秘结	舌红,苔黄	滑数或洪数
	虚热：经行先期,经量少,色鲜红,崩漏,胎动不安	面色潮红,低热或潮红,五心烦热,少寐多梦,盗汗,口燥咽干	舌红,苔少或无苔	细数无力
血寒	实寒：经行后期,量少,色暗红,痛经,经闭,不孕,癥瘕,胞衣不下	小腹绞痛,得热稍减,面色青白,形寒肢冷	舌暗,苔白	沉紧
	虚寒：经行后期,量少,色淡,痛经	腹痛绵绵,喜暖喜按,头晕短气,腰酸无力	舌淡,苔白润	沉迟无力

（马宝璋）

第六章 妇科疾病的治法概要

导学

1. 掌握补肾滋肾的常用方法。

2. 熟悉疏肝养肝、健脾和胃的常用方法;熟悉病在气,治气为主的 6 法;熟悉病在血,治血为主的前 3 法。

3. 了解妇科常用的外治法 4 法。

妇科疾病的治疗,也和其他临床各科一样,着重在调整全身功能。临证时必须运用四诊八纲认真地进行辨证分析,分清脏、腑、气、血、寒、热、虚、实,然后确定治疗原则。从妇科疾病总的病机来看,由于妇女素禀不足,早婚多产,房事不节,常损伤肾气。又由于妇女生理上数伤于血,以致气分偏盛,性情易波动,常影响于肝。另外饮食失调,忧思不解,劳倦过度,每易损伤脾胃。脏腑为气血生化之源,气靠血养,血赖气行,气血二者互相依存,互相协调,互相为用;妇女在生理上以血为用,且皆易耗血,常使气血处于失调状态。因此,脏腑(肾、肝、脾胃)功能失常,气血失调,导致冲任损伤,产生的经、带、胎、产、杂诸病,常采用补肾滋肾、疏肝养肝、健脾和胃、调理气血诸法来调补冲任,作为妇科疾病治疗的基本原则。同时,女性生殖道与外界相通,容易直接感受外邪,因此在妇科疾病治疗中除内治法外,还可以配合外治法,以使药物直达病所,提高疗效。

第一节 补肾滋肾

肾为先天之本,主藏精气,是人体生长、发育和生殖的根本。妇女发育到一定时期,肾气旺盛,天癸成熟,冲任通盛,才有月经和孕育的可能。若肾气不足,冲任亏损,就会发生经、带、胎、产、杂诸方面的疾病。所以补肾滋肾是治疗妇产科病的一个重要原则。

同样是早婚多产、房事不节,但由于体质的不同,有的损伤了肾气,有的损伤了肾阳,有的则损伤了肾阴,因此在运用补肾方法时,又有平补、温补、滋补之分。

一、补肾益气

肾气虚,冲任不固,导致月经先期、月经先后无定期、崩漏、胎动不安、子宫脱垂、不孕等病证,治疗宜平补肾气为主。为了达到补肾目的,必须酌情选用恰当的补肾药物。

补肾药物又分补肾填精养血药、补肾助阳药、补肾止腰痛药、补肾益阴药,务必精心选用。常用的代表方剂为大补元煎、固阴煎之类。常用药物为补肾药,如熟地黄、山茱萸、枸杞子、五味子、制何首乌、菟丝子、覆盆子、补骨脂、巴戟天、淫羊藿、仙茅、益智仁、芡实、肉苁蓉、鹿茸、鹿角胶、紫河车、杜仲、续断、狗脊、桑寄生、女贞子、墨旱莲、黄精、龟甲、鳖甲之类,多与常用补气药如人参、党参、黄芪、山药、白术、西洋参之类伍用。

二、滋肾益阴

肾阴虚,冲任血少或热伏冲任,导致月经先期、崩漏、闭经、不孕等病证,治疗宜滋肾益阴为主,常用的代表方剂为左归丸、六味地黄丸、补肾地黄丸之类。常用药物为补肾药与滋阴降火药,后者如知母、黄柏、泽泻、牡丹皮、麦冬、玄参之类。

三、温肾助阳

肾阳虚,命门火衰,冲任失于温煦,导致经、带、胎、产、杂诸病,治疗宜温肾助阳为主,常用的代表方剂为金匮肾气丸、温胞饮、右归丸之类。常用药物为补肾药与补气药、温经药,三者常配伍应用。温经药为附子、肉桂、吴茱萸、炮姜、茴香、桂枝、艾叶之类。

四、温阳行水

肾阳虚的进一步发展,以致气化失常,水湿内停,水湿下注冲任或泛溢肌肤,导致带下病、妊娠肿胀等疾病,治疗宜温肾助阳,化气行水为主,常用的代表方剂为真武汤、五苓散之类。常用药物为上述温肾助阳药物与利水祛湿药物如白术、苍术、茯苓、猪苓、泽泻、薏苡仁、车前子、大腹皮、茵陈之类,二者常配伍应用。

五、滋肾养肝

肝肾同司下焦,肝藏血,肾藏精,精血相生,肝肾同源。肝肾又为冲任之本,所以肝肾不足产生的病变可影响冲任;冲任损伤,也可涉及肝肾。一般常见的崩漏、经闭、胎动不安、滑胎、不孕等大都由肝肾不足所致。因此,肝肾不足、冲任损伤所引起的妇科疾病,应以滋肾养肝为主,常用的代表方剂为左归丸、杞菊地黄丸之类,常用药物为补肾药与养血柔肝药如当归、白芍药、阿胶、枸杞子、桑椹之类,二者常配伍应用,并应根据具体病情佐以血肉有情之品。滋肾养肝即益冲任之源,源盛则流自畅,其病自愈。

六、温肾健脾

脾主湿,肾主水,水湿同根,根于命火的盛衰。脾肾阳虚,水湿内停或日久化为痰浊,可导致经行泄泻、妊娠肿胀、带下病、月经后期、闭经、不孕等病。治疗宜温肾健脾为主,常用的代表方剂为四神丸合健固汤、温胞饮之类。常用药物为补肾药与温经药、燥湿利水药,三者常配伍应用。同时根据水湿、痰浊的不同情况兼用燥湿、化痰之品。

总之,补肾滋肾法在妇科疾病治疗中占有突出重要的地位,必须熟练运用,特别是对于青春期的女子,肾气未充,补肾滋肾就更为重要。

(马宝璋)

第二节 疏肝养肝

肝藏血,主疏泄,性喜条达。又肝司血海,冲为血海。妇女若肝气平和,则经脉流畅,血海宁静,经、孕、产、乳正常。但由于妇女数伤于血,气分偏盛,情绪易激动,每致肝失条达,疏泄无度,冲任不调,发生经、带、胎、产、杂诸病,治疗应以疏肝养肝为主。因此,疏肝养肝成为治疗妇科疾病的又一个重要原则。

疏肝气的方法,郁结者疏之、泄之,上逆者抑之、平之,阳亢者柔之、缓之,以使肝气冲和为要。养肝血的方法重在补血,或以填精养血,或以益气养血,贵在权衡。

一、疏肝解郁

抑郁忿怒,肝气郁结,治疗宜疏肝解郁为主。疏肝解郁,最常用的药物是疏肝理气药,由于肝郁常常影响全身上、中、下三焦的气机,所以在疏肝理气药之中,有的可总理三焦之滞气,有的主理中焦之滞气,有的主理下焦之滞气;此外还有行气活血药、行气利水药、疏肝宣表药、疏肝宣肺药等。这些药物有寒热之分,有的有辛燥耗散之弊,选用时要依病情酌定。常用的代表方剂为加味乌药汤、八物汤之类。常用药物为疏肝解郁药如香附、乌药、陈皮、青皮、枳壳、枳实、木香、川楝子、砂仁、厚朴、白豆蔻、沉香、橘核、荔枝核、延胡索、莪术、三棱、姜黄、郁金、大腹皮、槟榔、柴胡、薄荷、紫苏叶、款冬花、紫苏子之类与养血行血药如当归、白芍药、枸杞子、丹参、川芎、赤芍药、牡丹皮之类,二者常配伍应用。

二、疏肝泻火

若肝郁化火,热伤冲任,或气火上逆,导致月经先期、崩漏、经行吐衄等疾病,治疗宜疏肝泻火为主,常用的代表方剂为丹栀逍遥散、清肝止淋汤之类。常用药物为疏肝解郁药与清热降火药如栀子、夏枯草、黄芩、龙胆草、苦参之类,二者常配伍应用。

三、泻肝除湿

若肝郁化热,肝气犯脾,脾虚湿盛,湿热互结,下注冲任,导致带下病、阴痒、阴肿、阴痛等疾病,治疗宜泻肝清热除湿为主,常用的代表方剂为龙胆泻肝汤之类。常用药物为疏肝解郁药与清热降火药、利水祛湿药三者常配伍应用。

四、疏肝理脾

若肝气犯脾,肝脾不和,冲任失司,导致月经不调、不孕等疾病,治疗宜疏肝理脾,常用的代表方剂为逍遥散、开郁种玉汤之类。常用药物为疏肝解郁药与健脾理脾药如白术、山药、茯苓、扁豆之类,二者常配伍应用。

五、调肝补肾

若肝郁兼肾虚,冲任失调,导致月经不调、痛经、不孕等疾病,治疗宜调肝补肾,常用的代表方剂为调肝汤、定经汤之类。常用药物为养血柔肝药与补肾药,二者常配伍应用。

六、养血柔肝

妇女由于经、孕、产、乳数伤于血,肝血不足,冲任血虚,进一步导致月经后期、月经过少、闭经、胎动不安、不孕等疾病,治疗宜养血柔肝,常用的代表方剂为四物汤、滋血汤、养精种玉汤之类。常用药物为养血柔肝药与补肾止腰痛药如杜仲、续断、狗脊、桑寄生之类,二者常配伍应用。

七、平肝潜阳

若肝经血虚日重,肝阴不足,或肝血本虚,孕血养胎,肝血愈虚,肝阴不足,均使肝阳偏亢,导致妊娠眩晕、产后痉证等。治疗宜平肝潜阳,常用的代表方剂为一贯煎、三甲复脉汤之类。常用药物为养血柔肝药与补阴药如玄参、沙参、麦冬、天冬、龟甲、鳖甲、牡蛎之类,二者常配伍应用。

八、镇肝息风

若阴虚火旺,肝风内动者,可致妊娠痫证,宜镇肝息风,代表方剂为羚角钩藤汤之类。常用药物为补阴药、清热降火药与平肝息风药如羚羊角、石决明、钩藤、天麻、全蝎、蜈蚣、地龙、白僵蚕之类,三者常配伍应用。

疏肝养肝在中年妇女疾病治疗中广为应用,但肝肾同源,故也常兼予补肾。

（马宝璋）

第三节　健脾和胃

脾胃为后天之本,气血生化之源,而冲脉又隶于阳明。妇女脾胃健运,气血充盛,则血海满盈,经候如期,胎孕正常。若脾胃失调,生化之源不足,影响冲任,就容易发生经、带、胎、产、乳各种疾病。其治疗原则应是健脾和胃,资其化源。

健脾和胃法,遵循虚者补之、实者泻之、寒者温之、热者清之的法则以辨证论治。

一、健脾养胃

素体脾胃虚弱,或为饮食、劳倦所伤,以致脾胃虚弱,冲任不调,或孕期冲气上逆,导致胎产诸病,治疗宜健脾养胃,或佐以消导之品,常用的代表方剂为香砂六君子汤之类。常用药物为健脾养胃药如白术、山药、扁豆、甘草、茯苓、薏苡仁、神曲、山楂、炒麦芽、莱菔子、鸡内金之类与中焦行气药如陈皮、枳壳、砂仁之类,二者常配伍应用。

二、健脾益气

若脾胃虚弱,中气不足,冲任不固,血失统摄,导致胎产崩伤诸病,治疗宜健脾益气为主,常用的代表方剂为举元煎、补中益气汤之类。常用药物为健脾养胃药与补气药如人参、党参、黄芪之类,二者常配伍应用。气陷者加升麻、柴胡。

三、健脾养血

若脾胃虚弱,影响了生化之源,则脾虚血少,冲任血虚,导致经、带、胎、产诸病,治疗宜健脾养血为主,常用的代表方剂为归脾汤、八珍汤之类。常用药物为健脾益气药与补血药,如熟地黄、当归、白芍药、川芎、丹参、阿胶、桂圆肉、制何首乌之类,二者常配伍应用。

四、健脾扶阳

脾胃气虚严重者,脾阳不振,运化失职,导致经行泄泻、经行浮肿等疾病,治疗宜健脾扶阳为主,常用的代表方剂为参苓白术散、健固汤之类。常用药物为健脾益气药与温经助阳药如吴茱萸、干姜、肉豆蔻、丁香、高良姜、巴戟天、补骨脂之类,二者常配伍应用。

五、健脾利湿

脾阳不振,湿浊内停,甚至湿浊下注冲任,导致妊娠肿胀、带下病等疾病,治疗宜健脾利湿,常用的代表方剂为全生白术散、完带汤之类。常用药物为健脾扶阳药与利水祛湿药,二者常配伍应用。

六、健脾豁痰除湿

脾阳不振,湿浊停聚,化为痰湿,壅塞胞脉,导致月经后期、闭经、不孕等妇科疾病,治疗宜健脾豁痰除湿,常用的代表方剂为丹溪治湿痰方、启宫丸之类。常用药物为健脾利湿药与化痰药,如半夏、陈皮、天南星、胆南星、前胡、瓜蒌、贝母、竹茹、海藻之类,二者常配伍应用。

七、温中和胃

胃中积寒,受纳失权,导致经行泄泻、妊娠呕吐等病,宜温中和胃,常用的代表方剂为理中汤、半夏茯苓汤之类,常用药物为砂仁、肉豆蔻、藿香、丁香、炮姜、吴茱萸之类。

八、清热和胃

胃中郁热,或邪热入里,导致妊娠呕吐、产后便秘、产后发热等病,宜清热和胃或泄热和胃,常用的代表方剂为白虎汤、麻子仁丸之类,常用药物为竹茹、黄芩、黄连、大黄之类。

九、养阴和胃

妊娠恶阻,久吐损伤胃阴,或热邪损伤胃阴者,宜养阴和胃,代表方剂为近效方之类,常用药物为石斛、麦冬、天花粉、胡麻仁之类。

在治疗过程中,即使病邪尚未伤及脾胃,用药时也须予以兼顾,不宜过用滋腻或攻伐的药品,以免损伤脾胃,影响运化功能。老年妇女经断以后,先天肾气已衰,气血俱虚,全赖后天水谷滋养,此时健脾和胃以资化源,就显得更为重要。

(马宝璋)

第四节　调 理 气 血

气血来源于脏腑,运行于经络,是妇女经、孕、产、乳的物质基础。气为血之帅,血为气之母,两者是相互协调,相互为用的。妇女若气血调畅,则五脏安和,冲任通盛,经孕正常。然妇女以血为本,血随气行,由于经、孕、产、乳的关系,容易耗血伤气,导致气血失调,影响冲任,发生妇科疾病。气血失调,不但是妇产科疾病的成因,有时也是妇产科疾病的结果。因此,调理气血成为治疗妇产科疾病的重要原则之一。

情志变化常引起气的失调,寒热湿邪主要引起血的失调。因此,调气血的方法必须根据临床症状,分辨其在气在血,分析其虚、实、寒、热,然后确定具体治法。

一、病在气,以治气为主,治血为佐

1. **补气**　气虚者补气。气虚者,中气不足,冲任不固,导致月经先期、量多、崩漏、胎动不安、堕胎、小产、产后恶露不绝、子宫脱垂等病,治疗宜补气为主。常用代表方剂为举元煎之类。常用药物为人参、党参、黄芪、白术、山药之类。

2. **升提**　气陷者升提。中气不足,甚者则气虚下陷,清阳不升,导致月经过多、崩漏、带下、子宫脱垂等病,治疗宜于补气之中加用升提之品。常用代表方剂为补中益气汤之类。常用的升提药物为升麻、柴胡、荆芥穗之类。

3. **行气**　气滞者行气。抑郁忿怒,气机不利,郁滞不行,气滞则血瘀,冲任失畅,导致月经后期、月经量少、痛经、闭经、缺乳、癥瘕等病,治疗宜行气为主。常用代表方剂为乌药汤之类。常用药物为香附、乌药、木香、枳壳、陈皮、砂仁、川楝子、橘核、荔枝核之类。

4. **降气**　气逆者降气。郁怒甚,则气机逆乱,引起经行吐衄、妊娠恶阻等病,治疗宜行气之中兼以降气之品。常用代表方剂为加味温胆汤、苏子降气汤之类。常用药物为沉香、枳实、厚朴、半夏、紫苏子之类。

5. **温经扶阳**　气寒者温经扶阳。感受寒邪,寒伤阳气,或素体阳虚,寒自内生,导致经、带、胎、产诸病,治疗宜温经扶阳为主。常用代表方剂为温胞饮之类。常用药物为附子、肉桂、吴茱萸、炮姜、小茴香、桂枝、艾叶、淫羊藿、补骨脂、巴戟天、仙茅之类。

6. **清气泄热**　气热者清气泄热。感受热邪,入里化热,或五志过极化火,导致经、带、胎、产诸病,治疗宜清气泄热为主。常用代表方剂为白虎汤、调胃承气汤之类。常用药物为石膏、知母、栀子、黄芩、黄连、黄柏、大黄、芒硝之类。

上述调气诸法,常佐以补血、理血、活血之药。

二、病在血,以治血为主,治气为佐

1. **补血养血**　血虚者补血养血。经、孕、产、乳均是以血为用,而又均易耗血,以致冲任血虚,导致月经后期、量少、闭经、胎动不安、产后腹痛等病,治疗宜补血养血为主,重证血虚宜填精补血。常用代表方剂为四物汤、养精种玉汤、小营煎之类。常用药物为熟地黄、白芍药、当归、阿胶、桂圆肉、山茱萸、枸杞子之类。

2. 活血化瘀 血瘀者活血化瘀。寒凝、热结、气滞、气虚均可导致血瘀、冲任失畅,引起月经后期、月经过少、经期延长、经间期出血、痛经、崩漏、胞衣不下、产后腹痛、癥瘕等病,治疗宜活血化瘀为主,血瘀重证宜用虫类血肉有情之品搜剔脉络。常用代表方剂为血府逐瘀汤、少腹逐瘀汤、大黄䗪虫丸之类。常用药物为赤芍药、丹参、红花、桃仁、牡丹皮、益母草、当归、川芎、川牛膝、王不留行、五灵脂、蒲黄、泽兰、山楂、三棱、莪术、延胡索、䗪虫、水蛭、虻虫之类。久瘀重证,血结成癥,宜活血化瘀,同时兼以软坚散结,常用药物为海藻、昆布、鳖甲、牡蛎、穿山甲之类。

3. 固冲止血 出血不止者固冲止血。气虚、血热、血瘀等多种原因可以导致冲任损伤,发生妇产科出血疾病,如月经过多、崩漏、胎漏、胎动不安、产后恶露不绝等。在针对出血原因治疗的同时,宜以止血为主。常用代表方剂为育阴汤、固冲汤、清热固经汤、逐瘀止崩汤之类。以药物作用不同可分为固摄止血、涩血止血、温经止血、凉血止血、活血止血等类。常用药物如龙骨、牡蛎、海螵蛸、陈棕炭、仙鹤草、血余炭、藕节、艾叶炭、炮姜炭、炒地榆、贯众炭、黑黄柏、焦栀子、小蓟、侧柏叶、苎麻根、三七、茜草、炒蒲黄、牡丹皮炭之类。

4. 清热凉血 血热者清热凉血。热邪与血搏结,损伤冲任,迫血妄行,导致月经先期、月经量多、崩漏、经行发热、产后恶露不绝、产后发热等病,治疗宜清热凉血为主。常用的代表方剂为清经散、两地汤之类。常用药物为清气泄热药与凉血药物如水牛角、生地黄、牡丹皮、玄参、白芍药之类。

5. 清营祛瘀 热毒与血搏结者清营祛瘀。感染邪毒,入里化热,或热极化毒,与血搏结,导致热入血室,致妇人腹痛、产后发热等病证,治疗宜清营祛瘀,即清热解毒,活血化瘀。常用的代表方剂为清营汤之类。常用药物为清热解毒药如金银花、连翘、蒲公英、紫花地丁、败酱草、鱼腥草、土茯苓之类,与活血化瘀药伍用。

6. 温经行滞 血寒者温经行滞。寒邪入里,与血搏结,血为寒凝,冲任阻滞,导致月经后期、月经量少、痛经、闭经、不孕、癥瘕、胞衣不下等病,治疗宜温经行滞。常用的代表方剂为良方温经汤、当归丸之类。常用药物为温经扶阳药与活血化瘀药。

7. 温经养血 虚寒者温经养血。素体阳气不足,寒自内生,脏腑生化功能不足,不能生血行血,冲任血虚,导致月经后期、月经量少、痛经等病,治疗宜温经养血。常用代表方剂为大营煎、加味当归补血汤之类。常用药物为温经扶阳药与补血养血药。

8. 散寒祛湿 寒湿者散寒祛湿。脾肾阳虚,或感受寒湿,寒湿与血凝结,血行不畅,冲任阻滞,导致痛经、闭经、癥瘕等病,治疗宜散寒祛湿为主。常用代表方剂为少腹逐瘀汤加苍术、茯苓之类。常用药物为温经扶阳药与燥湿利湿药如苍术、白术、茯苓、猪苓、泽泻、薏苡仁、车前子、大腹皮、茵陈之类。因寒湿凝滞,血行不畅,所以又常伍用活血化瘀药。

9. 清热除湿 湿热者清热除湿。湿浊从阳化热,或感受湿热之邪,湿热下注,损伤冲任,导致痛经、带下病、阴痒等病,治疗宜清热除湿为主。常用代表方剂为止带方、银花蕺菜饮之类。常用药物为清气泄热药与燥湿利湿药。若湿热化毒或感受湿毒者,又宜解毒除湿,常同时伍用清热解毒药。由于湿阻气机,血行不畅,也常伍用活血化瘀药。

10. 解毒杀虫 感染病虫者解毒杀虫。常用代表方剂为内服萆薢渗湿汤加白头翁、苦参、防风之类,外洗用塌痒汤之类。常用的外洗药物,详见外治法。

上述调血诸法,常佐以补气、理气、行气之药。

此外,若失血过多,肢冷欲脱者,应急予补气固脱。同时在采用温补、清补、滋补、破气、逐瘀等法时,也应随时照顾气血,用药不宜过于滋腻、耗散或攻伐,以免滞气滞血、耗气耗血。总之,调理气血的原则,务使气血和调,冲任通畅,则经、带、胎、产诸病,自可治愈。

(马宝璋)

第五节 妇科外治法

外治法是中医治疗学的组成部分之一,外治法在妇科临床上应用的历史悠久,内容丰富。早在《金匮要略方论》中就有多种外治法的记载,如"少阴脉滑而数者,阴中即生疮,阴中蚀疮烂者,狼牙汤洗之"。在用法上还有详细记载,云:"以绵缠筋如茧,浸汤沥阴中,日四遍。"同时还记载了温阴中坐药——蛇床子散,"以白粉少许,和令相得,如枣大,绵裹内之,自然温"。后世妇科专著中对妇科外治法也有大量记载,如外阴熏洗、阴道冲洗、阴道纳药、肛门导入、外敷、热熨、灸治、针刺、割治、切开排脓等,根据病情设方取法,以取得杀虫、清热、解毒、止痒、止带、止痛、止血、祛寒、消肿、排脓、生肌等疗效。现在妇科临床上常用的外治法有外阴熏洗法、阴道冲洗法、阴道纳药法、贴敷法、热熨法、导肠法、腐蚀法等,使药物直达病所,以取得疗效。

妇科外治法最常用于前阴诸病,病变部位主要表现在前阴局部,但这些局部的反应和影响可累及全身,同样有些前阴病又是全身病变在外阴局部的反应。所以治疗上既要采用外治法局部用药,又要结合内治法进行整体调治。前阴病多为邪毒、病虫致病,发生肿胀、脓肿、溃疡、糜烂等病变,在外治法中常选用清热、解毒、杀虫、收敛之类的药物。清热的常用药物为黄柏、黄连、知母等;解毒的常用药物为金银花、蒲公英、土茯苓、鱼腥草、败酱草、白花蛇舌草等;杀虫的常用药物为苦参、鹤虱、蛇床子、百部、雄黄、白头翁等;收敛的常用药物为乌梅、五倍子、赤石脂、海螵蛸、海蛤粉、枯矾等。兹就妇科主要外治原则及外治法叙述如下。

一、妇科外治法的原则

为了确保外治法的疗效,又不致造成伤害,所以必须遵守外治法的原则。

(1) 所有外用制剂(栓、膏、散等)必须按标准操作规程制备,消毒后使用(院内用药需有批准文号);所有自煎外用药液,必须煮沸 30 min 以上备用。

(2) 治疗部位应常规清洁或消毒。

(3) 月经前、后 3 日内不宜施用外治法,妊娠期、新产后宜少采用外治法,特殊需要者除外。

(4) 外用药物治疗期间,禁止房事或盆浴。

(5) 从整体观念出发,强调局部外治与全身调治相结合的原则,突出辨证论治。

(6) 准字号妇科外用药物,按说明书使用。

二、妇科常用外治法

(一)熏洗法

1. **适用范围**　熏洗法指用药水熏蒸和洗涤外阴局部的方法,主要用于外阴病变,如瘙痒、湿疹、肿胀、溃疡等。

2. **使用方法**　将所用药物包煎,必须煮沸 20～30 min 后方可外用。同时将药水倾入专用盆内,趁热熏洗患部,先熏后洗,待温度适中方洗涤外阴或坐盆,每次 10 min。溃疡者不浸洗。7 日为 1 个疗程,每日 1 剂,煎 2 次,分早、晚熏洗。

(二)冲洗法

1. **适用范围** 冲洗法指用药水冲洗阴道、外阴的方法,主要用于阴道及宫颈的病变,如滴虫性阴道炎、真菌性阴道炎、非特异性阴道炎、急慢性宫颈炎(糜烂)等。

2. **使用方法** 将所用药物包煎,煮沸 20～30 min,待药水温度适宜(与体温基本一致)时,置阴道冲洗器内进行冲洗。但阴道内皱襞多,分泌物及病原体不易冲洗干净,可用擦洗阴道效果更好,即坐于药水盆内,已婚者可挟持棉球蘸药水擦洗阴道,洗得越彻底效果越好。7 日为 1 个疗程,每日 1 剂,煎 2 次,分早、晚冲洗。坐盆洗者每次 5～10 min。

(三)纳药法

1. **适用范围** 纳药法指将外用药物放置于阴道穹窿和子宫颈部位的方法,主要用于宫颈及阴道的病变,如慢性子宫颈炎(糜烂)、子宫颈癌、滴虫性阴道炎、真菌性阴道炎、非特异性阴道炎、老年性阴道炎等。

2. **使用方法** 将外治药物按需要制成栓剂、膏剂或粉剂等消毒后备用。待外阴或阴道清洁处理后,栓剂可放置于阴道后穹窿,此法可指导患者自己操作;膏剂可涂于无菌纱布上,粉剂可以蘸在带线棉球上,由医务人员常规操作置于创面上。7～10 次为 1 个疗程,每日或隔日上药 1 次。

(四)贴敷法

1. **适用范围** 贴敷法指将外治用的水剂、散剂或膏剂用无菌纱布贴敷于患处的方法,主要用于外阴或乳房的病变,如外阴肿胀、外阴溃疡、外阴脓肿切开、急性乳腺炎或回乳等。

2. **使用方法** 水剂时可将无菌纱布浸满药水,贴敷于患处;散剂时可直接撒布破溃之创面上;膏剂时可涂于无菌纱布上,贴敷于患处。然后覆盖纱布固定。每日或隔日换药 1 次,至痊愈为止。

综上所述,本章所述为治疗妇科疾病补肾滋肾、疏肝养肝、健脾和胃、调理气血以及主要的外治的基本原则和常用方法。至于经、带、胎、产、妇科杂病等具体治法,将在各论中分别叙述。

附:妊娠忌服药歌

蚖斑水蛭及虻虫,乌头附子配天雄;

野葛水银并巴豆,牛膝薏苡与蜈蚣;

三棱芫花代赭麝,大戟蝉蜕黄雌雄;

牙硝芒硝牡丹桂,槐花牵牛皂角同;

半夏南星与通草,瞿麦干姜桃仁通;

硇砂干漆蟹爪甲,地胆茅根都失中。

(《珍珠囊补遗药性赋》)

(马宝璋)

第七章　预防与保健

导学

了解月经期卫生、妊娠期卫生、产时卫生、产褥期卫生、哺乳期卫生、围绝经期卫生等内容。

　　预防与保健是从内、外两个不同的侧面提出的防止疾病发生和发展的措施,预防是避免外在致病因素对人体的伤害,保健是增强内在的体质因素抵御外邪侵袭。中医学历来十分重视预防与保健,早在《素问·上古天真论篇》说:"虚邪贼风,避之有时;恬惔虚无,真气从之;精神内守,病安从来。是以志闲而少欲,心安而不惧,形劳而不倦,气从以顺,各从其欲,皆得所愿。"这种预防与保健的思想,对妇女也是很重要的。

　　预防为主,是我国卫生工作四大方针之一,因此必须深刻领会预防对保护广大妇女健康的重大意义,把预防工作放在妇女保健工作的首位。

　　预防就是避免一切致病因素对机体的侵袭和伤害,所以"虚邪贼风,避之有时""五疫之至,皆相染易",应"避其毒气";同时提出"不治已病治未病",从而防止疾病的发生和发展。这里的预防应包括两层意思:一是未病先防,就是在疾病未发生之前,做好各种预防工作,防止疾病的发生;二是既病防变,就是一旦疾病已经发生,则应争取早期诊断、早期治疗,防止疾病的发展与传变。

　　保健是通过生活调摄,增强体质,以提高正气的抗邪能力。《素问·刺法论篇》说:"正气存内,邪不可干。"外因是条件,内因是根据,所以体质因素是疾病发生和发展的决定性因素。从妇科角度来说,要注意调摄精神,"恬惔虚无""精神内守";起居规律,"法于阴阳,和于术数,饮食有节,起居有常,不妄作劳";锻炼身体,"呼吸精气""广步于庭"等,这些都是增强妇女体质的可行措施。

　　妇女在经、孕、产、乳等各期,整个机体发生急骤变化,容易遭外邪侵袭。因此,妇女各期的预防与保健是非常重要的,并且各期都有特殊要求和具体内容。

第一节 | 月经期与妊娠期卫生

一、月经期卫生

妇女在月经期间,血海由满而溢,子门正开,血室空虚,邪气容易入侵;同时气血失调,情绪易于波动,整个机体抵抗力下降,若调摄不当即可引起疾病。《校注妇人良方》说:"若遇经行,最宜谨慎,否则与产后症相类。若被惊怒、劳役,则血气错乱,经脉不行,多致劳瘵等疾。"所以在月经期间,应注意以下几方面的调护。

1. **保持清洁** 月经期血室空虚,邪毒容易感染和侵袭胞中,必须保持外阴清洁,防止疾病产生。月经带、月经垫要清洁,或日光消毒。禁止性交、盆浴和游泳,可以湿擦阴部,保持卫生。

2. **避免过劳** 经期出血体力下降,过度劳累则伤肾,且又耗气动血,可致月经过多、经期延长,甚至崩漏。因此,经期要避免重体力劳动和剧烈体育运动。

3. **避免寒凉** 经期机体抵抗力下降,若感受寒凉或寒湿之邪,则气血凝滞,可致月经后期、月经过少或痛经。因此,经期不宜当风感寒,冒雨涉水,冷水洗脚或冷水浴。

4. **饮食有节** 经期饮食不节,若嗜食辛辣助阳之品,或过度饮酒,则热迫血行,致月经过多、月经不调等;若过食寒凉,寒凝血滞,可致痛经、月经过少。故经期要注意饮食调摄,宜食清淡而富于营养的食品。

5. **调和情志** 经期阴血下注,气偏有余,情绪容易波动,若被情志所伤可致月经过多、痛经、闭经等。所以要防止情志损伤,注意化解矛盾,疏通思想,保持心情舒畅。

二、妊娠期卫生

妊娠后,由于生理上的特殊变化,胚胎初结,根基浅薄;血感不足,气易偏盛,机体自身易出现阴阳平衡失调;同时抵抗力下降又易感受外邪。凡此种种,调理失宜,便可导致妊娠疾病的发生。《逐月养胎法》对妊娠期的生活起居、饮食、活动和情志等都提出了具体要求。因此应注意以下几方面的摄生。

1. **劳逸结合** 适当的劳动和休息,以便气血流畅。《产孕集》说:"凡妊娠,起居饮食,唯以和平为上,不可太逸,逸则气滞;不可太劳,劳则气衰。"所以孕期不宜过持重物,或攀高涉险,以免伤胎。睡眠要充分,又不宜过于贪睡,以免气滞。衣服宜宽大些,腹部和乳房不宜紧束。

2. **调节饮食** 饮食宜选清淡平和、富于营养且易消化的食品,保持脾胃调和,大便通畅。《逐月养胎法》说:"无大饥,无甚饱,节饮食,调五味。"所以孕期勿令过饥过饱,不宜过食寒凉,以免损伤脾胃。妊娠后期,饮食不宜过咸,以预防子肿、子痫。

3. **慎戒房事** 孕期必须慎戒房事,尤其是孕早期3个月和孕晚期2个月,应避免房事,以防导致胎动不安、堕胎、早产及感染邪毒。

4. **用药宜慎** 孕期禁用剧毒、破气、破血、通利之类的药品,中医学早已列有妊娠忌服药,并编有歌诀,虽然有"有故无殒,亦无殒也"之说,但用药仍应审慎用之。近年已证实很多药物(包括西药)有致畸作用。特别孕早期(10周内)应禁用有毒药物(包括有致畸作用的西药),以保证胎儿健康发育。

5. 注意胎教　孕妇的精神状态,对胎儿发育有很大影响。中医学早在《大戴礼记》《列女传》中就已提出了胎教的理论,后世医家进一步丰富了它的内容。《叶氏女科证治》说:"胎前静养,乃第一妙法。不较是非,则气不伤矣。不争得失,则神不劳矣。心不嫉妒,则血自充矣。情无淫荡,则精自足矣。安闲宁静,即是胎教。"因此孕妇要调节情志,心情舒畅,言行端正,以感化教育胎儿,使其智能健康发育。

6. 定期检查　定期产前检查(参见附论)是孕期保健的重要措施。首先应及时发现并确定早孕,确定妊娠后应对孕期保健给予指导:避免药物、感冒等伤害,注意饮食、生活、起居的调节,孕7个月后指导乳头护理、乳头内陷纠正方法。检查发现异常情况,应予以及时纠正,以防难产。

(马宝璋)

第二节　临产护理与产时卫生

一、临产护理

妊娠足月时,孕妇本人及家属要做好临产准备。

1. 认识分娩　孕妇对分娩要有正确认识,《达生篇》说:"天地自然之道莫过于生人养人……生与养皆有自然之道也,无难也。"说明分娩是一种自然的生理现象,孕妇必须消除恐惧和惊疑的心理。

2. 产室要求　产室要安静整洁,不宜喧哗或私议,以利分娩顺利进行。《千金要方》说:"凡欲产时,特忌多人瞻视,唯得三二人在旁待擸,产讫,乃可告语诸人也。若人众看之无不难产耳。"

3. 养息精力　有临产征兆时,忍痛勿慌,养息精力,不宜用力过早,以防难产。《达生篇》提出的"睡、忍痛、慢临盆"有重要临床意义。

4. 清洁阴部　清洁外阴及灌肠,防止邪毒感染,并促进宫缩,以利分娩。

二、产时卫生

此时宫缩频作,腹痛剧烈,产妇精神紧张,尤应注意监护与指导。

1. 观察产程　严密观察产程进展,了解宫缩情况,听取胎心,记录破膜时间,测量血压。切忌产门尚未开全临盆过早。

2. 正确助产　产门开全,"腰腹作阵疼痛,相次胎气顿陷……谷道挺进",胎头着冠之时,指导产妇正确运用腹压,配合医生的接生操作。

3. 处理新生儿　胎儿娩出后,立即清理呼吸道,使其建立呼吸并啼哭,处理脐带。《千金要方》说:"儿出讫,一切人及母皆忌问是男、是女。"这也是保护性措施,以避免影响产妇情绪,引起子宫弛缓性出血。

4. 娩出胎盘　胎盘完全剥离娩出时,应检查胎盘、胎膜的完整情况。

5. 减少出血　胎盘娩出后,可例行催产素10 U肌内注射,产创要及时缝合,以减少出血。同时要继续观察阴道流血情况。

（马宝璋）

第三节 产褥期与哺乳期卫生

一、产褥期卫生

产妇分娩结束后,到全身器官(除乳房外)恢复至未孕状态时的一段时间,称产褥期,需6～8周,一般为6周。产后,由于产时用力汗出和产创出血,阴血骤虚,卫表不固,抵抗力下降;恶露排出,血室已开,胞脉空虚,此时若护理不当,将息失宜,每易引起疾病。因此,在产褥期要注意以下几方面。

1. **寒温适宜**　产妇居室应空气清新,冷热适宜。不可当风坐卧,以免外邪侵袭。卫表不固,应避风寒,受之则遍身疼痛;室温不宜过高或过加衣被,特别是夏日暑天,可致中暑。

2. **劳逸适度**　产妇要充分休息,保证睡眠时间,劳动不宜过早过累,以免导致恶露不绝、子宫脱垂。

3. **调节饮食**　产后气血耗伤,又需化生乳汁哺育婴儿,亟须加强营养。饮食宜选营养丰富而易消化的食品,忌食生冷或过食肥甘,以免损伤脾胃。

4. **调和情志**　产妇精神要愉快,切忌暴怒或忧思,以免气结血滞,引起腹痛、缺乳等病变。

5. **保持清洁**　会阴部的产创要注意消毒和护理。产褥期有恶露排出,血室已开,易致邪毒感染。产创已愈,可用温开水擦洗外阴,内裤应勤换、勤洗和日光消毒,卫生护垫宜勤换。

二、哺乳期卫生

产妇分娩后30 min内即可开始哺乳,哺乳时限一般为12～18个月,即称哺乳期。至4～6个月时即应增加辅助食品。母乳是婴儿的最佳营养品,不仅含有易于消化的各种营养素,而且含有抵御病邪的抗体。因此,应当尽量坚持母乳喂养。为了保持哺乳的顺利进行,应注意以下几个问题。

1. **清洁乳房**　每次哺乳前要用温开水清洗乳头和乳晕,特别是第一次哺乳更要彻底清洗,以免不洁之物带入婴儿口内。同时乳母先要洗手,免致污染乳头。按摩乳房,避免乳汁壅积成痈。乳头皲裂应及时处理。

2. **正确哺乳**　哺乳姿势可采用侧卧式或坐式,要注意乳房不能堵塞住婴儿鼻孔。母乳喂养提倡按需哺乳,不规定哺乳时间和次数。每次哺乳时间10～15 min,时间过长会增加乳头的浸软程度,而易发生皲裂。每次哺乳最好完全吸空,以便下次泌乳量增加。

3. **保持乳量**　保持乳汁的质和量,调节饮食、加强营养为第一要务。其次,心情舒畅,精神愉快,睡眠充足,避免过劳,按需喂哺等也是重要的条件。

（马宝璋）

第四节　围绝经期卫生

女性 40 岁以后,从卵巢功能开始衰退直至绝经后 1 年内的时期,称为围绝经期,过去称为更年期。该期是生殖旺盛时期到绝经期的过渡时期。总之此时肾气渐衰,天癸将竭,冲任二脉虚损,失去生殖功能,而且此时人体阴衰阳盛,阴阳失调,出现一系列不适的自觉症状,如头晕耳鸣、心悸失眠、烦躁易怒、烘热汗出等。为了使妇女顺利度过这一时期,应注意以下几方面的调护。

1. **广宣传,多关怀**　广泛宣传围绝经期卫生知识,使围绝经期妇女消除不必要的思想顾虑。同时关心她们的工作和生活,绝经期前后的妇女是生殖器肿瘤好发年龄,应定期作防癌普查。对发生的特殊腹痛、异常的阴道流血、异常增多的带下等情况,要及时检查,确定疾病性质,以便早期诊断、早期治疗。

2. **适劳逸,当运动**　注意劳逸结合,参加适当的劳动和活动,不可过度安逸少动,要充分理解"流水不腐,户枢不蠹"的道理,宜做适当运动如打太极拳、练气功等,以锻炼身体,分散注意力,顺利度过围绝经期。

3. **慎起居,适寒温**　起居、生活应有规律,以避免外邪侵袭。调节饮食,忌食辛燥耗散之品。

4. **调情志,节嗜欲**　日常生活要轻松愉快,勿使大怒,勿令忧思。节制房事,以养精神。

（马宝璋）

各论

第八章 月 经 病

导学

1. 掌握月经病辨证要点、治疗原则、治疗大法与用药宜忌；掌握月经先期、月经后期、月经先后无定期、月经过多、月经过少、经期延长、经间期出血、崩漏、闭经、痛经、经行吐衄、经行泄泻、经行情志异常、经断前后诸证的定义及其各型的辨证论治；掌握经行发热、经行头痛、经行浮肿的定义。

2. 熟悉月经病定义与主要机制；熟悉经行眩晕、经行身痛、经行乳房胀痛、经行口糜、经行痞瘤、经断复来的定义；熟悉月经先期、月经后期、月经先后无定期、月经过多、月经过少、经期延长、经间期出血、崩漏、闭经、痛经、经行吐衄、经行泄泻、经行情志异常、经断前后诸证的病因病机；熟悉经行头痛、经行发热、经行浮肿、经行乳房胀痛的分型及代表方剂；熟悉经断前后诸证的各型治疗加减法。

3. 了解月经病范围；了解月经先期、月经后期、月经先后无定期、月经过多、月经过少、经期延长、经间期出血、崩漏、闭经、痛经、经行发热、经行头痛、经行吐衄、经行泄泻、经行浮肿、经行乳房胀痛、经行情志异常、经断前后诸证的诊断与鉴别诊断；了解经行眩晕、经行身痛、经行口糜、经行痞瘤、经断复来的分型及代表方剂。

凡月经的周期、经期、经量等发生改变，以及伴随月经周期出现明显不适症状的疾病，称为"月经病"，是妇科临床的多发病。

常见的月经病有月经先期、月经后期、月经先后无定期、月经过多、月经过少、经期延长、经间期出血、崩漏、痛经、闭经、经行发热、经行头痛、经行眩晕、经行身痛、经行吐衄、经行泄泻、经行浮肿、经行乳房胀痛、经行情志异常、经行口糜、经断前后诸证、经断复来等。

月经发生的主要机制是脏腑功能失常，气血失调，导致冲任二脉的损伤。其病因除外感邪气、内伤七情、房劳多产、饮食不节之外，尚需注意体质因素对月经病发生的影响。

月经病的辨证着重在月经的期、量、色、质及伴随月经周期出现的局部症状，同时结合全身证候，运用四诊八纲进行综合分析。

月经病的治疗原则重在治本调经。治本大法有补肾、扶脾、疏肝、调理气血等。"经水出诸肾"，故补肾为第一大法，补肾的目的在于益先天之真阴，用药以填精养血为主，佐以助阳益气之品，使阳生阴长，精血俱旺，则月经自调。即使在淫邪致病的情况下，邪去之后，也以补肾为宜。扶脾的目的在于益气血之源，用药以健脾升阳为主，佐以补血养血之品。脾胃健运，气血充盛，则源盛而流自畅。然而不宜过用甘润或辛温之品，以免滞碍脾阳或耗伤胃阴。疏肝的目的在于通调气机，用药以开郁行气为主，佐以养血柔肝之品，使肝气得疏，气血调畅，则经病可愈。然而不宜过用辛燥耗散之品，以免耗伤气血。调理气血当辨气病、血病，病在气者，治气为主，治血为佐；

病在血者,治血为主,治气为佐。气血来源于脏腑,其补肾、扶脾、疏肝也寓调理气血之法。上述诸法,常以补肾扶脾为要。如《景岳全书·妇人规》说:"故调经之药,贵在补脾胃以资血之源,养肾气以安血之室,知斯二者,则尽善矣。"此外,不同年龄的妇女有不同的生理特点,治疗的侧重点也不同,应予以考虑。

在月经病的论治过程中,首辨经病、他病的不同。如因他病致经不调者,当治他病,病去则经自调;若因经不调而生他病者,当予调经,经调则他病自愈。次辨标本缓急的不同。急则治其标,缓则治其本,如痛经剧烈,应以止痛为主;若经崩暴下,当以止血为先,缓则审证求因治本,使经病得到彻底治疗。再辨月经周期各阶段的不同,以指导用药。经期血室正开,大寒大热之剂用时宜慎;经前血海充盈,勿滥补,宜予以疏导;经后血海空虚,勿强攻,宜予以调补,但总以证之虚实酌用攻补。这是月经病论治的一般规律。

总之,月经病是常见病,病变多种多样,病证虚实寒热错杂,必须在充分理解肾主司月经的基础上,同时注意脾、肝以及气血对月经的影响,全面掌握其治法,灵活运用。

(马宝璋)

第一节 月 经 先 期

月经周期提前7～10日,经期正常,连续2个月经周期以上者,称为"月经先期",亦称"经期超前""先期经行""经早"。

本病始见于《金匮要略方论》。该书"卷下"篇云:"带下经水不利,少腹满痛,经一月再见者,土瓜根散主之。"

本病的主要特点是月经先期,如伴有月经过多或经期延长者,有可能发展为崩漏。育龄期妇女罹患本病可难以受孕,或易于流产。因此,应及时予以治疗。

西医学排卵障碍性异常子宫出血中黄体功能不足引发的月经频发,以及盆腔炎性疾病所致的经期提前可参照本病辨证治疗。

【病因病机】

本病的主要发病机制是冲任不固,经血失于制约,月经提前而至。常由气虚和血热所致。气虚有脾气虚和肾气虚之不同,血热有阴虚血热、阳盛血热和肝郁化热之区别。

(一) 气虚

1. **脾气虚** 素体脾虚,或久病伤气,或劳倦过度,思虑不解,饮食失节,损伤脾气,中气虚弱,失于统摄,冲任不固,不能约制经血,故月经提前而至。

2. **肾气虚** 先天禀赋不足,肾气虚衰,或房劳多产,或久病伤肾,耗伤肾气,则失于封藏,冲任不固,不能约制经血,遂致月经提前而至。

(二) 血热

1. **阴虚血热** 素体阴虚,或失血伤阴,或多产房劳,耗损精血,或思虑过度,阴血暗耗,阴虚生内热,热扰冲任,冲任不固,经血失于制约,遂致月经提前而至。

2. 阳盛血热 素体阳盛,或过食温燥、辛辣之品,或感受热邪,蕴而化热,热伤冲任,扰动血海,迫血妄行,故月经提前而至。

3. 肝郁化热 素性抑郁,或情志内伤,抑郁不舒,肝气郁结,郁久化热,热伤冲任,扰及血海,遂致月经提前而至。

【诊断】

1. 病史 既往月经正常,有劳倦过度、饮食失节或情志内伤史。或有盆腔炎性疾病病史。

2. 症状 经期提前 7～10 日,连续 2 个月经周期,经期、经量基本正常者。或可伴有月经过多。

3. 检查

(1) 妇科检查:盆腔无明显器质性病变者,多属排卵障碍性子宫出血中的黄体功能不足;有盆腔炎性疾病体征者,应属盆腔炎性疾病引起的月经先期。

(2) 卵巢功能检查:因黄体功能不足而月经先期者,基础体温(BBT)呈双相型,但黄体期少于 12 日,或 BBT 上升缓慢;月经来潮 6 h 内诊断性刮宫子宫内膜活组织检查呈分泌不良现象。

【鉴别诊断】

1. 经间期出血 经间期出血常发生在月经周期的第十二～第十六日,出血量较月经量少,或表现为透明黏稠的白带中夹有血丝,出血持续数小时,至 2～7 日自行停止,经间期出血与月经期出血形成出血量一次少、一次多相间的现象,结合 BBT 测定,若出血发生在排卵期,即可诊断;月经先期则每次出血量大致相同,且出血时间不在排卵期内。

2. 月经先后无定期 月经先后无定期以月经时而提前、时而延后 7 日以上,并连续出现 3 个周期以上者方能诊断,而月经先期则只有月经提前而无月经延后,通过病史的询问与症状的分析,多可鉴别。

3. 崩漏 月经先期同时伴有月经过多者,应与崩漏相鉴别。崩漏是月经周期、经期和经量同时发生严重紊乱的无周期性的子宫出血,量多如崩,或量少淋漓不断;月经先期伴月经过多虽周期改变但提前不超过 10 日,经量虽多但经期正常且能自行停止。

【辨证论治】

辨证主要辨其属气虚或血热。治疗以安冲为大法,或补脾固肾以益气,或养阴清热,或清热降火。气虚之中有脾气虚证、肾气虚证;血热之中有阴虚血热证、阳盛血热证和肝郁化热证,临证时必须细加辨之。

(一) 气虚证

1. 脾气虚证

[主要证候] 月经提前,或兼量多,色淡质稀,神疲肢倦,气短懒言,小腹空坠,纳少便溏,舌淡红,苔薄白,脉缓弱。

[证候分析] 脾主中气而统血,脾气虚弱,统摄无权,冲任不固,经血失于制约,故月经提前而至,量多;脾气不足,生化无源,不能"受气取汁,变化而赤",故经血色淡质稀;脾虚中气不足,清阳不

升,故神疲肢倦,气短懒言,小腹空坠;运化失职,则纳少便溏。舌淡红,苔薄白,脉缓弱,皆为脾虚之征。

[治疗法则] 补脾益气,固冲调经。

[方药举例] 补中益气汤(《脾胃论》)。

人参 黄芪 甘草 当归 陈皮 升麻 柴胡 白术

方中以人参、黄芪益气为君,白术、甘草补中健脾为臣,共奏补中益气健脾之功;陈皮理气运脾;当归补血和营;升麻、柴胡升阳举陷。全方健脾益气,固冲调经,则经血按时而下。

若月经过多者,去当归,重用黄芪、党参以益气摄血;经行期间去当归,酌加艾叶、阿胶、海螵蛸以止血固摄;便溏者,酌加山药、茯苓、薏苡仁以扶脾止泻。

若心脾两虚者,症见月经提前,心悸怔忡,失眠多梦,四肢倦怠,舌淡苔薄,脉细弱。治宜养心健脾,固冲调经,方用归脾汤(《校注妇人良方》)。

白术 茯神 黄芪 桂圆肉 酸枣仁 人参 木香 当归 远志 甘草 生姜 大枣

方中人参、白术、黄芪、甘草健脾补气固冲;当归、桂圆肉、大枣健脾养血;酸枣仁、茯神、远志养心宁神;生姜、木香行气醒脾。全方共奏补脾养心,固冲调经之效。

2. 肾气虚证

[主要证候] 经期提前,量少,色淡黯,质清稀,腰酸腿软,头晕耳鸣,小便频数,面色晦黯或有黯斑,舌淡黯,苔薄白,脉沉细。

[证候分析] "冲任之本在肾",肾气不足,封藏失职,冲任不固,故月经提前;肾气虚弱精血不足,故量少;肾气不足,日久损及肾阳,血脉失于温煦,故经色淡黯,质稀;腰为肾之外府,肾主骨,肾虚故腰酸腿软;肾虚精血不足,髓海失养,故头晕耳鸣;肾虚气化失常,故小便频数;肾虚则肾水之色上泛,故面色晦黯或有黯斑。舌淡黯,脉沉细,也为肾虚之征。

[治疗法则] 补肾益气,固冲调经。

[方药举例] 固阴煎(《景岳全书》)。

菟丝子 人参 熟地黄 山药 山茱萸 远志 炙甘草 五味子

方中菟丝子补肾而益精气;熟地黄、山茱萸滋肾益精;人参、山药、炙甘草健脾益气,补后天以养先天;五味子、远志交通心肾,使心气下通,以加强肾气固摄之力。全方共奏补肾益气,固冲调经之效。

若腰痛甚者,酌加续断、杜仲补肾而止腰痛;夜尿频数者,酌加益智仁、金樱子固肾缩尿。

(二) 血热证

1. 阴虚血热

[主要证候] 经期提前,量少,色红质稠,颧赤唇红,手足心热,咽干口燥,舌红,苔少,脉细数。

[证候分析] 阴虚内热,热扰冲任,冲任不固,故月经提前;阴虚血少,冲任不足,血海满溢不多,故经血量少;血为热灼,故经色红而质稠;虚热上浮,故颧赤唇红;阴虚内热,故手足心热;阴虚津少,不得濡润,故咽干口燥。舌红,苔少,脉细数,也为阴虚血热之征。

[治疗法则] 养阴清热,凉血调经。

[方药举例] 两地汤(《傅青主女科》)。

生地黄 玄参 地骨皮 麦冬 阿胶 白芍药

方中玄参、麦冬养阴清热,生地黄滋阴清热凉血;白芍药养血敛阴;阿胶滋阴止血;地骨皮清虚热,泻肾火。全方共奏养阴清热,凉血调经之效。

若月经量少者,酌加山药、枸杞子、何首乌滋肾以生精血;手足心热甚者,酌加白薇、生龟甲育阴潜阳以清虚热。

2. 阳盛血热证

[主要证候] 经期提前,量多,色紫红,质稠,心胸烦闷,渴喜冷饮,大便燥结,小便短赤,面色红赤,舌红,苔黄,脉滑数。

[证候分析] 热伤冲任,迫血妄行,故月经提前,量多;血为热灼,故经色紫红,质稠;热扰心肝二经,故心胸烦闷;热邪伤津,故渴喜冷饮,大便燥结;热灼膀胱,故小便短赤。面色红赤,舌红,苔黄,脉滑数,为热盛之征。

[治疗法则] 清热降火,凉血调经。

[方药举例] 清经散(《傅青主女科》)。

牡丹皮 地骨皮 白芍药 熟地黄 青蒿 黄柏 茯苓

方中黄柏、青蒿、牡丹皮清热降火凉血;熟地黄、地骨皮清热滋阴凉血;白芍药养血敛阴;茯苓淡渗行水泄热。全方清热降火,凉血养阴,祛邪扶正,壮水制阳,使热去则阴不伤,血安而经自调。

若月经过多者,去茯苓,酌加地榆、茜草根以凉血止血;若经行腹痛,经血夹瘀块者,酌加炒蒲黄、三七粉以化瘀止血止痛;要同时伴有发热者,可酌加金银花、连翘、柴胡以清热解毒。

3. 肝郁化热证

[主要证候] 经期提前,量多或少,经色紫红,质稠有块,经前乳房、胸胁、少腹胀痛,烦躁易怒,口苦咽干,舌红,苔黄,脉弦数。

[证候分析] 肝郁化热,热扰冲任,迫血妄行,故月经提前;肝郁化热,血海失司,故月经量多或少;血为热灼,故经色紫红,质稠有块;气滞于肝经,故经前乳房、胸胁、少腹胀痛;气机不畅,则烦躁易怒;肝经郁热,故口苦咽干。舌红,苔黄,脉弦数,为肝郁化热之象。

[治疗法则] 清肝解郁,凉血调经。

[方药举例] 丹栀逍遥散(《女科撮要》)。

牡丹皮 炒栀子 当归 白芍药 柴胡 白术 茯苓 炙甘草

方中柴胡、栀子、牡丹皮疏肝解郁,清热凉血;当归、白芍药养血柔肝;白术、茯苓、炙甘草培脾和中。全方共奏清肝解郁、凉血调经之功。

若月经过多,或行经时,去当归,酌加牡蛎、茜草、炒地榆以固冲止血;经行不畅,夹有血块者,酌加泽兰、益母草以活血化瘀通经;经行乳房胀痛甚者,酌加瓜蒌、王不留行、路路通以解郁行滞止痛。

【文献摘要】

《妇人大全良方·卷一》:故其来必以月,太过不及,皆为不调。过于阳则前期而来,过于阴则后时而至。

《景岳全书·妇人规》:凡血热者,多有先期而至,然必察其阴气之虚实。若形色多赤,或紫而浓,或去多,其脉洪滑,其脏气,饮食喜冷畏热,皆火之类也。

然先期而至,虽曰有火,若虚而挟火,则所重在虚,当以养营安血为主。矧亦有无火而先期者,则或补中气,或固命门,皆不宜过用寒凉也。

《傅青主女科·女科上卷》:妇人有先期经来者,其经甚多,人以为血热之极也,谁知是肾中水火太旺乎! 夫火太旺则血热,水太旺则血多,此有余之病,非不足之症也,似宜不药而喜。但过于有余,则子宫太热,亦难受孕,更恐有烁干男精之虑,过者损之,谓非既济之道乎! 然而火不可任其有余,而水断不可使之不足。

【现代研究】

目前中医药对黄体功能不足的病因病机认识及治疗研究方面已有一定的深度和广度,尤其是在治疗黄体功能不足方面具有不良反应很小,疗效显著,病情控制较稳定等诸多优势。在针灸治疗方面,可选择关元、血海、三阴交为主穴,然后根据临床症状的不同配以太溪、肾俞等穴位治疗,还可采用耳针法、皮肤针法、穴位注射法进行治疗,也可获较好疗效。在心理治疗方面,早在《内经》中就有"告之以其败,语之以其善,导之以其所,开之以其苦"的记载[王卓,等.中国当代医药,2009,16(13):103]。有研究将 147 例阴虚血热型月经先期患者随机分为两组:试验组给予自拟先期汤治疗,对照组给予口服安宫黄体酮治疗,对比两组疗效及治疗前后血小板计数(PLT)、活化部分凝血活酶时间(APTT)、凝血酶原时间(PT)、促卵泡激素(FSH)、雌二醇(E_2)、促黄体生成素(LH)水平变化情况。结果:试验组总有效率(93.24%)显著高于对照组(73.97%),$P<0.05$。显示中药治疗月经先期患者能改善临床症状及凝血功能,促进雌激素的分泌,提高黄体功能[卢通.临床药物治疗杂志,2016,14(1):47]。

(王东梅)

第二节 月 经 后 期

月经周期错后 7 日以上,甚至 3～5 个月一行,经期正常,连续 2 个月经周期以上者,称为"月经后期",亦称"经期错后""经行后期""经迟"。

本病始见于《金匮要略方论》。该书"卷下"云:"温经汤方……主妇人少腹寒,久不受胎,兼取崩中去血,或月水来过多,及至期不来。"《丹溪心法·妇人八十八》云:"妇人经水过期,血少也,四物加参术;带痰加南星、半夏、陈皮之类。""过期,紫黑有块,亦血热也,必作痛,四物加香附、黄连;过期,淡色来者,痰多也,二陈加川芎、当归。"

本病的特点是月经周期超过 35 日以上,在 6 个月以内,关键是经期正常。月经后期如伴经量过少,常可发展为闭经。

西医学的月经稀发可参照本病辨证治疗。

【病因病机】

本病的主要发病机制是精血不足或邪气阻滞,血海不能按时满溢,遂致月经后期。常由肾虚、血虚、血寒、气滞和痰湿所致。

1. 肾虚 先天禀赋不足,肾气亏虚,或房事不节,或早婚多产,损伤肾气,肾虚则冲任不足,血海不能按时满溢,遂致月经周期错后。

2. 血虚 数伤于血,或产多乳众,病后体虚,饮食减少,化源不足,营血衰少,冲任不足,血海不能按时满溢,遂致月经周期错后。

3. 血寒

(1) 虚寒:素体阳虚,或久病伤阳,阳虚内寒,脏腑失于温养,生化失期,气虚血少,冲任不足,血海不能按时满溢,遂致月经周期错后。

(2) 实寒:经产之时,感受寒邪,或过服寒凉,寒邪搏于冲任,血为寒凝,胞脉不畅,血行迟滞,血海不能按时满溢,遂致月经周期错后。

4. **气滞**　素性抑郁,情志不遂,气不宣达,血为气滞,冲任不畅,气血运行迟滞,血海不能按时满溢,遂致月经周期错后。

5. **痰湿**　素体肥胖,痰湿内盛,或劳逸过度,饮食不节,损伤脾气,脾失健运,痰湿内生,痰湿下注冲任,壅滞胞脉,气血运行缓慢,血海不能按时满溢,遂致月经周期错后。

【诊断】

1. **病史**　先天不足,初潮来迟,或有感寒饮冷、情志不遂史。

2. **症状**　月经周期错后 7 日以上,甚至 3～5 个月一行,经期、经量基本正常。

3. **检查**

(1) 妇科检查:子宫大小正常或略小。

(2) 实验室检查:卵巢功能测定有助于诊断。

(3) 超声检查:了解子宫、卵巢的发育和病变情况。先天不足者,多有发育不良的体征。

【鉴别诊断】

1. **月经先后无定期**　月经先后无定期以月经时而提前 7～10 日、时而延后 7～14 日,并连续出现 3 个周期以上者方能诊断。本病月经周期没有提前,只有错后 7 日以上,甚至 3～5 个月一行。

2. **早孕**　育龄期妇女,月经过期不来,应首先排除妊娠可能。早孕者,有早孕反应,妇科检查子宫体增大、变软,宫颈着色;尿妊娠试验阳性;B 型超声检查可见子宫腔内有妊娠囊。月经后期者则无以上表现,且停经前多有月经失调病史。

【辨证论治】

本病辨证须辨明虚实,虚证治以补肾养血,实证治以活血行滞。

(一) 肾虚证

[主要证候]　经期错后,量少,色淡黯,质清稀,腰酸腿软,头晕耳鸣,带下清稀,面色晦黯,或面部黯斑,舌淡黯,苔薄白,脉沉细。

[证候分析]　肾虚精血亏少,冲任不足,血海不能按时满溢,故经期错后,量少;肾虚命门火衰,阴血失于温煦,故经色淡黯,质清稀;肾主骨生髓,脑为髓海,腰为肾之外府,肾虚则腰酸腿软,头晕耳鸣;肾气虚,水失气化,湿浊下注,带脉失约,故带下清稀;肾主黑,肾虚则肾色上泛,故面色晦黯或面部黯斑。舌淡黯,苔薄白,脉沉细,为肾虚之征。

[治疗法则]　补肾益气,养血调经。

[方药举例]　大补元煎(《景岳全书》)。

人参　山药　熟地黄　杜仲　当归　山茱萸　枸杞子　炙甘草

方中人参、山药、杜仲补肾气以固命门;山茱萸、枸杞子补肾填精而生血;当归、熟地黄养血益阴;甘草调和诸药。全方共奏补肾益气,养血调经之效。

若月经量少者,酌加紫河车、肉苁蓉、何首乌养精血以行经;带下量多者,酌加鹿角霜、金樱子、芡实以固涩止带;若月经延后过久者,酌加肉桂、川牛膝以温经活血,引血下行。

(二) 血虚证

[主要证候]　经期错后,量少,色淡质稀,小腹空痛,头晕眼花,心悸失眠,皮肤不润,面色苍白或萎黄,舌淡,苔薄,脉细无力。

[证候分析] 营血虚少,冲任失养,血海不能如期满溢,故经期错后,量少;血虚故经色淡,质稀;血虚胞脉失养,故小腹空痛;血虚上不荣清窍,故头晕眼花;血虚内不养心,故心悸失眠;血虚外不荣肌肤,故皮肤不润,面色苍白或萎黄。舌淡,苔薄,脉细无力,亦为血虚之征。

[治疗法则] 补血养营,益气调经。

[方药举例] 人参养荣汤(《太平惠民和剂局方》)。

人参 白术 茯苓 炙甘草 当归 白芍药 熟地黄 肉桂 黄芪 五味子 远志 陈皮 生姜 大枣

方中四君子汤加陈皮以益气生血;四物汤去川芎以养血调经;黄芪、五味子补气敛阴,远志养心定惊安神;生姜、大枣补益脾胃,滋气血生化之源。全方共奏补血养营,益气调经之效。

若月经过少者,酌加阿胶、丹参、鸡血藤养血活血;若经行小腹隐隐作痛者,重用芍药,酌加延胡索、香附养血理气调经止痛。

(三) 血寒证

1. 虚寒证

[主要证候] 经期错后,量少,色淡质稀,小腹隐痛,喜热喜按,腰酸无力,面色白,小便清长,舌淡,苔白,脉沉迟无力。

[证候分析] 阳气不足,阴寒内盛,脏腑虚寒,气血生化不足,气虚血少,血海满溢延迟,故月经推迟而至,量少,色淡,质稀;胞中虚寒,胞脉失于温养,故经行小腹隐隐作痛,喜热喜按;阳虚肾气不足,外府失养,故腰酸无力;阳气不布,故面色白;阳虚内寒,膀胱失于温煦,故小便清长。舌淡,苔白,脉沉迟无力,为虚寒之征。

[治疗法则] 温经扶阳,养血调经。

[方药举例] 大营煎(《景岳全书》)。

当归 熟地黄 枸杞子 炙甘草 杜仲 牛膝 肉桂

方中肉桂温经扶阳,通行血脉;当归、熟地黄、枸杞子、杜仲补肾填精养血;牛膝活血通经,引血下行。全方共奏温经扶阳、养血调经之效。

若经行小腹痛者,酌加巴戟天、小茴香、香附,温阳理气止痛;虚甚者,加人参益气。

2. 实寒证

[主要证候] 经期错后,量少,经色紫黯有块,小腹冷痛拒按,得热痛减,畏寒肢冷,舌黯,苔白,脉沉紧或沉迟。

[证候分析] 寒邪客于冲任,血为寒凝,运行不畅,血海不能按期满溢,故月经推迟而至,量少;寒凝血滞,故经色紫黯有块;寒邪客于胞中,气血运行不畅,"不通则痛",故小腹冷痛,得热后气血稍通,故小腹痛减;寒为阴邪,易伤阳气,阳气不得外达,故畏寒肢冷。舌黯,苔白,脉沉紧或沉迟,亦为实寒之征。

[治疗法则] 温经散寒,活血调经。

[方药举例] 温经汤(《妇人大全良方》)。

人参 当归 川芎 芍药 肉桂 莪术 牡丹皮 甘草 牛膝

方中肉桂温经散寒,通脉调经;当归、川芎活血调经;人参甘温补气,助肉桂通阳散寒;莪术、牡丹皮、牛膝活血祛瘀,助当归、川芎通行血滞;芍药、甘草缓急止痛。全方共奏温经散寒,活血调经之效。

若经行腹痛者,加小茴香、香附、延胡索以散寒行滞止痛;月经过少者,酌加丹参、益母草、鸡血藤养血活血调经。

(四)气滞证

[主要证候] 经期错后,量少,经色黯红或有血块,小腹胀痛,精神抑郁,胸闷不舒,舌苔正常,脉弦。

[证候分析] 肝气郁结,气机不利,血为气滞,冲任气血运行不畅,血海不能按时满溢,故周期延后,量少;气滞血瘀,故经色黯红,或有血块;气机不畅,经脉壅滞,故小腹胀痛;肝气郁结,失于条达,则精神抑郁,胸闷不舒。脉弦乃气滞之征。

[治疗法则] 理气行滞,活血调经。

[方药举例] 乌药汤(《兰室秘藏》)。

乌药 香附 木香 当归 甘草

方中乌药理气行滞;香附理气调经;木香行气止痛;当归活血行滞调经;甘草调和诸药。全方共奏理气行滞,活血调经之效。

若小腹胀痛甚者,酌加柴胡、枳壳、延胡索,以疏肝解郁,行气止痛;乳房胀痛明显者,酌加橘核、川楝子、王不留行行气止痛;月经过少者,酌加鸡血藤、川芎、桃仁、红花,以活血通经。

(五)痰湿证

[主要证候] 经期错后,量少,色淡,质黏,头晕,心悸气短,脘闷恶心,形体肥胖,带下量多,舌淡胖,苔白腻,脉滑。

[证候分析] 痰湿内盛,滞于冲任,气血运行不畅,血海不能如期满溢,故周期延后,量少,色淡,质黏;痰湿阻于中焦,气机升降失常,故头晕,心悸气短,胸闷恶心;痰湿积聚体内,导致肥胖;痰湿流注下焦,损伤任带二脉,任脉不固,带脉失约,故带下量多。舌淡胖,苔白腻,脉滑均为痰湿之征。

[治疗法则] 燥湿化痰,活血调经。

[方药举例] 芎归二陈汤(《丹溪心法》)。

陈皮 半夏 茯苓 甘草 生姜 川芎 当归

方中半夏、陈皮、甘草燥湿化痰,理气和中;茯苓、生姜渗湿化痰;当归、川芎养血活血。全方可使痰湿除,经脉无阻,其经自调。

若脾虚食少,神倦乏力者,酌加人参、白术,益气健脾;脘闷呕恶者,酌加砂仁、枳壳,醒脾理气和胃;白带量多者,酌加苍术、车前子,除湿止带;肝郁脾湿者加香附、苍术,以疏肝理气,燥湿健脾。

【文献摘要】

《丹溪心法·妇人八十八》:过期,紫黑有块,亦血热也,必作痛,四物加香附、黄连;过期,淡色来者,痰多也,二陈加川芎、当归。

《邯郸遗稿·卷一》:经水过期而来,有血虚、血寒、血滞、血热。血虚者,腹不痛,微微身热,宜生血调气,用八物汤加香附,或四物汤加黄芪、升麻、陈皮;血寒者,宜四物汤加木香、香附、陈皮、甘草、红花,或用归附丸、艾煎丸;血滞者腰腹疼痛,胸膈饱满,宜四物汤加醋炒香附、延胡索;腹不痛者为血热,宜四物汤加黄连、香附。过期而来,并色淡者,此痰多血少也,宜补血豁痰,治以川芎、当归、生地合二陈,或加参、芪、阿胶;肥人过期是气虚挟痰也,以二四汤(橘红、半夏、茯苓、甘草、熟地黄、当归、川芎、芍药)去熟地,加香附、参、芪,或二陈加芎、归、苍、附、南星。

《傅青主女科·女科上卷》:妇人有经水后期而来多者,人以为血虚之病也,谁知非血虚乎!盖后期之多少,实有不同,不可执一而论。盖后期而来少,血寒而不足;后期而来多,血寒而有余。夫经本于肾,而其流五脏六腑之血皆归之,故经来而诸经之血尽来附益,以经水行而门启不遑迅阖,诸经之血乘其隙而皆出也,但血既出矣,则成不足。治法宜于补中温散之,不得曰后期者俱不足也。方用温经摄血汤。

【现代研究】

有学者认为临床上尤以血寒、血虚、气滞血瘀为多见,用加减温经汤进行治疗,也有学者采用针刺冲任二脉为主的穴位,配合中药人工周期疗法治疗月经后期[应慧群.山东中医药杂志,2009,28(3):159;徐红.针灸临床杂志,2008,24(2):10~11]。有学者指出,若卵巢储备功能下降,则会影响月经的产生。月经后期为卵巢储备功能下降的表现之一,若不及时地加以干预将进一步发展为闭经、不孕等症,甚至使卵巢功能衰退至早衰的程度,对女性的生殖造成严重的影响。应本着未病先防、既病防变的理念,对卵巢储备功能下降月经后期的患者进行早期的干预治疗[杨冬梅,等.四川中医,2014,32(3):79]。

(王东梅)

第三节　月经先后无定期

月经周期提前7~10日或错后7~14日,经期正常,连续3个周期以上者,称为"月经先后无定期"。亦称"经水先后无定期""月经愆期""经乱"。

本病始见于《千金要方》。该书"卷第四"云:"当归圆治女人脐下癥结刺痛……月水或在月前,或在月后。"《医宗金鉴·调经门》云:"经来前后为愆期,前热后滞有虚实,淡少为虚不胀痛,紫多胀痛属有余。"

本病如伴有月经涩少,则可形成闭经;如若伴有月经过多,经期延长,则易发展为崩漏之症。

西医学因排卵障碍性异常子宫出血表现为月经先后不定期者,可参照本病辨证治疗。

【病因病机】

本病的主要发病机制是冲任气血不调,血海蓄溢失常。常由肾虚、脾虚和肝郁所致。

1. 肾虚　素体肾气不足,房劳多产,或少年肾气未充,或绝经前后肾气渐衰,或久病大病,肾精亏耗,肾气不守,封藏失司,冲任失调,血海蓄溢失常,遂致经行先后无定期。

2. 脾虚　素体脾虚,饮食失节,或思虑过度,损伤脾气,脾虚生化不足,统摄无权,冲任失调,血海蓄溢失常,以致经行先后无定期。

3. 肝郁　素性抑郁,或忿怒过度,肝气逆乱,气乱则血乱,冲任失司,血海蓄溢失常,遂致月经先后无定期。

【诊断】

1. 病史　素体脾肾虚弱,有七情内伤或劳力过度等病史。

2. 症状　月经提前7~10日或错后7~14日,但经期正常,连续3个周期以上,可有诊断意义。

3. 检查

(1) 妇科检查:子宫大小正常或偏小。

(2) 实验室检查:卵巢功能测定有助诊断。

【鉴别诊断】

崩漏　本病与崩漏两者都有周期紊乱，但崩漏的出血完全没有周期性，并同时出现经期和经量的紊乱，与只有周期不规则而经期正常的月经先后无定期迥然不同。

【辨证论治】

以月经周期或长或短，但经期正常为诊断要点。本病治疗以调理冲任气血为原则，或调补脾肾，或疏肝解郁，随证治之。

（一）肾虚证

[主要证候]　经行或先或后，量少，色淡，质稀，头晕耳鸣，腰酸腿软，小便频数，舌淡，苔薄，脉沉细。

[证候分析]　肾气虚弱，封藏失职，开阖不利，冲任失调，血海蓄溢失常，故经行先后无定期；肾为水火之脏，藏精主髓，肾气虚弱，水火两亏，精血虚少，则髓海不足，故经少色淡，头晕耳鸣；腰为肾之外府，肾主骨，肾虚失养，则腰酸腿软；肾虚则气化失司，故小便频数。舌淡，苔薄，脉沉细，为肾虚之征。

[治疗法则]　补肾益气，养血调经。

[方药举例]　固阴煎（方见月经先期）。

若腰骶酸痛者，酌加杜仲、巴戟天；带下量多者，酌加鹿角霜、沙苑子、金樱子。若肝郁肾虚者，症见月经先后无定期，经量或多或少，平时腰膝酸软，经前乳房胀痛，心烦易怒，舌黯红，苔白，脉弦细。治宜补肾疏肝，方用定经汤（《傅青主女科》）。

菟丝子　白芍药　当归　熟地黄　山药　茯苓　炒荆芥　柴胡

方中柴胡、炒荆芥疏肝解郁；当归、白芍药养血柔肝；熟地黄、菟丝子补肾而益精血；山药、茯苓健脾生血。全方疏肝肾之郁气，补肝肾之精血，肝气疏而肾精旺，气血疏泄有度，血海蓄溢正常，月经自无先后不定之虞。

（二）脾虚证

[主要证候]　经行或先或后，量多，色淡质稀，神倦乏力，脘腹胀满，纳呆食少，舌淡，苔薄，脉缓。

[证候分析]　脾虚统摄无权，冲任气血失调，血海蓄溢失常，故致月经先后不定；脾虚统摄无权，故月经量多；生化气血之源不足，故色淡质稀；脾主四肢、肌肉，脾虚则神倦乏力；脾虚运化失职，故脘腹胀满，纳呆食少。舌淡，苔薄，脉缓均为脾虚之征。

[治疗法则]　补脾益气，养血调经。

[方药举例]　归脾汤（方见月经先期）。

若食少腹胀者，酌加麦芽、砂仁、陈皮以消食健脾理气；月经量多者，去生姜、当归，酌加海螵蛸、陈棕炭固涩止血。

（三）肝郁证

[主要证候]　经行或先或后，经量或多或少，色黯红，有血块，或经行不畅，胸胁、乳房、少腹胀痛，精神郁闷，时欲太息，嗳气食少，舌质正常，苔薄，脉弦。

[证候分析]　肝郁气结，气机逆乱，冲任失司，血海蓄溢失常，故月经或先或后，经量或多或少；

肝气郁滞,气机不畅,经脉不利,故经行不畅,色黯有块;肝郁气滞,经脉涩滞,故胸胁、乳房、少腹胀痛;气机不利,故精神郁闷,时欲太息;肝强侮脾,脾气不舒,失于健运,故嗳气食少;证属气滞,内无寒热,故舌苔正常。脉弦,正是肝郁之征。

[治疗法则] 疏肝解郁,和血调经。

[方药举例] 逍遥散(《太平惠民和剂局方》)。

柴胡　当归　白芍药　白术　茯苓　甘草　薄荷　煨姜

方中柴胡疏肝解郁,薄荷助柴胡疏肝;当归养血调经;白芍药养血柔肝;白术、茯苓、甘草健脾和中;煨姜温胃行气。全方共奏疏肝解郁,和血调经之效。

若经来腹痛者,酌加香附、延胡索理气止痛;夹有血块者,酌加泽兰、益母草活血化瘀;有热者,加牡丹皮、栀子清热凉血;脘闷纳呆者,酌加枳壳、厚朴、陈皮理气健脾;兼肾虚者,酌加菟丝子、熟地黄、续断补肾养血。

【文献摘要】

《景岳全书·妇人规》:凡女人血虚者,或迟或早,经多不调。此当察脏气,审阴阳,详参形证脉色,辨而治之,庶无误也。凡欲念不遂,沉思积郁,心脾气结,致伤冲任之源,而肾气日消,轻则或早或迟,重则渐成枯闭。

《万氏妇人科·卷一》:经行或前或后,悉从虚治……乌鸡丸。此丸专治妇人脾胃虚弱,冲任损伤,血气不足,经行不调,以致无子者,服之屡验。

《傅青主女科·女科上卷》:妇人有经来断续,或前或后无定期,人以为气血之虚也,谁知是肝气之郁结乎！夫经水出诸肾,而肝为肾之子,肝郁则肾亦郁矣;肾郁而气必不宣,前后之或断或续,正肾之或通或闭耳;或曰肝气郁而肾气不应,未必至于如此……治法宜舒肝之郁,即开肾之郁也,肝肾之郁既开,而经水自有一定之期矣。方用定经汤。

【现代研究】

有学者用养阴化浊汤治疗痰湿壅盛型月经先后不定期及定经汤治疗肝气郁滞或肾气虚衰所致的月经先后不定期[李春研.光明中医,2009,24(7):1266~1267;杨冬梅,等.新中医,2008,40(4):84]。有研究根据女性月经周期中行经期、经后期、经间期、经前期不同的生理特点,运用中医周期疗法,给予不同的方剂,并与单一方剂进行对照,结果显示中医周期疗法优于单一方剂治疗的对照组[张少华.广州中医药大学,2014年硕士论文]。

(王东梅)

第四节 月经过多

月经周期、经期正常,经量明显多于既往者,称为"月经过多"。亦称"经水过多"或"月水过多"。

本病早在《金匮要略方论》温经汤方下即有"月水来过多"的记载。后又见于《圣济总录》。该书"妇人血气门"云:"治妇人经候不调,或所下过多,腹痛腰重,黄连汤方。"

本病主要表现为经量明显增多,而周期、经期一般正常。但临床上亦可与周期或经期异常并发,此时应以周期、经期的改变确定病名。

西医学子宫异常出血中因调节子宫内膜局部凝血纤溶功能的机制异常引起的月经过多,或子宫肌瘤、盆腔炎性疾病、子宫腺肌病、子宫内膜异位症等疾病引起的月经过多,以及宫内节育器引起的月经过多等,可参照本病辨证治疗。

【病因病机】

本病的主要发病机制是冲任不固,经血失于制约。常由气虚、血热和血瘀所致。

1. **气虚**　素体虚弱,或饮食失节,劳倦过度,大病久病,损伤脾气,中气不足,冲任不固,血失统摄,以致经行量多。

2. **血热**　素体阳盛,或恣食辛燥,感受热邪,七情过极,郁而化热,热扰冲任,迫血妄行,以致经行量多。

3. **血瘀**　素性抑郁,或忿怒过度,气滞而致血瘀,或经期产后,余血未尽,感受外邪,或不禁房事,瘀血内停,瘀阻冲任,血不归经,以致经行量多。

【诊断】

1. **病史**　大病久病,精神刺激,饮食不节,经期、产后感邪,或不禁房事史,或宫内节育器避孕史。

2. **症状**　月经周期、经期正常,月经量明显多于以往,或伴有痛经、不孕、癥瘕。失血多,病程长者,可有血虚之象。

3. **检查**

(1) 妇科检查:盆腔器官没有明显器质性病变;子宫肌瘤患者的子宫体增大,质较硬,形态不规则,或可触及肿瘤结节;盆腔炎性疾病患者多有宫体压痛,附件增粗、压痛或有炎性包块存在;子宫腺肌病患者子宫呈均匀性增大,质硬有压痛;盆腔子宫内膜异位症的子宫大小基本正常,多有不同程度的粘连,子宫骶骨韧带、主韧带等处可触到痛性结节,或卵巢囊肿。

(2) 实验室检查:卵巢功能测定对异常子宫出血的诊断有参考意义;子宫腺肌病、子宫内膜异位症患者 CA125 水平可能增高;血液分析显示白细胞增高,多为盆腔炎性疾病病变;有贫血者,红细胞及血红蛋白下降。

(3) 其他检查:① B 型超声盆腔扫描对盆腔器质性病变子宫肌瘤、子宫腺肌病、子宫内膜异位症和盆腔炎症包块的诊断有帮助。② 子宫内膜病理检查有助于异常子宫出血和子宫内膜炎的诊断。③ 宫腔镜、子宫碘油造影等检查是诊断子宫内膜息肉、黏膜下子宫肌瘤等引起月经过多的一种较为可靠的方法。

【鉴别诊断】

崩漏　崩漏在大量阴道出血时,症状与月经过多相似。但崩漏的出血无周期性,同时伴有经期延长,淋漓日久不能自然停止,与月经过多的有周期性出血和正常的经期显然不同,通过病史、发病经过等的询问,结合临床症状,不难鉴别。此外,尚需排除血液病、心血管疾患、肝功能损害等引起的月经过多。

【辨证论治】

以月经量多而周期、经期正常为诊断要点,结合经色和经质的变化以及全身证候分辨虚实、寒热。治疗要注意经期和平时的不同,平时治本以调经,经期固冲止血,标本同治。

(一) 气虚证

[主要证候]　行经量多,色淡红,质清稀,神疲体倦,气短懒言,小腹空坠,面色㿠白,舌淡,苔薄,脉缓弱。

[证候分析] 气虚则冲任不固,经血失于制约,故经行量多;气虚火衰不能化血为赤,故经色淡红,质清稀;气虚中阳不振,故神疲体倦,气短懒言;气虚失于升提,故小腹空坠;气虚阳气不布,故面色㿠白。舌淡,苔薄,脉缓弱,为气虚之象。

[治疗法则] 补气升提,固冲止血。

[方药举例] 安冲汤(《医学衷中参西录》)酌加升麻。

白术 生黄芪 生龙骨 生牡蛎 生地黄 白芍药 海螵蛸 茜草根 续断

方中黄芪、白术、升麻补气升提,固冲摄血;生龙骨、生牡蛎、海螵蛸、续断固冲收敛止血;生地黄、白芍药凉血敛阴;茜草根止血而不留瘀。全方共奏补气升提、固冲止血之效。

若经行有瘀块或伴有腹痛者,酌加泽兰、三七、益母草以化瘀止痛;兼腰骶酸痛者,酌加鹿角霜、补骨脂、桑寄生补肾强腰;兼头晕心悸者,生地黄易为熟地黄,酌加制何首乌、五味子以养血安神。

(二) 血热证

[主要证候] 经行量多,色鲜红或深红,质黏稠,口渴饮冷,心烦多梦,尿黄便结,舌红,苔黄,脉滑数。

[证候分析] 阳热内盛,伏于冲任,经行之际,热迫血行,故经行量多;血为热灼,故经色红而质稠;热邪伤津,则口渴饮冷,尿黄便结;热扰心神,故心烦多梦。舌红,苔黄,脉滑数,为血热之征。

[治疗法则] 清热凉血,固冲止血。

[方药举例] 保阴煎(《景岳全书》)酌加炒地榆、槐花。

生地黄 熟地黄 黄芩 黄柏 白芍药 山药 续断 甘草

方中黄芩、黄柏、生地黄清热凉血;熟地黄、白芍药养血敛阴;山药、续断补肾固冲;炒地榆、槐花凉血止血;甘草调和诸药。全方共奏清热凉血、固冲止血之效。

若经血黏稠有腐臭味,或平时黄带淋漓,下腹坠痛者,重用黄芩、黄柏,酌加马齿苋、败酱草、生薏苡仁以清热解毒除湿;热甚伤津,口干而渴者,酌加天花粉、玄参、麦冬以生津止渴。

(三) 血瘀证

[主要证候] 经行量多,色紫黯,质稠有血块,经行腹痛,或平时小腹胀痛,舌紫黯或有瘀点,脉涩有力。

[证候分析] 瘀血阻于冲任,新血难安,故经行量多;瘀血内结,故经色紫黯有块;瘀阻胞脉,"不通则痛",故经行腹痛,或平时小腹胀痛。舌紫黯,或有瘀点,脉涩有力,为血瘀之征。

[治疗法则] 活血化瘀,固冲止血。

[方药举例] 桃红四物汤(《医宗金鉴》)酌加三七、茜草、蒲黄。

当归 熟地黄 白芍药 川芎 桃仁 红花

方中桃仁、红花活血化瘀;当归、川芎活血养血调经;熟地黄、白芍药补血养阴以安血室;加三七、茜草、蒲黄以增强祛瘀止血之效。瘀去则冲任通畅,自能血循常道。

若经行腹痛甚者,酌加延胡索、香附以理气止痛;血瘀挟热,兼口渴便秘者,酌加大黄、牡丹皮、黄芩、炒地榆,以凉血祛瘀止痛。

【文献摘要】

《素问病机气宜保命集·卷下》:治妇人经水过多,别无余证,四物内加黄芩、白术各一两。

《万氏妇人科·卷一》：凡经水来太多者，不问肥瘦，皆属热也，四物加芩连汤主之。

《医宗金鉴·妇科心法要诀》：经水过多，清稀浅红，乃气虚不能摄血也；若稠黏深红，则为热盛有余；或经之前后兼赤白带，而时下臭秽，乃湿热腐化也；若形清腥秽，乃湿瘀寒虚所化也。

《妇科玉尺·卷一》：经水过多不止，平日肥壮，不发热者，体虚寒也，宜姜棕散。经水过多不止，平日瘦弱，常发热者，由火旺也，宜龟板丸。妇人四十九岁，经当止，今每月却行过多，及五旬外，月事比少时更多者，血热或血不归经也。宜芩心丸、琥珀丸。

【现代研究】

近年宫腔镜监测下热球子宫内膜去除术治疗月经过多开始应用于临床。热球治疗次数为1～3次，适用于绝大多数激素治疗或诊刮治疗无效、不愿切除子宫且无生育要求的患者。治疗效果：40例患者完成3～12个月定期门诊随访，19例无月经来潮占48%；18例月经量明显减少，占45%；2例月经量减少，占5%；无效1例，占2%；治疗总有效率为98%[郭春霞，等.中医妇产科临床杂志，2007，8(5)：378～386]。近年有采用左炔诺孕酮宫内缓释系统(LNGIUS)治疗月经过多，放置LNGIUS后，患者的月经日数、月经量明显减少，子宫内膜变薄，血红蛋白明显增加；放置6个月较3个月效果更明显[张克球，等.江苏卫生保健，2009，11(6)：40～41]。亦有采用自拟中药益气化瘀方加减治疗月经过多28例，总有效率达92.86%[张菊芳.航空航天医药，2010，21(5)：815]。有学者选择无生育要求的月经过多和异常子宫出血患者46例，采用射频消融术根据病灶进行治疗，保留部分子宫内膜[黄晓灵.华北煤炭医学院学报，2011，13(3)：381～382]。

氨甲环酸是一种抗纤维蛋白溶解剂，临床上已经证明其能有效治疗月经过多。氨甲环酸在欧洲的许多国家治疗月经过多已有超过40年的历史，美国在2009年批准氨甲环酸用于治疗月经过多。氨甲环酸是一种非激素、使用方便且起效快的药物。口服3.9～4 g/日，连服4～5日能有效治疗月经过多。与安慰剂或炔诺酮相比，其能显著改善生活质量[胡焰，等.中国新药与临床杂志，2014，33(2)：105～109]。国内自2011年引入诺舒(NovaSure)阻抗控制子宫内膜去除术治疗月经过多。操作简单，安全性好，疗效明显，该项研究纳入349例，有效率98.3%，但6～12个月闭经率为60.7%[孙小丽，等.中国微创外科杂志，2016，16(10)：875～878]。

（王东梅）

第五节　月 经 过 少

月经周期正常，经量明显少于既往，或经期不足2日，甚或点滴即净者，称"月经过少"，亦称"经水涩少""经量过少"。

早在《脉经·卷九》"平妊娠胎动血分水分吐下腹痛证"中即有"亡其津液故令经水少"的记载。后又见于《女科百问》。该书"卷上"云："阴气胜阳，月假少者，七物汤。"

本病的特点是虚证多而实证少。若月经过少伴有月经后期，可发展为闭经。

西医学的子宫发育不良、子宫内膜结核、子宫内膜炎、卵巢功能早衰性腺功能低下等出现的月经过少，可参照本病辨证治疗。

【病因病机】

本病的主要发病机制是精亏血少，冲任气血不足，或寒凝瘀阻，冲任气血不畅，血海满溢不多。常由肾虚、血虚、血寒和血瘀所致。

1. **肾虚**　先天禀赋不足，或房事不节，或产多乳众，损伤肾气，或屡次堕胎，伤精耗气，肾精亏损，肾气不足，冲任亏虚，血海满溢不足，遂致月经量少。

2. **血虚**　数伤于血，大病久病，营血亏虚，或饮食劳倦，思虑过度，损伤脾气，脾虚化源不足，冲任血虚,血海满溢不多,致经行量少。

3.**血寒** 经期产后,感受寒邪,或过食生冷,血为寒凝,冲任阻滞,运行不畅,经血不得畅行,致经行量少。

4.**血瘀** 经期产后,余血未净之际,七情内伤,气滞血瘀,或感受邪气,邪与血结,瘀滞冲任,经血运行不畅,致经行量少。

【诊断】

1.**病史** 注意询问发病前有无使用过避孕药及有无无痛人流术、刮宫术史;有无结核病或结核病接触史;有无失血性疾病和经期、产后感染史;宫腔内冷冻、电凝术史。

2.**症状** 月经周期、经期一般正常,经量较以往明显减少,或经量减少的同时,经期也缩短不足 2 日。

3.**检查**

(1) 妇科检查:性腺功能低下引起的月经过少,盆腔器官基本正常或子宫体偏小。

(2) 实验室检查:卵巢功能测定对性腺功能低下引起的月经过少的诊断有参考意义。

(3) 其他检查:B 型超声检查、宫腔镜检查,对子宫内膜炎、刮宫术后或子宫内膜结核造成的宫腔粘连的诊断有意义。

【鉴别诊断】

1.**经间期出血** 经间期出血的出血量较月经量明显减少,易误诊为月经过少,但经间期出血的发生时间在两次月经之间(即排卵期),结合 BBT 测定,大多能鉴别。

2.**激经** 激经是妊娠早期,仍有规律的少量阴道流血而无损于胎儿发育的一种特殊生理现象,易与月经过少相混淆。但激经者应有恶心、呕吐等早孕反应,妊娠试验可有阳性反应;妇科检查可见子宫体增大,宫体软;BBT 呈双相,高温相持续 18 日以上;B 型超声子宫扫描,可见子宫腔内有孕囊、胚芽或胎心搏动等现象。

3.**胎漏** 胎漏是在停经一段时间以后,发生的少量阴道流血,应与月经后期伴有月经过少相鉴别,通过妊娠试验、B 型超声检查,结合胎漏者大多有早孕的各种临床表现可以鉴别。

【辨证论治】

辨证主要辨其属虚或属实。临床虚证多,实证少;虚者宜补,实者宜通。

(一)肾虚证

[主要证候] 经来量少,不日即净,或点滴即止,血色淡黯,质稀,腰酸腿软,头晕耳鸣,小便频数,舌淡,苔薄,脉沉细。

[证候分析] 肾气不足,精血亏虚,冲任气血衰少,血海满溢不多,故经量明显减少,或点滴即净,色淡黯质稀;肾虚腰腿失养,故腰酸腿软;精血衰少脑髓不充,故头晕耳鸣;肾虚膀胱失于温固,故小便频数。舌淡,苔薄,脉沉细,也为肾虚之征。

[治疗法则] 补肾益精,养血调经。

[方药举例] 当归地黄饮(《景岳全书》)酌加紫河车、丹参。

当归 熟地黄 山茱萸 杜仲 山药 牛膝 炙甘草

方中熟地黄、山茱萸、紫河车补肾益精养血;当归、丹参养血活血调经;杜仲、牛膝补肾强腰膝;

山药补脾滋生化之源;甘草调和诸药。全方共奏补肾益填精,养血调经之效。

若形寒肢冷者,酌加肉桂、淫羊藿、人参温阳益气;夜尿频数者,酌加益智仁、桑螵蛸温肾缩尿。

(二) 血虚证

[主要证候] 经来量少,不日即净,或点滴即止,经色淡红,质稀,头晕眼花,心悸失眠,皮肤不润,面色萎黄,舌淡苔薄,脉细无力。

[证候分析] 气虚血少,冲任气血不足,血海满溢不多,故月经量少,不日即净,或点滴即止,经色淡红,质稀;血虚不能上荣清窍,故头晕眼花;血少心神失养,故心悸失眠;血虚外不荣肌肤,故面色萎黄,皮肤不润。舌淡苔薄,脉细无力,为血虚之征。

[治疗法则] 补血益气调经。

[方药举例] 滋血汤(《证治准绳》)。

人参 山药 黄芪 白茯苓 川芎 当归 白芍药 熟地黄

方中熟地黄、当归、白芍药、川芎补血调经;人参、黄芪、山药、茯苓补气健脾,益生化气血之源。合而用之,有滋血调经之效。

若心悸失眠者,酌加炒酸枣仁、五味子养心安神;脾虚食少者,加陈皮、砂仁理气醒脾。

(三) 血寒证

[主要证候] 经行量少,色黯红,小腹冷痛,得热痛减,畏寒肢冷,面色青白,舌黯,苔白,脉沉紧。

[证候分析] 血为寒凝,冲任阻滞,血行不畅,故经行量少,色黯红;寒客胞脉,则小腹冷痛,得热痛减;寒伤阳气,故畏寒肢冷,面色青白。舌黯,苔白,脉沉紧为寒邪在里之征。

[治疗法则] 温经散寒,活血调经。

[方药举例] 温经汤(方见月经后期)。

(四) 血瘀证

[主要证候] 经行涩少,色紫黑有块,小腹刺痛拒按,血块下后痛减,舌紫黯,或有瘀斑、瘀点,脉涩有力。

[证候分析] 瘀血内停,冲任阻滞,故经行涩少,色紫黑有块,小腹刺痛拒按;血块下后,瘀滞稍通,故使痛减。舌紫黯,或有瘀斑、瘀点,脉涩有力,为血瘀之征。

[治疗法则] 活血化瘀,理气调经。

[方药举例] 通瘀煎(《景岳全书》)。

当归尾 山楂 香附 红花 乌药 青皮 木香 泽泻

方中当归尾、山楂、红花活血化瘀;香附理气解郁调经;乌药、青皮、木香行气止痛;泽泻利水以行滞。全方共奏活血化瘀,理气调经之效。

若兼少腹冷痛,脉沉迟者,酌加肉桂、吴茱萸、干姜以温经散寒;若平时少腹疼痛,或伴低热不退,舌紫黯,苔黄而干,酌加牡丹皮、栀子、鸡血藤,以清热凉血活血。

【文献摘要】

《普济本事方·卷十》:盖阴气乘阳,则胞寒气冷,血不运行,《经》所谓天寒地冻,水凝成冰,故令乍少而在月后。

《万氏妇人科·卷一》:瘦人经水来少者,责其血虚少也,四物加人参汤主之……肥人经水来少者,责其痰碍经遂也,用二陈加芎归汤主之。

《邯郸遗稿·卷一》:经水涩少不快,宜四物加红花、葵花;如经水行微少,或胀或疼,宜四物加延胡索、白芷,醋煎……

经水涩少,渐渐不通,潮热瘦弱者,宜四物汤倍加泽兰治之。

【现代研究】

雌激素受体(ER)是雌激素发挥作用的中介,ER下降可以导致血管内皮生长因子以及血管内皮生长因子受体下降,子宫内膜血管形成减少,子宫内膜增生修复困难,引起月经过少。有研究表明,雌激素受体 a(ERa)基因多态性 $PvuII$ 和 $XbaI$ 与月经过少存在相关性,p 和 x 等位基因可能是其危险因素;pp 基因型和 xx 基因型可能是其易感基因多态性[林晓华,等.北京中医药大学学报,2014,37(6):424~428]。另有研究显示,针灸配合中药治疗可以显著改善月经过少患者子宫内膜厚度和局部血流灌注,增加月经量,进而改善子宫内膜容受性[谢津津.广州中医药大学,2015 年硕士论文]。

(王东梅)

第六节　经期延长

月经周期正常,经期超过 7 日以上,甚至 2 周方净者,称为"经期延长"。又称"经事延长"。

本病始见于《诸病源候论》。该书"卷三十七"云:"妇人月水不断者……劳伤经脉,冲任之气虚损,故不能制其经血,故令月水不断也。"

本病月经周期多正常,若伴见量多则为经期延长伴月经过多;若正常行经超过半月仍淋漓不净者,则致经漏。

西医学排卵障碍性异常子宫出血中子宫内膜不规则脱落、盆腔炎性疾病等引起的经期延长,宫内节育器和输卵管结扎术后引起的经期延长,均可参照本病辨证治疗。

【病因病机】

发病机制主要是冲任不固,经血失于制约。常由气虚、虚热和血瘀所致。

1. 气虚　素体虚弱,或劳倦过度,或忧思不解,损伤脾气,中气不足,冲任不固,不能约制经血,以致经期延长。

2. 虚热　素体阴虚,或久病伤阴,房事不节,产多乳众,或忧思积念,阴血亏耗,阴虚内热,热扰冲任,迫血妄行,不能约制经血,以致经期延长。

3. 血瘀　素性抑郁,或忿怒过度,肝气郁结,气滞血瘀;或经期产后,余血未尽之际,感受外邪,或交合阴阳,外邪与血相搏成瘀,瘀阻冲任,血不循经,遂致经期延长。

【诊断】

1. 病史　注意有无盆腔感染史,有无使用宫内节育器及输卵管结扎术史。

2. 症状　月经周期正常而月经持续的日数增加,或伴有经量增多;盆腔炎性疾病患者可伴有少腹痛,腰骶坠痛或白带增多。

3. 检查　排卵障碍性异常子宫出血者,妇科检查多无明显器质性病变;慢性子宫内膜炎者,子宫内膜活组织检查有助于诊断;盆腔炎性疾病患者,妇科检查时宫体有压痛,附件增厚压痛。

【鉴别诊断】

1. 崩漏　漏下者阴道流血淋漓不断,易与经期延长混淆,其鉴别要点是:漏下除经期长之外,尚有月经周期紊乱,甚至出血不能自行停止;本病行经时间虽在 7 日以上,但往往在 2 周之内自然停止,且月经周期正常。

2. 异位妊娠 异位妊娠者,阴道少量出血有时持续 1 周以上,易与经期延长混淆,但异位妊娠多有停经史和早孕反应,妊娠试验阳性反应,妇科检查和盆腔 B 型超声扫描可协助诊断;经期延长者无妊娠征象,且无停经史,出血在 2 周内能自然停止。

【辨证论治】

以经期延长而月经周期正常为诊断要点。辨证时需明辨其在气、在血及虚实寒热,治疗以固冲调经为大法。气虚者重在补气升提;虚热者重在养阴清热;瘀血阻滞者以通调为主,不可概投固涩之剂,误犯虚虚实实之戒。

(一) 气虚证

[主要证候] 经行时间延长,量多,经色淡红,质稀,肢倦神疲,气短懒言,面色白,舌淡,苔薄,脉缓弱。

[证候分析] 气虚冲任不固,经血失于制约,故经行时间延长,量多;气虚火衰不能化血为赤,故经色淡而质稀;中气不足,故肢倦神疲,气短懒言;气虚阳气不布,故面色白。舌淡,苔薄,脉缓弱,也为气虚之征。

[治疗法则] 补气升提,固冲调经。

[方药举例] 举元煎(《景岳全书》)酌加阿胶、艾叶、海螵蛸。

人参 黄芪 白术 炙甘草 升麻

方中人参、白术、黄芪、炙甘草补气健脾摄血;升麻升举中气;阿胶养血止血;艾叶暖宫止血;海螵蛸固冲止血。全方共奏补气升提、固冲止血之效。

若经量多者,酌加生牡蛎、五味子、棕榈炭;伴有经行腹痛,血中有块者,酌加三七、茜草根、血余炭;兼血虚者,症见头晕心悸,失眠多梦,酌加制何首乌、桂圆肉、熟地黄。

(二) 虚热证

[主要证候] 经行时间延长,量少,经色鲜红,质稠,咽干口燥,潮热颧红,手足心热,大便燥结,舌红,苔少,脉细数。

[证候分析] 阴虚内热,热扰冲任,冲任不固,经血失约,故经行时间延长;血为热灼,故量少,色红而质稠;阴虚内热,故潮热颧红,手足心热;热灼津亏,故咽干口燥,大便燥结。舌红,苔少,脉细数,也为虚热之征。

[治疗法则] 养阴清热,凉血调经。

[方药举例] 清血养阴汤(《妇科临床手册》)。

生地黄 牡丹皮 白芍药 玄参 黄柏 女贞子 墨旱莲

方中黄柏、牡丹皮清热凉血;生地黄、玄参、墨旱莲滋阴凉血止血;女贞子滋肾阴;白芍药敛肝阴。全方共奏滋阴清热、凉血调经之效。

若月经量少者,酌加熟地黄、丹参;潮热不退者,酌加白薇、地骨皮。

(三) 血瘀证

[主要证候] 经行时间延长,量或多或少,经色紫黯有块,经行小腹疼痛拒按,舌紫黯或有小瘀点,脉涩有力。

[证候分析]　瘀血阻于冲任,瘀血不去,新血难安,故经行时间延长,量或多或少;瘀血阻滞,气血运行不畅,"不通则痛",故经行小腹疼痛拒按,经血有块。舌紫黯或有小瘀点,脉涩有力,也为血瘀之征。

[治疗法则]　活血祛瘀,固冲调经。

[方药举例]　棕蒲散(《陈素庵妇科补解》)。

棕榈炭　蒲黄炭　当归身　炒白芍药　川芎　生地黄　牡丹皮　秦艽　泽兰　杜仲

方中当归身、川芎、泽兰活血祛瘀;牡丹皮、生地黄、白芍药凉血和阴,清泄血分之热;秦艽、杜仲壮腰补肾,固摄冲任;蒲黄炭、棕榈炭活血止血。全方共奏活血祛瘀、固冲止血之功。

【文献摘要】

《诸病源候论·卷三十七》:妇人月水不断者……劳伤经脉,冲任之气虚损,故不能制其经血,故令月水不断也。

《校注妇人良方·卷一》:妇人月水不断,淋漓腹痛,或因劳损气血而伤冲任,或因经行而合阴阳,以致外邪客于胞内,滞于血海故也。但调养元气而病邪自愈,若攻其邪则元气反伤矣。

《沈氏女科辑要笺正·卷上》:经事延长,淋漓不断,下元无固摄之权,虚象显然。良甫谓经行交合一层,亦因扰动冲任,有开无阖,皆宜封锁滋填,气血并补。此证总是属虚,何有外邪可言。王谓有因血热而不循其常,亦是肝之疏泄无度,必当潜藏龙相,封固滋填,非仅清血热所能有济。须知淋漓之延久,即是崩陷之先机。

(王　昕)

第七节　经间期出血

月经周期基本正常,在两次月经中间,氤氲之时,发生周期性阴道少量出血者,称为"经间期出血"。

本病一般多发生在月经周期的第十～第十六日,如出血量很少,偶然一次者可不作疾病论治,但如反复出血,持续时间长,血量增多,不及时治疗,进一步发展可致崩漏。

西医学的排卵期出血可参照本病辨证治疗。

【病因病机】

月经中期又称氤氲期,是冲任阴精充实,阳气渐长,由阴盛向阳盛转化的生理阶段,若肾阴不足,脾气虚弱,湿热扰动或瘀血阻遏,使阴阳转化不协调,遂发生本病。常由肾阴虚、脾气虚、湿热和血瘀所致。

1. 肾阴虚　肾阴偏虚,房事不节,产多乳众,精血耗伤,阴虚内热,热伏冲任,于氤氲之时,阳气内动,阳气乘阴,迫血妄行,以致经间期出血;血出之后,阳气外泄,阴阳又趋平衡,故出血停止。

2. 脾气虚　素体脾虚,或劳倦过度,或饮食不节,损伤脾气,以致中气不足,冲任不固,于氤氲之时,阳气内动,阳气动血,血失统摄,以致经间期出血;阳随血泄,阴阳又趋平衡,故出血停止。

3. 湿热　外感湿热之邪,或情志所伤,肝郁犯脾,水湿内生,蕴久化热,湿热互结,蕴于冲任,于氤氲之时,阳气内动,引动湿热,迫血妄行,遂致经间期出血;湿热随血外泄,冲任复宁,出血停止。

4. 血瘀　经期产后,余血未尽之际,感受外邪,邪与血结;或情志所伤,气滞血瘀,瘀阻冲任,于缊缊之时,阳气内动,引动瘀血,血不循经,遂致经间期出血;瘀随血泄,冲任暂宁,出血停止。

【诊断】

1. **病史**　素禀不足,劳力过度,或有盆腔炎性疾病病史。

2. **症状**　子宫出血有规律地发生在缊缊期间,一般出血少于正常月经量,或于少量出血的同时伴有透明黏液样白带流出,常持续2～7日,出血自行停止。部分患者可伴有一侧少腹部轻微疼痛。

3. **检查**　BBT呈双相型,出血大多发生在低、高温相交替时,一般BBT升高后出血停止,也有BBT升高后继续出血者。

【鉴别诊断】

1. **月经先期**　参见"月经先期"中的鉴别诊断。

2. **月经过少**　月经过少者周期尚正常,仅经量少,甚或点滴而下;经间期出血,常发生在两次月经的中间时期。

3. **赤带**　赤带的排出无周期性,持续的时间较长,或反复发作,多有接触性出血史;经间期出血的发生有明显的周期性,在2～7日内多能自然停止,在1个月经周期内只发生1次出血,与赤带的反复发生或持续发生不同。

【辨证论治】

本病以发生在缊缊期有周期性的少量阴道出血为诊断要点,辨证时需结合量、色、质及全身症状进行分析,明辨脏腑、气血、虚实寒热。治疗以调摄冲任阴阳平衡为大法,随证选用滋肾阴、补脾气、利湿热或消瘀血之方药治之。

(一) 肾阴虚证

[主要证候]　经间期出血,量少,色鲜红,质稠,头晕耳鸣,腰腿酸软,手足心热,夜寐不宁,舌红,苔少,脉细数。

[证候分析]　肾阴不足,热伏冲任,于缊缊期,阳气内动,阳气乘阴,迫血妄行,故发生出血;阴虚内热,故出血量少,色鲜红,质稠;肾主骨生髓,肾阴虚,脑髓失养,故头晕耳鸣;肾虚则外府失养,故腰腿酸软;阴虚内热,故手足心热;肾水亏损,不能上济于心,故夜寐不宁。舌红,苔少,脉细数,也为肾阴虚之征。

[治疗法则]　滋肾益阴,固冲止血。

[方药举例]　加减一阴煎(《景岳全书》)。

生地黄　白芍药　麦冬　熟地黄　甘草　知母　地骨皮

方中生地黄、熟地黄、知母滋肾益阴;地骨皮泻阴火;白芍药和血敛阴;麦冬养阴清心;甘草调和诸药。全方合用共奏滋肾益阴、固冲止血之效,故出血可止。

若头晕耳鸣者,酌加珍珠母、生牡蛎;夜寐不宁者,酌加远志、夜交藤;出血期,酌加墨旱莲、炒地榆、三七。

(二) 脾气虚型

[主要证候]　经间期出血,量少,色淡,质稀,神疲体倦,气短懒言,食少腹胀,舌淡,苔薄,脉缓弱。

[证候分析] 脾气虚弱,冲任不固,于绷缊之期,阳气不足,不能统摄气血,因而少量出血;脾虚化源不足,故量少,色淡,质稀;脾气虚弱,中阳不振,故神疲体倦,气短懒言;运化失职,则食少腹胀。舌淡,苔薄,脉缓弱,也为脾气虚之征。

[治疗法则] 健脾益气,固冲摄血。

[方药举例] 归脾汤(方见月经先期)。

(三) 湿热证

[主要证候] 经间期出血,血色深红,质稠,平时带下量多,色黄,小腹时痛,心烦口渴,口苦咽干,舌红,苔黄腻,脉滑数。

[证候分析] 湿热内蕴,于绷缊期阳气内动之时,引动湿热,损伤冲任,迫血妄行,因而出血;湿热与血搏结,故血色深红,质稠;湿热搏结,瘀滞不通,则小腹作痛;湿热流注下焦,带脉失约,故带下量多色黄;湿热熏蒸,故口苦咽干,心烦口渴。舌红,苔黄腻,脉滑数,也为湿热之象。

[治疗法则] 清热除湿,凉血止血。

[方药举例] 清肝止淋汤(《傅青主女科》)去阿胶、红枣,酌加茯苓、炒地榆。

白芍药 生地黄 当归 阿胶 牡丹皮 黄柏 牛膝 香附 红枣 小黑豆

方中黄柏、黑豆、茯苓清热解毒,利水除湿;香附、牡丹皮、牛膝理气活血止痛;当归、白芍药养血柔肝,缓急止痛;生地黄、炒地榆凉血止血。全方共奏清热除湿、凉血止血之效。

出血期间,去当归、香附、牛膝,酌加茜草根、海螵蛸;带下量多者,酌加马齿苋、土茯苓;食欲不振或食后腹胀者,去生地黄、白芍药,酌加厚朴、麦芽;大便不爽者,去当归、生地黄,酌加薏苡仁、白扁豆。

(四) 血瘀证

[主要证候] 经间期出血,血色紫黯,夹有血块,小腹疼痛拒按,情志抑郁,舌紫黯或有瘀点,脉涩有力。

[证候分析] 瘀血阻滞冲任,于绷缊之时,阳气内动,引动瘀血,血不循经,因而出血,血色紫黯,夹有血块;瘀阻胞脉,故小腹疼痛拒按;瘀血内阻,气机不畅,故情志抑郁。舌紫黯或有瘀点,脉涩有力,也为血瘀之征。

[治疗法则] 活血化瘀,理血归经。

[方药举例] 逐瘀止血汤(《傅青主女科》)。

大黄 生地黄 当归尾 赤芍药 牡丹皮 枳壳 龟甲 桃仁

方中桃仁、大黄、赤芍药、牡丹皮、当归尾活血化瘀,引血归经;枳壳理气行滞;生地黄、龟甲养阴益肾,固冲止血。全方共奏活血化瘀,理血归经之效。

出血期间,去赤芍药、当归尾,酌加三七、炒蒲黄;腹痛较剧者,酌加延胡索、香附;挟热者,酌加黄柏、知母。

【文献摘要】

《证治准绳·女科》:天地生物,必有绷缊之时,万物化生,必有乐育之时,如猫犬至微,将受妊也,其雌必狂呼而奔跳,以绷缊乐育之气触之而不能自止耳。此天然之节候,生化之真机也……凡妇人一月经行一度,必有一日绷缊之候,于一时辰间,气蒸而热,昏而闷,有欲接触不可忍之状,此的候也。于此时逆而取之则成丹,顺而施之则成胎矣。

【现代研究】

有学者研究发现此类患者子宫内膜除了 $MMP-9$ 之外,$MMP-2$ 表达也有明显增加[齐彩霞.浙江医学,2007,29(8):

783～785]。近年研究认为,卵巢储备功能异常是排卵期出血的主要原因,排卵期雌激素水平相对或绝对不足,使子宫内膜失去激素支持,导致突破性少量出血[刘秀.中医药临床杂志,2015,27(8):1194]。然而有学者认为围排卵期子宫出血患者可能和子宫内膜息肉有关[王树鹤,等.中国妇产科临床杂志,2008,9(6):416]。有学者研究发现子宫内膜息肉等也是引起排卵期出血的原因,在排卵期出血内膜组织中,细胞凋亡因子(Fas)、转化生长因子-β1(TGF-β1)的表达呈一定的负相关,Fas可能使内膜的增生细胞和凋亡细胞比例失调,使局部内膜不同程度地增生长。TGF-β1可能直接或间接参与调节子宫内膜的生长及分化,促使内膜的增生,从而导致息肉的发生,最终引起排卵期出血[田晓辉.辽宁医学院,2011年硕士论文]。

(王小红)

第八节　崩　　漏

经血非时而下,或阴道突然大量出血,或淋漓下血不断者,称为"崩漏"。前者称为"崩中",后者称为"漏下"。若经期延长达2周以上者,应属崩漏范畴,称为"经崩"或"经漏"。

崩,始见于《内经》。《素问·阴阳别论篇》云:"阴虚阳搏谓之崩。"漏,始见于《金匮要略方论》。该书"卷下"云:"妇人有漏下者,有半产后因续下血都不绝者,有妊娠下血者。"一般突然出血,来势急,血量多的叫崩;淋漓下血,来势缓,血量少的叫漏。崩与漏的出血情况虽不相同,但其发病机制是一致的,而且在疾病发展过程中常相互转化,如血崩日久,气血耗伤,可变成漏;久漏不止,病势日进,也能成崩。所以临床上常常崩漏并称。正如《济生方·卷六》说:"崩漏之病,本乎一证。轻者谓之漏下,甚者谓之崩中。"本病属常见病,常因崩与漏交替,因果相干,致使病变缠绵难愈,成为妇科的疑难重症。

西医学无排卵性异常子宫出血、生殖器炎症和某些生殖器良性肿瘤(如子宫肌瘤)引起的非经期不规则阴道出血可参照本病辨证治疗。

【病因病机】
主要病机是冲任损伤,不能制约经血。常由肾虚、脾虚、血热和血瘀所致。

1. **肾虚**　先天肾气不足,少女肾气稚弱,围绝经期肾气渐衰,或早婚多产,房事不节,损伤肾气。若耗伤精血,则肾阴虚损,阴虚内热,热伏冲任,迫血妄行,以致经血非时而下;或命门火衰,肾阳虚损,封藏失职,冲任不固,不能制约经血,亦致经血非时而下,遂成崩漏。

2. **脾虚**　素体脾虚,饮食失节,忧思不解,或劳倦过度,损伤脾气,中气下陷,冲任不固,血失统摄,非时而下,遂致崩漏。

3. **血热**　素体阳盛,或情志不遂,肝郁化火,或感受热邪,或过食辛辣助阳之品,火热内盛,热伤冲任,迫血妄行,非时而下,遂致崩漏。

4. **血瘀**　经期产后,余血未尽,过食生冷,或感受寒、热之邪,寒凝或热灼致瘀,或七情内伤,气滞血瘀;瘀阻冲任,血不循经,非时而下,发为崩漏。

【诊断】
1. **病史**　注意月经史、精神创伤史、孕产史,询问有无生殖器炎症和生殖器肿瘤病史,有无使用避孕药物、宫内节育器及输卵管结扎术史。

2. **症状**　月经周期紊乱,出血时间长短不定,有时持续数日至数十日不等,血量时多时少,出血常发生在短期停经之后,或伴白带增多、不孕、癥瘕等证候。

3. **检查**

(1) 妇科检查:异常子宫出血患者,无明显器质性病变;生殖器炎症者可有炎症体征;妇科肿瘤者,可有子宫体增大、质硬或形态的改变,或附件有囊性或实性包块。

(2) 实验室检查:凝血功能检查(包括血小板计数、凝血酶原时间等)可以排除凝血及出血功能障碍性疾病;血细胞计数、血红蛋白等检查可以确定患者有无贫血及贫血的程度;对有性生活史者,应进行尿妊娠试验或血人绒毛膜促性腺激素(HCG)检测,以排除妊娠及妊娠相关疾病;通过盆腔超声检查可以了解子宫大小、形状、子宫内膜厚度及回声等,以明确有无宫腔内占位性病变及其他生殖道器质性病变;性腺激素测定对卵巢功能的情况的判断有参考意义;通过甲胎蛋白、碱性磷酸酶、红细胞沉降率、CA125、癌胚抗原等检查以排除卵巢恶性病变。

(3) 其他检查:BBT 有助于判断有无排卵;还可通过观察宫颈黏液是否出现羊齿植物叶状结晶可以判断有无排卵;诊断性刮宫、子宫内膜活组织检查、子宫内膜细胞学检查均可对子宫内膜病变有诊断性意义;宫腔镜检查可以帮助诊断各种子宫内膜病变,如子宫内膜息肉、黏膜下子宫肌瘤、子宫内膜癌等。

【鉴别诊断】

1. **月经先期、月经过多伴经期延长**　月经先期是周期的缩短,月经过多者似崩,经期延长者似漏,这种周期、经量和经期的改变易与崩漏混淆,但上述情况的出血都有一定周期性,经量的增多与经期的延长应在 2 周之内自然停止,周期的缩短一般在 7 日以上 2 周以内,与崩漏的出血无定时且持续出血不能自然停止、周期长短不一显然有别。

2. **月经先后无定期**　月经先后无定期的周期先后不定,但应在 1～2 周内波动,即提前或错后在 7 日以上 2 周以内,同时经期基本正常;与崩漏完全没有规律性的阴道出血截然不同。

3. **经间期出血**　经间期出血与崩漏同为非月经期的出血,但经间期出血常发生于两次月经的中期,出血时间多持续 2～7 日,能自然停止;而崩漏的出血其周期、经期和血量都没有规律性。

4. **胎漏**　胎漏与漏下都有阴道少量出血,但胎漏者有早孕反应,妊娠试验阳性,B 型超声检查可见宫内孕囊、胎芽、胎心搏动;而漏下则无上述妊娠征象。

5. **异位妊娠**　部分异位妊娠有阴道少量出血,但其有早孕反应,妊娠试验阳性,或有停经后少腹部疼痛的病史;B 型超声检查可见孕囊在子宫腔以外部位,有盆腔内出血时,后穹窿穿刺阳性;崩漏则无上述阳性改变。

6. **堕胎、小产**　堕胎、小产者,月经停闭一段时间后出现阴道出血,应与崩漏相鉴别。堕胎、小产者有过早孕反应,或妊娠试验阳性,出血伴有小腹部阵发性疼痛,有胚胎物的排出;崩漏则无上述改变。

7. **外阴、阴道外伤出血**　外阴、阴道的损伤出血,应有外阴、阴道的创伤史或粗暴性交史,妇科检查可见外阴、阴道哆开的伤口,有活动性出血,宫颈口未见有血液自宫腔内流出,与崩漏的非时子宫出血不难鉴别。

8. **内科血证**　心血管疾患、肝脏疾病和血液病等导致的不正常子宫出血,通过详细的病史询问、体格检查、妇科检查、血液分析、肝功能以及凝血因子的测定、骨髓细胞分析等,不难与崩漏相鉴别。

【辨证论治】

崩漏以无周期性的阴道出血为特点,临证时应结合出血的量、色、质变化和全身证候辨明寒、热、虚、实。治疗应根据病情的缓急轻重、出血的久暂,采用"急则治其标,缓则治其本"的原则,灵活运用塞流、澄源、复旧三法。

塞流即是止血。崩漏以失血为主,止血乃治疗本病的当务之急。具体运用止血方法时,还要注意崩与漏的不同点。治崩宜固摄升提,不宜辛温行血,以免失血过多导致阴竭阳脱;治漏宜养血行气,不可偏于固涩,以免血止成瘀。塞流之药可酌用十灰散、云南白药、紫地宁血散等。

澄源即是求因治本。崩漏是由多种原因引起的,针对引起崩漏的具体原因,采用补肾、健脾、清热、理气、化瘀等法,使崩漏得到根本上的治疗。塞流、澄源两法常常是同步进行的。

复旧即是调理善后。崩漏在血止之后,应理脾益肾以善其后。历代诸家都认为崩漏之后应调理脾胃,化生气血,使之康复。近代研究指出,补益肾气,重建月经周期,才能使崩漏得到彻底的治疗。"经水出诸肾",肾气盛,才能月事以时下,对青春期、育龄期的虚证患者,补肾调经则更为重要,当然复旧也需兼顾澄源。

总之,塞流、澄源、复旧有分别,又有内在联系,必须结合具体病情灵活运用。

(一)肾虚证

1. 肾阴虚证

[主要证候]　经血非时而下,出血量少或多,淋漓不断,血色鲜红,质稠,头晕耳鸣,腰酸膝软,手足心热,颧赤唇红,舌红,苔少,脉细数。

[证候分析]　肾阴不足,虚火内炽,热伏冲任,迫血妄行,故经血非时而下,出血量少或多,淋漓不断;阴虚内热,故血色鲜红,质稠;肾阴不足,精血衰少,不能上荣空窍,故头晕耳鸣;精亏血少,不能濡养外府,故腰腿酸软;阴虚内热,则手足心热;虚热上浮,则颧赤唇红。舌红,苔少,脉细数,也为肾阴虚之征。

[治疗法则]　滋肾益阴,固冲止血。

[方药举例]　左归丸(《景岳全书》)去川牛膝,酌加墨旱莲、炒地榆。

熟地黄　山药　枸杞子　山茱萸　菟丝子　鹿角胶　龟甲胶　川牛膝

方中熟地黄、枸杞子、山茱萸滋肾阴而填精血;山药、菟丝子补肾阳而益精气,阳生阴长之意;龟甲胶、墨旱莲、炒地榆育阴凉血止血。全方共奏滋肾益阴、固冲止血之效。

若阴虚有热者,酌加生地黄、麦冬、地骨皮。

本证型也可用育阴汤(《百灵妇科》)。

熟地黄　山药　续断　桑寄生　山茱萸　海螵蛸　龟甲　牡蛎　白芍药　阿胶　炒地榆

熟地黄、山茱萸、续断、桑寄生补肾益精;龟甲、牡蛎、海螵蛸育肾阴、固冲任,涩精止血;山药补脾阴,白芍药敛肝阴,阿胶养血滋阴亦止血,地榆凉血止血。全方既滋肾益阴,又固冲止血。

2. 肾阳虚证

[主要证候]　经血非时而下,出血量多,淋漓不尽,色淡质稀,腰痛如折,畏寒肢冷,小便清长,大便溏薄,面色晦黯,舌淡黯,苔薄白,脉沉弱。

[证候分析]　肾阳虚衰,冲任不固,血失封藏,故经乱无期,经血量多,淋漓不断;肾阳不足,经血失于温煦,故色淡质稀;肾阳虚衰,外府失荣,故腰痛如折,畏寒肢冷,膀胱失于温化,故小便清长;

不能上温脾土,则大便溏薄。面色晦黯,舌淡黯,苔薄白,脉沉弱,也为肾阳不足之征。

[治疗法则] 温肾助阳,固冲止血。

[方药举例] 大补元煎(方见月经后期),酌加补骨脂、鹿角胶、艾叶炭。

(二) 脾虚证

[主要证候] 经血非时而下,量多如崩,或淋漓不断,色淡质稀,神疲体倦,气短懒言,不思饮食,四肢不温,或面浮肢肿,面色淡黄,舌淡胖,苔薄白,脉缓弱。

[证候分析] 脾气虚陷,冲任不固,血失统摄,故经血非时而下,量多如崩,或淋漓不断;脾虚气血化源不足,故经色淡而质稀;脾虚中气不足,故神疲体倦,气短懒言;脾主四肢,脾虚则四肢失于温养,故四肢不温;脾虚中阳不振,运化失职,则不思饮食;甚或水湿泛溢肌肤,故面浮肢肿。面色淡黄,舌淡胖,苔薄白,脉缓弱,也为脾虚之象。

[治疗法则] 健脾益气,固冲止血。

[方药举例] 固冲汤(《医学衷中参西录》)。

白术　黄芪　煅龙骨　煅牡蛎　山茱萸　白芍药　海螵蛸　茜草根　棕炭　五倍子

方中黄芪、白术健脾益气以摄血;煅龙骨、煅牡蛎、海螵蛸固摄冲任;山茱萸、白芍药益肾养血,酸收止血;五倍子、棕炭涩血止血;茜草根活血止血,血止而不留瘀。全方共奏健脾益气、固冲止血之效。

若出血量多者,酌加人参、升麻;久漏不止者,酌加藕节、炒蒲黄。

(三) 血热证

[主要证候] 经血非时而下,量多如崩,或淋漓不断,血色深红,质稠,心烦少寐,渴喜冷饮,头晕面赤,舌红,苔黄,脉滑数。

[证候分析] 热伤冲任,迫血妄行,故经血非时而下,量多如崩,或淋漓不断;血为热灼,故血色深红,质稠;邪热内炽,津液耗损,故口渴喜饮;热扰心神,故心烦少寐;邪热上扰,故头晕面赤。舌红,苔黄,脉滑数,为血热之象。

[治疗法则] 清热凉血,固冲止血。

[方药举例] 清热固经汤(《简明中医妇科学》)。

生地黄　地骨皮　炙龟甲　牡蛎粉　阿胶　黄芩　藕节　陈棕炭　甘草　焦栀子　地榆

方中黄芩、地骨皮、生地黄、阿胶清热凉血益阴;龟甲、牡蛎育阴潜阳,固摄冲任;焦栀子、地榆清热凉血止血;藕节、棕炭涩血止血;甘草调和诸药。全方共奏清热凉血、固冲止血之效。

若肝郁化火者,兼见胸胁乳房胀痛、心烦易怒、时欲叹息、脉弦数等症,宜平肝清热止血,方用丹栀逍遥散(方见月经先期)加醋炒香附、蒲黄炭、血余炭以调气理血止血。

(四) 血瘀证

[主要证候] 经血非时而下,量多或少,淋漓不净,血色紫黯有块,小腹疼痛拒按,舌紫黯,或有瘀点,脉涩或弦涩有力。

[证候分析] 瘀滞冲任,血不循经,故经血非时而下,量多或少,淋漓不断;冲任阻滞,经血运行不畅,故血色紫黯有块,"不通则痛",故小腹疼痛拒按。舌紫黯或有瘀点,脉涩或弦涩有力,也为血瘀之征。

[治疗法则] 活血祛瘀,固冲止血。

[方药举例]　逐瘀止崩汤(《安徽中医验方选集》)。

当归　川芎　三七　没药　五灵脂　牡丹皮炭　炒丹参　炒艾叶　阿胶(蒲黄炒)　龙骨　牡蛎　海螵蛸

方中没药、五灵脂活血祛瘀止痛;三七、牡丹皮炭、炒丹参活血化瘀止血;当归、川芎养血活血;阿胶、炒艾叶养血止血;海螵蛸、龙骨、牡蛎固涩止血。

若阴道大量出血,兼肢冷汗出,昏不知人,脉微细欲绝者,为气随血脱之危候。急宜补气固脱,方用独参汤(《景岳全书》),即人参 25 g,水煎取浓汁,顿服,余药再煎频服。

或用生脉散(《内外伤辨惑论》)救治,益气生津,敛阴止汗以固脱。

人参　麦冬　五味子

若症见四肢厥逆,冷汗淋漓,又为亡阳之候。治宜回阳固脱,方用参附汤(《校注妇人良方》)。

人参　附子　生姜　大枣

【文献摘要】

《诸病源候论·卷三十八》:漏下之病,由劳伤血气,冲任之脉虚损故也……冲任之脉虚损,不能约制其经血,故血非时而下。

《万氏妇人科·卷一》:妇人崩中之病,皆因中气虚,不能收敛其血,加以积热在里,迫血妄行,故令经血暴下而成崩中。崩久不止,遂成漏下……治法有三,初止血,次清热,后补其虚,未有不痊者也。

《医宗金鉴·妇科心法要诀》:妇人经行之后,淋漓不止,名曰经漏;经血忽然大下不止,名为经崩。若其色紫黑成块,腹胁胀痛者,属热瘀;若日久不止,及去血过多而无块痛者,多系损伤冲任二经所致;更有忧思伤脾,脾虚不能摄血者;有中气下陷不能固血者;有暴怒伤肝,肝不藏血而血妄行者。

【现代研究】

有学者发现 B 细胞淋巴瘤-2 基因($Bcl-2$)与 $Bcl-2$ 相关 X 蛋白基因(Bax)蛋白的表达在整个月经周期中可以维持细胞增生和细胞凋亡的动态平衡,而 $Bcl-2$ 过度表达可抑制子宫内膜腺体细胞凋亡,使子宫内膜单纯性增生或复杂性增生[杨侠,等.中华临床医师杂志,2012,6(9):82～84]。还有人发现子宫局部微环境的改变参与了异常子宫出血的发生、发展过程,子宫内膜腺上皮细胞凋亡便是子宫微环境的重要因素之一。其中 Bax 主要表达于子宫内膜腺上皮细胞质,Bax 在正常增生期与分泌期子宫内膜组织中高表达,分泌期表达 Bax 显著高于增生期内膜,提示 Bax 对内膜腺细胞凋亡有促进作用[崔淑英,等.中国临床研究,2013,6(26):567～568]。近期的研究还发现,在无排卵性异常子宫出血各病理类型组 $Livin$ 和 Bax 的表达有明显相关性,提示 $Livin$ 和 Bax 的相互作用可能与异常子宫出血的发生发展有关[刘伟,等.哈尔滨医科大学学报,2015,49(4):357～360]。有学者采用某些中药对子宫内膜增生大鼠模型进行干预,并用免疫组化法检测其子宫局部血管内皮生长因子(VEGF)和 Bax、$Bcl-2$ 的表达。结果发现实验组大鼠子宫内膜增生情况改善,局部细胞层次减少。子宫内膜中 VEGF、Bax 表达明显升高、$Bcl-2$ 表达明显降低、$Bax/Bcl-2$ 值显著升高。也证明了通过提高子宫局部 VEGF 的表达,可以达到修复内膜血管,止血的目的;而 $Bax/Bcl-2$ 值升高可促使异常增生的子宫内膜细胞凋亡,达到改变子宫内膜过度增生的病理状态。同时为异常子宫出血的治疗提供了新的方向[王洁.河南中医学院,2015 年硕士论文]。有学者总结异常子宫出血主要病理形态为多原因所致的子宫内膜增生症(EH),其中,$PTEN$、$Rb2/p130$ 基因突变失活,致 $PTEN$、$Rb2/p130$ 蛋白表达降低或不表达是重要因素之一[严谨.陕西中医药大学,2016 年硕士论文]。

(马文光)

第九节　闭　　经

女子年逾 16 周岁,月经尚未来潮,或月经来潮后又中断 6 个月以上者,称为"闭经"。前者称原发性闭经,后者称继发性闭经。古称"女子不月""月事不来""经水不通"等。

本病始见于《内经》。《素问·阴阳别论篇》云:"二阳之病发心脾,有不得隐曲,女子不月。"其后各医家对本病的病因、病机以及证治多有论述。

本病以月经停闭不来潮为其特征,为临床常见病,属难治之症,病程较长,疗效较差,值得重视。妊娠期、哺乳期、围绝经期的月经停闭,或月经初潮后 1 年内月经不行,不伴其他不适者,属生理现象,不作闭经论。因先天性生殖器官发育异常,或后天器质性损伤而无月经者,非药物治疗所能奏效,不属本节讨论范围。

西医学的病理性闭经可参照本病辨证治疗。

【病因病机】

本病发病机制有虚实两个方面。虚者多因精血不足,冲任不充,血海空虚,无血可下;实者多为邪气阻隔,冲任受阻,脉道不通,经血不得下行。常由肾虚、脾虚、血虚、气滞血瘀、寒凝血瘀、痰湿阻滞等所致。

1. 肾虚　素禀肾虚,或早婚多产,或房事不节伤肾,以致肾精亏损,精亏血少,冲任血虚,血海不能按时满盈,遂致月经停闭。

2. 脾虚　脾胃素弱,或饮食劳倦,或忧思过度,损伤脾气,气血生化之源不足,冲任空虚,血海不能满盈,遂使月经停闭。

3. 血虚　素体血虚,或数伤于血,或大病久病,营血耗损,冲任血少,以致血海空虚,无血可下,遂使月经停闭。

4. 气滞血瘀　素性抑郁,或七情所伤,肝气郁结而不达,气滞则血瘀,瘀阻冲任,胞脉不通,经血不得下行,而致闭经。

5. 寒凝血瘀　经产之时,血室正开,感受寒邪,或过食生冷,寒邪乘虚客于冲任,血为寒凝致瘀,瘀阻冲任,胞脉不通,遂使月经停闭。

6. 痰湿阻滞　素体肥胖,痰湿内盛,或脾失健运,痰湿内生,痰湿下注,阻滞冲任,胞脉闭塞而经不行。

【诊断】

1. 病史　有月经初潮来迟及月经后期病史,或有反复刮宫史、产后出血史、结核病史、使用避孕药史、妇科手术史等。

2. 症状　女子年逾 16 周岁无月经初潮,或已建立月经周期后停经 6 个月以上,可伴有体格发育不良、肥胖、多毛、不孕、溢乳等,或有结核病症状。

3. 检查

(1) 妇科检查:注意内、外生殖器官的发育情况。先天发育不良者,可见子宫体细小、畸形等;子宫体的过早萎缩,多见于下丘脑、垂体病变,或卵巢早衰。同时应注意第二性征发育情况及营养状况。

(2) 实验室检查:卵巢激素(E_2、P、T)、促性腺激素(FSH、LH)、催乳素(PRL)测定及甲状腺、肾上腺功能的测定,对下丘脑—垂体—卵巢性腺轴功能失调性闭经的诊断有意义。

(3) 其他检查:行 B 型超声检查以了解内生殖器官及卵泡发育情况;BBT 测定可以了解卵巢排卵功能;诊断性刮宫、影像学检查、宫腔镜、腹腔镜检查等均可协助判断闭经的原因。

【鉴别诊断】

1. **妊娠** 妊娠者月经多由正常而突然停止,早期妊娠往往伴有厌食、择食、恶心呕吐等妊娠反应,子宫增大与停经月份相符,妊娠试验阳性,B型超声检查宫腔内可见孕囊、胚芽、胎体等反射及胎心搏动;闭经者停经前多有月经不调,停经后无妊娠征象。

2. **胎死不下** 胎死腹中者,除月经停闭外,尚应有妊娠的征象,但子宫增大可能小于停经月份,也有与停经月份相符者,B型超声检查,宫腔内可见孕囊、胚芽或胎体,但无胎心搏动;闭经者停经前大多有月经紊乱,停经后无妊娠征象。

3. **暗经** 暗经者极罕见,是指终身不行经,但能生育者。二者通过月经史、妊娠史、B型超声检查等可资鉴别。

【辨证论治】

本病辨证应根据发病原因、妇科证候、全身症状,并结合月经史及胎产史等以辨虚实。一般而论,年逾16周岁尚未行经,或已行经而月经逐渐稀发、量少,继而停闭,并伴腰膝酸软,头晕眼花,面色萎黄,五心烦热,或畏寒肢冷,舌淡脉弱等虚象者,多属虚证;若以往月经尚正常,而骤然停闭,又伴形体肥胖,胸胁胀满,小腹疼痛,或脘闷痰多,脉多有力等实象者,多属实证。

闭经的治疗原则,根据病证,虚证者补而通之,或补肾滋肾,或补脾益气,或补血益阴,以滋养经血之源;实证者泻而通之,或理气活血,或温经通脉,或祛邪行滞,以疏通冲任经脉;虚实夹杂者当补中有通,攻中有养。切不可不分虚实,滥用攻破之法,或一味峻补,误犯虚虚实实之戒。若因他病而致经闭者,又当先治他病,或治病调经并用。

(一) 肾虚证

1. 肾气虚证

[主要证候] 月经初潮来迟,或月经后期量少,渐至闭经,头晕耳鸣,腰酸腿软,小便频数,性欲淡漠,舌淡红,苔薄白,脉沉细。

[证候分析] 肾气不足,精血衰少,冲任气血不足,血海空虚,不能按时满盈,故月经初潮来迟,或后期量少,渐至停闭;肾虚不能化生精血,髓海、腰府失养,故头晕耳鸣,腰酸腿软;肾气虚阳气不足,故性欲淡漠;肾虚不能温化膀胱,故小便频数。舌淡红,苔薄白,脉沉细,也为肾气虚之征。

[治疗法则] 补肾益气,养血调经。

[方药举例] 大补元煎(方见月经后期)加丹参、牛膝。

若闭经日久,畏寒肢冷甚者,酌加菟丝子、肉桂、紫河车以温肾助阳调冲;夜尿频数者,酌加金樱子、覆盆子以温肾缩尿。

2. 肾阴虚证

[主要证候] 月经初潮来迟,或月经后期量少,渐至闭经,头晕耳鸣,腰膝酸软,或足跟痛,手足心热,甚则潮热盗汗,心烦少寐,颧红唇赤,舌红,苔少或无苔,脉细数。

[证候分析] 肾阴不足,精血亏虚,冲任气血虚少,血海不能满溢,故月经初潮来迟,或后期量少,渐至停闭;精亏血少,上不能濡养空窍,故头晕耳鸣;下不能濡养外府,故腰膝酸软,或足跟痛;阴虚内热,故手足心热;热迫阴液外泄,故潮热盗汗;虚热内扰心神,则心烦少寐;虚热上浮,则颧红唇赤。舌红,少苔或无苔,脉细数,也为肾阴虚之征。

[治疗法则] 滋肾益阴,养血调经。

[方药举例]　左归丸(方见崩漏)。

若潮热盗汗者,酌加青蒿、鳖甲、地骨皮以滋阴清热;心烦不寐者,酌加柏子仁、丹参、珍珠母以养心安神;阴虚肺燥,咳嗽咯血者,酌加沙参、白及、仙鹤草以养阴润肺止血。

3. 肾阳虚证

[主要证候]　月经初潮来迟,或月经后期量少,渐至闭经,头晕耳鸣,腰痛如折,畏寒肢冷,小便清长,夜尿多,大便溏薄,面色晦黯,或目眶黯黑,舌淡,苔白,脉沉弱。

[证候分析]　肾阳虚衰,脏腑失于温养,精血化生之源不足,冲任气血不足,血海不能满溢,故月经初潮来迟,或后期量少,渐至停闭;肾阳虚衰,阳气不布,故畏寒肢冷;肾阳虚,不足以温养髓海、外府,故头晕耳鸣,腰痛如折;肾阳虚膀胱气化失常,故小便清长,夜尿多;肾阳虚不能温运脾阳,运化失司,故大便溏薄;肾在色为黑,肾阳虚,故面色晦黯,目眶黯黑。舌淡,苔白,脉沉弱,也为肾阳虚之征。

[治疗法则]　温肾助阳,养血调经。

[方药举例]　十补丸(《济生方》)。

熟地黄　山药　山茱萸　泽泻　茯苓　牡丹皮　肉桂　五味子　炮附子　鹿茸

方中鹿茸、炮附子、肉桂温肾壮阳,填精养血;熟地黄、山茱萸补肾益精血,助以山药资生化之源;少佐以泽泻、茯苓渗湿利水;牡丹皮清泄虚火,与温肾药配伍,使补而不滞,温而不燥;五味子助肉桂引火归源,纳气归肾。全方温肾助阳,滋养精血,肾气旺盛,任冲通盛,月事以时下。

(二) 脾虚证

[主要证候]　月经停闭数月,肢倦神疲,食欲不振,脘腹胀闷,大便溏薄,面色淡黄,舌淡胖有齿痕,苔白腻,脉缓弱。

[证候分析]　脾虚生化之源亏乏,冲任气血不足,血海不能满溢,故月经停闭数月;脾虚运化失职,湿浊内盛,故食欲不振,脘腹胀闷,大便溏薄;脾主四肢,脾虚中阳不振,故肢倦神疲;脾在色为黄,在气为湿,脾虚湿困,故面色淡黄。舌淡胖有齿痕,苔白腻,脉缓弱,也为脾虚之征。

[治疗法则]　健脾益气,养血调经。

[方药举例]　参苓白术散(《太平惠民和剂局方》)加当归、牛膝。

人参　白术　茯苓　白扁豆　甘草　山药　莲子肉　桔梗　薏苡仁　砂仁

方中四君健脾益气,配以白扁豆、薏苡仁、山药、莲子肉健脾化湿,使脾气盛,气血生化有源;砂仁芳香醒脾;桔梗载药上行;当归、牛膝补血活血。全方健脾益气,养血调经,故月事自来矣。

(三) 血虚证

[主要证候]　月经停闭数月,头晕目花,心悸怔忡,少寐多梦,皮肤不润,面色萎黄,舌淡,苔少,脉细。

[证候分析]　营血亏虚,冲任气血衰少,血海不能满溢,故月经停闭;血虚上不能濡养脑髓清窍,故头晕目花;血虚内不养心神,故心悸怔忡,少寐多梦;血虚外不荣肌肤,故皮肤不润,面色萎黄。舌淡,苔少,脉细,也为血虚之征。

[治疗法则]　补血养血,活血调经。

[方药举例]　小营煎(《景岳全书》)加鸡内金、鸡血藤。

当归　熟地黄　白芍药　山药　枸杞子　炙甘草

方中熟地黄、枸杞子、白芍药填精养血;山药、鸡内金、炙甘草健脾以生血;当归、鸡血藤补血活血调经。全方合用,养血为主,兼能活血通经。

若血虚日久,渐至阴虚血枯经闭者,症见月经停闭,形体羸瘦,骨蒸潮热,或咳嗽唾血,两颧潮红,舌绛苔少,甚或无苔,脉细数。治宜滋肾养血,壮水制火,方用补肾地黄汤(《陈素庵妇科补解》)。

熟地黄 麦冬 知母 黄柏 泽泻 山药 远志 茯神 牡丹皮 酸枣仁 玄参 桑螵蛸 竹叶 龟甲 山茱萸

方中知柏地黄丸滋肾阴泻相火,佐以玄参、龟甲、桑螵蛸滋阴潜阳;竹叶、麦冬清心火;远志、酸枣仁宁心神,使心气下通,胞脉流畅,月事自来矣。

(四) 气滞血瘀证

[主要证候] 月经停闭数月,小腹胀痛拒按,精神抑郁,烦躁易怒,胸胁胀满,嗳气叹息,舌紫黯或有瘀点,脉沉弦或涩而有力。

[证候分析] 气机郁滞,气滞血瘀,瘀阻冲任,血海不能满溢,故月经停闭;瘀阻胞脉,故小腹胀痛拒按;气机不畅,故精神抑郁,烦躁易怒,胸胁胀满,嗳气叹息。舌紫黯或有瘀点,脉沉弦或涩而有力,也为气滞血瘀之征。

[治疗法则] 行气活血,祛瘀通经。

[方药举例] 膈下逐瘀汤(《医林改错》)。

当归 赤芍药 桃仁 川芎 枳壳 红花 延胡索 五灵脂 牡丹皮 乌药 香附 甘草

方中枳壳、乌药、香附、延胡索行气活血止痛;赤芍药、桃仁、红花、牡丹皮、五灵脂活血祛瘀止痛;当归、川芎养血活血调经;甘草调和诸药。全方行气活血,祛瘀行滞,故能通经。

若烦躁胁痛者,酌加柴胡、郁金、栀子以疏肝清热;口干,便结,脉数者,酌加黄柏、知母、大黄以清热泻火通便。

若肝郁气逆,症见闭经而溢乳,心烦易怒,腰酸乏力,舌红苔薄,脉弦而尺弱,此乃精血不足,肝失条达,气逆而疏泄无常,冲任失调,血不下行为经,反逆上为乳。治宜疏肝下气,养血填精,回乳通经。方用逍遥散(方见月经先后无定期)酌加川楝子、炒麦芽、枸杞子、川牛膝。

(五) 寒凝血瘀证

[主要证候] 月经停闭数月,小腹冷痛拒按,得热则痛缓,形寒肢冷,面色青白,舌紫黯,苔白,脉沉紧。

[证候分析] 寒邪客于冲任,与血相搏,血为寒凝致瘀,瘀阻冲任,气血不通,血海不能满溢,故经闭不行;寒客胞中,血行不畅,"不通则痛",故小腹冷痛拒按;得热后血脉暂通,故腹痛得以缓解;寒伤阳气,阳气不达,故形寒肢冷,面色青白。舌紫黯,苔白,脉沉紧,也为寒凝血瘀之征。

[治疗法则] 温经散寒,活血通经。

[方药举例] 温经汤(方见月经后期)。

若小腹冷痛者,酌加艾叶、小茴香、姜黄以温经暖宫止痛;四肢不温者,酌加制附子、补骨脂以温肾助阳。

(六) 痰湿阻滞证

[主要证候] 月经停闭数月,带下量多,色白质稠,形体肥胖,或面浮肢肿,神疲肢倦,头晕目眩,心悸气短,胸脘满闷,舌淡胖,苔白腻,脉滑。

[证候分析]　痰湿阻于冲任,占据血海,经血不能满溢,故月经数月不行;痰湿下注,损伤带脉,故带下量多,色白质稠;痰湿内盛,故形体肥胖;痰湿困阻脾阳,运化不良,水湿泛溢肌肤,故面浮肢肿,神疲肢倦;痰湿停于心下,清阳不升,故头晕目眩,心悸气短,胸脘满闷。舌淡胖,苔白腻,脉滑,也为痰湿之征。

[治疗法则]　豁痰除湿,活血通经。

[方药举例]　丹溪治湿痰方(《丹溪心法》)。

苍术　白术　半夏　茯苓　滑石　香附　川芎　当归

方中苍术、半夏燥湿化痰;白术、茯苓健脾祛湿;滑石渗利水湿;当归、川芎、香附行气活血。痰湿去则冲任、血海自无阻隔,而获通经之效。

若胸脘满闷者,酌加瓜蒌、枳壳以宽胸理气;肢体水肿明显者,酌加益母草、泽泻、泽兰以除湿化瘀;腰膝酸软者,酌加川断、菟丝子、杜仲补肾气强腰膝。

若肥胖多毛、黑棘皮、手心热者,酌加补骨脂、覆盆子、黄芩、黄连补肾填精以清虚热;月经错后或闭经者,酌加鹿角胶、淫羊藿、巴戟天。

【文献摘要】

《景岳全书·妇人规》:血枯之与血隔,本自不同……凡妇女病损,至旬月半载之后,则未有不闭经者。正因阴竭,所以血枯。枯之为义,无血而然,故或以羸弱,或以困倦,或以咳嗽,或以夜热,或以饮食减少,或以亡血失血,及一切无胀无痛,无阻无隔,而经有久不至者,即无非血枯经闭之候。欲其不枯,无如养营;欲其通之,无如充之,但使雪消则春水自来,血盈则经脉自至,源泉混混,又孰有能阻之者。奈何今之为治者,不论有滞无滞,多兼开导之药,其有甚者,则专以桃仁、红花之类,通利为事。岂知血滞者可通,血枯者不可通也。血既枯矣,而复通之,则枯者愈枯,其与榨干汁者何异?为不知枯字之义耳,为害不小,无或蹈此弊也。

《张氏医通·卷十》:经水阴血也,属冲任二脉,上为乳汁,下为血水。其为患,有因脾盛不能生血,或郁结伤脾而血损者;有因冒火而血烁者;有因劳伤心脾而血耗者;有因积怒伤肝而血阻者;有因肾水不能生肝而血少者;有因肺气虚伤,不能统血而经不行者。治疗之法,损其肺者,益其气;损其心者,调其营卫;损其脾胃者,调其饮食,适其寒温;损其肝者,缓其中;损其肾者,益其精。审而治之,庶无误也。

【现代研究】

有学者根据中医"肾主生殖"等理论,采用补肾填精、养血行血的养血补肾片治疗肾虚型继发性闭经、稀发月经,疗效较好;并有调节β-内啡肽(β-EP)水平的作用[蔡连香,等.医学研究通讯,1999,28(11):12]。还有学者认为,应采用辨证与辨病相结合的方法治疗以闭经为主要症状的内分泌疾病,如采用补肾活血化瘀或补肾化痰除湿治疗多囊卵巢综合征所致闭经;补肾益精、养血活血治疗卵巢早衰所致闭经;疏肝补肾或养阴清肝治疗闭经——溢乳综合征;温肾填精、益气养血治疗希恩综合征;补肾养血或补肾活血化瘀治疗人流术后创伤性闭经综合征[魏绍斌,等.中国实用妇科与产科杂志,2008,24(12):904～906]。有学者从肾脾而论,确定了补肾健脾、调理冲任的治疗原则,以菟丝子、桑寄生、山茱萸、怀山药、白术、茯苓、白芍、麦芽、香附、炙甘草等组成基本方,治疗闭经为主的垂体催乳素微腺瘤女性患者。结果显示,中西医结合降低血催乳素水平优于单纯西药治疗[凌聪,等.辽宁中医药大学学报,2012,14(9):198～200]。另有研究表明麦芽提取物能显著抑制高催乳素血症大鼠脑垂体 PRL 阳性细胞的数量和 PRL mRNA 的表达;同时观察到麦芽提取物能显著抑制高催乳素血症大鼠乳腺组织的增生,从分子水平上证实了麦芽抗高催乳素血症的确切疗效,并且揭示其发挥药效的作用机制是抑制脑垂体 PRL mRNA 的表达[朱梦军,等.医药导报,2015,34(8):1036～1039]。有学者研究中药补肾调冲方可以提高卵巢对雌激素的敏感性,促进卵巢排卵,上调 Bcl-2 的表达,从而抑制卵巢内颗粒细胞的过度凋亡,因此治疗卵巢早衰有效[梁策,等.生殖与避孕,2016,36(5):359～362]。有研究表明中药周期疗法在恢复正常月经、促进排卵和改善临床症状方面的疗效优于西药。在治疗以闭经为主要症状的多囊卵巢综合征中,推测中药可能通过调节下丘脑—垂体—卵巢—子宫性腺轴作用,促使卵泡发育、成熟和排卵,改善内分泌紊乱状态[徐碧红,等.中国中医药信息杂志,2016,23(1):35～37]。

(王　昕)

第十节 ｜ 痛 经

妇女正值经期或行经前后,出现周期性小腹疼痛,或痛引腰骶,甚至剧痛晕厥者,称为"痛经"。亦称"经行腹痛"。

本病始见于《诸病源候论》。该书"卷三十七"云:"妇人月水来腹痛者,由劳伤血气,以致体虚,受风冷之气,客于胞络,损冲任之脉……其经血虚,受风冷,故月水将来之际,血气动于风冷,风冷与血气相击,故令痛也。"为研究痛经的病因病机奠定了基础。

本病以经行小腹疼痛,伴随月经周期而发作为其临床特征,属临床常见病。

西医学原发性痛经、子宫内膜异位症、子宫腺肌病及盆腔炎性疾病引起的继发性痛经可参照本病辨证治疗。

【病因病机】

痛经的发生与冲任、胞宫的周期性生理变化密切相关,主要病机在于邪气内伏或精血素亏,更值经期前后冲任二脉气血的生理变化急骤,导致胞宫的气血运行不畅,"不通则痛";或冲任、胞宫失于濡养,"不荣则痛",故使痛经发作。常由肾气亏损、气血虚弱、气滞血瘀、寒凝血瘀、湿热蕴结所致。

1. **肾气亏损**　素禀肾虚,或房劳多产,或久病虚损,伤及肾气,肾虚则精亏血少,冲任血虚。经后精血更虚,胞脉失于濡养,"不荣则痛",发为痛经。

2. **气血虚弱**　素体虚弱,气血不足,或大病久病,耗伤气血,或脾胃虚弱,化源不足,气血虚弱。后冲任气血更虚,胞脉失于濡养,"不荣则痛";兼之冲任气弱,无力流通血气,则血行迟滞,发为痛经。

3. **气滞血瘀**　素性抑郁,或恚怒伤肝,肝郁气滞,气滞血瘀;经期产后,余血内留,感受外邪,邪与血搏,血瘀气滞,以致瘀阻冲任,血行不畅。经前、经期气血下注冲任,胞脉气血更加壅滞,"不通则痛",发为痛经。

4. **寒凝血瘀**　经期产后,感受寒邪,或过食寒凉生冷,寒客冲任,血为寒凝,以致瘀阻冲任,气血凝滞不畅。经前、经期气血下注冲任,胞脉气血更加壅滞,"不通则痛",发为痛经。

5. **湿热蕴结**　素有湿热内蕴,或经期、产后余血未尽,感受湿热之邪,湿热与血搏结,以致瘀阻冲任,气血凝滞不畅。经前、经期气血下注冲任,胞脉气血更加壅滞,"不通则痛",故发痛经。

【诊断】

1. **病史**　有经行腹痛史,或有精神过度紧张,经期、产后冒雨涉水、过食寒凉,或有不洁房事等情况,或有盆腔炎性疾病病史及妇科手术史。

2. **症状**　每遇经期或经行前后小腹疼痛,随月经周期性发作,疼痛为阵发性、痉挛性或胀痛,可伴下坠感。甚者疼痛难忍,甚或伴有呕吐汗出,面青肢冷,以至于晕厥者。小腹疼痛可连及腰骶,放射至肛门或两侧股部。

3. **检查**

(1) 妇科检查:功能性痛经者,妇科检查多无明显病变。部分患者可有子宫体极度屈曲,宫颈口狭窄。子宫内膜异位症者多有痛性结节,子宫粘连,活动受限,或伴有卵巢囊肿;子宫腺肌病患者子宫多呈均匀性增大成球形,检查时子宫压痛明显;盆腔炎性疾病可有子宫或附件压痛等征象;有妇科手术史者,多有子宫粘连、活动受限等。

(2) 其他检查:盆腔 B 型超声检查对于诊断子宫内膜异位症、子宫腺肌病、盆腔炎性疾病有帮助;另外,腹腔镜、宫腔镜等检查有助于痛经诊断。

【鉴别诊断】

1. **异位妊娠**　异位妊娠多有停经史和早孕反应,妊娠试验阳性;妇科检查时,宫颈有抬举痛,腹腔内出血较多时,子宫有漂浮感;盆腔 B 型超声检查常可见子宫腔以外有孕囊或包块存在;后穹窿穿刺或腹腔穿刺阳性;内出血严重时,患者有休克,血红蛋白下降。痛经虽可出现剧烈的小腹痛,但无上述妊娠征象。

2. **胎动不安**　胎动不安也有停经史和早孕反应,妊娠试验阳性;在少量阴道流血和轻微小腹疼痛的同时,可伴有腰酸和小腹下坠感;妇科检查时,子宫体增大如停经月份,变软,盆腔 B 型超声检查可见宫腔内有孕囊和胚芽,或见胎心搏动。痛经无停经史和妊娠反应,妇科检查及盆腔 B 型超声检查也无妊娠征象。

【辨证论治】

痛经的辨证,须根据痛经发生的时间、部位、疼痛的性质及程度,结合月经的情况、全身证候与患者素体情况等,辨其虚实、寒热,在气、在血。一般而言,痛在小腹正中多为胞宫瘀滞;痛在少腹一侧或两侧,病多在肝;痛连腰骶,病多在肾。经前或经行之初疼痛者多属实,月经将净或经后疼痛者多属虚。掣痛、绞痛、灼痛、刺痛、拒按多属实;隐痛、坠痛、喜揉喜按多属虚。绞痛、冷痛,得热痛减多属寒;灼痛,得热痛剧多属热。胀甚于痛,时痛时止多属气滞;痛甚于胀,持续作痛多属血瘀。

痛经的治疗原则,以调理冲任气血为主,须根据不同的证候,或行气,或活血,或散寒,或清热,或补虚,或泻实。治法分两步:经期调血止痛以治标,迅速缓解、消除疼痛。若经前或正值行经时疼痛发作者,当于经前 3～5 日开始服药,痛止停服;若经净后疼痛发作者,可于痛前 3～5 日开始服药。平时应辨证求因以治本。一般需治疗 2～5 个月经周期。本病实证居多,虚证较少,"夹虚者多,全实者少",处方用药应以通调气血为主,兼顾标本虚实。平时应辨证求因以治本。一般需治疗 2～5 个月经周期。本病实证居多,虚证较少,但"夹虚者多,全实者少",处方用药应以通调气血为主,兼顾标本虚实。

(一) 肾气亏损证

[主要证候]　经期或经后,小腹隐隐作痛,喜按,伴腰骶酸痛,月经量少,色淡质稀,头晕耳鸣,面色晦黯,小便清长,舌淡,苔薄,脉沉细。

[证候分析]　肾气本虚,精血不足,经期或经后,精血更虚,胞宫、胞脉失于濡养,故小腹隐隐作痛,喜按;外府失荣则腰骶酸痛;肾虚冲任不足,血海满溢不多,故月经量少,色淡质稀;肾精不足,不能上养清窍,故头晕耳鸣;肾气虚膀胱气化失常,故小便清长。面色晦黯,舌淡苔薄,脉沉细,也为肾气亏损之征。

[治疗法则]　补肾填精,养血止痛。

[方药举例]　调肝汤(《傅青主女科》)。

当归　白芍药　山茱萸　巴戟天　甘草　山药　阿胶

方中巴戟天、山茱萸补肾气,填肾精;当归、白芍药、阿胶养血缓急止痛;山药、甘草补脾肾生精血。全方共奏补肾填精养血、缓急止痛之功。

若经量少者,酌加鹿角胶、熟地黄、枸杞子以补肾填精;腰骶酸痛剧者,酌加桑寄生、杜仲、狗脊以补肾气强腰膝。

（二）气血虚弱证

[主要证候]　经期或经后,小腹隐痛喜按,月经量少,色淡质稀,神疲乏力,头晕心悸,失眠多梦,面色苍白,舌淡,苔薄,脉细弱。

[证候分析]　气血本虚,经血外泄,气血更虚,胞宫、胞脉失于濡养,故经期或经后,小腹隐痛喜按;气血虚冲任不足,血海满溢不多,故月经量少,色淡质稀;气虚中阳不振,故神疲乏力;血虚不养心神,故心悸,失眠多梦;气血虚不能上荣头面,故头晕,面色苍白。舌淡,苔薄,脉细弱,也为气血虚弱之征。

[治疗法则]　补气养血,和中止痛。

[方药举例]　黄芪建中汤(《金匮要略》)加当归、党参。

黄芪　白芍药　桂枝　炙甘草　生姜　大枣　饴糖

方中黄芪、党参、桂枝补气温中,通经止痛;当归、白芍药、饴糖养血和中,缓急止痛;炙甘草、生姜、大枣健脾胃以生气血,欲补气血先建中州。全方共奏补气养血、和中止痛之效。

（三）气滞血瘀证

[主要证候]　经前或经期,小腹胀痛拒按,经血量少,经行不畅,经色紫黯有块,块下痛减,胸胁、乳房胀痛,舌紫黯,或有瘀点,脉弦涩。

[证候分析]　肝郁气滞,瘀滞冲任,气血运行不畅,经前经时,气血下注冲任,胞脉气血更加壅滞,"不通则痛",故经行小腹胀痛拒按;冲任气滞血瘀,故经血量少,经行不畅,经色紫黯有块;血块排出后,胞宫气血运行稍畅,故腹痛减轻;肝气郁滞,故胸胁、乳房胀痛。舌紫黯或有瘀点,脉弦涩,也为气滞血瘀之征。

[治疗法则]　行气活血,祛瘀止痛。

[方药举例]　膈下逐瘀汤(《医林改错》)。

当归　川芎　赤芍药　桃仁　红花　枳壳　延胡索　五灵脂　乌药　香附　牡丹皮　甘草

方中以桃红四物汤去熟地黄之滋腻,养血活血;乌药、枳壳、香附行气通络止痛;延胡索、五灵脂疏通血脉,化瘀定痛;牡丹皮凉血消瘀;甘草调和诸药。全方共奏行气活血,祛瘀止痛之功效。

若痛经剧烈,伴有恶心呕吐者,酌加吴茱萸、半夏、陈皮以降逆和胃止呕;兼寒者,小腹冷痛,酌加艾叶、小茴香以温经散寒止痛;挟热者,口渴,舌红,脉数,酌加栀子、连翘、黄柏以清热泻火。

（四）寒凝血瘀证

[主要证候]　经前或经期,小腹冷痛拒按,得热则痛减,或周期后延,经血量少,色黯有块,畏寒肢冷,面色青白,舌黯,苔白,脉沉紧。

[证候分析]　寒客冲任,血为寒凝,瘀滞冲任,气血运行不畅,经行之际,气血下注冲任,胞脉气血壅滞,"不通则痛",故痛经发作;寒客冲任,血为寒凝,可见周期延长,经血量少,色黯有块;得热则

寒凝暂通,故腹痛减轻;寒伤阳气,阳气不能敷布,故畏寒肢冷,面色青白。舌黯,苔白,脉沉紧,为寒凝血瘀之征。

[治疗法则]　温经散寒,祛瘀止痛。

[方药举例]　温经汤(方见月经后期)。

若痛经发作时,酌加延胡索、小茴香以理气温经止痛;小腹冷凉,四肢不温者,酌加熟附子、巴戟天以温肾助阳。若兼见经血如黑豆汁,肢体酸重,苔白腻,证属寒湿为患,宜酌加苍术、茯苓、薏苡仁以健脾除湿。

若经行期间,小腹绵绵而痛,喜暖喜按,月经量少,色淡质稀,畏寒肢冷,腰骶冷痛,面色淡白,舌淡,苔白,脉沉细而迟或细涩,为虚寒所致痛经。治宜温经养血止痛,方用大营煎(方见月经后期)加小茴香、补骨脂。

(五) 湿热蕴结证

[主要证候]　经前或经期,小腹灼痛拒按,痛连腰骶,或平时小腹痛,至经前疼痛加剧,经量多或经期长,经色紫红,质稠或有血块,平素带下量多,黄稠臭秽,或伴低热,小便黄赤,舌红,苔黄腻,脉滑数或濡数。

[证候分析]　湿热蕴结冲任,气血运行不畅,经行之际气血下注冲任,胞脉气血壅滞,"不通则痛",故痛经发作;湿热瘀结胞脉,胞脉系于肾,故腰骶坠痛,或平时小腹痛,至经前疼痛加剧;湿热伤于冲任,迫血妄行,故经量多,或经期长;血为热灼,故经色紫红,质稠或有血块;湿热下注,伤于带脉,带脉失约,故带下量多,黄稠臭秽;湿热熏蒸,故低热,小便黄赤。舌红,苔黄腻,脉滑数或濡数,为湿热蕴结之征。

[治疗法则]　清热除湿,化瘀止痛。

[方药举例]　清热调血汤(《古今医鉴》)加红藤、败酱草、薏苡仁。

牡丹皮　黄连　生地黄　当归　白芍药　川芎　红花　桃仁　莪术　香附　延胡索

方中黄连、薏苡仁清热除湿;红藤、败酱草清热解毒;当归、川芎、桃仁、红花、牡丹皮活血祛瘀通经;莪术、香附、延胡索行气活血止痛;生地黄、白芍药凉血清热,缓急止痛。全方共奏清热除湿、化瘀止痛之效。

若月经过多或经期延长者,酌加槐花、地榆、马齿苋以清热止血;带下量多者,酌加黄柏、樗根白皮清热除湿。

【文献摘要】

《诸病源候论·妇人杂病诸候》:妇人月水来腹痛者,由劳伤血气,以致体虚,受风冷之气,客于胞络,损冲任之脉……其经血虚,受风冷,故月水将来之际,血气动于风冷,风冷与血气相击,故令痛也。

《景岳全书·妇人规》:经行腹痛,证有虚实。实者或因寒滞,或因血滞,或因气滞,或因热滞;虚者有因血虚,有因气虚。然实痛者,多痛于未行之前,经通而痛自减;虚痛者,于既行之后,血去而痛未止,或血去而痛益甚。大都可按、可揉者为虚,拒按、拒揉者为实。

《格致余论·经水或紫或黑论》:将行而痛者,气之滞也;来后作痛者,气血俱虚也。

【现代研究】

近年国内外学者对原发性痛经发病机制的研究不断深入,总结分子水平参与痛经的物质有前列腺素、催产素、雌二醇、孕酮、内皮素、钙、加压素、β-内啡肽等[黄小琴,等.中国医药指南,2013,11(34):54~55]。孙萃等学者研究表明,补肾序贯结合活血化瘀中药治疗子宫内膜异位症痛经患者,可以明显改善患者的痛经和兼症症状,降调患者经期血清中 CA125、

PGF2α、催产素(OT)等水平,推断中药活血化瘀方治疗子宫内膜异位症的作用机制可能与降调上述指标有关,而补肾序贯中药可能具有免疫调控机制,能够改善痛经患者内分泌环境,不利于异位内膜的黏附,侵袭,从其作用靶点即"源头"上遏制而显疗效[孙萃,等.世界中医药,2016,11(11):2263~2270]。有学者对治疗原发性痛经的有效方剂痛经宁(当归、白芍药、柴胡、郁金、肉桂、香附、延胡索等)进行作用机制研究,结果显示该药通过调节雌、孕激素受体表达来调节雌、孕激素效应水平,双向调节前列腺素、β-内啡肽而达到治疗原发性痛经的作用[宋卓敏,等.中医药学刊,2005,23(6):965]。有学者采用莪棱胶囊(三棱、莪术、丹参、赤芍药、郁金、浙贝母、鸡内金、鳖甲等)治疗气滞血瘀型子宫内膜异位症患者,可明显缓解患者痛经症状,其作用机制与其下调血清 CA125、促进子宫内膜抗体转阴有关[具春花,等.辽宁中医药大学学报,2010,12(6):114~115]。

(王小红)

第十一节　经 行 发 热

每值经期或行经前后,出现以发热为主的病证,称为"经行发热",又称"经来发热"。

本病始见于宋代《陈素庵妇科补解》,此书"调经门"云:"经正行,忽然口燥咽干,手足壮热,此客热乘虚所伤(非脏腑所生,故曰客邪也)。治法退热凉血,不得用羌、防峻发之剂。若潮热有时,或溅溅然汗出,四肢倦怠,属内伤,为虚证,宜补血清热。"

本病是伴随月经周期出现以发热为特征的病证,热势一般不高,或为低热,或自觉发热,或午后潮热,经净后自然消退。若经行偶尔一次发热者,不属本病。

西医学的慢性盆腔炎、生殖器结核、子宫内膜异位症等出现经行发热时可参照本病辨证施治。

【病因病机】

本病主要发病机制是气血营卫失调,正值经期或行经前后因生理改变而发。常由阴虚、肝郁、血瘀所致。

1. **阴虚**　素体阴虚,或久病热病,或思虑过度,耗损阴血,营阴暗耗。经行之时阴血下注冲任胞宫,阴血更虚,阴不维阳,阳气外越,营卫失调,以致经行发热。

2. **肝郁**　素性抑郁,或情志所伤,肝气郁结。经行之前,气血下注冲任,血充气盛,气血更加郁滞,郁而化热,营卫不和,遂致经行发热。

3. **血瘀**　宿有湿热之邪内蕴,与血搏结致瘀;或感受寒湿之邪,凝滞成瘀;或经期产后,情志内伤,气滞血瘀,导致瘀血滞于冲任。经期冲任血充气盛,气血更加壅阻,瘀积化热,营卫失调,而致经行发热。

【诊断】

1. **病史**　有产褥或流产等感染史,带下病史,痛经病史及精神刺激等。

2. **症状**　经期或行经前后体温升高(多为低热),呈周期性出现,或于经前或经行1~2日内发生,或在经行后期或经净时出现,可伴有下腹疼痛或月经失调。

3. **检查**

(1) 妇科检查:盆腔器官正常,或有慢性盆腔炎、盆腔结核、子宫内膜异位症等体征。

(2) 实验室检查:血象分析正常或白细胞升高,红细胞沉降率加快。

（3）其他检查：盆腔 B 型超声检查，子宫碘油造影及腹腔镜检查有助诊断。

【鉴别诊断】

1. **经行感冒**   经期或行经前后患感冒者，亦可有发热症状，以外感表证为主，与月经周期无关；经行发热则伴随月经而出现，无外感表证，经后热退。

2. **热入血室**   热入血室系经期或经行前后，感受外邪，邪热与血相搏，出现寒热往来或寒热如疟，并伴昼则明了、暮则谵语等神志症状。热入血室，虽发于经期，但无周期性，可与经行发热相鉴别。

【辨证论治】

经行发热的辨证，主要根据发热时间、性质以辨虚实。一般经前发热、发热无定时为实热；经后发热、潮热有时为虚热；乍寒乍热为瘀热。治疗以调气血、和营卫为主。

（一）阴虚证

[主要证候]   经期或经后，午后潮热，五心烦热，经血量少，色鲜红，两颧潮红，咽干口燥，舌红，苔少，脉细数。

[证候分析]   素体阴虚，经期或经后经血外泄，阴血愈虚，阴虚不能敛阳，虚阳外越，营卫失调，故经行午后潮热，两颧潮红，五心烦热；阴虚津亏，故咽干口燥；阴虚内热，血被热灼，故经量少，色鲜红。舌红，苔少，脉细数，为阴虚之征。

[治疗法则]   滋阴清热，凉血调经。

[方药举例]   加味地骨皮饮（《医宗金鉴》）去川芎，加青蒿、白薇。

生地黄   白芍药   当归   川芎   牡丹皮   地骨皮   胡黄连

方中生地黄、白芍药滋阴凉血；胡黄连、地骨皮、牡丹皮清热凉血养阴；青蒿、白薇退虚热；当归养血调经。全方共奏滋阴清热、凉血调经之效。

（二）肝郁证

[主要证候]   经前或经期发热，头晕目眩，口苦咽干，烦躁易怒，乳房、胸胁、少腹胀痛，经量或多或少，经色深红，舌红，苔薄黄，脉弦数。

[证候分析]   肝郁气滞，气机不畅，经前气血下注，冲任气血更加郁滞，郁而发热，营卫失调，故经行发热；肝郁化火，随冲气上逆，扰动清窍，故头晕目眩，口苦咽干；肝经过乳房，布胁肋及少腹，肝失条达，故经行乳房、胸胁、少腹胀痛；肝郁不舒，故烦躁易怒；肝郁疏泄失调，血海蓄溢失常，故经量或多或少，色深红。舌红，苔薄黄，脉弦数，也为肝郁化热之征。

[治疗法则]   疏肝解郁，清热调经。

[方药举例]   丹栀逍遥散。

牡丹皮   栀子   当归   白芍药   柴胡   白术   茯苓   炙甘草

（三）血瘀证

[主要证候]   经前或经期发热，乍寒乍热，小腹疼痛拒按，经色紫黯，挟有血块，舌紫黯，或舌边有瘀点，脉沉弦或沉涩有力。

[证候分析]   冲任瘀阻，经行之际气血下注，冲任气血壅阻而化热，营卫失调，故经行发热，乍寒乍热；胞脉瘀滞，不通则痛，故小腹疼痛拒按；瘀阻冲任，血行不畅，则经色紫黯有块。舌紫黯，舌

边有瘀点,脉沉弦或沉涩有力,为血瘀之征。

[治疗法则] 活血化瘀,清热调经。

[方药举例] 血府逐瘀汤(《医林改错》)加牡丹皮、栀子。

当归　生地黄　桃仁　红花　枳壳　赤芍药　柴胡　甘草　桔梗　川芎　牛膝

方中桃仁、红花活血化瘀;当归、川芎、生地黄、赤芍药养血活血调经;柴胡、赤芍药、枳壳、甘草疏肝理气解郁;桔梗开胸膈之结气;牛膝导瘀血下行;牡丹皮、栀子清热凉血。诸药合用既有活血化瘀清热之功,又有理气解郁之效,使气通血和,瘀去热除。若因感染邪毒者,症见:高热不退,小腹疼痛拒按,舌红,苔黄,脉滑数。这是客邪之热,宜于前方中酌加金银花、黄芩、连翘以清热解毒。

【文献摘要】

《医宗金鉴·妇科心法要诀》:经行发热,时热潮热之病,若在经前则为血热之热,经后则为血虚之热;发热时热,多是外感,须察客邪之热;午后潮热,多属里热,当审阴虚之热也。

《叶天士女科诊治秘方·卷一》:经来一半,遍身潮热,头痛口渴,小便作痛,此因伤食生冷,故血滞不行,内有余血。

(刘丹卓)

第十二节　经 行 头 痛

每值经期或行经前后,出现以头痛为主的病证,称为"经行头痛"。

本病历代医家论述较少,仅在《张氏医通·卷十》有简要记载,此书云:"每遇经行辄头痛,气满,心下怔忡,饮食减少,肌肤不泽,此痰湿为患也,二陈汤加当归、炮姜、肉桂。"

本病是伴随月经周期出现以头痛为特征的病证,其疼痛部位有侧头痛、前头痛、后头痛之分,一般以侧头痛为多见,多与妇人腹痛、经行腹痛等病兼见。

西医学经前期综合征出现头痛者可参照本病辨证施治。

【病因病机】

本病主要发病机制是气血、阴精不足。至经行之后,气血阴精更亏,清窍失养所致;或由痰瘀之邪,正值经前经期,冲气上逆,邪气上扰清窍,清窍壅塞不通而致头痛。常由气血虚弱、阴虚阳亢、瘀血阻滞、痰湿中阻所致。

1. **气血虚弱**　素体虚弱,或大病久病,耗伤气血,或劳倦伤脾,气血化源不足。经行之际,气血下注冲任,气血更虚,不足以濡养清窍,而致头痛。

2. **阴虚阳亢**　素体阴虚,或房劳多产,耗伤精血,以致肾阴亏损。经行阴血下注冲任,肾阴更虚,肝阳上亢,风阳上扰清窍,而致头痛。

3. **瘀血阻滞**　情志不畅,气滞而血瘀,或经期产后,感受寒热之邪,余血内留,以致瘀血阻滞冲任。经行气血下注冲任,冲脉气盛,冲气挟瘀血上逆清窍,脑络阻滞不通,不通则痛,故致头痛。

4. **痰湿中阻**　素体肥胖,痰湿内盛;饮食劳倦伤脾,痰湿内生,痰湿阻滞于冲任。经行之际,冲脉气盛,冲气挟痰湿上逆清窍,脑络阻滞不通,不通则痛,遂致头痛。

【诊断】

1. **病史**　可有慢性盆腔炎病史,或久病体弱,精神过度受到刺激等病史。

2. **症状**　经期或行经前后头痛,呈周期性发作,严重者剧痛难忍,经后则症状消失。头痛部位可在前额、头后、巅顶、两侧等,疼痛可为胀痛、刺痛、空痛或隐痛。

3. **检查**

(1) 妇科检查:盆腔炎患者,妇科检查时盆腔器官有炎症改变。

(2) 实验室检查:内分泌测定可提示雌激素、孕激素比例失调。

(3) 其他检查:可行 CT 检查排除颅脑占位性病变。

【鉴别诊断】

经行外感头痛为经行期间感受风寒或风热之邪所致头痛,虽可见头痛不适,但临床上必有表证可辨,如恶寒、发热、鼻塞、流涕、脉浮等,其发病与月经周期无关。

【辨证论治】

本病以头痛伴随月经周期发作为主症,临床以疼痛时间、疼痛性质辨其虚实,根据疼痛部位辨其所属脏腑经络。大抵实者多痛于经前或经期,多为胀痛或刺痛;虚者多在经后或行经将净时作痛,多呈头晕隐痛。头痛部位,前额属阳明,头后属太阳或肾虚,两侧属少阳,巅顶属厥阴。治法以调理气血为主,实证者,或行气活血,或燥湿化痰以止痛;虚证者,或补气养血,或滋阴潜阳以止痛。总宜使气顺血和,清窍得养,则头痛自止。

(一)气血虚弱证

[主要证候]　经期或经后,头痛头晕,月经量少,色淡质稀,心悸气短,神疲体倦,面色苍白,舌淡,苔薄,脉细弱。

[证候分析]　气血素虚,经期或经后气血更虚,清窍失养,故头痛头晕;血虚冲任不足,则月经量少;气虚血失温化,则色淡质稀;气血两虚,故心悸气短,神疲体倦。面色苍白,舌淡苔薄,脉细弱,也为气血虚弱之征。

[治疗法则]　益气养血,活络止痛。

[方药举例]　八珍汤(《正体类要》)加蔓荆子、鸡血藤。

当归　川芎　白芍药　熟地黄　人参　白术　茯苓　炙甘草

方中当归、川芎、白芍药、熟地黄、鸡血藤养血和血;人参、白术、茯苓、炙甘草健脾益气;蔓荆子清利头目而止痛。全方气血双补,使气充血足,清窍得养,经行头痛自愈。

(二)阴虚阳亢证

[主要证候]　经前或经期头痛,或巅顶痛,头晕目眩,经量少,色鲜红,口干咽燥,烦躁易怒,腰酸腿软,手足心热,舌红苔少,脉细数。

[证候分析]　素体阴虚,精血耗伤,经行血泄,肾阴更虚,肝阳上亢,风阳上扰清窍,且肝脉过巅顶,故经期或经后头痛,或巅顶痛,头晕目眩;阴虚精损及肾,冲任不足,故月经量少,腰酸腿软;阳亢肝郁,气机不畅,故烦躁易怒;阴虚内热,故口干咽燥,手足心热,经色鲜红。舌红,苔少,脉弦细而数,为阴虚阳亢之征。

[治疗法则]　滋阴潜阳,疏风止痛。

[方药举例]　杞菊地黄丸(《医级》)加钩藤、石决明。

熟地黄　山茱萸　山药　泽泻　茯苓　牡丹皮　枸杞子　菊花

方中以六味地黄汤滋肾养肝;枸杞子、菊花平肝;酌加钩藤、石决明以平肝潜阳。全方共奏滋肾养肝、平肝潜阳之效。

若兼腰骶酸痛明显者,酌加川续断、桑寄生以补肾强腰。

(三) 瘀血阻滞证

[主要证候]　经前或经期头痛如针刺,经色紫黯有块,伴小腹疼痛拒按,胸闷不舒,舌紫黯,边尖有瘀点,脉细涩或弦涩。

[证候分析]　瘀血内停,经期冲气挟瘀血上逆,阻滞清窍,脑络不通,故经前或经期头痛如针刺;瘀血阻滞冲任,血行不畅,故经色紫黯有块,小腹疼痛拒按;血瘀而致气滞,气机不利,故胸闷不舒。舌紫黯,边尖有瘀点,脉细涩或弦涩,为瘀血阻滞之征。

[治疗法则]　活血化瘀,通窍止痛。

[方药举例]　通窍活血汤(《医林改错》)。

赤芍药　川芎　桃仁　红花　老葱　麝香　生姜　红枣　黄酒

方中赤芍药、桃仁、红花活血化瘀;川芎、麝香、老葱行气活血通窍止痛;生姜、红枣和其营卫。全方活血祛瘀,通窍止痛,故能调经脉,止头痛。

(四) 痰湿中阻证

[主要证候]　经前或经期头痛,头晕目眩,形体肥胖,平日带下量多质稠黏,月经量少色淡,腹满泛恶,面色白,舌淡胖,苔白腻,脉滑。

[证候分析]　痰湿内停,滞于冲任,经行冲脉气盛,冲气挟痰湿上逆,阻塞清窍,脑络不通,故经前或经期头痛;痰湿中阻,清阳不升,故头晕目眩,面色白;痰湿滞于冲任,故经血量少色淡;痰湿下注,伤及带脉,则带下量多稠黏;痰湿困脾,则形体肥胖、腹满泛恶;舌淡胖,苔白腻,脉滑,也为痰湿之征。

[治疗法则]　燥湿化痰,通络止痛。

[方药举例]　半夏白术天麻汤(《医学心悟》)加蔓荆子、葛根。

半夏　白术　天麻　茯苓　橘红　甘草　生姜　大枣

方用二陈汤化湿除痰;白术健脾;天麻息风化痰;葛根、蔓荆子载药上行而止头痛;姜枣调和营卫。全方具化湿除痰、降浊止痛之功,使湿去痰消,气机通畅,则头痛自愈。

(刘丹卓)

第十三节　经行眩晕

每值经期或行经前后,出现头晕目眩,视物昏花为主的病证,称"经行眩晕"。

早在宋代《陈素庵妇科补解·调经门》中即有"经行发热兼头重目暗"的记载,提出"血虚发热,阳气下陷,故头重;精血少,故目暗也",并列有治疗方药。《女科撮要·卷上》认为经后目暗,由"元气虚火妄动"所致。张山雷则认为本病病因为血虚及肝肾阴虚不能上荣于目而成。

本病以经行头晕目眩,视物昏花,伴随月经周期发作为临床特征,多与肾虚、血虚而致的月经后期、月经过少等病兼见。

西医学经前期综合征出现眩晕者可参照本病辨证治疗。

【病因病机】

本病主要发病机制是因精血衰少,经行之后精血更虚,头脑清窍失养,或痰浊之邪恰值经期冲脉气盛,上扰清窍所致。常由气血虚弱、阴虚阳亢、痰浊上扰所致。

1. 气血虚弱 素体虚弱,或大病久病,气血亏耗,或脾虚运化不足,以致气血虚弱。经期气血下注冲任,气血更虚,脑络清窍失养,遂致眩晕发作。

2. 阴虚阳亢 素体肝肾亏损,精血不足,或产多乳众,或久病大病,精血耗伤,以致肾阴亏损。经期阴血下注冲任,精血益虚,致肾阴更亏,肝阳上亢,风阳上扰清窍,遂致眩晕发作。

3. 痰浊上扰 素体痰浊内盛,或脾虚运化失职,痰湿内生,痰湿滞于冲任。经行之际,气血下注冲任,冲气偏盛,冲气挟痰浊上扰清窍,遂发眩晕。

【诊断】

1. 病史 可有素体虚弱或慢性疾病等病史。

2. 症状 经期或行经前后出现头晕目眩,视物昏花,轻者瞬间即止,重者如乘车船,旋转不定,不能自主,月经过后,眩晕停止,下次经行又再复发。

3. 检查 应注意耳及心脑血管等检查,排除相应病变。

【鉴别诊断】

内科眩晕 内科眩晕发作无规律性,与月经周期无关。

【辨证论治】

经行眩晕有虚实之分,因于虚者,多于经期或经后头目眩晕;而实证者,多于经前、经期出现,经后逐渐缓解。治疗以调理肝脾为原则,或健脾以养气血,或滋养肝肾之阴以潜阳,或燥湿化痰以清利空窍。

(一) 气血虚弱证

[主要证候] 经期或经后,头晕目眩,月经量少,色淡质稀,少腹绵绵作痛,神疲肢倦,怔忡心悸,舌淡,苔薄,脉细弱。

[证候分析] 素体虚弱,气血不足,经血泄后,气血更虚,脑髓失于充养,故头晕目眩;气虚血少,冲任不足,故月经量少,色淡质稀;血虚胞脉失养,不荣则痛,故经行少腹绵绵作痛;气虚则神疲肢倦;血不养心则怔忡心悸。舌淡,苔薄,脉细弱,为气血虚弱之征。

[治疗法则] 益气养血,调经止晕。

[方药举例] 补中益气汤加熟地黄、制何首乌、枸杞子。

人参 黄芪 甘草 当归 陈皮 升麻 柴胡 白术

(二) 阴虚阳亢证

[主要证候] 经前或经期,头晕目眩,月经量少,色鲜红,心烦易怒,腰酸腿软,口燥咽干,颧赤唇红,大便干结,舌红,苔少,脉弦细数。

　　[证候分析]　肾阴虚于下,肝阳浮于上,经行气血下注,冲气偏旺,冲气挟风阳上逆扰清窍,故头晕目眩;阴亏血少,故经血量少;血被热灼,故经色鲜红;阳亢肝郁,气机不利,故心烦易怒;阴虚精损及肾,故腰酸腿软;阴虚内热,故口燥咽干;虚热上浮,故颧赤唇红;阴虚肠燥,故大便干结。舌红,苔少,脉弦细数,为阴虚阳亢之征。

　　[治疗法则]　育阴潜阳,息风止晕。

　　[方药举例]　杞菊地黄丸(方见经行头痛)酌加钩藤、白芍药、石决明。

(三) 痰浊上扰证

　　[主要证候]　经前或经期,头重眩晕,平日带下量多,色白质黏,月经量少,色淡,胸闷泛恶,纳呆腹胀,大便不爽,舌淡胖,苔厚腻,脉濡滑。

　　[证候分析]　痰浊内蕴,阻碍气机,经前冲气偏旺,冲气挟痰浊上逆,蒙蔽清窍,故头重眩晕;痰浊阻于冲任,气血运行不畅,故月经量少色淡;痰浊下注,损伤带脉,带脉失约,故带下量多,色白质黏;痰滞中焦,脾阳受困,运化不良,阻碍机气,故胸闷泛恶,纳呆腹胀,大便不爽。舌淡胖,苔厚腻,脉濡滑,为痰浊之征。

　　[治疗法则]　燥湿化痰,息风止晕。

　　[方药举例]　半夏白术天麻汤(方见经行头痛)酌加胆南星、白蒺藜。

　　若痰郁化火,症见头目胀痛,心烦口苦,舌苔黄腻,脉弦滑者,可于方中酌加黄芩、竹茹。

(刘丹卓)

第十四节　经 行 身 痛

　　每值经期或行经前后,出现以身体疼痛为主的病证,称"经行身痛",亦称"经行遍身痛"。

　　本病始见于《女科百问》。该书"目上"篇云:"经脉者,行血气,通阴阳,以荣卫周身者也……或外亏卫气之充养,内乏荣血之灌溉,血气不足,经候欲行,身体先痛也。"

　　西医学经前期综合征出现身痛者可参照本病辨证治疗。

【病因病机】

　　本病主要发病机制为气血不和,值经期或行经前后的生理变化,肢体失于荣养而致。常由气血虚弱和瘀血阻滞所致。

　　1. 气血虚弱　素体虚弱,或数伤于血,或大病久病,气虚血弱。经期气血下注冲任,令气血更虚,肢体百骸失于濡养,遂致身痛。

　　2. 瘀血阻滞　经期产后,余血未尽,感受寒湿之邪,血结成瘀,或七情所伤,气滞血瘀,以致瘀血阻滞经络。经期气血下注冲任,冲脉气盛,瘀血阻滞经络更甚,以致"不通则痛",遂致身痛。

【诊断】

　　1. 病史　可有失血或久病史,经期、产后感受寒湿史,或七情内伤,或外伤手术史。

2. **症状**　经前、经期或经后出现全身关节疼痛,腰背或骶部沉重酸痛,或肢体麻木,月经干净后症状消失,下次行经又再次出现。

3. **检查**

(1) 妇科检查:一般无器质性病变。

(2) 实验室检查:血常规、红细胞沉降率及抗溶血性链球菌"O"正常,类风湿因子阴性。

【鉴别诊断】

1. **内科痹证**　内科痹证肢体、关节酸痛,游走不定,关节屈伸不利,甚至关节变形,疼痛持续发作,时轻时重,与月经无明显关系,但受天气、季节变化影响;血液检查可有红细胞沉降率及抗溶血性链球菌"O"增高,或类风湿因子阳性。经行身痛的发作与天气变化无关,随月经周期出现。

2. **经行外感**　经期外感,为经期感风寒邪气,无周期性,除全身酸痛,或腰背强痛外,常有恶寒、发热、流涕、脉浮等表证。经行身痛,伴随月经周期而发,无外感症状。

【辨证论治】

辨证须分虚实,一般经欲行身先痛者,多为实证;痛在经后者,多为虚证。治疗以调气血,和营卫为大法,或补气血以濡养肢体,或祛瘀血以通利血脉。

(一) 气血虚弱证

[主要证候]　经行或经后肢体酸痛或麻木,月经量少,色淡质稀,神倦乏力,心悸气短,舌质淡红,苔薄白,脉细弱。

[证候分析]　素体气血虚弱,经前气血下注冲任,经时经血外泄,气血更虚,肢体失于濡养,"不荣则痛",故肢体酸痛或麻木;气血虚弱,冲任不足,血海满溢不多,故月经量少,色淡质稀。气虚,中阳不振,则神倦乏力,气短;血虚血不养心,则心悸;舌质淡红,苔薄白,脉细弱,为气虚血弱之征。

[治疗法则]　补气养血,通痹止痛。

[方药举例]　黄芪桂枝五物汤(《金匮要略》)加当归、鸡血藤。

黄芪　桂枝　白芍　生姜　大枣

方中黄芪益气生血并助血之运行;当归、白芍、鸡血藤养血活血,通痹止痛;桂枝温经通络;生姜、大枣调和营卫。全方共奏补气养血、和营止痛之功。

(二) 瘀血阻滞证

[主要证候]　经行肢体胀疼或刺痛,或屈伸不利,小腹疼痛拒按,经血色黯有块,块下痛减,舌质紫黯,或有瘀点,脉弦涩。

[证候分析]　宿有瘀血滞于经脉,经期经血下注,气血暂虚,复加瘀滞,气血运行不畅,"不通则痛",故肢体胀痛或刺痛,或屈伸不利;瘀阻冲任,气血运行受阻,故经行小腹疼痛拒按,经色紫黯有块;血块下则瘀滞暂通,故腹痛减轻。舌质紫黯或有瘀点,脉弦涩,为瘀滞之征。

[治疗法则]　活血化瘀,通络止痛。

[方药举例]　身痛逐瘀汤(《医林改错》)。

秦艽　川芎　桃仁　红花　没药　五灵脂　香附　牛膝　地龙　羌活　当归　甘草

方中桃仁、红花、没药、五灵脂、牛膝活血化瘀止痛;当归、川芎养血活血调经;秦艽、羌活祛风胜湿,通络止痛;更佐以地龙通经络,利血脉;香附疏肝理气;甘草调和诸药。全方活血祛瘀,通络止痛。

若因寒致瘀者,症见经行身痛,得热痛减,遇寒痛甚,酌加桂枝、川乌以温经通络、活血止痛。

【文献摘要】

《女科精要·经病门》:经行体痛者,盖气血盛,阴阳和,则形体通畅。若外亏卫气之充养,内乏营血之灌溉,故经行身痛也。或曰血海有余者,时至而溢,血海不足,有时至而周身之血亦伤,故欲行而身体先痛也。

《医宗金鉴·妇科心法要诀》:经来时身体疼痛……若无表证者,乃血脉壅阻也。

(魏绍斌)

第十五节 | 经 行 吐 衄

每值经前或经期,出现有规律的吐血或衄血者,称为"经行吐衄"。又称"倒经""逆经"。

本病始见于《女科百问》。该书"目上"篇云:"诸吐血、衄血系阳气胜,阴之气被伤,血失常道,或从口出,或经鼻出,皆谓之妄行。"

西医学的代偿性月经可参照本病辨证治疗。

【病因病机】

本病主要发病机制为火热(虚火、实火)上炎,值经期冲脉气盛,气火上逆,损伤阳络,迫血妄行而发生吐血、衄血。常由阴虚肺燥和肝经郁火所致。

1. **阴虚肺燥** 素体阴虚,或忧思不解,积念在心,心火偏亢。经期冲脉气盛,气火上逆,灼肺伤津,肺开窍于鼻,损伤肺络,发为经行吐衄。

2. **肝经郁火** 素性抑郁,恚怒伤肝,肝郁化火。经期冲脉气盛,气火上逆,肝脉入颅,气火循经上犯,灼伤阳络,发为经行吐衄。

【诊断】

1. **病史** 精神刺激史或鼻咽部炎症病史,或有子宫内膜异位症病史。

2. **症状** 吐血或衄血发生在经前或经期,血量多少不一,吐血或衄血发作时,可有月经量明显减少甚或无月经。吐衄随月经干净而停止,呈周期性出现。

3. **检查** 详细检查鼻腔、咽部、气管、支气管、肺,以及口腔、牙龈、胃有无出血病灶,必要时可行活组织检查,以排除器质性病变。

【鉴别诊断】

内科吐血、衄血 内科吐血、衄血,常有消化道溃疡、肝硬化史,或有血小板减少性紫癜等病史。其吐血、衄血与原发病的发作和加重有关,出血与月经周期无直接联系。血小板减少性紫癜导致的衄血、吐血,常伴有皮下瘀点、瘀斑。

【辨证论治】

本病有虚证与实证之不同,治疗以清降逆火、引血下行为大法,或滋阴降火,或清泻肝火。

（一）阴虚肺燥证

[主要证候]　经前或经期吐血、衄血，量少，色鲜红，头晕耳鸣，手足心热，潮热干咳，咽干口渴，月经量少，甚或无月经，颧赤唇红，舌质红或绛，苔花剥或无苔，脉细数。

[证候分析]　素体阴虚，气火上逆，灼肺伤津，损伤肺络，以致经前、经期衄血、吐血，色鲜红，量少，或伴潮热干咳；阴虚精血耗伤，髓海失养，故头晕耳鸣；阴虚精血亏少，冲任空虚，故月经量少甚或无月经。舌质红或绛，苔无或花剥，脉细数，亦为阴虚肺燥之征。

[治疗法则]　滋阴润肺，降火止血。

[方药举例]　顺经汤(《傅青主女科》)酌加知母、麦冬、墨旱莲。

当归　熟地黄　沙参　白芍　茯苓　黑芥穗　牡丹皮

方中沙参、麦冬养阴润肺；当归、熟地黄、白芍养血调经；知母、牡丹皮、墨旱莲、黑芥穗滋阴降火，凉血止血；茯苓健脾益肺。全方使阴液足而虚火清，肺燥除则吐衄自止。

（二）肝经郁火证

[主要证候]　经前或经期吐血、衄血，量较多，色深红，头晕目眩，烦躁易怒，两胁胀痛，口苦咽干，小便短赤，大便秘结，或经量减少，甚或无月经，舌质红，苔黄，脉弦数。

[证候分析]　肝经郁火，损伤阳络，故经行吐血、衄血，色暗，量较多；经期血逆行由口鼻溢出，冲任气血因而不足，血海满溢不多，故经量减少；肝气郁结，故烦躁易怒，两胁胀痛；郁火上扰清窍，故头晕目眩；肝与胆相表里，肝火盛则胆火也盛，胆热液泄，故口苦咽干；火热伤津，则小便短赤，大便秘结。舌质红，苔黄，脉弦数，为内热郁火之征。

[治疗法则]　疏肝泻火，降逆止血。

[方药举例]　丹栀逍遥散(方见月经先期)酌加牛膝、代赭石、黑芥穗、白茅根。

【文献摘要】

《傅青主女科·女科上卷》：妇人有经未行之前一二日，忽然腹痛而吐血，人以为火热之极也，谁知是肝气之逆乎！夫肝之性最急，宜顺而不宜逆，顺则气安，逆者气动。血随气为行止，气安则血安，气动则血动，亦勿怪其然也……治法似宜平肝以顺气，而不必益精以补肾矣。

《类证治裁·卷八》：经期气逆，直犯清道而为吐衄，宜折其逆势而调之，用山栀、丹皮、生地、丹参、白芍药、苏子、郁金、童便，或用四物汤和韭汁、童便服。因怒火伤肝致逆者，龙胆、丹皮、青皮、黄芩、白芍药、山栀。因心气不足，衄血面黄者，茯苓补心汤。

（魏绍斌）

第十六节　经行泄泻

每值经前或经期，大便泄泻，而经净自止者，称为"经行泄泻"。亦称"经来泄泻"。

本病始见于《陈素庵妇科补解》。该书"调经门"云："经正行忽病泄泻，乃脾虚，亦有外感风冷、内伤饮食而致脾气不实者。虚者补之，风冷所感则温之，饮食所伤则消之。"

西医学经前期综合征出现的相关症状可参照本病辨证治疗。

【病因病机】

本病主要发病机制为脾肾阳气不足,运化失司,值经前、经期血气下注冲任,脾肾愈虚而出现泄泻。常由脾气虚和肾气虚所致。

1. 脾气虚　素体脾虚,或忧思劳倦,饮食不节,脾气受损。经行之际,气血下注冲任,脾气更虚,运化失司,湿浊内停,下走大肠,遂致泄泻。

2. 肾阳虚　素禀肾虚,或房劳多产,致命门火衰。经行之际,气血下注冲任,经血下泄,命火愈衰,不能上温于脾,脾失健运,致成泄泻。

【诊断】

1. 病史　禀赋素弱,脾肾不足,或有过劳、房劳多产病史,平素大便正常。

2. 症状　经期或经前大便溏薄,次数增多,甚至泻如水样,经后能自然恢复正常。随月经周期反复出现。

3. 检查　粪便常规多无异常。

【鉴别诊断】

内科泄泻　内科泄泻发生的时间和诱因不同,常常与饮食不节(洁)、感受外邪有关,而与月经来潮无明显相关性,排便次数增多,粪质清稀或完谷不化,甚至泻物如水状,亦可夹黏液,大便常规检查可有异常,一般需经药物治疗后泄泻方可停止。经行泄泻只发生在月经前或经行期间,经净后自然停止,且随月经周期反复出现。

【辨证论治】

本病辨证主要辨其脾气虚或肾阳虚,亦有肝旺侮脾,出现虚实夹杂的证候者。治疗以健脾温肾止泻为主,调肝健脾为辅。

(一) 脾气虚证

[主要证候]　经前或经期,大便泄泻,脘腹胀满,神疲肢倦,经行量多,色淡质稀,平时带下量多,色白质黏,或面浮肢肿,舌质淡胖,苔白腻,脉濡缓。

[证候分析]　脾气本虚,经前或经期,气血下注冲任,脾气益虚,运化失司,水湿下走大肠,故有泄泻,脘腹胀满;脾主四肢,脾气虚弱,故神疲肢倦;水湿泛溢肌肤,故面浮肢肿;脾气虚失于统摄,故经行量多,色淡质稀;脾虚生湿,湿注下焦,损伤带脉,带脉失约,故带下量多,色白质黏。舌质淡胖,苔白腻,脉濡缓,为脾虚之征。

[治疗法则]　健脾益气,除湿止泻。

[方药举例]　参苓白术散(《太平惠民和剂局方》)。

方中人参、白术、茯苓、甘草补气健脾,山药、扁豆、莲肉补脾渗湿止泻;砂仁醒脾,桔梗升清,宣肺利气。全方共奏健脾益气,除湿止泻之功。

若肝旺侮脾者,症见经行之际,腹痛则泻,泻后痛自止者,或胸胁胀痛,烦躁易怒。治宜柔肝扶脾,理气止泻,用痛泻要方(《丹溪心法》)。

白术　白芍药　陈皮　防风

方中白术健脾渗湿,陈皮理气和中,白芍药柔肝缓急止痛,防风舒脾升清止泻。全方共奏柔肝实脾止泻之效。

(二) 肾阳虚证

[主要证候] 经前或经期,大便泄泻,晨起尤甚,腰酸腿软,畏寒肢冷,头晕耳鸣,月经量少,色淡黯,平时带下量多,质稀,面色晦黯,舌质淡,苔白滑,脉沉迟无力。

[证候分析] 素体肾阳不足,经前、经期气血下注,肾阳益虚,命火不温脾土,运化失职,水湿并走大肠,故经行泄泻;肾阳虚不能温养外府,故腰酸腿软;肾虚阳气不布,故畏寒肢冷;髓海失养,故头晕耳鸣;肾阳虚,湿浊下注冲任,故带下多质稀;肾虚冲任不足,血失温化,故月经量少,色淡。面色晦黯,舌质淡,苔白滑,脉沉迟无力,为肾阳虚之征。

[治疗法则] 温肾健脾,化湿止泻。

[方药举例] 健固汤(《傅青主女科》)合四神丸(《校注妇人良方》)。

健固汤:党参 白术 茯苓 薏苡仁 巴戟天

四神丸:补骨脂 吴茱萸 肉豆蔻 五味子

方中补骨脂、巴戟天温肾助阳;吴茱萸温中和胃;党参、白术健脾益气止泻;茯苓、薏苡仁健脾渗湿;肉豆蔻、五味子固涩止泻。全方使肾气温固,脾气健运,湿浊乃化,泄泻遂止。

【文献摘要】

《陈素庵妇科补解·调经门》:经正行忽病泄泻,乃脾虚,以有外感风冷、内伤饮食而致脾气不实者。虚者补之,风冷所感则温之,饮食所伤则消之,宜服运脾饮,可随证加减。

《傅青主女科·女科上卷》:妇人有经未来之前,泄水三日而后行经者,人以为血旺之故,谁知是脾气之虚乎! 夫脾统血,脾虚则不能摄血矣;且脾属湿土,脾虚则土不实,土不实则湿更甚。所以经水将动,而脾先不固;脾经所统之血,欲流注于血海,而湿气乘之,所以先泄水而后行经。

《医宗金鉴·妇科心法要诀》:经来泄泻乃脾虚也,宜用参苓白术散;鸭溏清澈冷痛乃虚寒也,宜用理中汤;肌热渴泻乃虚热也,宜用七味白术散;呕饮痰水乃虚湿也,亦用香砂六君子汤。

(魏绍斌)

第十七节 | 经 行 浮 肿

每值经前或经期,头面四肢水肿者,称为"经行浮肿"。亦有称"经来遍身浮肿"。

本病始见于《叶天士女科证治秘方》。该书"卷一"云:"经来遍身浮肿,此乃脾土不能克化,水变为肿。"

西医学经前期综合征出现的水肿可参照本病辨证治疗。

【病因病机】

本病主要病机为脾肾阳虚,水湿不化,或气滞湿郁,宣泄不利,值经期血气下注冲任,脾肾愈虚或气滞更甚,水湿泛溢肌肤而水肿。常由脾肾阳虚和气滞湿郁所致。

1. 脾肾阳虚 素禀肾虚脾弱,或劳倦过度,思虑伤脾,或多产房劳,久病伤肾,脾肾阳虚,经水将行,气血下注冲任,脾肾益虚,运化失职,或气化不利,水湿停滞,溢于肌肤,遂致水肿。

2. 气滞湿郁 素性抑郁或恚怒过度,肝失条达,疏泄无权,气机不畅,经水将行,气血下注,冲任血壅气滞,气机升降失常,水湿宣泄不利,溢于肌肤,遂致水肿。

【诊断】

1. **病史**　曾有过度劳累或七情内伤史。
2. **症状**　经前或经期出现眼睑或面部水肿,或手足肿胀,经净后可逐渐自行消失。
3. **检查**
(1) 全身检查:头面水肿,或四肢肿胀,可有体重增加,妇科检查一般无器质性病变。
(2) 辅助检查:血清雌激素、催乳素水平可见增高,或血清雌激素、孕激素比值升高。肝肾、心功能检查均无异常,尿常规检查亦多正常。

【鉴别诊断】

内科水肿　临证应注意与心源性水肿、严重肝肾疾病所致的水肿、甲状腺功能减退所致水肿等鉴别。上述疾病所致水肿的出现与月经周期无明显关系,均有相关的病史,同时伴有相关的症状、体征和实验室检查的异常指标。经行水肿必发生在经前或经期,经净后自然消退。除水肿外,一般无明显器质性病变。

【辨证论治】

本病辨证主要辨其虚实,虚证者治以温肾健脾行水,实证者治以行气化湿利水,谨防专投攻逐峻利之品,更伤正气。

(一)脾肾阳虚证

[主要证候]　经前或经期,面浮肢肿,腰膝冷痛,疲倦乏力,脘闷纳呆,大便溏薄,或经行量多,色淡质薄,舌质淡,苔白,脉沉弱。

[证候分析]　脾肾阳虚,水湿内停,经前及经期气血下注冲任,脾肾益虚,水湿不化,泛溢肌肤,故面浮肢肿;腰为肾之外府,肾主骨,肾阳虚外府失养,故腰膝冷痛酸软;脾阳虚运化不良,故脘闷纳呆,大便溏薄;脾虚统摄失职,肾虚封藏失固,脾肾两虚,冲任不固,故经行量多,色淡质稀。舌质淡,苔白,脉沉弱,为脾肾阳虚之征。

[治疗法则]　温肾健脾,化气行水。

[方药举例]　苓桂术甘汤(《金匮要略》)加熟附子、淫羊藿、党参、巴戟天。

茯苓　桂枝　白术　甘草

方中茯苓、白术、甘草、党参健脾益气以运化水湿;熟附子、淫羊藿、巴戟天、桂枝补肾温阳以化气行水。全方共奏温肾健脾、化气行水之功。

(二)气滞湿郁证

[主要证候]　经前或经期,面浮肢肿,脘闷胁胀,乳房胀痛,经前小腹胀满,月经量少,色黯红,或夹小血块,舌质正常,苔白腻,脉弦滑。

[证候分析]　素有肝郁,气机本滞,经前或经期气血下注,冲任气血壅盛,气机更加不畅,气滞则水湿宣泄不利,泛溢肌肤,故面浮肢肿;气机不利,肝气不舒,故脘闷胁胀,乳房胀痛,经前小腹胀满;气滞冲任血行不畅,故月经量少;气滞血瘀,故经色黯红,或有小血块。苔白腻,脉弦滑,为气滞湿郁之征。

[治疗法则]　理气行滞,化湿消肿。

[方药举例]　八物汤(《济阴纲目》)去熟地黄,加茯苓皮、泽兰。

当归　川芎　赤芍药　熟地黄　延胡索　川楝子　木香　槟榔

方中延胡索、川楝子、木香理气行滞止痛;当归、川芎、赤芍药养血活血行滞;槟榔、茯苓皮行气利水化湿;泽兰活血利水消肿。全方共奏理气行滞,化湿消肿之功。

【文献摘要】

《哈荔田妇科医案医话选》:(经行浮肿)系脾阳不振,寒湿凝滞,经行期间,气血运行不畅,体液调节障碍,水湿泛溢肌肤所致。此属血滞经脉,气不行水,脾肾两虚,运化失健。病在血分,不可单作水治,拟以养血调经,崇土制水。

(魏绍斌)

第十八节　经行乳房胀痛

每值经前或经期乳房作胀,甚则胀满疼痛,或伴乳头痒痛者,称为"经行乳房胀痛"。

本病文献记载甚少,自《中医妇科学》第五版教材对本病始有系统论述。

西医学经前期综合征出现的乳房胀痛,以及乳腺囊性增生病引起的乳痛症可参照本病辨证治疗。

【病因病机】

主要病机为肝气郁结或胃虚痰滞,经前、经期冲脉气血充盛,冲气挟肝胃之气或痰湿阻于乳络,乳络不畅,遂致乳房胀痛。常由肝郁气滞和胃虚痰滞所致。

1. **肝郁气滞**　素性抑郁,或恚怒伤肝,疏泄失司,肝经郁滞。经前或经期冲脉气血充盛,肝司冲脉,肝脉夹乳,冲脉过乳,乳络气血郁滞不畅,遂致乳房胀痛,或乳头痒痛。

2. **胃虚痰滞**　素体脾胃虚弱,或饮食不节,劳倦思虑,损伤脾胃。或郁怒伤肝,乘脾犯胃,致脾虚湿聚,胃虚痰滞,经前或经期冲气偏盛,冲脉隶于阳明,胃冲二脉过乳,冲气挟痰湿阻于乳络,乳络不畅,遂致乳房胀痛。

【诊断】

1. **病史**　长期精神压力、紧张或抑郁不舒,或有久病脾虚胃弱病史。

2. **症状**　经前7～10日开始乳房胀痛,经前2～5日疼痛明显,或伴乳头痒痛者,甚至痛不可触衣,经行后乳房胀痛明显减轻至消退。

3. **检查**

(1) 双侧乳房胀满,扪诊时乳房敏感或触痛,多无明显结块。

(2) 生殖内分泌激素检查:黄体期可有催乳素水平增高或孕激素水平偏低,雌激素水平相对偏高。

(3) 乳腺红外线检查、彩色多普勒超声检查无明显器质性病变,或有乳腺增生改变。

【鉴别诊断】

1. **乳核(乳腺纤维腺瘤)**　临床上以无痛性乳房肿块为主要症状,很少伴有乳房疼痛和乳头溢液。乳房红外线扫描或彩超检查有助于诊断。

2. 乳岩(乳癌) 初起虽可有乳房疼痛,但无周期性发作特点,乳房扪及肿块,可有压痛,病变晚期常伴有乳头凹陷、溢血,乳房皮肤橘皮样改变。乳腺彩超、乳腺钼靶检查有助于诊断。

【辨证论治】

本病辨证主要辨其气滞或痰凝,治疗以行气豁痰、疏通乳络为大法。

(一)肝郁气滞证

[主要证候] 经前乳房胀痛,或乳头痒痛,痛甚不可触衣,疼痛拒按,经前或经期小腹胀痛,胸胁胀满,烦躁易怒,经行不畅,色黯红,舌质暗红,苔薄白或薄黄,脉弦。

[证候分析] 肝气郁结,气血不畅,肝司冲脉,经前冲气偏盛,冲气循肝脉上逆,肝经气血壅滞,乳络不畅,故乳房胀痛,或乳头痒痛;肝气不疏,气机不畅,故胸胁胀满,烦躁易怒,经前小腹胀痛;肝郁气滞,冲任阻滞,故经行不畅,色黯红。舌质暗红,苔薄白或薄黄,脉弦,也为肝郁气滞之征。

[治疗法则] 疏肝理气,通络止痛。

[方药举例] 柴胡疏肝散(《景岳全书》)酌加王不留行、川楝子。

柴胡 枳壳 香附 陈皮 白芍药 川芎 炙甘草

方中柴胡、川楝子疏肝解郁调经;枳壳、香附、陈皮理气行滞消胀;白芍药、甘草缓急止痛;川芎行血中之气,配以王不留行通络行滞止痛。全方合用,能疏肝解郁,通络止痛,故乳房胀痛可消。

若乳房痛甚伴有结块者,酌加夏枯草、橘核、生牡蛎以软坚散结。

若肝郁化热挟瘀,症见月经先期,量多,色红,质稠,有血块,伴心烦口苦,尿黄便结者。治宜疏肝清热,凉血散瘀,方用血府逐瘀汤加金银花、连翘、夏枯草,或用丹栀逍遥散加减。

(二)胃虚痰滞证

[主要证候] 经前或经期乳房胀痛,痛甚不可触衣,胸闷痰多,食少纳呆,平素带下量多,色白质稠,月经量少,色淡质黏,舌质淡胖,苔白腻,脉缓滑。

[证候分析] 胃虚痰盛,气机不畅,经前或经期,冲气偏盛,挟痰上逆,壅阻乳络,故经前、经期乳房胀满而痛;痰湿壅滞中焦,中阳不振,运化失职,故胸闷痰多,食少纳呆;痰湿下注,损伤带脉,带脉失约,故平时带下量多,色白质稠,痰湿阻于冲任,气血运行不畅,故经行量少,色淡质黏。舌质淡胖,苔白腻,脉缓滑,为胃虚痰滞之征。

[治疗法则] 健胃祛痰,活血止痛。

[方药举例] 四物合二陈汤(《陈素庵妇科补解》)去甘草。

当归 生地黄 赤芍 川芎 陈皮 半夏 茯苓 海藻 红花 香附 牡丹皮 甘草

方中陈皮、半夏、茯苓健胃祛痰;当归、赤芍药、川芎、红花活血通络止痛;生地黄、牡丹皮凉血行滞;香附疏肝理气;海藻软坚散结。全方共奏健胃祛痰、活血通络之效。

(魏绍斌)

第十九节 经行情志异常

每值经前或经期,烦躁易怒,或情绪抑郁,悲伤欲哭,或坐卧不宁,经后又复如常人者,称为"经行情志异常"。

本病始见于《陈素庵妇科补解》。该书"调经门"云:"经正行发狂谵语,忽不知人,与产后发狂相似。缘此妇素系气血两虚,多怒而动肝火,今经行去血过多,风热乘之,客热与内火并而相搏,心神昏闷……经行,卒遇惊恐,因而胆怯,神志失守,经血忽闭,面青筋搐,口吐涎沫。此缘惊则气乱,恐则气结耳。"

本病以经前情绪易于失控,无端悲伤、易怒,而月经周期的其他时间精神、情绪又完全正常为特点。

西医学经前期综合征出现的精神症状可参照本病辨证治疗。

【病因病机】

主要机制是心血不足,经期血气下注冲任,心神更失心血滋养,或因肝热痰火随经前冲脉之气偏盛而上扰心神。常由心血不足、肝经郁热和痰火上扰所致。

1. 心血不足　禀赋不足,素性怯弱而心血偏虚,或忧思劳倦伤脾,脾虚化源不足而血少,经期气血下注冲任,心血更为不足,神失所养,发为情志异常。

2. 肝经郁热　素性抑郁,恣怒过度,肝气郁结,郁而化热,经行气血下注冲任,冲脉气盛,冲气夹肝热上逆,扰犯神明,遂致情志异常。

3. 痰火上扰　素体痰湿内盛,或情志内伤,肝木乘脾,脾虚生湿,湿聚成痰,痰积日久化热,痰火内盛,经行气血下注冲任,冲气偏盛,冲气夹痰火上逆,上蒙心窍,扰动心神,遂致情志异常。

【诊断】

1. 病史　有精神刺激或过度忧愁思虑病史。

2. 症状　精神症状和行为改变多在经前发作,轻者烦躁易怒或情绪抑郁,重者悲伤欲哭,坐卧不宁,以上症状可单个出现或相兼出现,经后可完全消失,症状呈周期性出现。

3. 检查　多无明显阳性体征发现,实验室检查患者黄体期后期血中可有类阿片肽浓度下降。

【鉴别诊断】

内科郁病　内科郁病的精神症状与本病相似,但内科郁病不一定发生在经前或行经期间,发作时间较长,且必须行药物治疗才能控制症状,与经行情志异常显然有别。

【辨证论治】

本病辨证主要辨其虚、实,虚者以心血不足为主,实者以肝经郁热和痰火上扰多见。治疗需结合本病证情,或养心神,或泄肝热,或涤痰火。

(一) 心血不足证

[主要证候]　经前或经期,精神恍惚,心神不宁,无故悲伤,心悸失眠,月经量少,色淡,舌淡,苔薄白,脉细。

[证候分析]　心血本虚,经前、经期气血下注冲任,心血更虚,心神失养,神不守舍,故精神恍惚,心神不宁,无故悲伤,心悸失眠;血亏气少,冲任不足,血海不盈,故月经量少,色淡。舌质淡,苔薄白,脉细,为血虚之征。

[治疗法则]　补血养心,安神定志。

[方药举例]　甘麦大枣汤(《金匮要略方论》)合养心汤(《证治准绳》)去川芎、半夏曲。

甘麦大枣汤：甘草 小麦 大枣

养心汤：黄芪 人参 茯苓 茯神 半夏曲 当归 川芎 柏子仁 酸枣仁 五味子 远志 肉桂

方中黄芪、人参、茯苓、大枣、甘草补气健脾以滋生化之源；小麦、柏子仁、酸枣仁、五味子、远志、茯神养心安神；当归补血调经；肉桂温养血脉，通心气。全方共奏补血养心、安神定志之效。

若血虚伤精而肝肾亏虚者，症见心神不宁，胆怯易惊，腰酸膝软者，宜酌加菟丝子、覆盆子、川续断、枸杞子以补肾填精养血。

（二）肝经郁热证

[主要证候] 经前或经期，烦躁易怒，或抑郁不舒，头晕目眩，口苦咽干，胸胁胀满，不思饮食，月经量多，色深红，舌红，苔黄，脉弦数。

[证候分析] 肝失疏泄，郁而化热，经前冲气偏盛，气机不畅，肝郁更甚，故烦躁易怒，抑郁不舒；肝热上腾，肝热胆泄，故头晕目眩，口苦咽干；肝郁气滞，故胸胁胀满；肝旺克伐脾土，故不思饮食；郁热扰于冲任，迫血妄行，故月经量多，色深红。舌红，脉弦数，亦为肝经郁热之征。

[治疗法则] 清肝泄热，解郁安神。

[方药举例] 丹栀逍遥散(方见月经先期)酌加夏枯草、郁金、牡蛎。

丹栀逍遥散清肝解郁，加夏枯草、郁金清肝凉血以宁神，加牡蛎敛肝潜阳以安神。全方共奏清肝泄热、解郁安神之效。

若兼血瘀者，症见小腹疼痛拒按，经血有块，舌紫黯或有紫点，脉弦涩。治宜疏肝解郁，化瘀安神，方用血府逐瘀汤加石决明、钩藤、琥珀。

（三）痰火上扰证

[主要证候] 经前或经期精神狂躁，烦乱不安，或语无伦次，头痛失眠，或面红目赤，尿黄便结，或心胸烦闷，不思饮食，或经量偏少，色红或深红，质稠黏，或夹小血块，舌质红，苔黄腻，脉滑数有力。

[证候分析] 素有痰热内蕴，经前经期冲气偏盛，痰热上逆，扰乱心神，或蒙闭清窍，故烦乱不安，头痛失眠，或语无伦次，精神狂躁；痰滞中阻，故心胸烦闷，不思饮食；面红目赤，尿黄便结，经色红，质稠黏是内热之象。舌质红，苔黄腻，脉滑数有力为痰热之征。

[治疗法则] 化痰开窍，清热安神。

[方药举例] 温胆汤(《三因极一病证方论》)酌加胆南星、石菖蒲、橘红、黄芩。

枳实 竹茹 陈皮 半夏 茯苓 甘草 生姜 大枣

枳实行气消痰；竹茹、胆南星、黄芩清热化痰；二陈汤合橘红、生姜、大枣健脾渗湿，行气化痰；石菖蒲芳香化浊以开窍。全方共奏化痰开窍、清热安神之功。

【文献摘要】

《陈素庵妇科补解·调经门》：妇人血分向有伏火、相火，时发多怒。本体虚弱，气血素亏，今经血正行，未免去多血虚，必生内热，加以外受客邪，引动肝火。血分伏火，一时昏闷不省人事，或痰涎上涌，或卒仆口噤，或妄言见鬼。此系血虚火旺，不可汗下，宜凉血清热，则狂言自止。

《陈素庵妇科补解·卷一》：经行，卒遇惊恐，因而胆怯，神志失守，经血忽闭，面青筋搐，口吐涎沫。此缘惊则气乱，恐则气结故耳。宜用温胆汤。

对本病机制研究,确切病因尚未定论,可能与精神社会因素、卵巢激素失调以及神经递质异常有关。有关经前期综合征现代研究,耿燕楠等认为,经前期综合征的肝气逆证模型大鼠所出现的下丘脑和顶区皮质雌激素 α 受体蛋白表达下调,以经前平颗粒干预后可改变异常下调状态[耿燕楠,等.中药新药与临床药理,2010,9(21):5]。冯玉等研究认为,经前舒颗粒有可能通过上调海马和下丘脑中 5 - 羟色胺的表达,从而发挥其抗抑郁作用[冯玉,等.中国实验方剂学杂志,2011,7(17):14]。田园等研究认为,γ 氨基丁酸 A 受体(GABAAR)β2 亚基蛋白分布异常,蛋白、mRNA 表达上调可能是经前期综合征肝气逆证发病中枢机制之一[田园,等.山东中医杂志,2010,7(29):7]。

(张　婷)

第二十节　经 行 口 糜

每值经前或经期,口舌糜烂、生疮者,称为"经行口糜"。

本病文献记载甚少,自《中医妇科学》第五版教材,根据临床实际的存在,对本病始有系统论述。

本病以口舌、牙龈等处的糜烂或疮疡周期性发生于经前或经期为特点。病灶随经净而能自愈或基本痊愈。

【病因病机】

发病机制主要是火热内蕴,值月经期冲脉气盛,气火上逆,灼伤口舌。常由阴虚火旺和胃中积热所致。

1. 阴虚火旺　素体阴虚,或忧思过度,营阴暗耗,或热性病后,阴津耗损,阴虚火旺,经前或经期冲气偏盛,冲气挟虚火上炎,灼伤口舌,致口舌生疮、糜烂。

2. 胃中积热　嗜食辛辣香燥,或膏粱厚味,胃中蕴热。经前或经期冲气偏盛,冲气夹胃热上逆,热灼口舌,致口舌生疮、糜烂。

【诊断】

1. 病史　劳累过度,睡眠不足,或热性病史。

2. 症状　经前或经期在舌体、牙龈、颊部或口唇等部位黏膜,发生基底部潮红,表面被覆白色膜状物的痛性溃疡,严重时可因溃疡疼痛而影响进食;月经过后,溃疡自然愈合,下次经期再复发。

【鉴别诊断】

狐惑病　狐惑病与西医学的贝赫切特综合征(又称白塞综合征)相似。贝赫切特征是以虹膜睫状体炎、滤泡性口腔溃疡、急性女阴溃疡为主要特征,非特异性皮肤过敏反应阳性有助诊断,发作时实验室检查可有白细胞中度增加、红细胞沉降率加快等血液生化指标改变。经行口糜的溃疡病仅发生在口腔内,且与月经周期相关,实验室检查无明显异常改变。

【辨证论治】

本病以热证为主,或因虚热,或因实热。治疗总以清热泻火为原则,具体治疗或滋阴泻火,或清热泻火。

（一）阴虚火旺证

[主要证候] 经前或经期，口舌生疮，糜烂疼痛，五心烦热，颧红潮热，口燥咽干，失眠多梦，月经量少，色鲜红，舌红，苔少，脉细数。

[证候分析] 素体阴虚火旺，经前冲气偏盛，冲气挟虚火上炎，灼伤口舌，故口舌生疮，糜烂，疼痛；阴虚内热，故五心烦热，颧红潮热；虚火内扰心神，故失眠多梦；阴虚津亏，不能上承，故口燥咽干；虚火伏于冲任，阴亏血少，血被热灼，故月经量少，色鲜红。舌红，苔少，脉细数，也为阴虚内热之象。

[治疗法则] 滋阴清热，凉血泻火。

[方药举例] 知柏地黄丸（《医宗金鉴》）酌加麦冬、五味子。

知母 黄柏 熟地黄 山茱萸 山药 茯苓 泽泻 牡丹皮

若胃火伤阴者，症见经行口糜，牙龈肿痛，或牙龈出血，烦热口渴，大便燥结，舌红苔干，脉细滑而数。治宜滋阴清胃火，方用玉女煎（《景岳全书》）。

石膏 熟地黄 麦冬 知母 牛膝

（二）胃中积热证

[主要证候] 经前或经期，口舌生疮，糜烂疼痛，口气秽臭，口渴饮冷，大便秘结，月经色红质稠黏，舌红，苔黄厚，脉滑数。

[证候分析] 口为胃之门户，胃热本盛，经前冲气偏盛，冲气挟虚火上炎，灼伤口舌，故口舌生疮，糜烂疼痛，口气秽臭；胃热伤津，故口渴喜饮，大便秘结；月经色红质稠黏，舌红，苔黄厚，脉滑数，也为胃中积热之征。

[治疗法则] 清胃泻火。

[方药举例] 凉膈散（《太平惠民和剂局方》）。

大黄 朴硝 栀子 黄芩 连翘 淡竹叶 甘草 薄荷

若烦渴引饮者，加石斛、麦冬、天花粉以生津止渴。

若兼脾经湿热者，症见口唇疱疹，口舌糜烂，纳食不香，脘腹胀满，大便泄泻，苔黄腻，脉濡缓，治宜清热利湿，芳香醒脾，方用甘露消毒丹（《温热经纬》）。

滑石 茵陈 黄芩 射干 石菖蒲 川贝母 木通 藿香 连翘 薄荷 白豆蔻

【现代研究】

王艳霞认为，经行口糜多半是虚火上炎所致，拟肝肾同治阴阳双补法治疗经行口糜40例，总有效率97.37%［王艳霞.辽宁中医杂志，2004，31(6)：485］。

（张 婷）

第二十一节 经 行 瘖 瘟

每值经前或经期，皮肤上起红色疹块，且瘙痒异常者，称为"经行瘖瘟"。又称"经行风疹块"。

本病历代医家论述较少，《杂病广要·调经》云："妇人……或通身痒，或头面痒，如虫行皮中，缘月水来时为风所吹。"

本病以体表突发红色疹子或团块,伴随月经周期而出现为特点。其疹子或团块随经行、经净而逐渐减轻并消失,一般不留痕迹,也无脱屑现象。

【病因病机】

本病的主要机制是经期阴血下泄,血虚生风,风动则痒;或经行腠理不实,风热之邪侵袭,与血气相搏,表卫不固,乘虚而入,搏于肌腠。常由血虚和风热所致。

1. **血虚** 素体血虚,或久病伤血,经期阴血下注冲任,随月经去,阴血更虚,血虚生风,风动则痒,扰于腠理,搏于肌肤,遂致风疹、团块。《杂病广要·身痒》云:"《经》曰,诸痒为虚。血不荣肌腠,所以痒也。"

2. **风热** 素体阳盛,或嗜食辛辣之品,血分蕴热,经行阴血下注冲任,机体阴分不足,腠理不实,风热之邪乘虚而入,搏于腠理肌肤之间,遂发风疹团块。《女科百问·目上》云:"身瘙痒者,是体虚受风。风入腠理,与血气相搏而俱往来在皮肤之间,邪气散而不能冲击为痛也,故但瘙痒也。"

【诊断】

1. **病史** 素体表虚或血虚,或有久病、失血的病史,或嗜食辛辣之品,或系过敏体质。
2. **症状** 经前或经期皮肤起团块、风疹,色红或不红,瘙痒难忍,经后自消。
3. **检查** 或有贫血的实验室指标,或有过敏体质的特征。

【鉴别诊断】

1. **皮肤科疾病** 根据风疹、风团与月经周期的密切关系,可以进行鉴别。
2. **药物、食物过敏,或织物上的致敏物所致瘙痒** 通过服药史,进食内容及衣物使用的追问,可以与经行瘾瘲鉴别。

【辨证论治】

本病有虚证和实证之分。治疗以消风止痒为大法,虚证宜养血祛风,实证宜疏风清热。

(一) 血虚证

[主要证候] 经行肌肤风疹团块,入夜尤甚,肌肤少泽,头晕眼花,失眠怔忡,月经量少,色淡质稀,面色无华,舌淡,苔薄,脉细无力。

[证候分析] 素体阴血不足,经前气血下注,经时气血外泄,阴血更虚,血虚生风,故风疹瘙痒,入夜尤甚;血虚不荣头面、肌肤,故面色无华,肌肤少泽;阴血不能上荣清窍,故头晕眼花;血虚心失所养,故失眠怔忡;阴血不足,冲任血少,血海满溢不多,故月经量少,色淡质稀。舌淡,苔薄,脉细无力,为血虚之征。

[治疗法则] 养血祛风,润燥止痒。

[方药举例] 当归饮子(《证治准绳》)。

当归 川芎 白芍药 生地黄 何首乌 黄芪 白蒺藜 防风 荆芥 甘草

方中四物、何首乌养血和血润燥;黄芪、甘草益气生血,固表祛邪;白蒺藜、防风、荆芥祛血中之风以止痒。全方共奏养血祛风止痒之效。

若风疹团块痒甚难眠者,酌加蝉蜕、生龙齿以祛风镇惊;月经错后,量少者,酌加鸡血藤、山药、山茱萸以养血益气。

(二) 风热证

[主要证候]　经行肌肤风疹团块,疹色焮红,瘙痒异常,感风遇热其痒尤甚,口干喜饮,尿黄便结,舌红,苔黄,脉浮数。

[证候分析]　风热搏于肌肤腠理之间,经前冲气偏盛,气热相加,血热风动,故风疹团块骤起,疹色焮红,瘙痒异常,感风遇热,疹痒更甚;热伤阴津,故口干喜饮,尿黄便结。舌红,苔黄,脉浮数,也为风热之征。

[治疗法则]　疏风清热,调经止痒。

[方药举例]　消风散(《外科正宗》)。

荆芥　防风　牛蒡子　蝉蜕　苦参　胡麻仁　当归　生地黄　生知母　石膏　苍术　生甘草　木通

方中知母、石膏、生地黄清热凉血;荆芥、防风、牛蒡子、蝉蜕疏风止痒;苦参、苍术清热除湿止痒;胡麻仁、当归养血润燥;木通行水以泻火;甘草解毒,调和诸药。全方共奏疏风清热、润燥止痒之效。

【文献摘要】

《妇人大全良方·卷四》:"《局方》治妇人时发遍身瘙痒,或赤肿瘾疹,五心烦热,血风攻疰,与人参荆芥散、消风散、四物汤加荆芥煎。"

(张　婷)

第二十二节　经断前后诸证

妇女在绝经前后,出现烘然而热,面赤汗出,烦躁易怒,失眠健忘,精神倦怠,头晕目眩,耳鸣心悸,腰背酸痛,手足心热,或伴有月经紊乱等与绝经有关的症状,称"经断前后诸证"。又称"绝经前后诸证"。

本病证候常参差出现,发作次数和时间无规律性,病程长短不一,短者数月,长者可迁延数年以至于10余年不等。

本病最早见于中医妇科第二版教材《中医妇科学讲义》(上海科学技术出版社1964年出版)。

西医学围绝经期综合征,或双侧卵巢切除或放射治疗后双侧卵巢功能衰竭出现围绝经期综合征表现者,可参照本病辨证治疗。

【病因病机】

本病的发生与绝经前后的生理特点有密切关系。妇女于49岁前后,肾气由盛渐衰,天癸由少渐至衰竭,冲任二脉也随之衰少。在此生理转折时期,受内、外环境的影响,如素体阴阳有所偏衰,素性抑郁,宿有痼疾,或家庭、社会等环境改变,易导致肾阴阳失调而发病。

"肾为先天之本",又"五脏相移,穷必及肾",故肾阴阳失调,每易波及其他脏腑,而其他脏腑病变,久则必累及于肾,故本病之本在肾,常累及心、肝、脾等多脏、多经,致使本病证候复杂。

1. 肾阴虚　肾阴素虚,精亏血少,经断前后,天癸将竭,精血衰少;或忧思不解,积念在心,营阴暗耗;或房事不节,精血耗伤,肾阴更虚,真阴亏损,冲任衰少,脏腑失养,遂致经断前后诸证。

2. **肾阳虚**　素体肾阳虚衰,经断前后,肾气更虚;或房事不节,损伤肾气,命门火衰,冲任失调,脏腑失于温煦,遂致经断前后诸证。

【诊断】

1. **病史**　发病年龄多在45～55岁,若在40岁以前发病者,应考虑为"卵巢早衰"。要注意发病前有无工作、生活的特殊改变,有无精神创伤史及双侧卵巢切除手术或放射治疗史。

2. **症状**　最早出现的症状为月经紊乱、潮热、汗出和情绪改变。月经紊乱表现为月经频发、月经稀发、不规则子宫出血、闭经;潮热从胸前开始,涌向头部、颈部和面部,继而出汗,汗出热退,这个过程持续时间长短不定,短者数秒,长者数分钟,每日发作次数也没有规律;情绪改变表现为易激动,烦躁易怒,或无故悲伤啼哭,不能自我控制。此外,尚有头晕头痛,失眠心悸,腰酸背痛,阴道干燥灼热,阴痒,尿频急或尿失禁,皮肤瘙痒等症状。

3. **检查**

(1) 妇科检查:晚期可有阴道、子宫不同程度的萎缩,宫颈及阴道分泌减少。

(2) 实验室检查:阴道脱落细胞涂片检查显示雌激素水平不同程度的低落,血清FSH水平增高而E_2水平下降,及血清抗苗勒氏管激素(AMH)检查,对本病的诊断有参考意义。

【辨证论治】

本病辨证以肾阴阳之虚为主,治疗以调治肾阴阳为大法,若涉及他脏者,则兼而治之。

(一)肾阴虚证

[主要证候]　经断前后,头晕耳鸣,腰酸腿软,烘热汗出,五心烦热,失眠多梦,口燥咽干,或皮肤瘙痒,月经周期紊乱,量少或多,经色鲜红,舌红,苔少,脉细数。

[证候分析]　经断前后,天癸渐竭,肾阴不足,精血衰少,髓海失养,故头晕耳鸣;腰为肾府,肾主骨,肾之精亏血少,故腰酸腿软;肾阴不足,阴不维阳,虚阳上越,故烘热汗出;水亏不能上制心火,心神不宁,故失眠多梦;肾阴不足,阴虚内热,津液不足,故五心烦热,口燥咽干;精亏血少,肌肤失养,血燥生风,故皮肤瘙痒;肾虚天癸渐竭,冲任失调,血海蓄溢失常,故月经周期紊乱,经量少或多,色鲜红。舌红,苔少,脉细数,也为肾阴虚之征。

[治疗法则]　滋肾益阴,育阴潜阳。

[方药举例]　六味地黄丸(《小儿药证直诀》)酌加生龟甲、生牡蛎、石决明。

熟地黄　山药　山茱萸　茯苓　牡丹皮　泽泻

若肾水不足,不能上济心火,以致心肾不交者,症见心烦失眠,心悸易惊,甚至情志失常,头晕健忘,腰酸乏力,舌红,苔少,脉细数。治宜滋阴补血,养心安神,方用天王补心丹(《摄生秘剖》)。

人参　玄参　当归身　天冬　麦冬　丹参　茯苓　五味子　远志　桔梗　酸枣仁　生地黄　朱砂　柏子仁

若肾阴亏,水不涵木致肝肾阴虚者,症见头晕耳鸣,两胁胀痛,口苦吞酸,外阴瘙痒,舌红而干,脉弦细。治宜滋肾养肝,方用一贯煎(《柳州医话》)。

沙参　麦冬　当归　生地黄　川楝子　枸杞子

若肝肾阴虚甚,以致肝阳上亢者,症见眩晕头痛,耳鸣耳聋,急躁易怒,面色红赤,舌红,苔薄黄,脉弦劲有力。治宜育阴潜阳,镇肝息风。方用镇肝息风汤(《医学衷中参西录》)。

怀牛膝　生赭石　生龙骨　生牡蛎　生龟甲　白芍药　玄参　天冬　川楝子　生麦芽　茵

陈 甘草

若情志不遂,以致肝郁化热者,症见头晕目眩,口苦咽干,心胸烦闷,口渴饮冷,便秘溲赤,舌红,苔黄,脉弦数。治宜疏肝解郁清热,方用丹栀逍遥散(方见月经先期)。

(二)肾阳虚证

[主要证候] 经断前后,头晕耳鸣,腰痛如折,腹冷阴坠,形寒肢冷,甚者冷汗淋漓,小便频数或失禁,带下量多,月经不调,量多或少,色淡质稀,精神萎靡,面色晦暗,舌淡,苔白滑,脉沉细而迟。

[证候分析] 经断前后,肾气渐衰。肾主骨生髓,腰为肾府,肾虚则髓海、外府失养,故头晕耳鸣、腰酸腿软;肾阳虚下焦失于温煦,故腹冷阴坠;阳虚甚,卫表不固,故致冷汗淋漓;膀胱气化失常,关门不固,故使小便频数或失禁;气化失常,水湿内停,下注冲任,损伤带脉,约固无力,故带下量多;肾阳虚冲任失司,故月经不调,量多或少;血失阳气温化,故色淡质稀;肾阳虚命火衰,中阳不振,故形寒肢冷,精神萎靡;肾主黑,肾阳虚肾水上泛,故面色晦黯。舌淡,苔白滑,脉沉细而迟,也为肾阳虚衰之征。

[治疗法则] 温肾壮阳,填精养血。

[方药举例] 右归丸(《景岳全书》)。

肉桂 附子 山药 枸杞子 熟地黄 杜仲 山茱萸 鹿角胶 菟丝子 当归

若肾阳虚不能温运脾土,致脾肾阳虚者,症见腰膝酸痛,食少腹胀,四肢倦怠,或四肢水肿,大便溏薄,舌淡胖,苔薄白,脉沉细缓。治宜温肾健脾,方用健固汤酌加补骨脂、巴戟天、山药。

【文献摘要】

《哈荔田妇科医案医话选》:本病(经断前后诸证)的发生主要由于患者禀赋不充,或久病失养,兼之七情所伤,饮食失节,劳倦失度,或外邪侵扰等因素,从而导致脏腑功能失和,进一步损伤冲任二脉的结果……对于围绝经期综合征的治疗要以调冲任为本,而调冲任又当调脏腑、和气血,其中尤须注重肝、脾、肾三脏。

【现代研究】

有学者总结为本病以肾虚为本,肝郁为标,与心脾两虚相关,诸脏虚衰、瘀虚互结发之[马学竹,等.世界中西医结合杂志,2016,11(9):1329~1331]。有学者应用柴胡加龙骨牡蛎汤(柴胡、龙骨、黄芩、生姜、人参、桂枝、茯苓、牡蛎、半夏、大枣)加减治疗经断前后诸证,若烘热自汗加白芍药;若心烦多怒加栀子、竹叶;若少寐多梦加黄连、阿胶;胸闷加瓜蒌、薤白;若头晕健忘加熟地黄、白芍药;若倦怠乏力加黄芪。临床疗效满意[王晓滨,等.中医药学报,2010,38(2):125~126]。运用调补肝肾法为主要治疗原则,治疗同时注意宁心安神,随症治之,以调更汤(淫羊藿、巴戟天、女贞子、生龙骨、生牡蛎、白芍药、知母等)为基本方进行加减,并结合心理疏导取得良好疗效[陈华,等.辽宁中医杂志,2010,37(4):654~655]。辨证分型为肾阴虚证、肾阳虚证、心脾两虚、心肾不交、肝郁气滞、痰瘀交阻 6 型[鲁雅娟.中华中医药学刊,2012,30(3):610~612]。有学者以"三穴六针"治疗围绝经期综合征,取双侧神门、足三里、三阴交,行平补平泻法,分别治疗 2~5 个疗程(3 日为 1 个疗程),平均治疗 3 个疗程,总有效率 93.94%[陈成巧,等.浙江中西医结合杂志,2005,15(4):249~250]。

(武权生)

第二十三节 经 断 复 来

妇女自然绝经 1 年以上,又见阴道流血者,称"经断复来"。又称"年老经水复行"。

　　本病特点是出血量少,或为持续性流血,或间歇性流血,或如经期出血。本病须经病理学检查确定其良性或恶性病变,以指导区别治疗。

　　本病始见于第五版教材《中医妇科学》(上海科学技术出版社 1997 年出版)。

　　西医学绝经后出血可参照本病辨证治疗。若由生殖道恶性病变引起者,应予手术或放疗、化疗等。

【病因病机】

　　妇女 49 岁前后,肾气虚,天癸竭,太冲脉衰少,地道不通,故经水断绝;若素体气阴两虚,邪气内伏,致冲任不固,则可发生本病。常由气虚、阴虚、血热和血瘀所致。

　　1. **气虚**　天癸已竭之年,素体虚弱,或饮食失节,或劳倦过度,损伤脾气,中气不足,冲任不固,血失统摄,致经断复来。

　　2. **阴虚**　素体阴虚,早婚多产,房事不节;天癸已竭之年,忧思过度,营阴暗耗,阴虚内热,热扰冲任,迫血妄行,以致经断复来。

　　3. **血热**　素体阳盛,或过食温燥之品;天癸已竭之年,或感受热邪,或怒动肝火,火热内蕴,损伤冲任,迫血妄行,以致经断复来。

　　4. **血瘀**　天癸已竭之年,体虚气弱,血行不畅;或情志内伤,肝气郁结,气滞血瘀;或感受外邪,与血搏结,瘀血内停,瘀阻冲任,损伤胞脉胞络,以致经断复来。

【诊断】

　　本病多属良性病变,但恶性病变占相当比例,因而必须明确出血属良性或恶性,对指导治疗有重要意义。

　　1. **病史**　有早婚、多产、乳众史,或情志所伤,注意询问既往月经情况,绝经年龄,绝经后有无白带增多以及白带有无异臭味,有无性交出血史及癥瘕病史。

　　2. **症状**　自然绝经 1 年后发生阴道出血,出血量多少不一,持续时间长短不定,部分患者白带增多,呈血性或脓血样,有臭味,或伴有下腹痛、下腹部包块、低热等。若出血反复发作,或经久不止,或伴腹胀、消瘦等要注意恶性病变。

　　3. **检查**

　　(1)妇科检查:注意阴道流血及分泌物性质,有无大量浆液性、脓性或米汤样恶臭白带,或脓血样物。宫颈是否光滑,有无糜烂、菜花样、凹陷性溃疡或息肉状赘生物等,子宫体是否萎缩,有无增大或结节、压痛等,附件有无包块、压痛等。绝经 1 年以上,生殖器有不同程度萎缩,宫颈口有血液或血性分泌物流出,无臭味,说明出血来自宫腔,且多为良性病变;宫颈有改变,且有大量排液,或脓血样分泌物,有恶臭味,应注意除外宫颈癌;子宫增大无压痛且出血反复发作,应注意子宫肉瘤、子宫内膜癌等恶性病变;附件有包块,则可能为卵巢颗粒细胞瘤或卵泡膜细胞瘤。腹部肿瘤伴腹水者多为恶性病变;晚期恶性肿瘤可伴恶病质状态。

　　(2)实验室检查:红细胞沉降率明显增高,碱性磷酸酶、乳酸脱氢酶或氨基转移酶的升高多见于恶性肿瘤;血清 E_2 水平升高多提示卵巢存在分泌性激素肿瘤;宫颈刮片细胞学检查(推荐 TBS 分类系统)及宫颈活组织检查有助于宫颈癌的鉴别。

　　(3)其他检查:出血来自宫颈组织,可在阴道镜的指引下行宫颈组织检查;宫腔出血者常规行诊断性刮宫,或分段刮宫,刮出物全部送病理检查;子宫体增大或盆腔包块者,下腹 B 型超声扫描有助于诊断。

【辨证论治】

本病有虚证、有实证,也有虚实夹杂之候,当以出血的量、色、质、气味及全身证候综合分析,同时参考各种检查结果,辨明证属良性或恶性。一般年龄愈大,出血时间愈长,反复发作,下腹部肿块增长速度快,伴腹水、恶病质体质者,恶性病变的可能性愈大。治疗首分良性、恶性,良性者当以固摄冲任为大法,或补虚或攻邪,或扶正祛邪;恶性者应采用多种方法(包括手术、放疗、化疗)的综合治疗,以提高疗效。

(一) 气虚证

[主要证候]　自然绝经1年以上经水复来,血量较多,色淡质稀,小腹空坠,神疲乏力,气短懒言,面色白,舌淡红,苔薄白,脉缓弱。

[证候分析]　气虚中气下陷,冲任不固,故经水复来,血量较多,小腹空坠;气虚脾弱生化之源不足,故流血色淡质稀;中气不足,故神疲乏力,气短懒言;中阳不振,则面色白。舌淡红,苔薄白,脉缓弱,也为气虚之征。

[治疗法则]　补气养血,固冲止血。

[方药举例]　安老汤(《傅青主女科》)。

人参　黄芪　白术　当归　熟地黄　山茱萸　阿胶　黑芥穗　香附　木耳炭　甘草

方中人参、黄芪、白术补中益气,固摄止血;熟地黄、阿胶、当归养血止血;山茱萸收涩止血;香附理气,与补气养血药同用,使补而不滞;黑芥穗、木耳炭黑以制红,加强止血之力。全方以补气固冲摄血治本,养血止血治标,标本同治,故可收止血之功。

(二) 阴虚证

[主要证候]　自然绝经1年以上经水复来,量不多,色鲜红,五心烦热,两颧潮红,夜睡不宁,咽干口燥,阴中干涩或灼热疼痛,皮肤或外阴瘙痒,大便燥结,舌红,苔少,脉细数。

[证候分析]　阴虚内热,热扰冲任,迫血妄行,故经水复来;阴虚血少,血为热灼,故量不多而色鲜红;阴虚于下,阳浮于上,故两颧潮红;阴虚内热,虚火内扰心神,故五心烦热,夜睡不宁;阴虚津亏,故咽干口燥,大便燥结;肝经绕阴器,肾司二阴,肝肾阴虚,精血不足,外阴失养故外阴瘙痒,阴中干涩,灼热疼痛;阴虚血燥,血虚生风,风动则痒,故皮肤瘙痒。舌红,苔少,脉细数,也为阴虚之象。

[治疗法则]　滋阴凉血,固冲止血。

[方药举例]　清血养阴汤(方见经期延长)。

若出血期间,酌加生龟甲、生龙骨、阿胶;皮肤、外阴瘙痒甚者,酌加白蒺藜、荆芥、何首乌;大便燥结者,酌加胡麻仁、柏子仁。

(三) 血热证

[主要证候]　自然绝经1年以上经水复来,色深红,质稠,带下增多,色黄,有臭味,口苦口干,小便短赤,大便秘结,舌红,苔黄,脉弦滑。

[证候分析]　热伤冲任,迫血妄行,故经水复来;血被热灼,故血色深红,质稠;热灼伤津,故口苦咽干,小便短赤,大便秘结;热毒灼伤胞脉,故带下色黄,有臭味。舌红,苔黄,脉弦滑,也为血热之征。

[治疗法则]　清热凉血,固冲止血。

[方药举例] 益阴煎(《医宗金鉴》)酌加生牡蛎、茜草根、地榆。

生地黄 知母 黄柏 生龟甲 砂仁 炙甘草

方中生地黄、茜草根、地榆清热凉血止血;知母、黄柏滋阴清热泻火;生龟甲、生牡蛎固冲止血;少佐砂仁养胃醒脾,行气宽中。全方清热凉血泻火,血无热迫,冲任自固,血无妄行之弊矣。

若带下量多者,酌加车前子、土茯苓、薏苡仁;出血量多或反复发作,气味腐臭者,酌加白花蛇舌草、重楼、半枝莲。

(四)血瘀证

[主要证候] 自然绝经 1 年以上经水复来,血色紫黯有块,量多少不一,小腹疼痛拒按,或胞中有癥块,舌紫黯,脉弦涩或涩而有力。

[证候分析] 瘀阻冲任,血不循经,故经水复来,血色紫黯有块,量多少不一;瘀阻胞脉,气血运行不畅,故小腹疼痛拒按;瘀血蓄于胞中,久则聚结成癥,故胞中有块。舌紫黯,脉弦涩,也为血瘀之征。

[治疗法则] 活血化瘀,固冲止血。

[方药举例] 当归丸(《圣济总录》)。

当归 赤芍药 吴茱萸 大黄 干姜 附子 细辛 牡丹皮 川芎 虻虫 水蛭 厚朴 桃仁 桂枝

方中当归、赤芍药、川芎、桂枝活血祛瘀;虻虫、水蛭祛瘀消积;大黄、牡丹皮、桃仁凉血祛瘀;吴茱萸、干姜、附子、细辛温经散瘀;厚朴行气以助散结之力。全方活血祛瘀,消积化瘀,癥结散,冲任通,血循常道,不致妄行则血能自止。本方攻破力猛,体实而瘀血内结者方可用。

若瘀积化热,症见手足心热,或低热不退,口干渴饮,尿赤便结,舌黯,苔黄而干,脉弦数者,去吴茱萸、干姜、附子、细辛、川芎,加田三七、地榆、贯众;小腹疼痛剧者,加罂粟壳、延胡索;久病体虚,面色苍白,形体羸瘦,气短气促,饮食减少者,去虻虫、大黄,加黄芪、白术、太子参。

【文献摘要】

《女科百问·目上》:妇人卦数已尽,经水当止而复行者,何也……七七则卦数以终……或劳伤过度,喜怒不时,经脉虚衰之余,又为邪气攻冲,所以当止而不止也。

《傅青主女科·女科上卷》:妇人有年五十外或六七十岁忽然行经者,或下紫血块,或如红血淋,人或谓老妇行经,是还少之象,谁知是血崩之渐乎!夫妇人至七七之外,天癸已竭,又不服济阴补阳之药……然经不宜行而行者,乃肝不藏脾不统之故也,非精过泄而动命门之火,即气郁甚而发龙雷之炎,二火交发,而血乃奔矣,有似行经而实非经也。

《医宗金鉴·妇科心法要诀》:妇人七七四十九岁时,天癸竭,地道不通,当月水不下。若月水不断,不见他证,乃血有余,不可用药止之。若已断,或一年或三五年复来者,当审其有故无故,是何邪所干,随证医治也。

(武权生)

第九章 带 下 病

导学

1. 掌握带下过多、带下过少的定义、病因病机及辨证论治。
2. 了解带下过多、带下过少的诊断与鉴别诊断。

带下病是指带下量明显增多或减少,色、质、气味发生异常,或伴全身、局部症状者,称为"带下病"。带下病包括带下过多、带下过少。

带下病多为湿邪为患,亦有"肾虚精亏者",其病缠绵,反复发作,不易速愈,而且常并发月经不调、闭经、不孕、癥瘕等疾病,是妇科领域中仅次于月经病的常见病,应予以重视。

带下一词,有广义、狭义之分。广义带下泛指妇产科疾病而言,由于这些疾病都发生在带脉之下,故称为"带下"。《金匮要略方论·妇人杂病脉证并治》说:"妇人之病,因虚、积冷、结气……经候不匀,冷阴掣痛,少腹恶寒,或引腰脊……或有忧惨,悲伤多嗔,此皆带下。非有鬼神,久则羸瘦,脉虚多寒。三十六病,千变万端。"又如《史记·扁鹊仓公列传》记载:"扁鹊名闻天下,过邯郸,闻(赵)贵妇人,即为带下医。"所谓带下医,即女科医生。

狭义带下又有生理及病理之分。正常女子自青春期开始,肾气充盛,脾气健运,任脉通调,带脉健固,阴道内即有少量白色或无色透明无臭的黏性液体,特别是在经期前后、月经中期及妊娠期阴中液量增多,以润泽阴户,防御外邪,此为生理性带下。《沈氏女科辑要笺正·卷上》引王孟英说:"带下,女子生而即有,津津常润,本非病也。"若带下量明显增多,或色、质、气味异常,即为带下病。临床上以白带、黄带、赤白带为常见。但也有带下过少者,常与月经过少、闭经等疾病相伴,故不予赘述。

带下病的发病机制:带下过多者,一是脾肾阳虚,水湿不化,下注冲任,损及任带二脉,以致带下过多;二是湿热湿毒,损及脏腑,或伤及下焦,累及任带,约固无力,湿热下注,以致带下过多。带下过少者,一是肾阴亏虚,任带阴精津液不足,难以濡润前阴空窍,以致带下过少;二是情志不遂,气滞血瘀,或寒热之邪与血搏结而成瘀,瘀阻任带,阴精津液不能润达阴股,濡养空窍,以致带下过少。

带下病的辨证要点:首先要明辨带下量的多少,色质、气味的异常;其次,要明辨阴道、前阴有无坠、胀、痒、痛诸症;其三,要明辨脏腑气血,寒热虚实,以确定带下过多,带下过少的具体证型,指导治疗。

带下病的治疗大法:带下过多者,宜健脾补肾温阳化湿,或清热除湿祛邪。带下过少者,宜补肾填精,或行气化瘀,养血生津。

(马宝璋)

第一节　带下过多

带下量过多,色质、气味异常,或伴全身、局部症状者,称为"带下过多",又称"下白物""流秽物"。

带下过多的特点:带下量明显增多、色、质、气味发生异常,或伴全身、局部症状。带下过多乃湿邪为患,其病缠绵,反复发作,不易速愈。

本病始见于《内经》,如《素问·骨空论》说:"任脉为病……女子带下瘕聚。"其后各家对本病的因机证治多有论述。《诸病源候论·卷三十七》:"带下病者,由劳伤血气,损伤冲脉任脉,致令其血与秽液兼带而下也。"并记载青、黄、赤、白、黑五色名候,分别以带色配五脏论述其病机及病位。《女科证治约旨》:"若外感六淫,内伤七情,酝酿成病,致带脉纵弛,不能约束诸脉经,于是阴中有物,淋漓下降,绵绵不断,即所谓带下也。"

西医妇科疾病如阴道炎、宫颈炎、盆腔炎性疾病及生殖良性肿瘤引起的带下过多,可参照本病辨证论治。

【病因病机】

带下病主要病因是湿邪为患,如《傅青主女科·女科上卷》:"夫带下俱是湿症。"这里,脾肾功能失常是发病的内在条件,感受湿热、湿毒之邪是重要的外在病因,任脉损伤,带脉失约,是带下病的核心病机。《校注妇人大全良方·卷一》:"人有带脉,横于腰间,如束带之状,病生于此,故名为带。"常由脾阳虚、肾阳虚、阴虚挟湿、湿热下注和湿毒蕴结所致。

1. **脾阳虚**　饮食不节,劳倦过度,或忧思气结,损伤脾气,运化失职,湿浊停聚,流注下焦,伤及任带,任脉不固,带脉失约,而致带下病。《女科经纶·卷七》引缪仲淳说:"白带多是脾虚……脾伤则湿土之气下陷,是脾精不守,不能输为荣血而下白滑之物矣。"

2. **肾阳虚**　素禀肾虚,或寒邪伤肾,或恣情多欲,肾阳虚损,气化失常,水湿内停,下注冲任,损及任带,而致带下病。或肾阳虚损,冲任不足,精关不固,精液滑脱而下,也可致带下病。《万氏妇人科·卷一》:"白带者,时常流出,清冷稠黏,此下元虚损症也。"

3. **阴虚挟湿**　素禀阴虚,或房事不节,阴虚失守,下焦感受湿热之邪,损及任带,约固无力,而为带下病。《沈氏女科辑要笺正·卷上》:"肾家阴虚,相火鼓动而为遗浊崩带之病本是最多。"

4. **湿热下注**　素体脾虚,湿浊内生,郁久化热;或情志不畅,肝气犯脾,脾虚湿盛,湿郁化热;或感受湿热之邪,以致湿热流注下焦,损及任带,约固无力,而致带下病。《傅青主女科·女科上卷》说:"妇人忧思伤脾,又加郁怒伤肝,于是肝经之郁火内炽,下克脾土,脾土不能运化,致湿热之气蕴于带脉之间。"

5. **湿毒蕴结**　经期产后,胞脉空虚,忽视卫生,或房事不禁,或手术损伤,以致感染邪毒,湿毒蕴结,损伤任带,约固无力,而致带下病。《傅青主女科·女科上卷》说:"带下而色黄者……其气腥秽……及任脉之湿热也……妇人有带下而色黑者,甚则如黑豆汁,其气亦腥……乃火热之极也……其症必腹中疼痛,小便时如刀刺,阴门必发肿。"

【诊断】

1. **病史**　经期、产后余血未净之际,忽视卫生,不禁房事,或妇科手术后感染邪毒病史。

2. **症状**　带下量多;色白或淡黄,或赤白相兼,或黄绿如脓,或浑浊如米泔;质或清稀如水,或稠黏如脓,或如豆渣凝乳,或如泡沫状;气味无臭,或有臭气,或臭秽难闻;可伴有外阴、阴道灼热瘙痒,坠胀或疼痛等。

3. **检查**

(1) 妇科检查:可见各类阴道炎、宫颈炎、盆腔炎性疾病的炎症体征,也可发现肿瘤。

(2) 实验室检查:盆腔炎性疾病,检验白细胞计数增高。患阴道炎患者阴道清洁度检查三度。镜检可查到滴虫、真菌及其他特异性或非特异性病原体。

(3) B超检查:对盆腔炎性疾病及盆腔肿瘤有意义。

【鉴别诊断】

1. **与白浊病的鉴别**　白浊是指尿窍流出混浊如脓之物的一种疾患,色白者谓之白浊。而带下秽物出自阴道。

2. **与白淫病的鉴别**　白淫指欲念过度,心愿不遂时,或纵欲过度,过贪房事时,从阴道内流出的白液,有的偶然发作,有的反复发作,与男子遗精相类。《素问·痿论》中指出:"思想无穷,所愿不得,意淫于外,入房太甚,宗筋弛纵,发为筋痿,及为白淫。"说明白淫多在有所思或有所见时发作,与带下病绵绵不断而下秽物者不同。

3. **与漏下的鉴别**　经血非时而下,量少淋漓不断为漏下,易与赤白带相混。赤带者月经正常,时而从阴道流出一种赤色黏液,似血非血,绵绵不断。

4. **与经间期出血的鉴别**　经间期出血是两次月经之间,有周期性的阴道少量出血者。而赤带是绵绵不断无周期性。

【辨证论治】

带下病辨证要点主要根据带下量、色、质、气味,其次根据伴随症状及舌脉辨其寒热虚实。如带下量多色白或淡黄,质清稀多属脾阳虚;色白质清稀如水,有冷感者属肾阳虚;量不甚多,色黄或赤白相兼,质稠或有臭气为阴虚挟湿;带下量多色黄,质黏稠,有臭气,或如泡沫状,或色白如豆渣状,为湿热下注;带下量多,色黄绿如脓,或浑浊如米泔,质稠,恶臭难闻属湿毒重证。临证时尚需结合全身症状及病史等全面综合分析,方能作出正确的辨证。

带下病的治疗原则以健脾、升阳、除湿为主,辅以疏肝固肾;同时湿浊可以从阳化热而成湿热,也可以从阴化寒而成寒湿,所以要佐以清热除湿、清热解毒、散寒除湿等法。

(一) 脾阳虚证

[主要证候]　带下量多,色白或淡黄,质稀薄,无臭气,绵绵不断,神疲倦怠,四肢不温,纳少便溏,两足跗肿,面色㿠白,舌质淡,苔白腻,脉缓弱。

[证候分析]　脾阳虚弱,运化失职,水湿内停,湿浊下注,损伤任带二脉,约固无力,故带下量多,色白或淡黄,质稀薄,无臭气,绵绵不断;脾虚中阳不振,则神疲倦怠,四肢不温;脾虚运化失职,则纳少便溏;湿浊内盛,则两足跗肿;脾虚清阳不升,则面色㿠白。舌淡,苔白腻,脉缓弱,为脾阳不足之征。

[治疗法则]　健脾益气,升阳除湿。

[方药举例] 完带汤(《傅青主女科》)。

白术 山药 人参 白芍 苍术 甘草 陈皮 黑芥穗 柴胡 车前子

方中人参、山药、甘草健脾益气;苍术、白术健脾燥湿;柴胡、白芍、陈皮疏肝解郁,理气升阳;车前子入肾泄降利水除湿;黑芥穗入血分祛风胜湿。全方寓补于散之中,寄消于升之内,肝、脾、肾三经同治,具有健脾益气、升阳除湿之功。

若脾虚及肾,兼腰痛者,酌加续断、杜仲、菟丝子温补肾阳,固任止带;若寒凝腹痛者,酌加香附、艾叶温经理气止痛;若带下日久,滑脱不止者,酌加芡实、龙骨、牡蛎、海螵蛸、金樱子等固涩止带之品。

若脾虚湿郁化热,带下色黄黏稠,有臭味者。宜健脾除湿,清热止带,方选易黄汤(《傅青主女科》)。

山药 芡实 车前子 白果 黄柏

方中山药、车前子健脾化湿;白果、芡实固涩止带;黄柏清热燥湿。使热去湿化,则带自止。

(二) 肾阳虚证

[主要证候] 带下量多,色白清冷,稀薄如水,淋漓不断,头晕耳鸣,腰痛如折,畏寒肢冷,小腹冷感,小便频数,夜间尤甚,大便溏薄,面色晦黯,舌淡润,苔薄白,脉沉细而迟。

[证候分析] 肾阳不足,命门火衰,气化失常,寒湿内盛,致带脉失约,任脉不固,故带下量多,色白清冷,稀薄如水,淋漓不断;肾阳虚胞络失于温煦,故小腹冷感;膀胱失于温煦,气化失常,故小便频数,夜间尤甚;火不温土,则大便溏薄;阳虚寒从内生,故畏寒肢冷;肾阳虚外府失荣,故腰痛如折;肾虚髓海不足,故头晕耳鸣,面色晦黯。舌淡润,苔薄白,脉沉细而迟,为肾阳不足,虚寒内盛之征。

[治疗法则] 温肾助阳,涩精止带。

[方药举例] 内补丸(《女科切要》)。

鹿茸 菟丝子 潼蒺藜 黄芪 白蒺藜 紫菀茸 肉桂 桑螵蛸 肉苁蓉 制附子

方中鹿茸、肉苁蓉、菟丝子温肾填精益髓;潼蒺藜、桑螵蛸补肾涩精止带;附子、肉桂温肾壮阳补火;黄芪益气固摄;白蒺藜疏肝泄风;紫菀茸温肺益肾。全方共奏温肾助阳,涩精止带之效。

若腹泻便溏者,去肉苁蓉,酌加补骨脂、肉豆蔻。

若精关不固,精液下滑,带下如崩,谓之"白崩"。治以补脾肾,固奇经,佐以涩精止带之品,方选固精丸(《济阴纲目》)。

牡蛎 桑螵蛸 龙骨 白石脂 白茯苓 五味子 菟丝子 韭子

方中牡蛎、桑螵蛸、龙骨、菟丝子补肾固精,白石脂、白茯苓益脾祛湿止带,韭子、五味子温肾助阳,收涩固精。共奏补益脾肾,固精止带之效。

(三) 阴虚挟湿证

[主要证候] 带下量不甚多,色黄或赤白相兼,质稠或有臭气,阴部干涩不适,或灼热感,腰膝酸软,头晕耳鸣,颧赤唇红,五心烦热,失眠多梦,舌红,苔少或黄腻,脉细数。

[证候分析] 肾阴不足,相火偏旺,损伤血络,复感湿邪,伤及任带二脉,故带下量多,色黄或赤白相兼,质稠,有臭气,阴部灼热感;阴精亏虚,阴部失荣,故干涩不适;肾阴亏损,髓海不足,则腰膝酸软,头晕耳鸣;阴虚内热,热扰心神,则五心烦热,失眠多梦。舌红,苔少或黄腻,脉细数,为阴虚挟湿之征。

[治疗法则]　滋阴益肾,清热祛湿。

[方药举例]　知柏地黄丸(方见经行口糜)酌加芡实、金樱子。

(四) 湿热下注证

[主要证候]　带下量多,色黄,黏稠,有臭气,或伴阴部瘙痒,胸闷心烦,口苦咽干,纳食较差,小腹或少腹作痛,小便短赤,舌红,苔黄腻,脉濡数。

[证候分析]　湿热蕴积于下,损伤任带二脉,故带下量多,色黄,黏稠,臭秽;湿热熏蒸,则胸闷心烦,口苦咽干;湿热内阻,则纳食较差;湿热蕴结,瘀阻胞脉,则小腹或少腹作痛;湿热伤津,则小便短赤。舌红,苔黄腻,脉濡数,为湿热之征。

[治疗法则]　清热利湿止带。

[方药举例]　止带方(《世补斋・不谢方》)。

猪苓　茯苓　车前子　泽泻　茵陈　赤芍药　牡丹皮　黄柏　栀子　牛膝

方中猪苓、茯苓、车前子、泽泻利水除湿;茵陈、黄柏、栀子清热泻火解毒;赤芍、牡丹皮凉血化瘀,合牛膝活血引药下行,直达病所以除下焦湿热。

若肝经湿热下注者,症见带下量多,色黄或黄绿如脓,质黏稠或呈泡沫状,有臭气,伴阴部痒痛,头晕目眩,口苦咽干,烦躁易怒,便结尿赤,舌红,苔黄腻,脉弦滑而数。治宜泻肝清热除湿,方用龙胆泻肝汤(《医宗金鉴》)酌加苦参、黄连。

龙胆草　柴胡　栀子　黄芩　车前子　木通　泽泻　生地黄　当归　甘草

若湿浊偏甚者,症见带下量多,色白,如豆渣状或凝乳状,阴部瘙痒,脘闷纳差,舌红,苔黄腻,脉滑数。治宜清热利湿,疏风化浊。方用萆薢渗湿汤(《疡科心得集》)酌加苍术、藿香。

萆薢　薏苡仁　黄柏　赤茯苓　牡丹皮　泽泻　滑石　通草

方中萆薢、薏苡仁、赤茯苓、泽泻、滑石、通草清热利湿以化浊;黄柏、牡丹皮清热凉血;苍术、藿香疏风化浊以止痒。

(五) 湿毒蕴结证

[主要证候]　带下量多,黄绿如脓,或赤白相兼,或五色杂下,状如米泔,臭秽难闻,小腹疼痛,腰骶酸痛,口苦咽干,小便短赤,舌红,苔黄腻,脉滑数。

[证候分析]　湿毒内侵,损伤任带二脉,秽浊下流,故带下量多;热毒蕴蒸,损伤脉络,则色黄绿如脓,或赤白相兼,甚或五色杂下,状如米泔,秽臭难闻;湿毒蕴结,瘀阻胞脉,故小腹疼痛,腰骶酸痛;湿浊毒热上蒸,故口苦咽干;湿热伤津,则小便短赤。舌红,苔黄腻,脉滑数,为湿毒蕴结之征。

[治疗法则]　清热解毒除湿。

[方药举例]　五味消毒饮(《医宗金鉴》)酌加土茯苓、薏苡仁。

蒲公英　金银花　野菊花　紫花地丁　天葵子

方中蒲公英、金银花、野菊花、紫花地丁清热解毒;天葵子、土茯苓、薏苡仁清热解毒,利水除湿。全方共奏清热解毒除湿之功。

若腰骶酸痛,带下恶臭难闻者,酌加半枝莲、穿心莲、鱼腥草、樗根皮清热解毒除秽。若小便淋痛,兼有白浊者,酌加土牛膝、虎杖、甘草梢。

【其他疗法】

（一）外治法

参见阴痒(中药煎汤熏洗或中药粉剂外涂)。

（二）针灸疗法

取穴：带脉(双)、中极、足三里(双)。若白带加少商,赤带加少冲,黄带加隐白,青带加大敦,黑带加涌泉。

手法：用毫针,带脉斜向下刺,针2～2.5寸,中极1～1.5寸,足三里以得气为度。用捻转提插,平补平泻,留针30 min。带脉、足三里针后加灸。以上选加穴,都针1～2分深,重刺激,不留针。隔日针1次。

（三）外用药

康妇凝胶：主要成分为白芷、蛇床子、花椒、土木香、冰片。功能主治：祛风燥湿,止痒杀虫,防腐生肌。用于外阴炎、外阴溃疡、阴道炎等引起的外阴或阴道充血、肿胀、灼热、疼痛、分泌物增多(带下量多)或局部溃疡、糜烂、瘙痒等。用法：每日1次,每次1支(3 g)。用法为每晚睡前卧于床上,将药物一支一次性全部注入阴道内,根据病情使用3日为一完整疗程或使用6日为一完整疗程。

【文献摘要】

《万氏妇人科·卷一》：带下之病,妇女多有之。赤者属热,兼虚兼火治之;白者属湿,兼虚兼痰治之。年久不止者,以和脾胃为主,兼升提。大抵瘦人多火,肥人多痰,要知此候。妇人常有白浊、白淫、白带之疾,症虽不同,治亦有别,白带者,时常流出,清冷稠黏,此下元虚损症也,用止带久不止之法治之。白浊者,浊随小便而来,浑浊如泔,此胃中浊气渗入膀胱也。

《傅青主女科·女科上卷》：夫带下俱是湿症。而以"带"名者,因带脉不能约束而有此病,故以名之。盖带脉通于任督,任督病而带脉始病。

《沈氏女科辑要笺正·卷上》：古病多属虚寒,故《巢氏病源》《孙氏千金》,皆以辛热治带下,此今时所绝无仅有之候,可以存而弗论。若湿热今病最多,而亦最易治,其所下者,必秽浊腥臭,甚者且皮肤湿痒,淫溢欲腐,若夫脾虚气虚之证,固亦有之。则东垣之所谓清阳下陷,果属气陷,参芪补中,而少少升清,亦尚易治。但立斋、养葵所言,则几几乎万病尽然,断不足据。丹溪以湿痰立论,实即湿热之病,不足为异。景岳以脾肾两虚为言,则带出精窍,言肾较为切近,视专论胃肠清气不升者尤为明白,新甫即立斋,而尧封似乎误认作二人,是其失检。若缪仲淳以为木郁地中,实即相火郁窒横行而疏泄太过耳。古人许多治法,唯戴人大攻,断不可训,此外则大温大寒大补,各有对药之病,因证立方,具有至理,不可偏废。

《医学心悟·妇人门》："带下之症,方书以青、黄、赤、白、黑,分属五脏,各立药方。其实不必拘泥,大抵此证不外有湿……夫带证似属寻常,若崩而不止,多至髓竭骨枯而成损。治此者,岂可忽诸!"

【现代研究】

近年来,各地采用中药治疗带下病进行了多方面的临床研究。张蕊等以清热解毒、祛风燥湿配合疏肝健脾、温肾固元之法治疗带下病58例,基本方法为：蛇床子、土茯苓各30 g,白鲜皮、百部各15 g,黄柏、枯矾、苦参各10 g,取药汁趁热熏洗外阴,待药汁温度适宜后取一定量清洗阴道,余药汁泡洗双足。每日2次,每次40 min,5日为1个疗程,总有效率为96.6%[张蕊,等.中国民间疗法,2007,15(2)：25～26]。冯军认为,带下病发病的主要病因为脾肾二脏功能失调所致,故以温散利化水湿,脾肾双补,标本兼顾之法,运用真武汤加减治疗带下病226例,基本方药组成：附子40 g(先煎3 h,不麻为度),白术30 g,白芍50 g,茯苓50 g,生姜50 g,随症加减,总有效率为98.23%[冯军,等.云南中医中药杂志,2011,32(5)：45]。李长凤以健脾补肾,益气除湿为总的治疗原则针刺治疗带下病30例,辨证取穴(主穴：带脉、三阴交。配穴：脾虚型加气海、脾俞、足三里;肾虚型加关元、肾俞、照海、次髎;湿毒型加中极、阴陵泉、下髎),毫针刺入得气,脾虚、肾虚型用补法并加灸,湿毒型用泄法,留针30 min,每日1次,7日为1个疗程,总有效率为92%[李长凤.甘肃中医,2010,23(9)：41～42]。

（马文光）

第二节　带下过少

带下量过少,甚或全无,阴道干涩,伴有全身、局部症状者,称为带下过少。

带下过少的相关记载见于《女科证治准绳·调经门》:"带下久而枯涸者濡之。凡大补气血,皆所以濡之。"古籍记载甚少,今时本病较为多见,故列为专病论述。

本病的特点,阴道分泌物极少,甚或全无,阴道干涩,影响性生活,严重者外阴、阴道萎缩。

西医学的卵巢早衰、双侧卵巢切除术后、盆腔放射治疗后、绝经综合征、反复人工流产术后等引起的阴道分泌物过少可参照本病,辨证治疗。

【病因病机】

本病主要机制是阴精不足,不能润泽阴户。其因有二:一是肾阴不足,阴精津液亏少,不能润泽阴户;二是瘀血内阻冲任,阴精津液不能运达阴股,均导致带下过少。

1. **肾阴亏损**　素禀肾阴不足;或中年房事过度,或年老体弱,肾精亏损;或大病久病,精血耗伤,以致冲任精血不足,阴精津液亏少,不能润泽阴窍,而致带下过少。

2. **血瘀津亏**　素性抑郁,情志不遂,以致气滞血瘀;或经期产后,摄生不慎,感受寒热之邪,寒热瘀血搏结,瘀血内停,瘀阻冲任证,阴精津液不能运达阴股,无以润泽阴窍,以致带下过少。

【诊断】

1. **病史**　卵巢早衰、双侧卵巢切除后、盆腔放射治疗后、盆腔炎性疾病、反复人工流产术后、产后大出血,或长期使用抑制卵巢功能的药物等病史。

2. **临床表现**　阴道分泌物过少,阴道干涩,甚至阴部萎缩;或伴性欲低下,性交疼痛;烘热汗出,心烦失眠;月经错后,经量过少,甚至闭经。

3. **检查**

(1) 妇科检查:阴道黏膜皱襞减少,阴道壁菲薄充血,分泌物极少,宫颈、宫体或有萎缩。

(2) 实验室检查:性激素测定,可见 E_2 明显降低,FSH、LH升高。

(3) B型超声:可见双侧卵巢缺损或卵巢变小,或子宫内膜菲薄。

【辨证论治】

本病辨证不外虚、实二端,虚者肾阴亏损、常兼有头晕耳鸣,腰酸腿软,手足心热,烘汗而出,心烦少寐;实者血瘀津亏,常有小腹或少腹疼痛拒按,心烦易怒,胸胁乳房胀痛,或兼有寒热之象。治疗重在补肾填精,佐以化瘀养血。

(一) 肾阴亏虚证

[主要证候]　带下过少,甚至全无,阴道干涩,性交涩痛,头晕耳鸣,腰酸腿软,手足心热,烘热汗出,心烦少寐,口燥咽干,月经错后,经量过少,舌红苔少,脉细数。

[证候分析]　肾阴不足,冲任精血亏少,不能润泽阴窍,而致带下过少,甚至全无;阴道无带下

润泽,故阴道干涩,性交涩痛,肾阴不足,精血亏少,髓海失养,故头晕耳鸣;腰为肾府,肾主骨,肾之精亏血少,故腰酸腿软;肾阴不足,阴不维阳,虚阳上越,故烘热汗出;水亏不能上济心火,心神不宁,故心烦少寐;肾阴不足,阴虚内热,津液不足,故手足心热,口燥咽干;肾阴不足,冲任精血亏少,血海不满,故月经错后,经量过少。舌红,苔少,脉细数,也为肾阴不足之证。

[治疗法则]　补肾益阴,养血润燥。

[方药举例]　固阴煎(方见月经先期)酌加麦冬、覆盆子、枸杞子、生龟甲、生牡蛎。

(二)血瘀津亏证

[主要证候]　带下量少,阴道干涩,性交疼痛,精神抑郁,烦躁易怒;小腹或少腹疼痛拒按,胸胁乳房胀痛,经量过少或闭经,舌质紫暗,或舌边瘀斑,脉弦涩。

[证候分析]　瘀血阻滞冲任,阴精津液不能运达阴窍,以致带下过少;阴道无带下润泽,故阴道干涩,性交疼痛;气机不畅,情志不遂,故精神抑郁,烦躁易怒;气滞于肝经,则胸胁乳房胀痛;瘀阻冲任、胞脉,故小腹或少腹疼痛拒按,甚则经量过少或闭经。舌质紫暗,或舌边瘀斑,脉弦涩。也谓血瘀之证。

[治疗原则]　活血化瘀,佐以滋阴。

[方药举例]　膈下逐瘀汤(方见闭经)酌加麦冬、覆盆子、枸杞子、生牡蛎。

【文献摘要】

《女科证治准绳·调经门》:带下久而枯涸者濡之。凡大补气血,皆所以濡之。如以四物汤为末,炼蜜丸梧子大,空心米饮下三四十丸,以疗年高妇人白带良验,皆润剂也。

《景岳全书》:精因气而虚者,自当补气以生精……水因火而败者,不补火何以苏垂寂之阴,此又阴阳相济之妙用也。

(马文光)

第十章 妊 娠 病

导学

1. 掌握妊娠病的定义、辨证要点、治疗原则、治疗大法与用药宜忌;掌握妊娠恶阻、妊娠腹痛、胎漏、胎动不安、滑胎、鬼胎、胎萎不长、妊娠小便淋痛、妊娠肿胀、妊娠眩晕、妊娠痫证的定义与辨证论治;掌握胎动不安的主要机制;掌握中医对异位妊娠的辨证论治,以及各期药物治疗的指征。

2. 熟悉妊娠病的发病机制、论治规律;熟悉妊娠恶阻、妊娠腹痛、胎漏、胎动不安、滑胎、鬼胎、胎萎不长、妊娠小便淋痛、妊娠肿胀、妊娠眩晕、妊娠痫证发病机制;熟悉堕胎、小产、胎死不下、异位妊娠、胎气上逆、胎水肿满、妊娠心烦、妊娠咳嗽、妊娠失音、胎位不正、过期不产的定义;熟悉异位妊娠、妊娠眩晕、妊娠痫证的诊断与鉴别诊断;熟悉妊娠心烦分型及代表方剂;熟悉胎位不正中医学常用转胎方法。

3. 了解妊娠病的范围;了解妊娠恶阻、妊娠腹痛、胎漏、胎动不安、滑胎、鬼胎、胎萎不长、妊娠小便淋痛、妊娠肿胀、妊娠心烦、胎位不正诊断与(或)鉴别诊断;了解堕胎、小产、胎死不下、胎气上逆、胎水肿满、妊娠咳嗽、妊娠失音、胎位不正、过期不产分型及代表方剂;了解妊娠心烦病因病机;了解妊娠肿胀、妊娠心烦、妊娠眩晕、妊娠痫证的内在联系。

妊娠期间,发生与妊娠有关的疾病,称妊娠病,亦称胎前病。妊娠病不但影响孕妇的健康,还可妨碍胎儿的正常发育,甚至造成堕胎、小产,因此必须注意平时的预防和发病后的调治。

临床常见的妊娠病有妊娠恶阻、妊娠腹痛、胎漏、胎动不安、滑胎、堕胎、小产、胎死不下、异位妊娠、胎萎不长、鬼胎、胎气上逆、胎水肿满、妊娠肿胀、妊娠心烦、妊娠眩晕、妊娠痫证、妊娠咳嗽、妊娠失音、妊娠小便淋痛、胎位不正、过期不产等。

妊娠病的发病原因,不外乎外感六淫、情志内伤以及劳逸过度、房室不节、跌仆闪挫等。其发病机制可概括为四个方面:其一,由于阴血下注冲任以养胎,出现阴血聚于下,阳气浮于上,甚者气机逆乱、阳气偏亢的状态,易致妊娠恶阻、妊娠心烦、妊娠眩晕、妊娠痫证等;其二,由于胎体渐长,致使气机升降失调,又易形成气滞湿郁,痰湿内停,可致妊娠心烦、妊娠肿胀、胎水肿满等;其三,胞脉系于肾,肾主藏精而关乎生殖,因此肾气亏损,则胎元不固,易致胎动不安、堕胎、小产、滑胎等;其四,脾胃为气血生化之源,而胎赖血养,若脾虚血少,胎失所养,可致胎漏、胎动不安、胎萎不长等。

妊娠病的辨证要点,需要了解妊娠月份、胎儿情况、孕妇的全身症状及舌苔、脉象等,运用四诊八纲进行综合分析,确定其诊断。目前临床必须借助妊娠试验、B型超声检查及相关的实验室检查等协助妊娠及妊娠疾病的诊断。

妊娠病论治过程中,要注意三个问题。首先,通过妊娠试验和B型超声检查,确定妊娠为第一要务,同时根据其他证候及检查所见,确定其为何种妊娠。其次,辨明母病、胎病的不同,如因母病而致胎不安者,当重在治疗母病,母病去则胎自安;若因胎不安而致母病者,应重在安胎,胎安则母病自愈。再次,选方用药须知刻刻顾护胎元。

妊娠病的治疗原则,是治病与安胎并举。具体治疗大法有三:补肾,目的在于固胎之本,用药以补肾益阴为主;健脾,目的在于益血之源,用药以健脾养血为主;疏肝,目的在于通调气机,用药以理气清热为主。若胎元异常,胎殒难留,或胎死不下者,则安之无益,宜从速下胎以益母。

妊娠期间,凡峻下、滑利、祛瘀、破血、耗气、散气以及一切有毒药品,都宜慎用或禁用。但在病情需要的情况下,如妊娠恶阻也可适当选用降气药物,所谓"有故无殒,亦无殒也"。唯须严格掌握剂量,并当"衰其大半而止",以免动胎、伤胎。

(马宝璋)

第一节 妊 娠 恶 阻

妊娠早期,出现严重的恶心呕吐,头晕厌食,甚则食入即吐者,称为"妊娠恶阻"。又称"妊娠呕吐""子病""阻病"等。

本病始见于《金匮要略方论》。该书"妇人妊娠病脉证并治"篇云:"妇人得平脉,阴脉小弱,其人渴(呕)不能食,无寒热,名妊娠,桂枝汤主之。"

本病是妊娠早期常见的病证之一,以恶心呕吐、头重眩晕、厌食为特点。治疗及时,护理得法,多数患者可迅速康复,预后大多良好。若仅见恶心择食,偶有吐涎等不作病论。

西医学的妊娠剧吐可参照本病辨证治疗。

【病因病机】

本病主要发病机制是"冲气上逆,胃失和降"。常由胃虚、肝热和痰滞所致。

1. **胃虚** 胃气素虚,孕后经血停闭,血聚冲任养胎,冲脉气盛,而冲脉隶于阳明,冲气夹胃气上逆,胃失和降,而致恶心呕吐。

2. **肝热** 平素性躁多怒,郁怒伤肝,肝郁化热,孕后血聚冲任养胎,肝血益虚,肝火愈旺,且冲脉气盛,而冲脉附于肝,肝脉夹胃贯膈,冲气、肝火上逆犯胃,胃失和降,遂致恶心呕吐。

3. **痰滞** 脾阳素虚,水湿不化,痰饮内停,孕后血聚冲任养胎,冲脉气盛,冲气夹痰饮上逆,以致恶心呕吐。

【诊断】

1. **病史** 有停经史、早期妊娠反应,多发生在孕3个月内。

2. **症状** 呕吐发作频繁,厌食,甚则可导致全身乏力,精神萎靡,明显消瘦,全身皮肤和黏膜干燥,眼球凹陷,体重下降,严重者可出现血压降低,体温升高,黄疸,嗜睡和昏迷。

3. **检查**

(1) 妇科检查:为妊娠子宫。

(2)实验室检查:尿妊娠试验阳性,尿酮体阳性。为辨别病情轻重,可进一步测定外周血红细胞计数、血细胞比容、血红蛋白、二氧化碳结合力、血酮体和血钾、钠、氯等电解质,必要时做尿素氮、肌酐及胆红素测定,记 24 h 尿量等。

【辨证论治】

本病辨证主要根据呕吐物的性状、色、质、气味,以辨其寒、热、虚、实。治疗大法以调气和中、降逆止呕为主。并应注意饮食和情志的调节,忌用升散之品。

(一)胃虚证

[主要证候]　妊娠早期,恶心呕吐,甚则食入即吐,脘腹胀闷,不思饮食,头晕体倦,怠惰思睡,舌淡,苔白,脉缓滑无力。

[证候分析]　孕后血聚于下以养胎元,冲气偏盛而上逆,胃气虚弱,失于和降,冲气挟胃气上逆,是以呕吐不欲食,或食入即吐;脾胃虚弱,运化失职,因而脘腹胀闷,不思饮食;中阳不振,清阳不升,则头晕体倦,怠惰思睡。舌淡,苔白,脉缓滑无力,为脾胃虚弱之征。

[治疗法则]　健胃和中,降逆止呕。

[方药举例]　香砂六君子汤(《名医方论》)。

人参　白术　茯苓　甘草　半夏　陈皮　木香　砂仁　生姜　大枣

方中人参、白术、茯苓、甘草、大枣健脾养胃,益气和中;生姜、半夏降逆止呕;砂仁、木香、陈皮理气和中。全方补脾胃,降逆气,使呕吐得止。

若脾胃虚寒者,酌加丁香、白豆蔻以增强温中降逆之力;若吐甚伤阴,症见口干便秘者,宜去木香、砂仁、茯苓等温燥或淡渗之品,酌加玉竹、麦冬、石斛、胡麻仁等养阴和胃;若孕妇唾液分泌量异常增多,时时流涎者,古称"脾冷流涎",原方可酌加益智仁、白豆蔻温脾化饮,摄涎止唾。

(二)肝热证

[主要证候]　妊娠早期,呕吐酸水或苦水,胸胁满闷,嗳气叹息,头晕目眩,口苦咽干,渴喜冷饮,便秘溲赤,舌红,苔黄燥,脉弦滑数。

[证候分析]　孕后冲气挟肝火上逆犯胃,故呕吐酸水或苦水;肝郁气滞,气机不利,是以胸胁满闷,嗳气叹息;肝火上逆,因而头晕目眩,口苦咽干;热盛伤津,故渴喜冷饮,便秘溲赤。舌红,苔黄燥,脉弦滑数,为肝热内盛之征。

[治疗法则]　清肝和胃,降逆止呕。

[方药举例]　加味温胆汤(《医宗金鉴》)。

陈皮　制半夏　茯苓　甘草　枳实　竹茹　黄芩　黄连　麦冬　芦根　生姜

方中黄芩、黄连、竹茹清肝热,除烦止呕;枳实、陈皮宽胸和胃,调气降逆;半夏、茯苓、生姜除湿化痰,降逆止呕;麦冬、芦根养阴清热,除烦止呕;甘草调和诸药。全方有清肝和胃、降逆止呕之效。

若呕甚伤津、五心烦热、舌红口干者,酌加石斛、玉竹、麦冬以养阴清热;便秘者,酌加胡麻仁润肠通便。

(三)痰滞证

[主要证候]　妊娠早期,呕吐痰涎,胸膈满闷,不思饮食,口中淡腻,头晕目眩,心悸气短,舌淡胖,苔白腻,脉滑。

[证候分析]　痰湿之体,或脾虚停饮,孕后血壅气盛,冲气上逆,夹痰饮上泛,故呕吐痰涎;膈间

有痰饮,中阳不运,故胸膈满闷,不思饮食,口中淡腻;痰饮中阻,清阳不升,故有头晕目眩;饮邪上凌心肺,则心悸气短。舌淡胖,苔白腻,脉滑,也为痰饮内停之征。

[治疗法则] 化痰除湿,降逆止呕。

[方药举例] 青竹茹汤(《济阴纲目》)。

鲜竹茹　橘皮　白茯苓　半夏　生姜

方中半夏、橘皮燥湿化痰,降逆止呕;竹茹除烦止呕;茯苓、生姜健脾温胃,渗湿止呕。共收除湿化痰,降逆止呕之效。

若脾胃虚弱,痰湿内盛者,酌加苍术、白术健脾燥湿;兼寒者,症见呕吐清水,形寒肢冷,面色苍白,酌加丁香、白豆蔻以温中化痰,降逆止呕;若挟热者,症见呕吐黄水,头晕心烦,喜食酸冷,酌加黄芩、知母、前胡,或用《济阴纲目》芦根汤(芦根、竹茹、橘皮、麦冬、前胡)以祛痰浊,清邪热。

上述三型都可因呕吐不止,不能进食,而导致阴液亏损,精气耗散,出现精神萎靡,形体消瘦,眼眶下陷,双目无神,四肢无力,严重者,呕吐带血样物,发热口渴,尿少便秘,唇舌干燥,舌红,苔薄黄或光剥,脉细滑数无力等气阴两亏的严重证候(查尿酮体常呈强阳性反应)。治宜益气养阴,和胃止呕。方用生脉散合《温病条辨》增液汤(玄参、麦冬、生地黄)酌加乌梅、竹茹、芦根。呕吐带血样物者,酌加藕节、海螵蛸、乌梅炭养阴清热,凉血止血。必要时,采用中西医结合治疗,给以输液,纠正酸中毒及电解质紊乱。若经治疗无好转,或体温增高达38℃以上,心率超过120次/min,或出现黄疸时,应考虑终止妊娠。

【文献摘要】

《校注妇人良方·卷十二》:妊娠呕逆者,乃水饮停积为痰,轻者妨食呕逆,甚者腹痛伤胎。

《景岳全书·妇人规》:凡恶阻多由胃虚气滞,然亦有素本不虚,而忽受胎妊,则冲任上壅,气不下行,故为呕逆等症。

《傅青主女科·女科下卷》:夫妇人受妊,本于肾气之旺也……而肾水不能应,则肝益急,肝急则火动而逆也;肝气既逆,是以呕吐恶心之症生焉。

【现代研究】

妊娠恶阻多由妊娠早期冲脉之气上逆,胃失和降所致。呕吐过频或持续过久会导致孕妇、胎儿营养不良,酸碱失衡,致畸胎等副作用。近年来,中医治疗妊娠恶阻,无明显毒副作用,在缓解症状、改善体征等方面有显著疗效。有学者应用自制苏叶黄芩汤(紫苏叶、黄芩、竹茹、砂仁、南沙参、白术、茯苓、山药)加味治疗妊娠恶阻,兼有下腹痛并阴道少量出血者加白芍药、仙鹤草;兼有胎动不安者加菟丝子、桑寄生、续断。浓煎,每日1剂,少量频服,呕吐较剧者可加生姜汁少量于汤药中频服,5~7日为1个疗程,总有效率90%[刘春泥,等.实用中医药杂志,2010,26(9):619]。有学者应用耳穴贴压法治疗妊娠恶阻,选取皮质下、贲门、内分泌、神门、交感为主穴,根据症状特点加配穴,呕吐食物者加胃区,呕吐酸水或苦水加肝区,呕吐痰涎加脾区,以王不留行籽贴附,每日按压3~5次,每次按至耳红发热为度,5日更换1次,更换2~3次,总有效率94%[朱磊,等.现代中西医结合杂志,2010,19(35):4587~4588]。运用穴位(中脘、上脘、足三里、内关等)贴敷联合中药以及耳穴(脾、胃、肝)埋豆均可取得明显的效果[徐秀玲,等.浙江中医药大学学报,2014,1(49)]。

(马文光)

第二节　妊娠腹痛

妊娠期间,出现以小腹疼痛为主的病证,称为"妊娠腹痛"。亦称"胞阻"。

本病始见于《金匮要略方论》。该书"妇人妊娠病脉证并治"篇云："假令妊娠腹中痛,为胞阻,胶艾汤主之。""妇人怀妊,腹中疠痛,当归芍药散主之。"隋代《诸病源候论》又有所发挥,根据疼痛部位的不同分别有"妊娠心腹痛候""妊娠腰腹痛候""妊娠小腹痛候"。

本病是孕期常见病之一,以妊娠期间因胞脉阻滞或失养,发生的小腹部隐痛、冷痛或胀痛为主要特征。

西医学先兆流产以腹痛为主要症状者可参照本病辨证论治。

【病因病机】

本病主要机制是胞脉阻滞或胞脉失养,有虚实之分,实者因胞脉阻滞,气血运行不畅,"不通则痛",虚者因胞脉失养,"不荣而痛"。其病位仅在胞脉、胞络,尚未损及胎元,严重时可因血脉不通,胞胎失养而影响胎元。常由血虚、虚寒和气郁所致。

1. 血虚　素体血虚,或失血过多,或脾虚化源不足,因孕后血聚养胎,阴血愈虚,冲任血少,则胞脉失养,不荣而痛,以致小腹腹痛。

2. 虚寒　素体阳虚,阴寒内生,孕后胞脉失于温煦,寒凝气血运行不畅,胞脉失养又兼血滞,因而发生腹痛。

3. 气郁　素性抑郁,或情志所伤,孕后血聚冲任养胎,气郁则血行不畅,或胎阻气机,冲任失调,胞脉阻滞,不通则痛,以致腹痛。

【诊断】

1. 病史　有停经史及早孕反应。

2. 症状　妊娠期以小腹部疼痛为主症,或小腹绵绵作痛,或冷痛不适,或小腹连及胁肋胀痛。

3. 检查

(1) 妇科检查:为妊娠子宫。腹部柔软不拒按,或得温痛减。

(2) 辅助检查:尿妊娠试验阳性,B型超声提示宫内妊娠。

【鉴别诊断】

1. 输卵管妊娠破裂或流产　以突然出现下腹一侧剧烈疼痛为主症,常伴晕厥或休克征象;腹部检查下腹压痛、反跳痛明显,患侧尤甚。内出血多时,腹部叩诊有移动性浊音;必要时可行后穹窿穿刺、妊娠试验、超声波等检查以明确诊断。与轻微的妊娠腹痛有明显区别。

2. 胎动不安　胎动不安除小腹疼痛外,腹痛之前多先有小腹下坠感,且腹痛常与腰酸并见,多伴有阴道流血。

3. 妊娠合并卵巢囊肿蒂扭转　多发生在妊娠早中期,以突发下腹绞痛为主症,甚至晕厥,与妊娠腹痛有较大差别,结合病史、妇科检查、超声波等检查可明确诊断。

【辨证论治】

辨证应根据腹痛的性质和程度,结合兼症及舌脉特点辨其虚实。虚证多隐隐作痛,实证多为胀痛。治法以调理气血为主,佐以补肾安胎,使气血和调,胞脉畅通,其痛自止。

(一) 血虚证

[主要证候]　妊娠后小腹绵绵作痛,按之痛减,头晕心悸,眠差多梦,面色萎黄,舌淡,苔薄白,脉细滑弱。

[证候分析]　素体血虚,孕后血聚养胎而气血愈虚,血虚胞脉失养,故小腹绵绵作痛;血虚则髓海空虚,神不守舍,故头晕、眠差多梦;血不养心,则心悸;面色萎黄,舌淡,苔薄白,脉细滑弱等均为血虚之象。

[治疗法则]　补血养血,止痛安胎。

[方药举例]　当归芍药散(《金匮要略》)去泽泻,加党参、菟丝子、桑寄生。

当归　白芍药　川芎　白术　茯苓　泽泻

方中白芍药养血柔肝,缓急止痛;当归、川芎养血活血,行血中之滞;党参、白术、茯苓健脾益气,以资生化之源;菟丝子、桑寄生补肾安胎。全方使肾气充盈,气血充沛,运行调畅,共奏安胎止痛之效。

若血虚甚者,酌加枸杞子、制何首乌、阿胶滋肾养阴补血,濡养胞脉;心悸失眠甚者,酌加酸枣仁、桂圆肉、五味子养血宁心安神。

(二)虚寒证

[主要证候]　妊娠后小腹冷痛,绵绵不休,喜温喜按,形寒肢冷,倦怠无力,面色白,舌淡,苔白,脉细滑。

[证候分析]　素体阳虚,孕后胞脉失于温煦,血运不畅,故小腹冷痛,绵绵不休,寒得热则减故喜温喜按;阳气不能外达,故形寒肢冷,面色白;肾阳虚不能温煦脾阳,中阳不振,则倦怠无力;舌淡,苔白,脉细滑,为虚寒之征。

[治疗法则]　暖宫止痛,养血安胎。

[方药举例]　胶艾汤(《金匮要略》)加杜仲、补骨脂。

阿胶　艾叶　当归　川芎　白芍药　干地黄　甘草

方中艾叶温经散寒,暖宫止痛;杜仲、补骨脂温肾助阳,使阴寒消散,气血流畅;当归、川芎养血行滞;白芍药、甘草缓急止痛;阿胶、干地黄养血安胎。全方共奏暖宫止痛、养血安胎之效。

(三)气郁证

[主要证候]　妊娠后小腹胀痛或胸胁胀满,情志抑郁,或烦躁易怒,舌红,苔薄,脉弦滑。

[证候分析]　素性抑郁,孕后血聚养胎,肝血不足致肝失条达,气机不畅,胞脉阻滞,故小腹胀痛,胸胁胀满;气郁不达,或肝郁化火,故情志抑郁,或烦躁易怒。舌红,苔薄,脉弦滑,为肝郁气滞之征。

[治疗法则]　疏肝解郁,止痛安胎。

[方药举例]　逍遥散(方见月经先后无定期)加紫苏梗、陈皮。

若郁而化热者,酌加栀子、黄芩清热除烦,和营止痛。若肝血偏虚可酌加枸杞子、何首乌养血柔肝。

【文献摘要】

《陈素庵妇科补解·胎前杂症门》:妊娠少腹痛者,因胞络宿有风冷,后却受娠,受娠之后则气血不通,冷与血相搏,故令少腹痛也。

《妇科玉尺·卷二》:妊娠腹痛,须辨寒热虚实。寒者脉迟,宜理中汤;热者脉数,宜芩芍汤;虚者脉无力,乃血少不能养胎,宜四君子汤加归、芍;实者脉有力,宜香壳丸;便秘者脉兼实,宜香壳丸加芩、芍、厚朴;又有腹中不时作痛,或小腹重坠痛,名曰胎痛,宜地黄当归汤。

《叶天士女科诊治秘方·卷二》:妊娠小腹痛,大抵由胞络虚,风寒相搏之故,宜紫苏饮。

【现代研究】

有文献通过分析妊娠腹痛的体质特点,探讨妊娠腹痛与中医体质的关系。得出结论:妊娠腹痛孕妇主要以阳虚质、血瘀质及气郁质为主,临床中对于此型体质孕妇应引起重视,提前做好预防措施,保证母婴安全[程丽丽,等.中国药物经济学,

2015(7)：90～91]。

（冯晓玲）

第三节 | 胎 漏

妊娠期，阴道少量出血，时下时止，或淋漓不断，而无腰酸腹痛者，称为"胎漏"，亦称"胞漏"或"漏胎"等。

本病始见于《金匮要略方论·妇人妊娠病脉证并治》，其中有因癥病而致胎漏的记载。宋代《妇人大全良方》将其病因归纳为外感、跌仆损伤、七情失宜、脾气虚弱等。清代《傅青主女科》论述有安胎七法。

本病以孕后阴道少量出血，而无腰酸腹痛为临床特征。若病情发展，出现腰酸腹痛，可发展成胎动不安。

西医学妊娠早期的先兆流产和妊娠中晚期的前置胎盘出血，可参照本病辨证论治。

【病因病机】

本病主要机制是冲任不固，不能摄血养胎。常由气虚和血热所致。

1. 气虚 孕妇素体虚弱，或饮食劳倦伤脾，或因久病伤气，或孕后思虑过度，致气血生化不足，气虚则统摄无权，冲任不固，致胎漏下血。

2. 血热 孕妇素体阳盛血热或阴虚内热，或七情郁结化热，或孕后过食辛辣，或外感邪热，致令血热，热扰冲任，迫血妄行，损伤胎气，而致胎漏。

【诊断】

1. 病史 有停经史，并可有早孕反应。

2. 症状 妊娠后出现少量阴道流血，时下时止，或淋漓不断，但无腰酸腹痛，孕中期后胎动存在。

3. 检查

(1) 妇科检查：子宫颈口未开，胎膜未破，子宫大小与停经月份相符合。

(2) 实验室检查：尿妊娠试验阳性。

(3) B型超声检查：宫内妊娠、活胎。

【鉴别诊断】

1. 激经 胎漏之流血是无规律的，时出时止，或淋漓不断，其停止也无确定时间；而激经之出血是有规律的，孕后在相当于月经期时，有少量阴道流血，多于妊娠中期停止，无损于胎儿的生长、发育等。

2. 胎死不下 胎死不下者，孕早期可伴阴道流血，孕中期出血之同时不见小腹增大，未感胎动，或已觉胎动者胎动消失。妇科检查子宫小于妊娠月份，B型超声检查无胎心、胎动，或胎头不规则变形。

【辨证论治】

辨证时要根据阴道流血的量、色、质辨其虚与热。血色淡红,质稀薄属气虚,血色深红或鲜红,质稠属血热。治疗以止血安胎为原则,根据不同的证型分别采用益气、清热等法。

(一)气虚证

[主要证候] 妊娠期间,阴道少量下血,色淡红,质稀薄,神疲体倦,心悸气短,少气懒言,面色白,舌淡,苔薄白,脉细滑无力。

[证候分析] 素体气虚血弱,或饮食、劳倦伤脾,气血生化不足致气血两虚,气虚冲任不固,统摄无权,血失统摄则阴道不时少量下血;气虚火衰,不能化血为赤,故血色淡红而质稀薄;脾虚气弱,中阳不振,阳气不布,故神疲体倦,心悸气短,少气懒言,面色白。舌淡,苔薄白,脉细滑无力,均为气虚之象。

[治疗法则] 益气固冲,止血安胎。

[方药举例] 固下益气汤(《临证指南医案》)。

人参　白术　熟地黄　阿胶　白芍药　炙甘草　砂仁　艾叶炭

方中人参、白术、炙甘草补中益气,固摄冲任;熟地黄、白芍药养血补血,濡养胎元;阿胶、艾叶炭养血益阴,止血安胎;砂仁理气安胎,补而不滞。全方有益气固冲,止血安胎之效。

若气虚明显,小腹空坠,可加黄芪、升麻益气升提,固摄胎元。

(二)血热证

[主要证候] 妊娠期间,阴道下血,色深红或鲜红,质稠,心烦少寐,口苦咽干,喜饮冷,便结溺黄,面红唇赤,舌红,苔黄,脉滑数。

[证候分析] 阳热内盛,或阴虚内热,伏于冲任,迫血妄行,故阴道下血,血为热灼则色深红或鲜红,质稠;热扰心神,故心烦少寐;热伤津液,故口苦咽干而喜饮冷,便结溺黄;热邪上扰,故面红唇赤。舌红,苔黄,脉滑数,为热盛之象。

[治疗法则] 清热凉血,固冲止血。

[方药举例] 保阴煎(方见月经过多)加炒地榆、槐花。

方中黄芩、黄柏、生地黄清热凉血;熟地黄、白芍药养血敛阴;山药、续断补肾固冲安胎;炒地榆、槐花凉血止血;甘草调和诸药。全方共奏清热凉血、固冲止血之效。

【文献摘要】

《陈素庵妇科补解·胎前杂症门》:妊娠经血不时而下,名曰漏胎。盖冲任二经气虚,则胞内泄不能制其经血,故血不时下也。

《女科经纶·卷三》引朱丹溪语曰:胎漏多因于血热,然有气虚血少者。故《良方》论有下血服凉血药,而下血益甚,食少体倦,此脾气虚而不能摄血也。

【现代研究】

有研究表明定痛止血安胎方在治疗胎漏时缓解阴道出血、降低证候积分方面明显优于地屈孕酮西药组,说明其有利于缓解患者孕期不适症状,改善患者孕期生活质量[严谨.福建中医药大学,2012年硕士论文]。张丽娟研究表明,通过寿胎丸对106例胎漏、胎动不安者进行治疗,治疗总有效率明显高于单纯采用西药黄体酮胶丸治疗,此外寿胎丸加减治疗期间无不良反应[张丽娟.新疆中医药,2013,31(5):35～36]。

(冯晓玲)

第四节　胎 动 不 安

妊娠期,出现腰酸腹痛,胎动下坠,或阴道少量流血者,称为"胎动不安"。又称"胎气不安"。

本病始见于《脉经》。该书"卷九"云:"妇人有胎腹痛,其人不安。"《诸病源候论》提出"轻者止转动不安,重者便致伤堕",已认识到胎动不安可发展成堕胎。宋代《女科百问》提出胎动不安的治疗"可预服杜仲丸"。

本病是临床常见的妊娠病之一,以下腹疼痛、腰骶酸痛、小腹下坠或阴道少量出血为特点,但这些症状不一定同时出现。

西医学的先兆流产和先兆早产可参照本病辨证论治。

【病因病机】

本病主要发病机制是气血失调,冲任损伤,胎元不固。常由肾虚、气虚、血虚、血热、外伤和癥瘕伤胎所致。

1. 肾虚　禀赋虚弱,肾气不足,或孕后房事不节,或因惊恐伤肾,损伤肾气,肾虚冲任不固,胎失所系,以致胎动不安。

2. 气虚　素体虚弱,或饮食劳倦等损伤脾气,或大病久病耗气伤血,气虚则冲任不固,胎失所载,以致胎动不安。

3. 血虚　素体阴血不足,或久病耗血伤阴,或孕后脾胃虚弱,恶阻较重,化源不足而血虚,血虚则冲任血少,胎失所养,而致胎动不安。

4. 血热　素体阳盛,或孕后肝郁化热,或过食辛燥助阳之品,或阴虚生内热,或外感邪热,致令血热,热伤冲任,扰动胎元,损伤胎气,以致胎动不安。

5. 外伤　孕后起居不慎,跌仆闪挫,或登高持重,或劳力过度,使气血紊乱,冲任失调,不能载胎养胎,而致胎动不安。

6. 癥瘕　伤胎孕妇宿有癥瘕之疾,瘀血内停,阻于胞宫、胞脉,孕后冲任气血失调,血不归经,胎失摄养,而致胎动不安。

【诊断】

1. 病史　有停经史,可有早孕反应。

2. 症状　妊娠后腰酸,下腹疼痛,小腹坠胀,或伴有少量阴道流血等。

3. 检查

(1) 妇科检查:子宫颈口未开,胎膜未破,子宫大小与停经月份相符合。

(2) 实验室检查:尿妊娠试验阳性,必要时进行激素测定。

(3) B型超声检查:提示宫内妊娠,或活胎。

【鉴别诊断】

1. 妊娠腹痛　妊娠期间,因胞脉阻滞或失养,气血运行不畅而发生小腹疼痛为主的病证,并无腰酸下坠,也无阴道流血。

2. **胎殒难留** 胎殒难留者,阴道流血增多,腹痛加重。妇科检查见子宫颈口已扩张,有时胚胎组织堵塞于子宫颈口,或胎囊进入宫颈管内,子宫与停经月份相符或略小。尿妊娠试验弱阳性。B型超声检查孕囊变形,或子宫壁与胎膜之间的暗区不断增大,可有胎心、胎动反射或弱。

3. **异位妊娠** 以输卵管妊娠为例,异位妊娠可有少量不规则阴道流血、下腹隐痛等症,但其破损时即伴有剧烈的下腹部撕裂样疼痛,多限于一侧,或伴有晕厥和休克。妇科检查子宫常小于孕周,一侧附件有包块、触痛。尿妊娠试验阳性或弱阳性。B型超声检查宫内无胚胎,附件区或可见包块。

4. **鬼胎** 鬼胎常有不规则阴道流血,有时亦可大量出血,无明显腹痛,偶尔在出血中发现水泡状物。妇科检查子宫多大于正常妊娠子宫。尿妊娠试验强阳性。B型超声检查有葡萄状胎块。

【辨证论治】

辨证应注意腰腹疼痛的性质、程度,阴道流血的量、色、质等征象,以及兼症、舌脉,进行综合分析。治疗以补肾安胎为大法,并根据不同情况辅以益气、养血、清热、活血等法。若治疗后腰酸腹痛加重,阴道流血增多,以致胎堕难留者,当去胎益母。

(一) 肾虚证

[主要证候] 妊娠期间,腰酸腹痛,胎动下坠,或伴阴道少量流血,色黯淡,头晕耳鸣,两膝酸软,小便频数,或曾屡有堕胎,舌淡,苔白,脉沉细而滑。

[证候分析] 肾虚冲任不固,胎失所系,蓄亦养胎之阴血下泄,故腰酸腹痛,胎动下坠,或有阴道少量流血,色黯淡;肾虚则髓海空虚,骨无所主,故头晕耳鸣,两膝酸软;肾虚膀胱失于温煦,故小便频数;肾虚冲任不固,无力系胎,故屡孕屡堕。舌淡,苔白,脉沉细而滑,为肾气虚衰之象。

[治疗法则] 补肾益气,固冲安胎。

[方药举例] 寿胎丸(《医学衷中参西录》)加党参、白术。

菟丝子　桑寄生　续断　阿胶

方中菟丝子补肾填精,固摄冲任;桑寄生、续断补肾强腰安胎;党参、白术、阿胶益气填精养血安胎。共奏补肾填精、益气养血、固冲安胎之效。

若腰痛明显可加杜仲、覆盆子补肾强腰;若小腹空坠,可加黄芪、升麻益气升提,固摄安胎;阴道流血反复不止者,酌加地榆、墨旱莲养阴止血。

若肾阴虚兼有手足心热,面赤唇红,口燥咽干,舌红,少苔,脉细滑而数。治宜滋阴补肾,固冲安胎,方用寿胎丸加熟地黄、山茱萸、地骨皮补肾滋阴;阴道流血者,酌加女贞子、墨旱莲养阴清热,凉血止血。

若肾阳虚兼有腰痛如折,畏寒肢冷,小便清长或夜尿频数,面色晦黯,舌淡,苔白滑,脉沉细而迟。治宜补肾助阳,固冲安胎,方用补肾安胎饮(《中医妇科治疗学》)。

人参　白术　杜仲　续断　益智仁　阿胶　艾叶　菟丝子　补骨脂　狗脊

方中菟丝子、补骨脂补肾助阳而益精气;续断、杜仲、狗脊补肾强腰,安胎止痛;益智仁温肾缩尿;阿胶、艾叶养血暖宫,止血安胎;人参、白术益气载胎。全方共奏补肾助阳、固冲安胎之效。

(二) 气虚证

[主要证候] 妊娠期间,腰酸腹痛,小腹空坠,或阴道少量流血,色淡质稀,精神倦怠,气短懒言,面色白,舌淡,苔薄,脉缓滑。

[证候分析] 气虚冲任不固,胎失摄载,气不摄血,血不化赤故孕后腰酸腹痛,阴道少量流血,

色淡质稀;气虚系胞无力,故小腹空坠;气虚中阳不振,阳气不布故精神倦怠,气短懒言,面色苍白。舌淡,苔薄,脉缓滑,为气虚之象。

[治疗法则]　益气固冲安胎。

[方药举例]　举元煎(方见经期延长)加续断、桑寄生、阿胶。

若阴道下血量多者,酌加海螵蛸、艾叶炭以固冲止血。

(三) 血虚证

[主要证候]　妊娠期间,腰酸腹痛,胎动下坠,阴道少量流血,头晕眼花,心悸失眠,面色萎黄,舌淡,苔少,脉细滑。

[证候分析]　血虚则冲任匮乏、精亏血少,不能养胎,胎元不固以致腰酸腹痛,胎动下坠,阴道少量下血;血虚空窍失养,血不养心则头晕眼花、心悸失眠;血不荣肤则面色萎黄。舌淡,苔少,脉细滑,为血虚之象。

[治疗法则]　补血固冲安胎。

[方药举例]　苎根汤(《妇人大全良方》)加川断、桑寄生。

干地黄　苎麻根　当归　芍药　阿胶　甘草

方中当归、白芍药、干地黄补血养血和血;阿胶、苎麻根养血止血安胎;配续断、桑寄生补肾固冲安胎;甘草和中。诸药合用,共奏补肾养血,固冲安胎之效。

若为气血两虚者,症见孕后腰腹坠痛,阴道少量流血,色淡质稀,头晕眼花,心悸气短,面色苍白,舌淡,苔薄白,脉细滑。治宜补气养血,固肾安胎,方用胎元饮(《景岳全书》)。

人参　当归　杜仲　白芍药　熟地黄　白术　陈皮　炙甘草

方中八珍去川芎、茯苓以补益气血;配杜仲补肾安胎;陈皮理气和中,使补而不滞。诸药合用,补益气血,固肾安胎,使胎元内有载养,自无不安之患。

若阴道流血量多可加阿胶、艾叶炭固冲止血;若气虚明显可加黄芪、升麻补气升提固摄胎元。

(四) 血热证

[主要证候]　妊娠期间,腰酸腹痛,胎动下坠,或阴道少量流血,血色深红或鲜红,心烦少寐,渴喜冷饮,便结溲黄,舌红,苔黄,脉滑数。

[证候分析]　热伤冲任,迫血妄行,损伤胎气,胎元不固,见腰酸腹痛,胎动下坠;血为热灼见阴道少量流血,血色紫红或鲜红;热扰心神,灼伤津液,故心烦少寐、口渴喜冷饮,便结溲黄。舌红,苔黄,脉滑数,为血热之象。

[治疗法则]　清热凉血,固冲安胎。

[方药举例]　保阴煎(方见月经过多)。

若下血较多者,酌加苎麻根、墨旱莲、藕节炭、地榆炭凉血止血;腰痛明显小腹下坠甚者,酌加菟丝子、桑寄生固肾安胎。

(五) 外伤证

[主要证候]　妊娠期间,跌仆闪挫,或劳力过度,继发腰腹疼痛,胎动下坠,或伴阴道流血,精神倦怠,脉滑无力。

[证候分析]　孕后起居不慎,或跌仆闪挫,或为劳力所伤,以致气血紊乱,气乱则胎失所载,血乱则胎失所养,是以胎元内失于摄养而不固,故腰腹疼痛,胎动下坠,阴道下血;气耗血伤,则精神倦

怠,脉滑无力。

[治疗法则] 益气养血,固肾安胎。

[方药举例] 加味圣愈汤(《医宗金鉴》)。

当归　白芍药　川芎　熟地黄　人参　黄芪　杜仲　续断　砂仁

方中圣愈汤补气益血,固养胎元;杜仲、续断补肾固冲安胎;砂仁理气和胃安胎。全方共奏益气养血、固肾安胎之效。

若阴道流血量多者,去当归、川芎之辛窜动血,酌加阿胶、海螵蛸、艾叶炭止血安胎。

(六) 癥瘕伤胎证

[主要证候] 宿有癥积,孕后腰酸腹痛,胎动下坠,阴道不时少量下血,色红或黯红,皮肤粗糙,口干不欲饮,舌黯红或边尖有瘀斑,苔白,脉沉弦或沉涩。

[证候分析] 妇人宿有癥疾,瘀血阻滞胞脉,阻碍胎元生长,甚至损伤胎气,故见腰酸腹痛,胎动下坠,阴道不时少量下血,色红或黯红;瘀血内阻,肌肤失荣,津液不得上承,故皮肤粗糙,口干不欲饮。舌黯红或边尖有瘀斑,苔白,脉沉弦或沉涩,为癥病而有瘀血内滞之象。

[治疗法则] 祛瘀消癥,固冲安胎。

[方药举例] 桂枝茯苓丸(《金匮要略》)加菟丝子、续断、杜仲。

桂枝　茯苓　赤芍药　牡丹皮　桃仁

方中桂枝温通血脉活血散瘀,配茯苓健脾益气,宁神安胎;牡丹皮、赤芍药合桃仁活血祛瘀;菟丝子、续断、杜仲补肾固冲安胎。共收消癥安胎之效。

若阴道流血量多者,酌加阿胶、海螵蛸、墨旱莲止血安胎。

【文献摘要】

《陈素庵妇科补解·胎前杂症门》：妊娠胎动不安,大抵冲任二经血虚,胎门子户受胎不实也。然亦有饮酒过度,房事太多而胎动者;有登高上厕,风入阴户,冲伤子室而胎动者;有因击触而胎动者;又暴怒伤肝胎动者;有用力过度伤筋胎动者。

《景岳全书·妇人规》：去其所病(胎动不安),即是安胎之法,故安胎之方不可执,亦不可泥其月数,但当随证随经,因其病而药之,乃为至善。

【现代研究】

有研究认为胎动不安的发生率与体质因素存在相关性,其中阳虚质、阴虚质、痰湿质的患者对于胎动不安的发生更有易感性[凌娜.辽宁中医杂志,2016,43(5)：916]。以往临床上治疗胎漏、胎动不安多以补肾健脾法,而活血化瘀则为胎孕大忌。而岭南罗氏认为先兆流产合并绒毛膜下血肿的病机为脾肾两虚,兼有血瘀,治疗上除注重培补脾肾,还主张根据母体素质情况与瘀血病变程度,适当地选用活血化瘀药,使瘀去络通,冲任畅达,胎有所养,则胎自安[李玉嫦,等.中国民族民间医药,2016,25(21)：58]。甲状腺功能减退与先兆流产存在一定的相关性,研究认为妊娠后甲胎盘功能差,易发生流产、早产及死胎,而且促甲状腺激素(TSH)越高,流产的风险随之升高[柯逸云,等.吉林中医药,2014(11)：1103~1106]。

(冯晓玲)

第五节　滑　胎

凡堕胎、小产连续发生 3 次或以上者,称为"滑胎",亦称"数堕胎"。

本病始见于《诸病源候论》。该书"卷四十一"云："妊娠数堕胎候,血气虚损者,子脏为风冷所居,则血气不足,故不能养胎,所以致胎数堕,候其妊娠,而恒腰痛者,喜堕胎也。"《医宗金鉴·妇科心法要诀》"数数堕胎,则谓之滑胎"将其定为病名,《医学衷中参西录》创制寿胎丸治之,至今成为安胎之首选。

本病以连续自然发生堕胎、小产,即"屡孕屡堕"为特点。且每次发生堕胎、小产的时间多在同一妊娠月份,即"应期而堕"。古代有些医著所言"滑胎"是指临床催生的方法,不属本节讨论范畴。

西医学的习惯性流产可参照本病辨证论治。

【病因病机】

本病主要机制是冲任损伤,胎元不固,或胎元不健,不能成形,故而屡孕屡堕。常由肾气亏损和气血两虚所致。

1. 肾气亏损　先天禀赋不足,肾气未充,致胎不成实,或因孕后房事不节,纵欲所伤,以致肾气亏虚,冲任不固,胎失所系,而致屡孕屡堕,遂为滑胎。

2. 气血两虚　素体虚弱,气血不足,或饮食、劳倦伤脾,气血化源不足,或大病久病,耗气伤血,致气血两虚,冲任失养,气虚不能载胎,血虚不能养胎,故使屡孕屡堕而为滑胎。

3. 肾虚血瘀　素体肾虚,冲任精血亏少,胎失所养;又素性抑郁,或忿怒过度,郁怒伤肝,气滞血瘀,瘀阻冲任,不能养胎,以致屡孕屡堕,遂为滑胎。

【诊断】

滑胎的诊断,应注意其连续性、自然性和应期而下的发病特点。

1. 病史　堕胎或小产连续发生3次或3次以上者。且多数发生在同一个妊娠月。

2. 症状　孕前多有腰酸乏力的症状。孕后可无明显症状,或有腰酸腹痛,或阴道有少量流血等胎漏、胎动不安的症状。子宫颈内口松弛的中晚期流产者,多无自觉症状,突然阵发腹痛,胎儿随之排出。

3. 检查

(1) 妇科检查:子宫畸形、子宫肌瘤、子宫颈内口松弛常可引起滑胎。

(2) 实验室检查:卵巢功能检查如黄体功能不全、垂体功能不足;夫妇双方染色体检查和血型检查;男方精子检查;其他风疹病毒、弓形虫等病原体或免疫因素等相关检查有助于诊断。

(3) 其他检查:B型超声显像对观察子宫形态、胚胎状况、子宫颈内口的宽度有诊断价值,有流产史、子宫颈内口宽于19 mm者,诊断子宫内口松弛有意义。子宫输卵管造影、宫腔镜可了解生殖道畸形、黏膜下肌瘤、宫腔粘连等情况。

【辨证论治】

滑胎多属虚证,"虚则补之"为其治疗原则。其治疗应"预防为主,防治结合"。未孕前宜补肾健脾、益气养血、调固冲任为主,预培其损。经不调者,当先调经;若因他病(如子宫畸形、子宫肌瘤)而致滑胎者,当先治他病。另外,再次妊娠应距上次殒堕1年左右,以利恢复健康。一旦妊娠或怀疑有孕,应立即保胎治疗。治疗期限应超过以往殒堕的最大时限,且无胎漏、胎动不安征象时,方可停药观察之。

(一) 肾气亏损证

[主要证候]　屡孕屡堕,甚或如期而堕,精神萎靡,头晕耳鸣,腰酸膝软,夜尿频多,目眶黯黑,

或面色晦暗,舌淡,苔白,脉沉弱。

[证候分析] 肾气亏虚,冲任不固,胎元失养,胎失所载,故屡孕屡堕;肾阳亏虚,命火不足,阳气不布,则精神萎靡,目眶黯黑,或面色晦暗;肾主骨生髓,肾虚则腰酸膝软,髓海不足,清窍失养,故头晕耳鸣;膀胱失约,则小便频数,夜尿多。舌淡,苔白,脉沉弱,为肾虚之象。

[治疗法则] 补肾益气,固冲安胎。

[方药举例] 补肾固冲丸(《中医学新编》)。

菟丝子 续断 巴戟天 杜仲 当归 熟地黄 鹿角霜 枸杞子 阿胶 党参 白术 大枣 砂仁

方中菟丝子、续断、巴戟天、杜仲、鹿角霜补肾益精、固冲安胎;当归、熟地黄、枸杞子、阿胶滋肾填精、养血安胎;党参、白术、大枣健脾益气以资化源;砂仁理气调中安胎,使补而不滞。全方合用,使肾气健旺,冲任巩固,胎有所系,则自无殒堕之虑。或以寿胎丸(方见胎动不安)酌加补气养血、填精固冲诸药。

若偏于阴虚,兼见心烦少寐,便结溲黄,形体消瘦,舌红,苔薄黄,脉细滑而数者,治宜养血清热,固冲安胎,方用保阴煎(方见月经过多)加菟丝子、桑寄生、杜仲。

(二) 气血两虚证

[主要证候] 屡孕屡堕,头晕眼花,神倦乏力,心悸气短,面色苍白,舌淡,苔薄,脉细弱。

[证候分析] 气血两虚,冲任不足,不能养胎载胎,故使屡孕屡堕;气血两虚,上不荣清窍,则头晕眼花;外不荣肌肤,则面色苍白;内不荣脏腑,则神倦乏力,心悸气短。舌淡,苔薄,脉细弱,为气血两虚之象。

[治疗法则] 益气养血,固冲安胎。

[方药举例] 泰山磐石散(《景岳全书》)去川芎。

人参 黄芪 当归 续断 黄芩 川芎 白芍药 熟地黄 白术 炙甘草 砂仁 糯米

方中人参、黄芪、白术、甘草补中益气以载胎;当归、白芍药、熟地黄补血以养胎;续断补肾强腰以固胎;砂仁、糯米调养脾胃以助气血生化;白术配黄芩为安胎要药。全方合用共奏双补气血、固冲安胎之效。

(三) 肾虚血瘀证

[主要证候] 屡孕屡堕,甚或如期而堕,头晕耳鸣,腰酸膝软,小腹或少腹疼痛拒绝按,乳房胀痛,心烦易怒,舌质紫黯,苔薄,脉沉弦而涩。

[证候分析] 肾虚精亏血少,冲任血虚,胎失所养,又郁怒伤肝,气滞血瘀,瘀阻冲任,不能养胎,故致屡孕屡堕,甚或如期而堕;肾虚精亏血少,髓海不足,肾府失养,以致头晕耳鸣,腰酸膝软;郁怒伤肝,气滞血瘀,瘀阻胞脉,故致小腹或少腹疼痛拒按;肝郁气滞,故使乳房胀痛,心烦易怒。其舌质紫黯,苔薄,脉沉弦而涩,均为肾虚血瘀之征。

[治疗法则] 补肾安胎,化瘀止痛。

[方药举例] 寿胎丸(方见胎动不安)酌加丹参、白芍药、黄芩。

全方共奏补肾安胎,缓肝之急而祛瘀止痛。临证时,可据病情酌加用药。

【文献摘要】

《景岳全书·妇人规》:凡妊娠之数见堕胎者,必以气脉亏损而然……况妇人肾以系胞,而腰为肾之府,故胎妊之妇最虑腰痛,痛甚则坠,不可不防……凡胎孕不固,无非气血损伤之病,盖气虚则提摄不固,血虚则灌溉不周,所以多致小产。

《医学衷中参西录·医方》:寿胎丸,治滑胎……男女生育,皆赖肾脏作强。

【现代研究】

有学者总结复发性流产的病因,虽然其病因较为复杂,但主要包括染色体异常、生殖道解剖异常、内分泌失调、感染性疾病因素、血栓前状态、自身免疫因素以及同种免疫异常等[肖世金,等.中国实用妇科与产科杂志,2014,30(8):41]。有学者认为,由多种因素引起的凝血、抗凝和纤溶系统功能失调或障碍导致的血栓形成的多种血液学改变,如凝血因子 V(factor V,FV)基因突变,凝血酶原基因突变,蛋白 C 缺陷症和蛋白 S 缺陷症等与复发性流产的发生有着密切关系,可使用低分子肝素在孕前进行抗凝治疗,有利于妊娠的结局[王翠华,等.中国实用妇科与产科杂志,2013,29(2):102]。

(冯晓玲)

第六节 堕胎、小产

凡妊娠 12 周内,胚胎自然殒堕者,称为"堕胎";妊娠 12～28 周内,胎儿已成形而自然殒堕者,称为"小产"。

汉代《金匮要略》就有"半产"之记载,《脉经》亦有小产的记载,该书"卷九"云:"妇人怀躯六月、七月,暴下斗余水,其胎必倚而堕。"《医宗金鉴·妇科心法要诀》有"五月成形名小产,未成形象堕胎言",对堕胎、小产作了明确阐释。

本病多由胎漏、胎动不安发展而来,也有直接发生堕胎、小产者,以自然殒堕为特点。区别在于堕胎发生在妊娠早期,小产发生在妊娠中期。

西医学早期流产、晚期流产可参照本病辨证论治。

【病因病机】

本病多由胎漏、胎动不安发展而来,也有直接发生堕胎、小产者。其发病机制与胎漏、胎动不安基本相同。或先天禀赋不足,肾气虚弱,冲任欠盛,胎元不实;或素体虚弱,或久病大病,气血化源不足,无以养胎载胎;或热病瘟疫,热伏冲任,扰动血海,损伤胎元;或跌仆闪挫,气血紊乱,伤及胎气等导致冲任不固,胎元损伤,胎结不实,终致胚胎、胎儿殒堕离胞而下,引起堕胎、小产。

常见分型有胎殒难留证和胎堕不全证。

【诊断】

1. 病史 有胎漏、胎动不安的病史,或有妊娠期热病史、外伤史等。

2. 症状 堕胎者多先有阴道流血,继之阵发性小腹疼痛,或胚胎自然殒堕,全过程伴有阴道流血;小产者多先有阵发性腹痛,后有阴道流血或伴羊水溢出,或胎儿自然殒堕,此过程与足月产相似。无论堕胎、小产,有时胎堕不全引起大量出血,可致气随血脱之危候,应予及时诊断和处置。

3. 检查

(1) 妇科检查:堕胎者阴道流血量多,子宫颈口已开大,有时可见胚胎组织堵塞于宫口,子宫与停经月份相符或略小;小产者除子宫颈口开大外,可有羊水流出或胎膜囊膨出于宫口。此属胎殒难留,相当于西医学的难免流产。若部分妊娠物排出,尚有部分残留在子宫腔内,子宫小于停经月份,此属胎堕、小产不全,相当于西医学的不全流产。若妊娠物完全排出,子宫颈口关闭,子宫接近正常大小,腹痛消失,阴道流血逐渐停止。此属胎堕、小产完全,相当于西医学的完全流产。

（2）实验室检查:血常规判断出血程度,白细胞和红细胞沉降率可判断有无感染存在。连续测定血 HCG 动态变化,有助于妊娠的诊断及预后判断。妊娠 6～8 周时,血 HCG 是以每日 66％的速度增加,若血 HCG 每 48 h 增加不到 66％,则提示妊娠预后不良。

（3）B 型超声检查:测定妊娠囊的大小、形态、胎儿心血管搏动,并可辅助诊断流产类型,若妊娠囊形态异常,提示妊娠预后不良。宫腔和附件检查有助于稽留流产、不全流产及异位妊娠的鉴别诊断。

【鉴别诊断】

1. 胎动不安　腹痛之前多先有小腹下坠感,且腹痛常与腰酸并见,多伴有阴道流血。妇科检查子宫大小符合停经日数或月份,尿妊娠试验阳性。B 型超声检查提示宫内妊娠,或活胎。

2. 异位妊娠　以输卵管妊娠为例,异位妊娠可有少量不规则阴道流血、下腹隐痛等症,但其破损时即伴有剧烈的下腹部撕裂样疼痛,多限于一侧,或伴有晕厥和休克。妇科检查子宫常小于孕周,一侧附件有包块、触痛。尿妊娠试验阳性或弱阳性。B 型超声检查宫内无胚胎,附件区或可见包块。

3. 鬼胎　鬼胎常有不规则阴道流血,有时亦可大量出血,无明显腹痛,偶尔在出血中发现水泡状物。妇科检查子宫多大于正常妊娠子宫,尿妊娠试验强阳性,B 型超声检查有葡萄状胎块。

【辨证论治】

治疗大法以下胎益母为主。必要时可配合清宫术或钳刮术尽快排出子宫内容物,以减少出血。若殒堕过程中,突然阴血暴下,出现气随血脱的危象,又当益气固脱以救其急,在输血、抗休克等急救措施之同时,即行清宫术、钳刮术。胎堕完全者,则宜调养气血为主。

（一）胎殒难留证

[主要证候]　多由胎漏、胎动不安发展而来,阴道流血量渐增多,腹痛腹坠加重,或会阴逼坠,或羊水溢出,舌紫黯或边有瘀点,脉沉弦。

[证候分析]　因故胎殒,胞脉受损,殒胎阻滞,血不归经,故见阴道流血量渐增多;胎殒胞宫,欲排不能,胞中瘀阻,不通则痛,故见腹痛腹坠加重;胎殒将堕,堕而欲下,胎气下逼,继续妊娠已不可能,故或会阴逼坠,或羊水溢出;舌紫黯或边有瘀点,脉沉弦,也为胎殒难留,瘀血阻滞之象。

[治疗法则]　祛瘀下胎。

[方药举例]　脱花煎(《景岳全书》)加益母草。

当归　川芎　肉桂　牛膝　红花　车前子

方中当归、川芎、红花、益母草、牛膝活血祛瘀,兼有催生下胎之效;肉桂温通血脉,车前子滑利泄降。全方用于胎殒难留,共奏活血祛瘀下胎之效。

若腹痛阵作,血多有块者,酌加炒蒲黄、五灵脂以助祛瘀下胎,止痛止血之效。

（二）胎堕不全证

[主要证候]　胎殒之后,尚有部分妊娠组织残留于宫腔,腹痛阵作,阴道下血持续不止,甚至大量出血,舌淡红,苔薄白,脉沉细无力。

[证候分析] 胎殒已堕,堕而不全,留而为瘀,瘀阻胞中,不通则痛,故腹痛阵作;胞宫排瘀受阻,新血不得归经,故见阴道下血持续不止,甚至大量出血;舌淡红,苔薄白,脉沉细无力,则为气虚血瘀之象。

[治疗法则] 益气祛瘀。

[方药举例] 脱花煎(方见本节胎殒难留证)加人参、益母草、炒蒲黄。

方用脱花煎祛瘀下胎;加人参益气以助下胎排瘀之力;益母草、炒蒲黄以祛瘀生新,止痛止血。

若胎堕不全时,出血过多,或暴下不止,面色苍白,头晕眼花,甚则晕厥,不省人事,手足厥冷,唇舌淡白,脉芤或微细无力,为气随血脱之危候,急宜补气固脱,方用人参黄芪汤(《证治准绳》)。

人参 黄芪 当归 白术 白芍药 艾叶 阿胶

方中人参、黄芪、白术益气摄血固脱;当归、白芍药补血养血;艾叶、阿胶补血止血。全方合用益气固脱止血。

若暴下不止,突然晕厥,不省人事,病急势危者,也可急用独参汤(方见崩漏)或用参附汤(方见崩漏)益气固脱,回阳救逆。

上述情况在处置时须同时配合补液、输血、抗休克,并及时清除宫腔残留组织,给予清宫术、钳刮术等。

【文献摘要】

《普济方·卷三百四十三》:夫妊娠日月未足,胎气未全而产者,谓之半产……或颠仆闪坠,致气血损动,或因热病温疟之类,皆致半产。

《傅青主女科·女科下卷》:人之所以坐胎者,受父母先天之真火也。先天之真火,即先天之真气以成之。故胎成于气,亦摄于气,气旺则胎牢,气衰则胎堕。

【现代研究】

有学者通过动物实验研究发现流产组孕鼠 CD4+CD25+Treg 的比例和 Foxp3 蛋白表达水平明显低于正常妊娠组,提示 CD4+CD25+Treg 细胞的数量减少与功能缺陷与流产的发生有关[冯婷婷,等.免疫学杂志,2012,28(7):595~599]。有学者对其收集的 181 例自然流产蜕膜组织进行研究发现,所有早期自然流产绒毛标本染色体总异常率为 66.85%(121/181),以常染色体三体为主,非整倍体涉及除 1 号染色体以外所有染色体,以 16 号染色体最多见。也就是说胚胎染色体数目异常是自然流产的主要病因[吴彤华,等.生殖与避孕,2013,33(10):658~664]。更多还原有学者还认为,甲状腺功能的异常,特别是甲状腺自身抗体和 TSH 均是预测流产的重要指标,且甲状腺自身抗体的预测价值更大[董丽,等.中国妇产科临床杂志,2011,12(3):191~193]。生化汤能多方位调节人体内环境,对子宫收缩具有双向调节作用,且固本培新,标本兼治,从而可以减少药流后阴道出血量,缩短出血时间[尚雅琼.光明中医,2010,25(3):28]。

(冯晓玲)

第七节 胎死不下

胎死胞中,历时过久,不能自行产出者,称为"胎死不下",亦称"胎死不能出"。

《诸病源候论》卷四十一"妊娠胎死腹中候"云:"此或因惊动倒仆,或染瘟疫、伤寒,邪毒入于胞脏,致令胎死。其候,当胎处冷,为胎已死也。"《景岳全书》中记载"胎气薄弱不成而殒",并提出"当速去其胎,以救其母"。

死胎稽留宫腔过久,容易发生凝血机制障碍,导致弥散性血管内凝血(DIC),可危及孕妇生命。

西医学死胎及稽留流产可参照本病辨证治疗。

【病因病机】

本病的主要病机不外虚实两方面,虚者气血虚弱,无力运胎外出;实者瘀血、湿浊阻滞,碍胎排出。常由气血虚弱、瘀血阻滞和湿阻气机所致。

1. 气血虚弱　孕妇素体虚弱,或饮食劳倦伤脾,化源不足,气血虚弱,冲任空虚,胎失气载血养,遂致胎死胞中;又因气虚推动无力,血虚产道不润,故死胎难以产出,遂为胎死不下。

2. 瘀血阻滞　孕期跌仆外伤,或寒凝血滞,或感染邪毒,热结血瘀,瘀血内停,瘀阻冲任,损及胎元,以致胎死胞中;复因瘀血内阻,产道不利,碍胎排出,故而胎死不下。

3. 湿阻气机　素体脾虚,或饮食失节,劳倦过度,损伤脾气,运化失司,湿浊内停,困阻气机,以致胎死胞中;气机阻滞,则死胎滞涩不下。

【诊断】

1. 病史　有停经史,或有胎漏、胎动不安病史。

2. 症状　可无明显症状。或在妊娠早期早孕反应消失、乳胀等感觉消失;妊娠中晚期孕妇自觉胎动消失,腹部不再继续增大,乳房松软变小,全身乏力,食欲不振。若胎儿在宫内死亡时间较长,可出现口臭、腰酸腹坠、阴道流血、脉涩等症。

3. 检查

(1) 腹部检查:妊娠中晚期腹围减小,宫底下降,胎动、胎心消失。

(2) 妇科检查:子宫颈口闭合,子宫小于妊娠月份。

(3) 实验室检查:血清 β-HCG 下降。B 型超声检查无胎心、胎动;若胎儿死亡已久,可见颅骨重叠、颅板塌陷、颅内结构不清,胎儿轮廓不清,胎盘肿胀。必要时进行凝血功能检查。

【鉴别诊断】

1. 胎萎不长　胎萎不长为已怀孕 4～5 个月后,孕妇腹形明显小于正常妊娠月份,但胎儿依然存活,而生长发育迟缓为其主要特征。B 型超声检查可见胎心、胎动。胎死不下则无胎心、胎动,可鉴别。

2. 胎漏　胎漏为妊娠后有少量阴道流血,但无腰酸腹痛。妇科检查子宫颈口未开,子宫大小与停经月份相符合。B 型超声显像可见胎囊,有胎动、胎心存在。胚胎存活,有继续妊娠可能。与胎死不下显然有别。

【辨证论治】

辨证时要根据妊娠月份、胎死时间、全身症状、舌脉以辨虚实;根据妇科检查、辅助检查,综合分析,作出判断,指导治疗。治疗大法以下胎为主,但须根据母体强弱,证候虚实,酌情用药,不宜概行峻攻猛伐,导致不良后果。胎死日久,可导致严重凝血功能障碍及 DIC 的发生,属于危重病证,应予以中西医结合积极救治。

论治要点是:若药物治疗无效时,可以选择手术治疗。妊娠早期胚胎停止发育者,可行清宫手术;妊娠中期胎死不下者,可行引产术。胎死 3 周以上者,应做凝血功能检查,必要时术前备血。

(一) 气血虚弱证

[主要证候]　孕期胎死胞中不下,小腹隐痛,或有冷感,或阴道流淡红色血水,头晕眼花,心悸气短,精神倦怠,面色苍白,舌淡,苔白,脉细弱。

[证候分析]　气血虚弱,气虚运送无力,血虚产道失于濡润,故胎死腹中久不产下;死胎内阻,气血运行不畅,胞脉失于温养,故小腹隐痛,或有冷感;胎死已久,气血虚弱,冲任不固,阴道可见淡红色血水流出;气血不足,外不荣肌肤,上不荣清窍,故面色苍白,头晕眼花;内不荣脏腑,则精神倦怠,心悸气短。舌淡,苔白,脉细弱,也为气血虚弱之征。

[治疗法则]　益气养血,活血下胎。

[方药举例]　救母丹(《傅青主女科》)。

人参　当归　川芎　益母草　赤石脂　荆芥穗(炒黑)

方中人参大补元气,以助运胎之力;当归、川芎养血活血,以濡润产道;益母草活血又善下死胎;黑芥穗、赤石脂引血归经以止血,使胎下而不致流血过多。全方有补气血、下死胎之效。

气血虚甚者,酌加黄芪、阿胶补益气血;小腹冷痛者,酌加吴茱萸、乌药、艾叶温暖下元而行气下胎。

(二) 瘀血阻滞证

[主要证候]　孕期胎死胞中不下,小腹疼痛,或阴道流血,紫黯有块,面色青黯,舌紫黯,脉沉涩。

[证候分析]　瘀血阻滞冲任,损及胎气,则胎死胞中不下;瘀血阻滞冲任,不通则痛,故小腹疼痛;瘀血内阻,血不归经而外溢,则阴道流血,血色紫黯或夹血块。面色青黯,舌紫黯,脉沉涩,为胎死血瘀之征。

[治疗法则]　行气活血,祛瘀下胎。

[方药举例]　脱花煎(方见堕胎、小产)加芒硝。

(三) 湿阻气机证

[主要证候]　孕期胎死胞中不下,小腹冷痛,阴中流出黏腻黄汁,胸腹满闷,口出秽气,神疲嗜睡,苔白厚腻,脉濡缓。

[证候分析]　脾虚湿阻,壅塞胞脉,气机阻滞,运胎无力,故胎死胞中不下,小腹疼痛;湿浊内生,秽液下流,故阴中流出黏腻黄汁;湿浊中阻,气机升降不利,故胸腹满闷;胎死既久,腐气上逆,故口出秽气;脾虚湿困,阳气不振,故神疲嗜睡。苔白厚腻,脉濡缓,乃湿困中州,气机不利之征。

[治疗法则]　健脾除湿,行气下胎。

[方药举例]　平胃散(《太平惠民和剂局方》)加芒硝、枳实。

苍术　厚朴　陈皮　甘草

方中苍术健脾燥湿;厚朴、枳实行气消胀满;陈皮理气化痰;甘草和中;加芒硝软坚滑利下胎。共奏健脾除湿、行气下胎之效。

【文献摘要】

《经效产宝·卷上》:疗妊娠经五六月,胎死腹中,或胞衣不出。生地黄五两,牛膝、朴硝各八分,杜心、芎劳、大黄各六分,蒲黄五分。

《女科证治准绳·卷四》:其胎死矣,当下之。大法:寒者热以行之,热者凉以行之,燥者滑以润之,危急者毒药下之。

《女科经纶·卷四》:若气血虚弱,无以滋养,其胎终不能成,宜下之,以免其祸。

(闫　颖)

第八节　异 位 妊 娠

凡孕卵在子宫体腔以外着床发育,称为"异位妊娠",俗称"宫外孕"。但两者含义稍有不同,宫外孕指在子宫以外的妊娠,如输卵管妊娠、卵巢妊娠、腹腔妊娠、阔韧带妊娠等;异位妊娠是指孕卵位于正常着床部位以外的妊娠,除上述的妊娠部位外,还包括宫颈妊娠、残角子宫妊娠等,近年来剖宫产瘢痕妊娠明显增多,因此异位妊娠(图10-1)的名称含义更广。

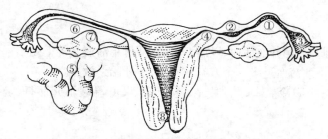

图 10-1　各种异位妊娠的发病部位

① 输卵管壶腹部妊娠。② 输卵管峡部妊娠。③ 输卵管伞部妊娠。④ 输卵管间质部妊娠。⑤ 腹腔妊娠。⑥ 阔韧带妊娠。⑦ 卵巢妊娠。⑧ 宫颈妊娠。

异位妊娠中以输卵管妊娠为最常见,占90%~95%,故本节以其为例叙述。当输卵管妊娠破裂后,可造成急性腹腔内出血,发病急,病情重,处理不当可危及生命,是妇产科常见的急腹症之一。

中医古籍文献中没有"异位妊娠"和"宫外孕"的病名,但在"停经腹痛""少腹瘀血""经漏""经闭"及"癥瘕"等病证中有类似症状的描述。

【病因病机】

异位妊娠的发病的主要机制为冲任不畅,孕卵异位着床。引起冲任不畅的原因有先天肾气不足,或少腹宿有瘀滞,或感受湿热之邪,导致冲任阻滞,胞脉不畅,孕卵异位着床。由于孕卵未能移行胞宫,在输卵管内着床发育。在未破损期,以少腹血瘀,阻滞脉络而疼痛为主;已破损期则由瘀滞日久,胀破脉络,阴血内溢于少腹,可出现少腹蓄血、气血两亏、厥脱;日久则见少腹瘀血或积块等一系列证候。

1. 气虚血瘀　素禀肾气不足,或早婚多产,房事不节,损伤肾气,或素体虚弱,饮食劳倦伤脾,脾虚气弱。气虚运血无力,冲任阻滞,胞脉不畅,以致孕卵不能及时运达胞宫,而成异位妊娠。

2. 气滞血瘀　素性抑郁,或忿怒过度,气机郁滞,冲任瘀阻,胞脉不畅,孕卵不能运达胞宫,而成异位妊娠。

3. 湿热瘀结　经期产后,余血未尽,不禁房事,湿热入侵,与血互结,冲任瘀阻,胞脉不畅,孕卵不能运达胞宫,则成异位妊娠。

西医学认为,慢性输卵管炎是输卵管妊娠的主要原因。炎症可造成输卵管粘连、管腔狭窄、管形扭曲及蠕动减弱等,妨碍孕卵的通过和顺利输送。此外,输卵管发育不良、畸形或功能异常,盆腔子宫内膜异位症粘连,卵子游走及输卵管再通术后,放置宫内节育器,盆腔内肿瘤的压迫或牵引等,均可使孕卵的正常运行受阻或输送延迟,不能按时到达或不能到达宫腔,而在输卵管着床,形成输卵管妊娠。

输卵管妊娠时,由于管壁薄弱,管腔狭小,且不能形成完好的蜕膜,胚胎绒毛直接侵蚀输卵管肌层,当孕卵生长发育到一定程度时,即可发生输卵管妊娠破裂或流产(图10-2、图10-3)。

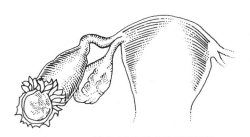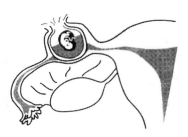

图10-2 输卵管壶腹部妊娠流产   图10-3 输卵管峡部妊娠破裂

输卵管妊娠破裂多发生于输卵管峡部妊娠,输卵管妊娠流产多发生于壶腹部妊娠。无论输卵管妊娠破裂或流产,均可出现剧烈或持续反复加重的下腹疼痛(初始多为一侧)和腹腔内出血,轻者出现晕厥,严重时可引起失血性休克,危及生命。偶尔有流产或破裂后的胚胎存活,继续在腹腔内种植生长发育,成为继发性腹腔妊娠。若输卵管妊娠破损后,胚胎死亡,病程日久,血块机化与周围组织粘连,可形成陈旧性异位妊娠。

输卵管妊娠时,子宫可增大变软,但增大较停经月份小;子宫内膜出现蜕膜反应,当胚胎死亡后,蜕膜自宫腔剥离呈碎片排出而有阴道流血,有时蜕膜可完整排出,称为蜕膜管型。

【诊断】

1. **病史** 可有盆腔炎性疾病病史或不孕史。多有短期停经史,但输卵管间质部妊娠停经时间较长。还有20%～30%患者无明显停经史。

2. **症状**

(1) 腹痛:早期可有一侧下腹隐痛;输卵管妊娠流产或破裂时,突感一侧下腹疼痛或撕裂样剧痛。

(2) 阴道出血:阴道有不规则出血,量少,亦有阴道出血量较多者,可同时排出蜕膜管型或蜕膜碎片。

(3) 晕厥与休克:由腹腔内急性出血和剧烈腹痛引起,初始或轻者出现晕厥,严重者出现低血容量性休克,休克程度与腹腔内出血的速度及血量成正比,但与阴道出血量无明显关系。

3. **检查**

(1) 一般情况:腹腔内出血较多时,患者呈贫血貌,可出现面色苍白、脉搏快而细弱、血压下降等休克表现。通常体温正常,休克时体温略低,腹腔内血液吸收时体温略升高,但不超过38℃。

(2) 腹部检查:有内出血时下腹部有压痛及反跳痛,患侧更明显,但腹肌紧张不明显。内出血较多时叩诊有移动性浊音。

(3) 妇科检查:阴道可有血迹,有腹腔内出血时阴道后穹窿饱满、触痛。宫颈有明显摇举痛。子宫稍大而软,内出血多时子宫有漂浮感。子宫一侧或后方可触及肿块,质软,边界不清,触痛明显。陈旧性异位妊娠时,肿块的边界较清楚,质地偏实,且不易与子宫分开。

(4) 实验室检查:尿妊娠试验阳性或弱阳性;血 β-HCG 定量测定是诊断异位妊娠的重要方法,对治疗方法的选择和药物治疗效果的评价有重要意义。腹腔内出血明显时血红蛋白进行性下降。

(5) 其他辅助检查:有腹腔内出血时,经阴道后穹窿穿刺或腹腔穿刺可抽出不凝血。B型超声显像对异位妊娠诊断有帮助。声像特点:宫腔内未见妊娠囊;宫旁出现混合回声区,甚至见妊娠囊及胎心搏动。腹腔镜检查是异位妊娠诊断的金标准,可以在确诊的同时进行腹腔镜下手术治疗。

【鉴别诊断】

1. **早孕流产**　停经后出现阴道出血,伴下腹正中阵发性疼痛或坠痛,出血多时可见绒毛排出。妇科检查子宫增大变软,宫口松弛,或见组织嵌顿。尿妊娠试验阳性。B型超声检查宫内可见妊娠囊,或组织残留。

2. **黄体破裂**　月经后半期或经期突发下腹一侧疼痛,伴肛门坠胀。妇科检查一侧附件增厚压痛或触及肿块。尿妊娠试验阴性。经阴道后穹窿穿刺可抽出不凝血。B型超声提示一侧附件低回声团块及盆腔积液。

3. **卵巢子宫内膜异位囊肿破裂**　既往有卵巢子宫内膜异位囊肿病史,经前或经期突发下腹剧烈疼痛,伴肛门坠胀和恶心呕吐,妇科检查子宫后位固定,骶韧带可扪及触痛结节,患侧附件区可扪及包块,边界欠清,不活动,或原有附件区包块消失,仅有增厚,压痛明显。B型超声提示直肠子宫陷凹积液。

4. **卵巢囊肿蒂扭转**　有卵巢囊肿病史,突发下腹一侧疼痛,可伴恶心呕吐,妇科检查患侧可扪及触痛明显,张力较大包块。B型超声提示一侧附件区囊性或混合性占位,边界尚清。

5. **急性输卵管炎**　一般无明显停经史,下腹一侧或两侧持续性疼痛,伴肛门坠胀,经阴道后穹窿穿刺可抽出脓液或渗出液,妇科检查宫颈举痛,双侧附件增厚或扪及包块,压痛明显。白细胞计数增高,可伴发热。尿妊娠试验阴性。B型超声提示直肠子宫陷凹积液。

6. **急性阑尾炎**　无明显停经史,典型表现为转移性右下腹疼痛,恶寒发热或伴恶心呕吐,检查麦氏点压痛,下腹压痛、反跳痛明显。体温升高,白细胞计数增高。

【辨证论治】

辨证主要是辨"少腹血瘀"之实证或虚实夹杂之证,强调早期确诊,并争取保守治疗成功。本病治疗的重点是要注意动态观察病情的发展,根据病情变化,及时采取适当的治疗措施。初始以杀胚消癥、活血止痛为主;中期以活血止血、杀胚消癥为主;最后以活血化瘀消癥为主。

整个治疗过程须在有输血、输液及手术准备的条件下才能进行药物保守治疗。

（一）未破损期

指输卵管妊娠尚未破损者。妊娠试验阳性。B型超声检查宫内不见妊娠囊,子宫内膜增厚,宫旁一侧见边界不清、回声不均的混合型包块,或包块内有妊娠囊。

[主要证候]　孕后一侧少腹隐痛或持续作痛,或阴道出血量少淋漓,可伴呕恶,纳少厌食,舌红苔薄,脉弦滑。

[证候分析]　妊娠则月经停闭,孕卵异位着床,冲任瘀阻,胞脉不畅,则小腹一侧隐痛或持续作痛;血不归经则阴道出血量少淋漓;孕后冲脉气盛,胃失和降故呕恶或纳少厌食。舌红苔薄,脉弦滑均为妊娠之征。

[治疗法则]　杀胚消癥,化瘀止痛。

[方药举例]　新宫外孕Ⅰ号方(马氏经验方)。

蜈蚣　紫草　穿山甲　牡蛎　丹参　赤芍药　莪术　延胡素

方中蜈蚣、紫草杀胚散结,穿山甲、牡蛎软坚散结,丹参、赤芍药活血化瘀,莪术、延胡索行气活血,消癥止痛。全方共奏杀胚消癥、化瘀止痛之功。

若有阴道出血者,宜酌加小蓟、炒地榆凉血止血。

若血 β - HCG 较高时,可配合西药甲氨蝶呤(MTX)治疗。

药物治疗适应证:① 一般情况良好,血压、脉搏稳定,无活动性内出血。② 血 β - HCG < 2 000 mIU/ml;或血 β - HCG 比较高,杀胚后迅速下降。③ 输卵管妊娠包块 < 3 cm。

药物治疗输卵管妊娠成功的要点:① 成功地杀死胚胎。② 药物能防止或阻止病灶引起的内出血。③ 药物预防和治疗病灶部位的局部感染。

(二) 已破损期

指输卵管妊娠发生流产或破裂者。早期输卵管妊娠破损后时间不长,内出血不多,病情尚稳定。患者一般状态良好,脉搏、血压、血常规正常,后穹窿穿刺有少量不凝血,B 型超声监测盆腔仅少量出血,未见进行性增加。对要求保留生育能力者,可在严密观察下继续药物保守治疗。须掌握的指征是:① 破损后 24～48 h 患者脉搏、血压稳定。② B 型超声检查直肠子宫陷凹可见不规则液性暗区,最深径不超过 20 mm,估计出血量在 200 ml 以下。则非手术治疗有成功的可能。

[主要证候]　腹痛拒按,腹部有压痛及反跳痛,未见进行性加重,或兼有少量阴道流血,舌红苔薄,脉细滑。

[证候分析]　脉络破损,络伤而血溢,血不循经而成瘀,瘀血阻滞不通,则腹痛拒按;瘀血内阻,新血不得归经,故有阴道出血;气血未见大伤,故舌红苔薄,脉细滑。

[治疗法则]　化瘀止血,杀胚消癥。

[方药举例]　新宫外孕 Ⅱ 号方(马氏经验方)。

炒蒲黄　茜草　三七　炒地榆　小蓟　蜈蚣　紫草　丹参　赤芍药

方中炒蒲黄、三七、茜草、炒地榆、小蓟化瘀止血;蜈蚣、紫草杀胚散结;丹参、赤芍药活血化瘀。诸药合用共奏化瘀止血、杀胚消癥之效。

若兼气血两虚,头昏心悸者,酌加党参、黄芪益气养血。少腹有血肿包块形成者,可酌加莪术、牡蛎消癥散结。若瘀血内停,日久化热,出现低热起伏,可加金银花、黄芩清解郁热。

若已破损后 1 周内未出现休克者,是非手术成功的重要指标。在此治疗过程中应严密观察病情变化,注意发生再次内出血的可能,作好抢救休克及手术准备。

此期一旦内出血增多,出现休克时,应立即吸氧、备血,建立静脉通道,输血、输液,进行手术治疗。此期抗休克也可配合中药治疗,如中药生脉注射液或参附注射液益气固脱或回阳救逆。

(三) 包块期

输卵管妊娠流产或破裂后内出血量少,盆腔形成包块。此期 B 型超声检查可见盆腔内形状欠规则的衰减包块。

[主要证候]　下腹疼痛逐渐减轻,或仅有下腹坠胀不适,少腹包块形成,阴道出血量少或停止,舌暗苔薄,脉细涩或弦涩。

[证候分析]　孕卵异位着床,络伤血溢少腹,日久瘀积成癥,故少腹包块形成;癥块内结,气机不畅,则有下腹疼痛,或下腹坠胀不适;瘀血内停,血不归经,则有阴道出血。舌暗苔薄,脉细涩或弦涩均为瘀血内阻之征。

[治疗法则]　活血化瘀,消癥散结。

[方药举例]　新宫外孕 Ⅲ 号方(马氏经验方)。

丹参　赤芍药　三棱　莪术　穿山甲　牡蛎　䗪虫　水蛭

方中丹参、赤芍药活血化瘀;三棱、莪术行气破血,化瘀消癥;穿山甲、牡蛎软坚散结;䗪虫、水蛭化瘀消癥,搜剔脉络。全方共奏活血化瘀、消癥散结之效。

日久者,可予大黄䗪虫丸(《金匮要略》)口服。

亦可辅以消癥散(经验方)外敷。

千年健60 g,川续断120 g,追地风、花椒各60 g,五加皮、白芷、桑寄生各120 g,艾叶500 g,透骨草250 g,羌活、独活各60 g,赤芍药、归尾各120 g,血竭、乳香、没药各60 g。上药共为末,每250 g为1份,纱布包,蒸15 min,趁热外敷,每日1～2次,10日为1个疗程。

有生育要求者,待病情稳定后,实施输卵管通液术诊断并治疗之。

【文献摘要】

《圣济总录·妇人血积气痛》:妇人血气血积,坚僻血瘕,发歇攻刺疼痛,呕逆噎塞,迷闷及血盅胀满,经水不行。

《普济方·卷三百三十三》:气郁乘血,经候顿然不行,脐腹疼痛,上攻心肋欲死。

【研究进展】

对异位妊娠的病因学研究提示,有人工流产等宫腔操作史、生殖道及盆腔感染史是引发输卵管妊娠的高危因素[霍文梅,等.中国妇幼保健,2013,28(1):119～121]。在诊断异位妊娠时,对一个可疑异位妊娠的患者,血清激素分析和超声检查应成为进一步评估的重要手段[苏松,等.中国实用妇科与产科杂志,2012,28(10):787～789]。有研究表明建立早期不明位置妊娠的贝叶斯判别方程,能对输卵管妊娠与先兆流产进行早期判别,可为不明位置妊娠的早期临床诊断及确定有效的治疗方案提供临床参考[宋阳,等.中国妇幼保健,2014,29(35):5757～5759]。研究显示异位妊娠的发生率逐年升高,剖宫产术后子宫瘢痕已成为异位妊娠的好发部位,异位妊娠采取保守治疗和腹腔镜治疗逐年增加[唐龙英,等.实用妇产科杂志,2012,28(9):789～792]。对于异位妊娠的保守治疗,杀胚是治疗成败的关键。西药甲氨蝶呤(MTX)、米非司酮,中药天花粉、紫草均有明显的杀胚作用。有研究表明天花粉蛋白注射液和甲氨蝶呤配伍米非司酮均能有效治疗异位妊娠,但前者副反应较少[陈勤.实用妇产科杂志,2011,27(10):793～794]。实验结果表明复方紫草汤对绒毛细胞的生长有明显的抑制作用,并具有药物剂量的依赖性[邢恺,等.中华中医药学刊,2011,29(12):2727～2730]。

(闫　颖)

第九节　鬼　胎

妊娠数月,腹部异常增大,隐隐作痛,阴道反复流血,或剧烈呕吐,或下水泡如虾蟆子者,称为"鬼胎",亦称"伪胎"。

本病始见于《诸病源候论》。该书"卷四十二"云:"妊娠鬼胎候,夫脏腑调和,则气血充实,风邪鬼魅不能干之,若荣卫虚损,则精神衰弱,妖魅鬼精得入于脏,状如怀娠,故曰鬼胎也。"

本病的特点是妊娠后腹大异常和阴道反复出血,B型超声检查和绒毛膜促性腺激素测定是重要检查手段。

西医学的葡萄胎、侵蚀性葡萄胎,可参照本病辨证治疗。

【病因病机】

本病主要机制是素体虚弱,七情郁结,湿浊凝滞不散,精血虽凝而终不成形,遂为鬼胎。常由气血虚弱、气滞血瘀、寒湿郁结和痰浊凝滞所致。

1. 气血虚弱　素体虚弱,气血不足,孕后邪思蓄注,血随气结而不散,冲任滞逆,胞中壅瘀,腹部胀大,瘀伤胞脉则流血,胎失所养则胎坏,发为鬼胎。

2. 气滞血瘀　素性抑郁,孕后情志不遂,肝郁气滞,血与气结,冲任不畅,瘀血结聚胞中,腹大异常,瘀伤胞脉则流血,瘀血伤胎则胎坏,发为鬼胎。

3. 寒湿郁结　孕妇久居湿地,或因感寒饮冷,寒湿郁结,客于冲任,气血凝滞胞宫,则腹大异常,瘀伤胞脉则流血,寒湿生浊伤胎,发为鬼胎。

4. 痰浊凝滞　孕妇素体肥胖,或恣食厚味,或脾虚不运,湿聚成痰,痰浊内停,冲任不畅,痰浊郁结胞中,腹大异常,瘀伤胞脉则流血,痰浊凝滞伤胎,发为鬼胎。

【诊断】

1. 病史　有停经史,停经时间长短不一,2~3个月,或更长时间不等。询问以往是否有葡萄胎病史。

2. 症状　停经后阴道不规则流血,有时大量流血,偶可在血中发现水泡状物。流血前常有隐隐的阵发性腹痛,腹大异常,约半数患者早期出现严重呕吐。少数在较晚时出现高血压、蛋白尿等。常可有贫血症状。

3. 检查

(1) 妇科检查:多数患者子宫大于相应妊娠月份的子宫,可触及一侧或双侧卵巢呈囊性增大,阴道出血中偶可查见水泡状组织。

(2) 实验室检查:血清 β-HCG 水平异常升高。反复出血或大量出血,血红蛋白与红细胞降低;继发感染者白细胞升高。

(3) 其他检查:B型超声检查见“落雪状”而无正常胎体图像。

【鉴别诊断】

1. 胎漏、胎动不安　胎漏、胎动不安,也有停经史和阴道流血症状。但鬼胎者,腹大异常,且妊娠12周后 β-HCG 仍高,B型超声可见鬼胎特有图像且不见胎儿。

2. 胎水肿满　胎水肿满可使子宫增大,但无阴道流血,且 β-HCG 水平较低,B型超声检查可资鉴别。

【辨证论治】

辨证以孕期阴道流血量、色为主,结合全身症状及舌脉等,综合分析,指导治疗。治疗主旨以下胎祛瘀为主,佐以调补气血,以善其后。

本病一经确诊须及时终止妊娠,根据病情结合清宫、预防性化疗等治疗手段。

(一) 气血虚弱证

[主要证候]　孕期阴道不规则流血,量多,色淡质稀,腹大异常,腹部隐痛,无胎动、胎心音,神疲乏力,头晕眼花,心悸失眠,面色苍白,舌淡嫩,脉细弱。

[证候分析]　素体气血虚弱,冲任滞逆,胞中壅滞,故腹大异常;瘀伤胞脉,且气血不足,故阴道里流血量多,色淡质稀,腹部隐痛;血虚不荣,气虚不布,故头晕眼花,面色苍白;中气不足,故神疲乏力;血虚心神失养,故心悸失眠。舌淡嫩,脉细弱,为气血两虚之征。

[治疗法则]　益气养血,活血下胎。

[方药举例]　救母丹(方见胎死不下)加枳壳、牛膝。

（二）气滞血瘀证

[主要证候]　孕期阴道不规则流血，量少不畅，或量多，血色紫黯有块，腹大异常，时有腹部胀痛，拒按，无胎动胎心，胸胁胀满，烦躁易怒，舌紫黯或有瘀点，脉涩或沉弦。

[证候分析]　素多抑郁，郁则气滞，血随气结，冲任不畅，瘀血结聚胞中，故腹大异常；瘀伤胞脉，故阴道不规则流血，腹部胀痛拒按；离经之血时瘀时流，故量少不畅，或量多，色紫黯有块；情志抑郁，气滞不宣，经脉不利，故胸胁胀满，烦躁易怒。舌紫黯，有瘀点，脉涩或沉弦，也为气血瘀滞之征。

[治疗法则]　理气活血，祛瘀下胎。

[方药举例]　荡鬼汤（《傅青主女科》）。

人参　当归　大黄　川牛膝　雷丸　红花　牡丹皮　枳壳　厚朴　桃仁

方中人参、当归补气养血，攻积不伤正；枳壳、厚朴理气行滞；桃仁、红花、牡丹皮、川牛膝活血化瘀下胎；大黄、雷丸行瘀血荡积滞以下胎。共奏行气活血、祛瘀下胎之效。

（三）寒湿郁结证

[主要证候]　孕期阴道不规则流血，量少，色紫黯有块，腹大异常，小腹冷痛，无胎动胎心，形寒肢冷，苔白腻，脉沉紧。

[证候分析]　寒湿内侵，客于冲任，凝聚胞中，故腹大异常；瘀伤胞脉，故阴道流血，色紫黯而有瘀块；血为寒凝，运行不畅，故常有小腹冷痛；寒湿凝滞，阳不外达，故形寒肢冷。苔白腻，脉沉紧，为寒湿凝滞之征。

[治疗法则]　散寒除湿，逐水下胎。

[方药举例]　芫花散（《妇科玉尺》）。

芫花　吴茱萸　秦艽　白僵蚕　柴胡　川乌　巴戟天

方中芫花泻水逐饮下胎为君；柴胡、吴茱萸疏肝下气为臣；川乌、巴戟天、秦艽、白僵蚕温暖下元，祛寒湿散风止痛。全方共收散寒除湿，逐水下胎之效。

（四）痰浊凝滞证

[主要证候]　孕期阴道不规则流血，量少色黯，腹大异常，无胎动胎心，形体肥胖，胸胁满闷，呕恶痰多，舌淡，苔腻，脉滑。

[证候分析]　痰浊内停，与血结聚胞中，故腹大异常；瘀伤胞脉，故阴道流血，量少色黯；痰湿不化，气机不畅，故胸胁满闷，呕恶痰多。形体肥胖，舌淡苔腻，脉滑，为痰湿之征。

[治疗法则]　化痰除湿，行气下胎。

[方药举例]　平胃散（方见胎死不下）加芒硝、枳壳。

【文献摘要】

《景岳全书·妇人规》：妇人有鬼胎之说，岂虚无之鬼气，果能袭人胞宫而遂得成形者乎？此不过由本妇之气质。盖或以邪思蓄注，血随气结而不散，或以冲任滞逆，脉道壅瘀而不行，是皆内因之病，而必非外来之邪。盖即血癥气瘕之类耳，当即以癥瘕之法治之……凡鬼胎之病，必以血气不足而兼凝滞者多有之。但见经候不调而预为调补，则必无是病。若其既病则亦应当以调补元气为主，而继以去积之药，乃可也。

《胎产心法·鬼胎论》：鬼胎者，伪胎也……此子宫真气不全，精血虽凝，而阳虚阴不能化，终不成形，每至产时而下血块血胞。

《张氏医通·卷十》：古人论鬼胎之说，皆由其人阳气不足，或肝气郁结，不能生发，致阴血不化而为患也。有因经行时饮冷，停经而成者；有郁痰、惊痰、湿痰凝滞而成者；有因恚怒气食瘀积互结而成者。故凡鬼胎之脉，必沉细弦涩，或有时虚浮,有时沉紧,皆阳气不充之验,其腹虽渐大而漫起重坠,终与好胎不同。

（董　莉）

第十节　胎萎不长

妊娠腹形小于相应妊娠月份,胎儿存活而生长迟缓者,称为"胎萎不长"。亦称"胎不长""妊娠胎萎燥"。

本病始见于《诸病源候论》。该书"卷四十二"云:"妊娠胎萎燥候,胎之在胞,血气资养,若血气虚损,胞脏冷者,胎则翳燥萎伏不长,其状儿在胎,都不转动,日月虽满,亦不能生,是其候也。而胎在内萎燥,其胎多死。"

本病的特点是妊娠中晚期后,腹形明显小于妊娠月份,B型超声提示胎儿存活而生长缓慢。可致胎死腹中或过期不产。

西医学的胎儿生长受限可参照本病辨证治疗。

【病因病机】

本病主要机制是父母禀赋虚弱,或孕后将养失宜,以致胞脏虚损,胎养不足,而生长迟缓。常由肾气亏损、气血虚弱和阴虚血热所致。

1. 肾气亏损　禀赋肾虚,或孕后房事不节,损伤肾气,胎气内系于肾,肾精不足,胎失所养而生长迟缓,遂致胎萎不长。

2. 气血虚弱　素体气血不足,或孕后呕吐较重,气血化源不足,或胎漏下血日久耗伤气血,冲任气血不足,胎失所养,以致胎萎不长。

3. 阴虚血热　孕妇素体阴虚,或久病失血伤阴,或孕后过服辛辣食物及辛热暖宫药物,以致邪热灼伤阴血,胎为邪热所伤又失阴血的濡养,因而发生胎萎不长。

【诊断】

1. 病史　有妊娠反应,或胎漏、胎动不安史,或有妊娠期高血压疾病、慢性肾炎、心脏病、贫血或营养不良的病史,或有先天畸形、死胎等不良分娩史,或孕期有高热、接触放射线史,或有吸烟、吸毒、酗酒等不良嗜好等。

2. 症状　妊娠中晚期,其腹形明显小于相应妊娠月份。

3. 检查

(1) 产科检查:宫底高度、腹围与孕期不符合,明显小于妊娠月份。胎动、胎心较弱。

(2) 抗心磷脂抗体(ACA)的测定:近年来,有关自身抗体与不良妊娠的关系已越来越多被人们所关注,研究表明抗心磷脂抗体与胎儿生长受限的发生有关,故抗心磷脂抗体检测,有一定诊断意义。

(3) 其他检查:B型超声测量胎儿双顶径、羊水量,孕末期每周测量体重,若每周增长不足0.5 kg有诊断意义。

【鉴别诊断】

胎死不下 胎死不下与胎萎不长都有宫体小于妊娠月份的特点,通过临床症状、长时间观察及 B 型超声检查可资鉴别。

【辨证论治】

辨证主要依据临床症状、舌苔、脉象等确定证型,指导治疗。治疗重在补脾胃,滋化源;养精血,益胎元。

若发现畸胎、死胎情况时,则应下胎益母。

(一)肾气亏损证

[主要证候] 妊娠腹形小于妊娠月份,胎儿存活,头晕耳鸣,腰膝酸软,或形寒畏冷,手足不温,倦怠无力,舌淡,苔白,脉沉细。

[证候分析] 先天禀赋不足,或孕后将养失宜,肾气虚弱,精血乏源,则胞脉失养,故胎不长养;肾虚则髓海不足,清窍失养,故头晕耳鸣;肾虚外府失养,故腰酸膝软,倦怠无力;肾虚阳气不足,故形寒畏冷,手足不温。舌淡,苔白,脉沉细,为肾气不足之征。

[治疗法则] 补肾益气,填精养胎。

[方药举例] 寿胎丸(方见胎动不安)加党参、覆盆子、桑椹。

(二)气血虚弱证

[主要证候] 妊娠腹形小于妊娠月份,胎儿存活,身体羸弱,头晕心悸,少气懒言,面色苍白,舌淡,苔少,脉细弱。

[证候分析] "胎气本乎血气",孕后血虚气弱,则胎元内失气血濡养而生长迟缓,故孕母腹形小于妊娠月份;气血亏虚肌体失于充养,故身体羸弱;血虚心脑失养,故头晕心悸;气虚阳气不布,故少气懒言;血虚气弱,肌肤失荣,故面色苍白。舌淡,苔少,脉细弱,为气血不足之征。

[治疗法则] 补气养血育胎。

[方药举例] 胎元饮(方见胎动不安)加续断、枸杞子。

(三)阴虚血热证

[主要证候] 妊娠腹形小于妊娠月份,胎儿存活,颧赤唇红,手足心热,烦躁不安,口干喜饮,舌红而干,脉细数。

[证候分析] 阴虚血热,热邪伤胎又胎失濡养,故胎萎不长,腹形小于妊娠月份;虚热上浮,故颧赤唇红;阴虚内热,则手足心热;热扰心神,则烦躁不安;阴虚血热,津液不足,故口干喜饮。舌红而干,脉细数,也为阴虚血热之征。

[治疗法则] 滋阴清热,养血育胎。

[方药举例] 保阴煎(方见月经过多)加枸杞子、桑椹。

【文献摘要】

《景岳全书·妇人规》:妊娠胎气本乎血气,胎不长者,亦唯血气之不足耳。故于受胎之后而漏血不止者有之,血不归胎也;妇人中年血气衰败者有之,泉源日涸也;妇人多脾胃病者有之,仓廪薄则化源亏而冲任穷也;妇人多郁怒者有之,肝气逆则血有不调,而胎失所养也。或以血气寒而不长者,阳气衰则生气少也;或以血热而不长者,火邪盛则真阴损也。

(董 莉)

第十一节　妊娠小便淋痛

妊娠期间,尿频、尿急、淋漓涩痛者,称为"妊娠小便淋痛",亦称"子淋"。

本病始见于《金匮要略方论》,书中"妇人妊娠病脉证并治"云:"妊娠小便难,饮食如故,当归贝母苦参丸主之。"

本病治疗不及时或不彻底易致邪气久羁,缠绵难愈。妊娠小便淋痛是临床常见的妊娠合并症。

西医学的妊娠合并尿道炎、膀胱炎、肾盂肾炎等泌尿系统感染的疾病可参照本病辨证治疗。

【病因病机】

本病主要的发病机制是膀胱积热,气化失司。本病常由阴虚津亏、心火偏亢、下焦湿热所致。

1. 阴虚津亏　素体阴虚,孕后阴血下注冲任养胎,阴血愈亏,阴虚火旺,灼伤膀胱,津液涩少,则小便淋漓涩痛。

2. 心火偏亢　素体阳盛,孕后阴血下注冲任养胎,或嗜食辛辣,或感受热邪,或忧思不解,热蕴于内,引动心火,心火偏亢,移热小肠,传入膀胱,灼伤津液,则小便淋漓涩痛。

3. 下焦湿热　孕期阴血下注冲任养胎,摄生不慎,感受湿热之邪,湿热蕴结,传入膀胱,灼伤津液,发为小便淋漓涩痛。

【诊断】

1. 病史　孕前可有或无尿频、尿急、淋漓涩痛的病史。

2. 症状　妊娠期出现小便频急,淋漓涩痛,甚则点滴而下,小腹拘急等症,甚或腰痛。

3. 检查　清洁中段尿细菌培养菌计数,杆菌细菌数≥105/ml 及球菌细菌数≥200/ml 有诊断意义。尿培养阴性应行衣原体检查。尿常规检查见白细胞增多,亦可有红细胞。

【鉴别诊断】

1. 妊娠小便不通　妊娠小便不通有小便困难、量少淋漓之象,与子淋相似,但前者以尿液潴留、膀胱憋胀、小腹拘急为特征,与子淋小便排出淋漓涩痛不畅有别。

2. 妊娠遗尿　妊娠遗尿有尿意频,滴滴不禁与子淋相似,然妊娠遗尿以尿失禁而自行排出为主,无小便涩痛困难,或小腹拘急之症,以此可鉴。

【辨证论治】

辨证中重点了解尿频、尿痛的情况,其病程的长短、反复发作的情况等可作为辨别虚实的依据,尚须结合其他兼证、舌脉综合分析,才能确定证型和具体治法。治疗大法以清润为主,不宜过于通利,以免损伤胎元。必须予以通利者,应佐以固肾安胎之品。

(一)阴虚津亏证

[主要证候]　妊娠期间小便频急,淋漓涩痛,量少色黄,午后潮热,手足心热,颧赤唇红,大便干

结,舌红,苔少或无苔,脉细滑而数。

[证候分析]　素体阴虚,孕后阴血下注冲任养胎,阴血愈亏,阴虚火旺,津液亏耗,膀胱气化不利,故小便频急,淋漓涩痛,量少色黄;阴虚内热,故手足心热,午后潮热;虚热上浮,则颧赤唇红;阴虚津液不足,则大便干结。舌红,苔少或无苔,脉细滑而数,为阴虚津亏之征。

[治疗法则]　滋阴清热,润燥通淋。

[方药举例]　知柏地黄丸(《医宗金鉴》)。

熟地黄　山茱萸　山药　泽泻　牡丹皮　茯苓　知母　黄柏

方中熟地黄、山茱萸滋阴补肾填精;山药、茯苓、泽泻补脾益肾,利水通淋;知母、黄柏、牡丹皮清热、降火、祛瘀而止淋痛。全方共奏滋阴补肾,清热通淋之效。

若潮热盗汗显著者,酌加麦冬、五味子、地骨皮、牡蛎粉滋阴清热敛汗;尿中带血者,酌加女贞子、墨旱莲、小蓟养阴清热,凉血止血。

(二)心火偏亢证

[主要证候]　妊娠期间,小便频急,艰涩而痛,尿量少,色深黄,面赤心烦,甚则口舌生疮,舌红,苔薄黄,脉细滑数。

[证候分析]　素体阳盛,孕后阴血下注冲任养胎,心火偏亢,移热小肠,传入膀胱,故小便频急,艰涩而痛,尿少色黄;心火上炎,灼伤苗窍,则面赤心烦,口舌生疮。舌红,苔少,脉细滑数,为心火偏亢所致。

[治疗法则]　清心泻火,润燥通淋。

[方药举例]　导赤清心汤(《通俗伤寒论》)。

生地黄　茯神　木通　麦冬　牡丹皮　益元散　竹叶　灯心　莲子心　童便

方中生地黄、牡丹皮凉血润燥以清心热;木通、竹叶、灯心、益元散、童便利水通淋以泻心火;麦冬、莲子心、茯神养心阴、清心火而宁心神。全方共奏清心泻火,润燥通淋之效。

小便热痛甚者,酌加栀子、黄芩以清热解毒;热伤阴络尿中带血者,酌加炒地榆、藕节、大蓟、小蓟以凉血止血。

(三)下焦湿热证

[主要证候]　妊娠期间,小便频急,尿色黄赤,艰涩不利,灼热刺痛,甚或腰痛,渴喜冷饮,胸闷食少,面色黄垢,舌红,苔黄腻,脉滑数。

[证候分析]　孕期阴血下注冲任养胎,摄生不慎,湿与热搏,蕴结膀胱,气化不行,水道不利,故小便频急,尿色黄赤,艰涩不利,灼热刺痛;湿热伤肾,则致腰痛;湿热熏蒸于上,故口苦咽干,面色黄垢;湿困脾胃,则胸闷食少;热灼津液,则渴喜冷饮。舌红,苔黄腻,脉滑数,为湿热内盛之征。

[治疗法则]　清热利湿,润燥通淋。

[方药举例]　加味五淋散(《医宗金鉴》)。

黑栀子　茯苓　当归　白芍　黄芩　甘草　生地黄　泽泻　车前子　木通　滑石

方中黑栀子、黄芩清热泻火;泽泻、木通、滑石、茯苓、车前子渗利湿热而通淋;白芍药、甘草养阴缓急以止淋痛;生地黄、当归凉血补血润燥而养胎。全方共奏清热利湿,润燥通淋之效。唯滑石滑利较甚,当归气味俱厚,易动胎气,宜慎用。

若热盛毒甚者,酌加金银花、连翘、蒲公英以清热解毒;湿热灼伤阴络,尿中带血者,酌加大蓟、小蓟、侧柏叶、炒地榆以凉血止血。

【文献摘要】

《妇人大全良方·妊娠门》：夫淋者，由肾虚膀胱热也。肾虚不能制水，则小便数也。膀胱热，则小便行涩而数不宣。妊娠之人胞系于肾，肾间虚热而成淋，疾甚者心烦闷乱，故谓之子淋也。

《沈氏女科辑要笺正·卷上》：小便频数，不爽且痛，乃谓之淋。妊妇得此，是阴虚热炽，津液耗伤者为多，不比寻常淋痛，皆由膀胱湿热郁结也。故非一味苦寒胜湿，淡渗利水可治。

《医宗金鉴·妇科心法要诀》：孕妇小便频数窘涩，点滴疼痛，名曰子淋，宜五淋散。

【现代研究】

妊娠期泌尿系感染是妊娠常见的一种合并症，可造成早产、败血症，甚至诱发急性肾功能衰竭。发病率约占孕妇7%，其中以急性肾盂肾炎最常见[丰有吉，等.妇产科学.北京：人民卫生出版社，2008]。

（董　莉）

第十二节　胎气上逆

妊娠期，胸腹胀满，甚或喘急，烦躁不安者，称为"胎气上逆"。亦名"胎上逼心""子悬"。

本病始见于《妇人大全良方》。该书"卷十二"云："紫苏饮，治妊娠胎气不和，怀胎迫上胀满疼痛，谓之子悬。"临床特点是妊娠中晚期，胸腹胀满，伴心悸或喘息气急。

西医学妊娠合并心脏病，或妊娠合并呼吸系统感染等可参照本病辨证治疗。

【病因病机】

本病主要机制是血气失和，以致胎气上逆，气机不利，壅塞胸腹而致病。常由肝气犯脾和肺胃积热所致。

1. 肝气犯脾　素性抑郁或忿怒伤肝，气机逆乱，肝气犯脾，湿浊内停；孕后血聚冲任养胎，冲脉气盛，冲气挟肝气、湿浊上犯，遂致胸腹胀满而为子悬。

2. 肺胃积热　平素阳盛，肺胃积热，孕后血聚冲任养胎，致热移胞脉，胎气不和，冲气挟邪热逆上心胸，以致胸腹胀满而病子悬。

【诊断】

1. 病史　妊娠中晚期有情志不调、饮食失节病史，或有心脏病、呼吸系统感染史等。

2. 症状　多见于妊娠中、晚期，发作时胸腹胀满，如有物窒塞悬挂之状，甚或心悸、喘息气急、烦躁不安。劳作后症状加重。

3. 检查

(1) 产科检查：无异常发现。

(2) 实验室检查：血常规可见异常。

(3) 其他检查：心电图可提示心律失常或心肌损害；X线可显示心界扩大、肺部病变；心、肺听诊等有重要诊断意义。

【辨证论治】

依据胸腹胀满,甚或喘息气急的主证,结合伴随证、舌脉进行综合分析,判断疾病的标本虚实。治疗以理气行滞为主,佐以利湿、清热等法。

(一)肝气犯脾证

[主要证候]　妊娠期,胸腹胀满,甚或喘急不安,心烦易怒,食少嗳气,心悸乏力,大便溏薄,苔薄腻,脉弦缓。

[证候分析]　肝气犯脾,血气失和,以致胎气上逆,壅塞胸腹,故胸腹胀满,甚则喘急不安;肝失条达,气郁不畅,故心烦易怒;肝气犯脾,脾失健运,故食少嗳气乏力,大便溏薄;脾虚湿浊上犯则心悸。苔薄腻,脉弦缓,均为肝气犯脾之征。

[治疗法则]　疏肝健脾,理气行滞。

[方药举例]　紫苏饮(《普济本事方》)。

紫苏　陈皮　大腹皮　当归　白芍药　川芎　人参　甘草

方中紫苏、陈皮、大腹皮宽中下气;当归、白芍药养血柔肝,川芎活血行气;人参、甘草益气扶脾。全方重在疏肝理气,调和肝脾。

若湿浊上泛,胎气迫肺,喘息不安者,加茯苓(重用)、葶苈子、瓜蒌皮降逆气,定喘息;若食少便溏者,加厚朴、枳壳、白术、茯苓以扶脾渗湿。

(二)脾胃积热证

[主要证候]　妊娠期,胸腹胀满,甚或喘息不安,咳唾黄痰黏稠,口渴口臭,小便短赤,大便秘结,舌红,苔黄,脉滑数。

[证候分析]　肺胃积热,热气逆上,窒塞心胸,故胸腹胀满,甚或喘急不安;痰热壅肺,肺失宣降,故咳唾黄痰黏稠;胃火炽盛,气机壅滞,故口渴口臭;热盛伤津,故小便短赤,大便秘结。舌红,苔黄,脉滑数,为肺胃积热之征。

[治疗法则]　清肺胃热,降逆化痰。

[方药举例]　芩术汤(《女科秘诀大全》)加瓜蒌、桑白皮、栀子、枳壳。

黄芩　白术

方中黄芩、栀子、瓜蒌、桑白皮清肺胃积热而化痰平喘;枳壳配瓜蒌宽胸和中而降逆气;白术健脾除湿而安胎。全方有清肺胃积热,降逆化痰之效。

或用芦根汤(《济阴纲目》)加减,清痰热,降逆气亦效。

芦根　竹茹　麦冬　前胡　橘皮

【文献摘要】

《医学心悟·妇人门》:子悬者,胎上逼也。胎气上逆,紧塞于胸次之间,名曰子悬。其症由于恚怒伤肝者居多,亦有不慎起居者,亦有脾气郁结者,宜用紫苏饮加减主之。

《女科经纶·卷三》:《本事方》云,紫苏饮治妊娠胎气不和,怀胎近上,胀满疼痛,名子悬。子悬者,浊气举胎上凑也。胎热气逆,心胃胀满,此证挟气者居多。疏气舒郁,非紫苏、腹皮、川芎、陈皮无以流气;非归、芍无以养血。气血既利,而胎自降。然邪之所凑,其人必虚,故以人参、甘草补之。

（李伟莉）

第十三节　妊 娠 心 烦

妊娠期间,烦闷不安,郁郁不乐,或烦躁易怒者,称为"妊娠心烦"。亦名"子烦"。

本病始见于《诸病源候论》。该书"卷四十二"云:"妊娠子烦候,脏虚而热气乘于心,则令心烦。停痰积饮,在于心胸,其冷冲于心者,亦令烦也……以其妊娠而烦,故谓之子烦也。"

本病的特点是以烦闷不安为主,多兼有头晕目眩,可能与妊娠期血压升高有关。

【病因病机】

本病主要机制是火热乘心。常由阴虚火旺、痰火内蕴和肝经郁火所致。

1. 阴虚火旺　素体阴虚,孕后阴血下聚冲任养胎,阴血益感不足,心火偏亢,热扰心胸,而致心烦。

2. 痰火内蕴　素有痰饮停滞胸中,孕后阴血下注冲任养胎,阳气偏盛,阳盛则热,痰热相搏,上扰心胸,遂致心烦。

3. 肝经郁火　素性抑郁,郁热内蕴,孕后阴血下注冲任养胎,阳气偏盛,郁热更甚,热扰心胸,遂令心烦。

【诊断】

1. 病史　有妊娠史,或高血压病史。

2. 症状　孕期烦闷不安,郁郁不乐,或烦躁易怒,或头晕胀痛。

3. 检查　无异常,或血压升高。

【辨证论治】

辨证中主要依据烦闷不安主证及同时出现的兼证、舌脉进行综合分析判断。治疗大法是清热以除烦。阴虚者宜养阴清热,痰热者宜涤痰清热,肝热者宜疏肝清热。凡助火生火、伤阴耗液之品皆当忌用。妊娠心烦虽属有热,但不宜苦寒直折其火,应酌情选用清热除烦、宁心安神之品。

(一) 阴虚火旺证

[主要证候]　妊娠心中烦闷,坐卧不宁,午后潮热,手足心热,口干咽燥,渴不多饮,小溲短黄,舌红,苔少或苔薄黄而干,脉细数而滑。

[证候分析]　素体阴虚,因孕重虚,阴虚火旺,热扰心神,故心烦不安,坐卧不宁;阴虚内热,故午后潮热,手足心热;阴亏而津伤,故口干咽燥,小溲短黄;里无实热,故渴不多饮。舌红,苔少或薄黄而干,脉细数而滑,为阴虚内热之征。

[治疗法则]　养阴清热除烦。

[方药举例]　人参麦冬散(《妇人秘科》)。

人参　麦冬　茯苓　黄芩　知母　生地黄　甘草　竹茹

方中人参益气生津;麦冬养阴生津,清热除烦;生地黄滋肾益阴以济心火;知母泻肾火,而降心火,解热除烦;黄芩、竹茹清热除烦;茯苓、甘草安神和中。全方共奏养阴清热,宁心除烦之效。

若心惊胆怯者,酌加龙齿、石决明以安神定志;肝阳偏亢,症见头晕胀痛者,酌加钩藤、玄参、葛根以平肝息风。

(二)痰火内蕴证

[主要证候]　妊娠烦闷不安,甚则心悸胆怯,头晕目眩,胸脘满闷,恶心呕吐痰涎,苔黄而腻,脉滑数。

[证候分析]　素有痰饮停滞胸中,积久化热,痰火上扰心神,心神不宁,故心中烦闷不安,甚或心悸胆怯;痰火上扰清窍,故头晕目眩;痰湿内蕴,升清降浊之机失职,故胸脘满闷,恶心呕吐痰涎。苔黄而腻,脉滑数,为痰火内蕴之征。

[治疗法则]　清热涤痰除烦。

[方药举例]　竹沥汤(《千金要方》)。

竹沥　麦冬　黄芩　茯苓　防风

方中竹沥清热解毒涤痰以除烦;麦冬养阴润肺,清热除烦;茯苓健脾宁心;黄芩泻火除烦;佐防风祛风胜湿。全方有清热涤痰除烦之效。

痰黄稠者,去防风,酌加浙贝母、前胡、瓜蒌清热化痰;恶心呕吐痰涎者,酌加半夏、枇杷叶、藿香和胃降逆止呕。

(三)肝经郁火证

[主要证候]　妊娠烦闷不安,或烦躁易怒,头晕目眩,口苦咽干,两胁胀痛,常欲太息,舌红,苔薄黄,脉弦数而滑。

[证候分析]　肝郁化火,热扰心神,故心烦不安;怒为肝之志,肝热则烦躁易怒;肝热上犯空窍,故见头晕目眩;肝胆互为表里,肝火内炽使胆热液泄,故口苦咽干;肝脉布胁贯膈,肝郁经脉不利,气机阻滞,故两胁胀痛,精神抑郁;气郁失于畅达,故常太息以自疏。舌红,苔薄黄,脉弦数而滑,为肝经郁火之征。

[治疗法则]　疏肝清热除烦。

[方药举例]　丹栀逍遥散(方见月经先期)去当归,加黄芩、竹茹。

若头晕目眩甚者,酌加钩藤、菊花、夏枯草,清热平肝;胸胁痛者,酌加川楝子、郁金疏肝解郁,理气止痛。

【文献摘要】

《女科百问·目下》:何谓子烦? 答曰:烦有四证,有心中烦,有胸中烦,有虚烦,有子烦,诸如此者,皆热也。若脏虚而热,气乘于心,则令心烦。但烦热而已,别无他证者,名曰虚烦。若积痰饮而呕吐涎沫者,谓之胸中烦。或血饮停积,虚热相搏,以其妊娠而烦,故谓之子烦也。

《妇人大全良方·卷十三》云:夫妊娠而子烦者,是肺脏虚而热乘于心,则令心烦也。停痰积饮在心胸之间,或冲于心,亦令烦也。若热而烦者,但热而已;若有痰饮而烦者,呕吐涎沫,恶闻食气,烦躁不安也。大抵妊娠之人,既停痰积饮,又虚热相搏,气郁不舒;或烦躁,或呕吐涎沫,剧则胎动不安,均谓之子烦也。

(李伟莉)

第十四节 胎 水 肿 满

妊娠5~6个月后出现腹大异常,胸膈胀满,甚或喘不得卧,称为"胎水肿满"。亦称"子满"。

本病始见于《诸病源候论》。该书卷四十一"妊娠胎间水气子满体肿候"云:"胎间水气,子满体肿者,此由脾胃虚弱,脏腑之间有停水,而挟以妊娠故也……水气流溢于肌,故令体肿;水渍于胞,则令胎坏。"

本病常与胎儿畸形、多胎妊娠、巨大胎儿、孕妇合并症(妊娠期高血压疾病、糖尿病、贫血)等因素有关。

西医学的羊水过多可参照本病辨证治疗。如有胎儿畸形,应终止妊娠。

【病因病机】

本病主要机制是脾失健运,水渍胞中。常由脾气虚弱和气滞湿阻所致。

1. **脾气虚弱** 素体脾虚,孕后贪食生冷,血气下聚冲任养胎,脾气益虚,水湿莫制,湿渗胞中,发为胎水肿满。

2. **气滞湿阻** 素多抑郁,孕后胎儿渐大,阻塞气机,气机不畅,气滞湿阻,蓄积于胞,以致胎水肿满。

【诊断】

1. **病史** 病毒感染病史,或有畸胎、双胎史,或无明显诱因。

2. **症状** 腹大异常,多数是逐渐发生的,胸膈胀满,腹部胀痛,甚或喘不得卧,发绀,可有下肢及外阴水肿和静脉曲张。

3. **检查**

(1)产科检查:腹形显著大于正常妊娠月份,皮肤张力大,有液体震颤感,胎位不清,胎心音遥远或不清。

(2)实验室检查:羊水甲胎蛋白(AFP)含量测定显著增高时,提示胎儿严重畸形。还可做孕妇血糖测定,血型检查如 Rh、ABO 及胎儿染色体检查等。

(3)其他检查:B 型超声检查,一种是以脐为中心分为四个象限,各象限最大羊水暗区垂直径之和为羊水指数,羊水指数≥25 cm 诊断为羊水过多;另一种是以最大羊水暗区的垂直深度≥8 cm 为诊断标准,B 型超声对诊断无脑儿、脑积水等胎儿畸形和多胎妊娠有重要意义。

【鉴别诊断】

与多胎妊娠、巨大胎儿、葡萄胎鉴别,一般根据病史、产科临床检查、B 型超声检查结果,可以作出鉴别诊断。

【辨证论治】

辨证中注意肢体和腹皮肿胀特征,如皮薄光亮,按之有凹陷为脾虚;皮色不变,按之压痕不显为气滞。还应结合全身症状、舌苔、脉象综合分析才能正确诊断。治疗大法以利水除湿为主，佐以益气行气。

(一) 脾气虚弱证

[主要证候] 孕期胎水过多，腹大异常，腹皮紧而发亮，下肢及阴部水肿，严重时全身水肿，食少腹胀，神疲肢软，面色淡黄，舌淡，苔白，脉沉滑无力。

[证候分析] 脾虚失运，水湿留聚，浸淫胞中，发为胎水过多，腹太异常，腹皮紧而发亮；水湿泛溢肌肤，故下肢及阴部水肿，严重者则遍身水肿；脾虚中阳不振，则食少腹胀，神疲肢软。面色淡黄，舌淡，苔白，脉沉滑无力，为脾虚湿困之征。

[治疗法则] 健脾渗湿，养血安胎。

[方药举例] 鲤鱼汤(《千金要方》)。

鲤鱼 白术 白芍药 当归 茯苓 生姜

方中鲤鱼善行胞中之水而消肿；白术、茯苓、生姜健脾理气渗湿以行水；当归、白芍药养血安胎，使水行而不伤胎。

若阳虚兼畏寒肢冷者，酌加黄芪、桂枝以温阳化气行水；腰痛甚者，酌加杜仲、续断、菟丝子固肾安胎。

(二) 气滞湿阻证

[主要证候] 孕期胎水过多，腹大异常，胸膈胀满，甚则喘不得卧，肢体肿胀，皮色不变。按之压痕不显，苔薄腻，脉弦滑。

[证候分析] 气机郁滞，水湿停聚，蓄积胞中，故胎水过多，腹大异常；湿浊上迫心肺，则胸膈胀满，甚则喘不得卧；气滞湿郁，泛溢肌肤，故肢体肿胀，皮色不变，按之压痕不显。苔薄腻，脉弦滑，为气滞湿阻之征。

[治疗法则] 理气行滞，利水除湿。

[方药举例] 茯苓导水汤(《医宗金鉴》)去槟榔。

茯苓 槟榔 猪苓 砂仁(少缩砂) 木香 陈皮 泽泻 白术 木瓜 大腹皮 桑白皮 紫苏叶

方中茯苓、猪苓、白术、泽泻健脾行水；木香、砂仁、紫苏叶醒脾理气；大腹皮、桑白皮、陈皮消胀行水；木瓜行气除湿。

腹胀甚者，酌加枳壳理气消胀满；喘甚不得卧者，酌加葶苈子泻肺行水，下气定喘；下肢肿甚者，酌加防己除湿消肿。

【文献摘要】

《陈素庵妇科补解·胎前杂症门》：妊娠肿满，由妇人脏气本弱，怀妊则血气两虚，脾土失养不能制水，散入四肢，遂致腹胀，手足面目俱肿，小水闭涩，名曰胎水，皆由引饮过度，湿渗脾胃，水气泛溢。

《胎产心法·卷上》：所谓子满者，妊娠至五六个月，胸腹急胀，腹大异常，或遍身浮肿，胸胁不分，气逆不安，小便艰涩，名曰子满。又为胎水不利。若不早治，生子手足软短有疾。甚至胎死腹中。宜服《千金》鲤鱼汤治其水。如脾虚不运，清浊不分，佐以四君五皮。亦有束胎饮以治子满证甚效。

(李伟莉)

第十五节 妊 娠 肿 胀

妊娠中晚期,肢体面目发生肿胀者,称为"妊娠肿胀"。亦称"子肿"。

根据肿胀部位及程度不同,分别有子肿、子气、皱脚、脆脚等名称。头面遍身水肿,小水短少者,属水气为病,名曰子肿;膝至足肿,小水长者,属湿气为病,名曰子气;但两脚肿而皮肤粗厚者,属湿,名曰皱脚;但两脚肿,皮薄光亮者,属水,名曰脆脚。

本病始见于《金匮要略方论》。该书云:"妊娠有水气,身重小便不利,洒淅恶寒,起即头眩,葵子茯苓散主之。"

本病是孕妇多发病,其特点以面目肢体肿胀为主,若不伴有高血压、蛋白尿者,预后良好,严重者可致子晕、子痫。

西医学的妊娠期高血压疾病出现水肿时可参照本病辨证治疗。

【病因病机】

本病主要机制不外虚实两个方面,虚者脾肾阳虚,水湿内停;实者气滞湿阻,泛溢肌肤,以致肿胀。常由脾虚、肾虚和气滞所致。

1. 脾虚 脾气素虚,或孕后过食生冷,内伤脾阳,脾虚运化失职,水湿停滞,泛溢肌肤,遂为肿胀。

2. 肾虚 素体肾虚,孕后阴血聚于下,有碍肾阳敷布,不能化气行水;且肾为胃之关,肾阳不布,则关门不利,聚水而从其类,以致水湿泛溢肌肤而为肿胀。

3. 气滞 素多抑郁,气机不畅,孕后胎体渐长,更碍气机升降,两因相感,不能通调水道,气滞湿郁,泛溢肌肤,遂发肿胀。

【诊断】

1. 病史 妊娠肿胀于妊娠 20 周以后可见,32 周以后多见;初产妇多见;营养不良,严重贫血者多见;原发性高血压、慢性肾炎、糖尿病合并妊娠者多见,且病情复杂;双胎、羊水过多、葡萄胎的孕妇多见;有家族史者多见。对有上述情况的孕妇,应注意发生妊娠肿胀的可能。

2. 症状 以妊娠 20 周后出现的水肿为主证,水肿多由踝部开始,渐延至小腿、大腿、外阴部、腹部,甚至发展到全身。个别患者外表水肿不明显,而体重增加明显,应予以重视。

3. 检查

(1) 产科检查:妊娠 20 周后,凡踝部及小腿有明显凹陷性水肿,经休息而不消退者为异常,以(＋)表示;水肿延及大腿,皮肤呈橘皮样,以(＋＋)表示;水肿达外阴及腹部,皮肤发亮,以(＋＋＋)表示;全身水肿伴有腹水则以(＋＋＋＋)表示。若每周体重增加≥0.9 kg,或每 4 周体重增加≥2.7 kg,是子痫前期的信号。

(2) 实验室检查:尿常规检查,24 h 尿蛋白定量≥0.3 g;随机尿蛋白/肌酐≥0.3;或随机尿蛋白定性(＋)为异常。

(3) B型超声检查：了解单胎、双胎、葡萄胎，胎儿发育情况，羊水多少等。

【鉴别诊断】

1. **妊娠合并慢性肾炎** 孕前有肾炎史，孕20周前发病，水肿始于眼睑，尿常规检查除蛋白阳性外，可见红细胞，或管型。

2. **妊娠合并心脏病** 孕前有心脏病史，孕后出现心悸、气短、踝部水肿、心动过速等，心脏及心功能检查可助鉴别。

3. **营养不良性水肿** 由于营养不良，导致低蛋白血症而引起水肿。常伴有消瘦、乏力、贫血、多尿等症状。血浆蛋白总量及白蛋白浓度测定有助于鉴别诊断。

【辨证论治】

辨证首先要注意肿胀的特点和程度。一般水盛肿胀者，皮薄光亮，压痕明显；湿郁肿胀者，皮肤粗厚，压痕不显。同时根据兼证及舌脉等分辨脾虚、肾虚、气滞三种证型，以指导治疗。治疗大法以利水化湿为主。脾虚者健脾利水，肾虚者温肾利水，气滞者理气化湿。

（一）脾虚证

[主要证候] 妊娠数月，面浮肢肿，甚则遍身俱肿，皮薄光亮，按之凹陷，脘腹胀满，气短懒言，口中淡腻，食欲不振，小便短少，大便溏薄，舌体胖嫩，边有齿痕，苔薄白或薄腻，脉缓滑无力。

[证候分析] 脾主肌肉、四肢，脾虚不运，水湿停聚，泛溢肌肤四肢，故面浮肢肿，甚则遍身俱肿；水溢皮下，故皮薄光亮，按之凹陷；脾虚中阳不振，故脘腹胀满，气短懒言；脾虚不运，水湿内停，故口中淡腻，食欲不振；水湿流走肠间，故大便溏薄；脾虚肺气不足，水道不利，则小便短少。舌体胖嫩，边有齿痕，苔薄白或者薄腻，脉缓滑无力，为脾虚湿盛之征。

[治疗法则] 健脾除湿，行水消肿。

[方药举例] 白术散（《全生指迷方》）。

白术 茯苓 大腹皮 生姜皮 橘皮

方中白术、茯苓健脾除湿行水；生姜皮温中理气化饮；大腹皮下气宽中行水；橘皮理气和中。全方有健脾除湿，行水消肿之效。

若肿势明显，小便短少者，酌加猪苓、泽泻、防己以利水消肿；肿甚以致胸闷而喘者，酌加葶苈子、杏仁、厚朴以宽中行气降逆平喘；食少便溏者，酌加山药、薏苡仁、扁豆、芡实以实脾利湿；脾虚气弱，见气短懒言，神疲乏力者，酌加参、芪以补脾益气。

（二）肾虚证

[主要证候] 妊娠数月，面浮肢肿，下肢尤甚，按之没指，头晕耳鸣，腰酸无力，下肢逆冷，心悸气短，小便不利；面色晦黯，舌淡，苔白滑，脉沉迟。

[证候分析] 肾气不足，气化失常，水湿内停，泛溢于肌肤，故面浮肢肿，按之没指；湿性趋下，故下肢肿甚；肾虚髓海不足，外府失荣，故头晕耳鸣，腰酸无力；肾阳不足，水道莫制，不能气化使出，则小便不利；水气上凌于心肺，则心悸气短；命火虚衰，不能温煦下元，故下肢逆冷。其面色晦黯，舌淡，苔白滑，脉沉迟，为肾阳不足之征。

[治疗法则] 补肾温阳，化气行水。

[方药举例] 五苓散（《伤寒论》）加山药、菟丝子。

桂枝 白术 茯苓 猪苓 泽泻

方中猪苓、茯苓、泽泻利水渗湿;白术健脾运化水湿;桂枝温阳化气,以助膀胱气化,使水湿自小便排出;山药、菟丝子补益肾气,以固冲安胎。全方共奏温阳化气,行水消肿之效。

若腰痛甚者,酌加杜仲、续断、桑寄生固肾强腰安胎。

(三) 气滞证

[主要证候] 妊娠数月,肢体肿胀,始肿两足,渐及于腿,皮色不变,压痕不显,头晕胀痛,胸胁胀满,饮食减少,苔薄腻,脉弦滑。

[证候分析] 证因气机郁滞,升降失司,清阳不升,浊阴下滞,故始肿两足,渐及于腿;此因气滞而湿气内停,故皮色不变,压痕不显;清阳不升,浊阴上扰,故头晕胀痛;气滞不宣,横侮中土,故胸胁胀满,饮食减少。苔薄白,脉弦滑,为妊娠气滞之征。

[治疗法则] 利气行滞,化湿消肿。

[方药举例] 天仙藤散(《妇人大全良方》)。

天仙藤 香附 陈皮 甘草 乌药 生姜 木瓜 紫苏叶

方中天仙藤、香附理气行滞;陈皮、生姜温中行气;紫苏叶宣上焦之滞气;乌药开下焦之郁滞;木瓜行气除湿,舒筋活络;甘草调和诸药。全方共奏理气行滞,化湿消肿之功效。

若兼脾虚湿阻者,症见头晕头重,胸闷腹胀,纳少呕恶,便溏尿少,苔白腻,脉弦滑。治宜解郁行气,健脾利水,方用茯苓导水汤去槟榔。

【文献摘要】

《医宗金鉴·妇科心法要诀》:头面遍身浮肿,小水短少者,属水气为病,故名曰子肿。自膝至足肿,小水长者,属湿气为病,故名曰子气。遍身俱肿,腹胀而喘,在六七个月时者,名曰子满。但两脚肿而肤厚者,属湿,名曰皱脚;皮薄者属水,名曰脆脚。大凡水之为病多喘促,气之为病多胀满,喘促属肺,胀满属脾也。

《沈氏女科辑要笺正·卷上》:妊身发肿,良由真阴凝聚,以养胎气,肾家阳气不能敷布,则水道泛溢莫制。治当展布肾气,庶几水行故道,小便利而肿胀可消。

【现代研究】

妊娠期高血压疾病属于中医学的"子肿""子晕""子痫"的范畴。研究表明妊娠期高血压疾病发病病因与滋养层细胞浸润性减弱、低氧诱导信号通路激活、免疫机制、血管内皮细胞受损、遗传因素、营养失衡、胰岛素抵抗有关,且妊娠期的负性情绪、寒冷等原因也是诱发妊娠高血压病发生的重要因素[郭玲,等.实验与检验医学,2014,32(4):414～416]。中医治疗妊娠期高血压疾病强调辨证论治及早期预防治未病的思想,并且能够降低血压,改善临床症状及妊娠结局。陈宝艳等发现天麻钩藤饮可降低轻度子痫前期患者的血压、尿蛋白,并改善临床症状[陈宝艳,等.中国中医急症,2012,21(5):700,757]。李艳芳发现杞菊地黄丸在怀孕20周前使用,可以改善先兆子痫肝肾阴虚型孕妇的临床症状及妊娠结局[李艳芳.辽宁中医药大学学报,2013,15(4):38～41]。

(李伟莉)

第十六节 妊娠眩晕

妊娠中晚期,头晕目眩,或伴面浮肢肿,甚则昏眩欲厥,称为"妊娠眩晕"。亦称"子眩""子晕"。

妊娠眩晕始见于《陈素庵妇科补解》。该书"胎前杂症门"云："妊娠头旋目晕,忽然视物不明……风火相搏,伤血动胎,热甚则头旋(旋转)目晕(晕黑)视物不明(目得血而能视,风火耗血,故视物不明)。"

本病特点是常发生在妊娠中晚期,以眩晕为主症。若伴有血压升高、面浮肢肿等症,属产科重症之一,及时、正确的治疗,预后大多良好;否则病情加重,可发展为子痫。

西医学的妊娠期高血压疾病、妊娠合并原发性高血压或妊娠贫血引起的眩晕可参照本病辨证治疗。

【病因病机】

本病主要机制是阴虚阳亢,上扰清窍;亦可因气郁痰滞,清阳不升;或气血虚弱,清空失养而引起眩晕。常由肝肾阴虚、气郁痰滞和气血虚弱所致。

1. 肝肾阴虚　素体阴虚,肝阳偏亢,孕后血聚冲任养胎,阴血益感不足,阴不潜阳,肝阳愈亢,上扰清窍,而致眩晕。

2. 气郁痰滞　平素郁怒不解,肝失调达,疏泄失权,或肝郁脾虚,健运失司,致气郁痰滞,孕后胎体渐大,影响气机升降,痰湿中阻,清阳不升,故为眩晕。

3. 气血虚弱　素体气血两虚,孕后血聚冲任以养胎,故气血愈虚。气虚则清气不升,血虚则髓海失养,故发为眩晕。

【诊断】

1. 病史　妊娠眩晕主要发生在妊娠中、晚期,详细病史参看"妊娠肿胀"节。

2. 症状　头目眩晕,头胀而痛,视物昏花,甚至失明,胸闷胁痛,或胃脘胀痛,恶心呕吐,常兼水肿,小便短少等。

3. 检查

(1) 产科检查:中晚期妊娠腹形,可伴有血压升高(≥140/90 mmHg),或不同程度的水肿。

(2) 实验室检查:尿常规、尿蛋白检查(详见"妊娠肿胀"节)、血常规、凝血常规、肝功能、肾功能、电解质等检查可见异常。

(3) 其他检查:眼底检查,心电图检查,头颅 CT 和 MIR 等检查,以及 B 型超声对胎儿的检查等,有助于诊断。

【辨证论治】

本病辨证时要根据眩晕的特点和程度、兼证和舌脉分辨肝肾阴虚、气郁痰滞、气血虚弱等证型,以指导治疗。同时注意检测水肿、蛋白尿、高血压的异常程度,以估计病情的轻重。妊娠眩晕的重证常是子痫的前期。治疗大法以平肝潜阳为主,或佐以滋阴潜降,或理气化痰,或益气养血等法而分别治之。忌用辛散温燥之品,以免重伤其阴反助风火之邪。

(一) 肝肾阴虚证

[主要证候]　妊娠中晚期,头目眩晕,视物模糊,心中烦闷,颧赤唇红,口燥咽干,手足心热,甚或猝然昏倒,顷刻即醒,舌红,苔少,脉弦细数。

[证候分析]　素体阴虚,孕后血聚冲任养胎,阴血愈感不足,肝阳偏亢,肝阳上扰,则头晕目眩,视物模糊;阴虚内热,则颧赤唇红,口燥咽干,手足心热;热扰神明,则心中烦闷,甚或猝然昏倒,顷刻

即醒。舌红,苔少,脉弦细数,为肝肾阴虚之征。

[治疗法则] 滋阴补肾,平肝潜阳。

[方药举例] 杞菊地黄丸(方见经行头痛)加龟甲、牡蛎、石决明。

若热象明显者,酌加知母、黄柏滋阴泻火;口苦心烦者,酌加黄芩、竹茹清热除烦;眩晕昏仆者,酌加钩藤、天麻镇肝息风。

(二)气郁痰滞证

[主要证候] 妊娠中晚期,头晕目眩,胸闷心烦,两胁胀满,呕逆泛恶,时吐痰涎,面浮肢肿,倦怠嗜卧,甚则视物昏花,不能站立,苔白腻,脉弦滑而缓。

[证候分析] 妊娠中晚期,胎体渐大,影响气机升降,气郁痰滞,痰湿中阻,清阳不升,故妊娠头晕目眩,甚则视物昏花,不能站立;气郁痰滞,肝失条达,则胸闷心烦,两胁胀满;气郁痰滞,胃失和降,则呕逆泛恶,时吐痰涎;痰饮泛溢,则面浮肢肿;痰浊困脾,阳气不振,则倦怠嗜卧。苔白腻,脉弦滑而缓,为气郁痰滞之征。

[治疗法则] 健脾理气,化痰息风。

[方药举例] 半夏白术天麻汤(方见经行头痛)。

若头痛甚者,加蔓荆子、白僵蚕祛风止痛。

若痰郁化火,兼头目胀痛,心烦口苦,苔黄腻者,用清痰四物汤(《女科秘诀大全》)。

熟地黄 白芍药 川芎 当归 黄芩 半夏 陈皮 白术 黄连

方中半夏、陈皮、白术祛痰理气,健脾燥湿;四物补血安胎;黄芩、黄连清热降火。

(三)气血虚弱证

[主要证候] 妊娠中晚期,头晕眼花,心悸健忘,少寐多梦,神疲乏力,气短懒言,面色苍白或萎黄,舌淡,脉细弱。

[证候分析] 素体气血两虚,孕后血聚冲任以养胎,故气血亦虚,血气不足,清气不升,髓海失养,故孕后头晕眼花;血虚心神失养,则心悸健忘,少寐多梦;气虚中阳不振,则神疲乏力,气短懒言;气血不足,不能充养荣润于面,故面色苍白或萎黄。舌淡,脉细弱,为气血不足之征。

[治疗法则] 益气养血。

[方药举例] 八珍汤(方见经行头痛)。

若头晕眼花甚者,酌加菊花、枸杞子、蔓荆子以养血平肝;心悸、健忘、少寐者,酌加远志、酸枣仁、桂圆肉以养心安神。

【文献摘要】

《叶氏女科诊治秘方·子晕》妊娠七八月,忽然猝倒僵仆,不省人事,顷刻即醒,名曰子晕,宜葛根汤。亦有血虚阴火炎上,鼓动其痰而眩晕者,宜葛根四物汤。亦有气血两虚而眩晕者,宜八珍汤。

《女科证治约旨·妊娠门》:妊娠眩晕之候,名曰子眩,如因肝火上升,内风扰动,致昏眩欲厥者,宜桑丹杞菊汤主之。桑叶、丹皮、菊花、炒枸杞、煨天麻、焦山栀、生地、钩藤、橘红。如因痰涎上涌,致眩晕欲呕者,宜加味二陈汤主之。仙半夏、陈皮、茯苓、甘草、川贝、瓜蒌皮、淡竹沥、姜汁。

【现代研究】

中医对妊娠高血压疾病水肿的研究,以往从脾虚水泛、脾肾阳虚、阴虚肝旺等证候特点研究其发病机制和治疗。随着对妊娠高血压疾病研究的不断深入,尤昭玲等发现本病存在血瘀证候,运用活血化瘀或益气化瘀法治疗妊娠高血压疾病具有长胎、降压、利水、改善微循环,缓解血管痉挛,提高子宫—胎盘—胎儿血供作用,可有效控制高血压、水肿、蛋白尿[尤昭玲,等.中国中西医结合杂志,2002,22(7)：546]。益气化瘀法及其组方能明显升高妊娠高血压疾病(PIH)患者血清胰岛素一号增长因子(IGF-1)水平,同时降低胰岛素样生长因子结合蛋白-1(IGFBP-1)水平,是其有效治疗 PIH 的机制之一[张烨.中国中医急症,2007,16(6)：652~653]。丹参注射液联合黄芪注射液治疗 PIH 的临床疗效确切,其作用机制可能通过改善血管内皮功能,从而达到降低血压、减轻蛋白尿的目的[陈秀英.海峡药学,2010,22(1)：118]。

（李伟莉）

第十七节　妊娠痫证

　　妊娠晚期或临产时及新产后,出现眩晕头痛,突然倒仆,昏不知人,两目上视,牙关紧闭,四肢抽搐,腰背反张,少顷可醒,醒后复发,甚或昏迷不醒者,称为"妊娠痫证",亦称"子痫"。

　　子痫,始见于《诸病源候论》。该书"卷四十二"云："体虚受风,而伤太阳之经,停滞经络,后复遇寒湿相搏,发则口噤背强,名之为痉。妊娠而发者,闷冒不识人,须臾醒,醒复发,亦是风伤太阳之经作痉也。亦名子痫,亦名子冒也。"

　　妊娠肿胀、妊娠眩晕若不能得到及时有效的治疗,可能会进一步发展为妊娠痫证。多数患者是在重症妊娠眩晕的基础上发作,极少数人也可不经此阶段而突发子痫。妊娠子痫最常发生在妊娠晚期及临产前,称为产前子痫;部分发生在分娩过程中,即产时子痫;发生于产后 48 h 内的产后子痫少见。做好产前检查,对预防子痫的发生有重要意义。子痫一旦发生,严重危及母婴生命,是孕产妇和围产儿病死率升高的主要原因,也是产科的危急重症之一。

　　西医学妊娠期高血压疾病中的子痫前期、子痫可参见本病辨证治疗。

【病因病机】

　　主要病机是阴血不足,孕后精血益虚,肝阳上亢,肝风内动;或阴虚热盛,痰火上扰,蒙蔽清窍。常由肝风内动和痰火上扰所致。

　　1. 肝风内动　素体阴虚,孕后精血下注冲任养胎,肾精益亏,肝血愈虚。肝风内动,血不荣筋;心火偏亢,精不养神;风火相煽,神志昏冒,遂发妊娠痫证。

　　2. 痰火上扰　素体阴虚,孕后阴血下聚冲任养胎,阴虚尤甚,阴虚热盛,灼其津液,炼液成痰,痰热互结;或肝阴不足,肝阳偏亢,气郁痰滞,蕴而化火,痰火交炽;或孕妇脾虚湿盛,聚液成痰,郁久化热,以致痰火上蒙清窍,神志昏冒,发为妊娠痫证。

【诊断】

　　1. 病史　注意询问妊娠前有无高血压、肾病、糖尿病、系统性红斑狼疮、血栓性疾病等病史,有无妊娠期高血压疾病家族史及多胎妊娠、羊水过多病史,了解此次妊娠后高血压、水肿、蛋白尿、头痛、视物模糊等症状出现的时间及严重程度。

　　2. 症状　妊娠晚期,或临产时及新产后,眩晕头痛,突然倒仆,昏不知人,两目上视,牙关紧闭,四肢抽搐,腰背反张,少顷可醒,醒后复发,甚或昏迷不醒。

　　3. 检查　同"妊娠眩晕",但子痫发生时水肿和蛋白尿进一步加重,血压显著升高,≥160/110 mmHg(21.3/14.7 kPa)。

【鉴别诊断】

妊娠合并癫痫发作　癫痫患者既往有发作史;发作前一般无高血压、水肿、蛋白尿等症状和体征;发作时突然出现意识丧失,口吐白沫,抽搐开始即出现全身肌肉持续性收缩。而子痫患者有高血压、水肿、蛋白尿;抽搐前有先兆,抽搐时初为面部等局部肌肉,以后波及全身,伴面部青紫,呼吸暂停 1~2 min。

【辨证论治】

临证要充分注意昏迷与抽搐发作的程度和频率,结合兼证和舌脉,确定证候与治法。治疗大法以平肝息风、安神定痉为主。

本病由于病情危重,一经确诊,需立即住院中西医结合进行救治。

(一)肝风内动证

[主要证候]　妊娠晚期,或临产时及新产后,头痛眩晕,突然昏仆不知人,两目上视,牙关紧闭,四肢抽搐,腰背反张,少时自醒,醒后复发,或良久不省,下肢微肿,手足心热,颧赤息粗,舌红或绛,无苔或花剥苔,脉弦细而数或弦劲有力。

[证候分析]　素体肝肾阴虚,孕后血聚冲任养胎,阴血更虚,肝阳益亢,故头痛眩晕;甚则肝风内动,筋脉拘急,以致两目上视,牙关紧闭,四肢抽搐,腰背反张,息粗;风火相煽,扰犯神明,以致昏仆不知人;阴虚内热,则手足心热,颧赤。舌红或绛,无苔或花剥苔,脉弦细而数或弦劲有力,为阴虚阳亢,肝风内动之征。

[治疗法则]　养阴清热,平肝息风。

[方药举例]　羚角钩藤汤(《重订通俗伤寒论》)。

羚羊角　桑叶　川贝母　生地黄　钩藤(后下)　菊花　茯神　白芍药　生甘草　鲜竹茹

方中羚羊角、钩藤平肝清热,息风镇痉;桑叶、菊花清肝明目;竹茹、贝母清热化痰;生地黄、白芍药养阴清热;茯神宁心安神;甘草和中缓急。全方共奏养阴清热,平肝息风之效。

(二)痰火上扰证

[主要证候]　妊娠晚期,或临产时及新产后,头痛头重,胸闷,突然昏仆不知人,两目上视,牙关紧闭,息粗痰鸣,口流涎沫,面浮肢肿,四肢抽搐,腰背反张,时作时止,舌红,苔黄腻,脉弦滑而数。

[证候分析]　阴虚热盛,炼液为痰,痰火内蕴,则胸闷;痰火上蒙清窍,则头痛头重,昏仆不知人;肝阳偏亢,火盛风动,则两目上视,牙关紧闭,四肢抽搐,腰背反张;痰湿内盛,则气粗痰鸣,口流涎沫;湿浊泛溢肌肤,则面浮肢肿。舌红,苔黄腻,脉弦滑而数,为痰火内盛之征。

[治疗法则]　清热开窍,豁痰息风。

[方药举例]　半夏白术天麻汤(方见经行头痛)送服安宫牛黄丸(《温病条辨》)。

安宫牛黄丸:

牛黄　郁金　水牛角　黄连　黄芩　栀子　朱砂　雄黄　梅片　麝香　珍珠　金箔衣

【文献摘要】

《万氏妇人科》:子痫乃气虚挟痰挟火症也。

《胎产心法·子痫论》:妊娠子痫乃为恶候,若不早治,必致堕胎。其症或口噤项强,手足挛缩,言语蹇涩,痰涎壅盛,不省人事,或忽然眩晕卒倒,口不能言,状如中风,实非中风之证,不可作中风治。

《医学心悟·卷五》:娠妊中,血虚受风,以致口噤,腰背反张,名曰子痫。其症最暴且急……此症必须速愈为善,若频发无休,非唯胎妊骤下,将见气血随胎涣散,母命亦难保全。

【现代研究】

　　《妊娠期高血压疾病指南》(ACOG)(2013版)总结发现:有子痫前期病史的患者将来罹患心血管疾病的风险可增加2倍,妊娠34周以前终止妊娠的子痫前期孕妇,罹患心血管疾病的风险可增加8～10倍,有多次子痫前期病史的妇女早年死于心血管疾病的风险也高于只在第一次妊娠时患子痫前期的妇女[彭威,等.中国实用妇科与产科杂志,2014,30(11):836～839]。有研究者通过实验证明基质金属蛋白酶-9(MMP-9)和白细胞介素-12(IL-12)在妊娠期高血压疾病中起到了重要的作用。且观察到正常妊娠组及子痫前期重度组MMP-9与IL-12呈负性相关,故推测在妊娠期高血压疾病发生的过程中两因子存在某一界点可能是疾病发生发展的关键[孟庆英,等.中国优生与遗传杂志,2012,20(4):84～86]。诸多临床和实验证据表明,子痫前期的病理基础是血管内广泛的过度炎症反应导致的内皮细胞损伤。血管内皮细胞在炎症过程中可以产生多种致炎细胞因子,这些细胞因子之间也可以互相诱导形成复杂的网络体系,共同促进炎症进程。内皮细胞还通过上调其表面黏附分子,促进白细胞的附壁和黏附,刺激中性粒细胞释放更多的氧化剂、蛋白酶和花生四烯酸代谢产物,加重组织损伤[罗欣,等.中国实用妇科与产科杂志,2012,28(4):309～311]。临床试验研究发现复方丹参注射液有助于改善早发型重度子痫前期患者机体高凝状态,保护母体重要器官,改善新生儿预后。其作用机制可能为抑制血小板聚集,降低血黏度,改善血液流变性,增强纤溶活性,降脂,抗脂蛋白,舒张微血管,改善微循环,增加胎盘血流,增加羊水量,降低脐动脉S/D比值等[童重新,等.中国中西医结合杂志,2012,32(4):482～485]。低分子肝素钙可在对抗高凝状态、抑制血栓形成同时补充钙离子,协调细胞内外钙平衡,发挥协同降压作用。低分子肝素钙可增加酯酶释放,进而促进动脉粥样硬化的低密度脂蛋白(LDL)、总胆固醇(TC)、三酰甘油(TG)的降解,并能使抗动脉粥样硬化的高密度脂蛋白(HDL)增加,从而舒张血管,降低血管阻力,增加脏器血液灌流,改善眼底血管血流。低分子肝素钙可作为早发型重度子痫前期基本治疗药物之一[童重新,等.中国妇幼保健,2011,26(27):4183～4185]。

(滕秀香)

第十八节　妊娠咳嗽

　　妊娠期间,咳嗽或久咳不已者,称为"妊娠咳嗽",亦称"子嗽"。

　　本病始见于《诸病源候论》。该书卷四十二"妊娠咳嗽候"云:"肺感于微寒,寒伤于肺,则成咳嗽。"并指出:"妊娠而病之者,久不已,伤于胎也。"《女科经纶》引朱丹溪言:"胎前咳嗽,由津血聚养胎元,肺乏濡润,又兼郁火上炎所致。"

　　妊娠久嗽失治,易损胎气,致出现腰酸、腹痛、小腹坠胀等胎动不安之象,甚则致堕胎、小产。

　　西医学妊娠合并上呼吸道感染、急慢性支气管炎或肺结核等引起的咳嗽可参照本病辨证论治。

【病因病机】

　　本病病位在肺,主要机制是肺失濡润,清肃失职。常由阴虚、痰饮和外感所致。

　　1. **阴虚**　素体阴虚,孕后阴血下聚冲任养胎,阴血愈亏,阴虚火旺,虚火上炎,灼肺伤津,肺失濡润,肃降失职,发为咳嗽。

　　2. **痰饮**　素体脾胃虚弱,孕后阴血下聚冲任养胎,孕后过食寒凉,运化失职,水湿内停,聚湿成痰,上凌于肺,肺失肃降,而致咳嗽。

　　3. **外感**　孕期起居不慎,外感风寒,或孕妇素体虚弱,腠理不密,易感风寒,外邪犯肺,肺失宣降,遂发咳嗽。

【诊断】

1. **病史**　孕前有慢性咳嗽史,或孕后有贪凉饮冷,感受外邪等病史。

2. **症状**　妊娠期间,咳嗽不已,或干咳无痰,口干咽燥,甚则痰中带血;或咳嗽痰多,胸闷气促,甚则喘不得卧;或有发热恶寒等外感症状。

3. **检查**

(1) 实验室检查:血常规正常或白细胞计数及中性粒细胞比例升高,红细胞沉降率及C反应蛋白升高。

(2) 胸部摄片有助于对本病的诊断。但X线对胎儿可造成伤害,孕早期慎做此检查。

【辨证论治】

辨证时首先应了解咳嗽发病的急缓,病程的长短,咳嗽的特征,同时结合兼证、舌脉进行综合分析,确定证型和治法。治疗大法以清热润肺化痰止咳为主。妊娠期间久咳不愈,易伤胎气,治疗宜治病与安胎并举。慎用降气、豁痰、滑利之品,以免伤胎而致堕胎、小产。

(一) 阴虚证

[主要证候]　妊娠期间,咳嗽不已,干咳无痰,甚或咳嗽带血,口干咽燥,手足心热,舌红,苔少,脉细滑数。

[证候分析]　素体阴虚津亏,孕后阴血下聚冲任养胎,阴虚尤甚,阴虚火旺,虚火内生,灼肺伤津,故干咳无痰,口干咽燥;肺络受损,则咳嗽带血;阴虚内热,则手足心热。舌红,苔少,脉细滑数,为阴虚肺燥之征。

[治疗法则]　养阴润肺,止咳安胎。

[方药举例]　百合固金汤(《医方集解》引赵蕺庵方)。

百合　熟地黄　生地黄　麦冬　白芍药　当归　贝母　生甘草　玄参　桔梗

方中百合、贝母润肺止咳;麦冬、玄参、生地养阴清肺;熟地、当归、白芍药补肝肾之阴而养血益胎;桔梗、生甘草宣肺利咽,调和诸药。全方重在养阴、润肺、滋肾,使金水相生,阴津充足,虚火自平而咳嗽自愈。

若咳嗽带血者,酌加侧柏叶、仙鹤草、墨旱莲养阴清热止血;若颧红潮热,手足心热甚者,酌加地骨皮、白薇滋阴清热;伴大便干结者,酌加肉苁蓉、胡麻仁润肠通便。

(二) 痰饮证

[主要证候]　妊娠期间,咳嗽痰多,胸闷气促,甚则喘不得卧,神疲纳呆,苔白腻,脉濡滑。

[证候分析]　素体脾虚,运化失职,湿浊留滞,聚而成痰,痰饮上犯,肺失肃降,而致咳嗽痰多,胸闷气促,甚则喘不得卧;脾虚中阳不振,故神疲纳呆。苔白腻,脉濡滑,亦为痰饮内停之征。

[治疗法则]　健脾除湿,化痰止咳。

[方药举例]　六君子汤(《太平惠民和剂局方》)。

党参　白术　茯苓　甘草　半夏　陈皮

方中四君子汤健运脾胃,痰湿自除;陈皮、半夏加强化痰止嗽之功,标本同治,子嗽则愈。

若胸闷痰多者,加紫苏子、瓜蒌仁、枇杷叶以宽胸顺气,化痰止咳。若痰瘀化火者,症见咳嗽咯痰不爽,痰液黄稠,面红口干,舌红,苔黄腻,脉滑数,宜清肺化痰,止咳安胎。方用清金化痰汤(《杂病广要》引《统旨》方)。

黄芩　栀子　桔梗　麦冬　桑皮　贝母　知母　瓜蒌仁　橘红　茯苓　甘草

方中黄芩、栀子清热降火;麦冬、知母、贝母清热润肺,化痰止咳;桑皮、瓜蒌仁泄肺清热,消痰散结;桔梗、甘草宣肺利咽;橘红利气化痰;佐茯苓健脾渗湿。诸药共奏清热化痰,润肺止咳之效,使痰火得清,咳嗽自止,则胎安。

(三) 外感证

[主要证候]　妊娠期间,咳嗽痰稀,鼻塞流涕,头痛恶寒,关节酸楚,苔薄白,脉浮滑。

[证候分析]　风寒犯肺,郁遏气道,肺气不能宣畅则咳嗽、鼻塞流涕;风寒束于肌表,寒性凝滞闭塞,阳郁不达,故头痛恶寒,关节酸楚。苔薄白,脉浮滑,亦为风寒在表之征。

[治疗法则]　祛风散寒,宣肺止咳。

[方药举例]　桔梗散(《妇人大全良方》)。

天冬　桑白皮　桔梗　紫苏　赤茯苓　麻黄　贝母　人参　甘草

方中麻黄、紫苏辛温解表散寒;桔梗、甘草宣肺利咽;天冬、贝母润肺化痰;桑白皮、赤茯苓清痰利湿;人参益气扶正。全方祛邪而不伤正,共奏祛风散寒,宣肺止咳之效。

【文献摘要】

《陈素庵妇科补解·胎前杂症门》:妊娠咳嗽因感冒,寒邪伤于肺经,以致咳嗽不已也。肺主气,外合皮毛,腠理不密则寒邪乘虚入肺。或昼甚夜安、昼安夜甚;或有痰,或无痰,名曰子嗽,久则伤胎,宜紫菀汤。

《医宗金鉴·妇科心法要诀》:妊娠咳嗽,谓之子嗽。嗽久每致伤胎。有阴虚火动痰饮上逆,有感冒风寒之不同。因痰饮者,用二陈汤加枳壳、桔梗治之;因感冒风寒者,用桔梗汤,即紫苏叶、桔梗、麻黄、桑白皮、杏仁、赤茯苓、天冬、百合、川贝母、前胡也。若久嗽,属阴虚,宜滋阴润肺以清润之,用麦味地黄汤治之。

(滕秀香)

第十九节　妊娠失音

妊娠期间,因妊娠而出现声音嘶哑,甚或不能出声者,称为"妊娠失音",亦称"子瘖"。

子瘖始见于《内经》。《素问·奇病论篇》云:"人有重身,九月而瘖。"

本病多发生在妊娠第八～第九个月间,因胎儿增大,胞脉受阻,肾阴不能上承所致。

【病因病机】

本病主要机制是肺肾阴虚,不能上荣喉舌而致失音。喉者肺之门户,舌本者肾脉之所系。常由肾阴不足和肺阴亏虚所致。

1. **肾阴不足**　素体肾阴不足,孕后精血下注冲任养胎,则肾阴益感不足,肾阴虚不能上荣舌本,发音不利,以致失音。

2. **肺阴亏虚**　素体阴虚,肺阴不足,孕后精血下注冲任养胎,肺阴愈虚,声道失于濡润,发音不利,遂为妊娠失音。

【诊断】

1. 病史　素体阴虚病史。
2. 症状　多在妊娠晚期发生声音嘶哑或喑哑不能出声。
3. 检查　一般无特殊体征。

【鉴别诊断】

注意与外感而声音不扬有表证者相鉴别,外感必有表证以资鉴别。

【辨证论治】

本病多属阴虚,病位主要在肺肾,即《仁斋直指方》所谓"肺为声音之门,肾为声音之根"。治疗大法重在滋肾、养阴、润肺。如因外感者,则按内科处理。

(一)肾阴不足证

[主要证候]　妊娠后期,声音嘶哑,甚或不能出声,咽喉干燥,头晕耳鸣,腰膝酸软,手足心热,舌红,苔少或花剥,脉细滑而数。

[证候分析]　素体肾阴不足,孕后精血下注冲任养胎,则肾阴益感不足,津液不得上荣舌本,故声音嘶哑,甚或失音;肾虚髓海失养,则头晕耳鸣;肾虚精亏,外府失养,则腰膝酸软;阴虚内热,虚火上炎,故手足心热,咽喉干燥。舌红,苔少或花剥,脉细数,为阴虚内热之征。

[治疗法则]　滋肾养阴,清热润肺。

[方药举例]　麦味地黄丸(《医级》)。

熟地黄　山药　山茱萸　泽泻　茯苓　牡丹皮　麦冬　五味子

方中六味地黄丸补肾养阴,麦冬、五味子清热润肺。

若伴见阴虚火旺之象,酌加黄芩、知母。

(二)肺阴亏虚证

[主要证候]　妊娠后期,声音嘶哑,甚至不能出声,口干咽燥,或呛咳气逆,潮热盗汗,两颧潮红,舌红,苔少,脉细滑而数。

[证候分析]　素体阴虚,肺阴不足,孕后精血下注冲任养胎,肺阴愈虚,肺失濡养,声道燥涩,发声不利,以致声音嘶哑,甚至不能出声;肺津不布,则口干咽燥;阴虚肺燥,肺失清肃,则呛咳气逆;阴虚内热,热迫液泄,故潮热盗汗;虚热上浮,故两颧潮红。舌红,苔少,脉细数,为阴虚内热之征。

[治疗法则]　养阴润燥,清肺开声。

[方药举例]　养金汤(《沈氏尊生书》)。

生地黄　阿胶　杏仁　知母　沙参　麦冬　桑白皮　蜂蜜

方中沙参、麦冬养阴润肺;生地黄、知母养阴清热;桑白皮、杏仁清金泄肺,止咳化痰;蜂蜜清热润燥;阿胶滋阴养血兼有安胎作用。全方共奏养阴润肺,清热润燥之功,使声道得润,其声自扬。

【文献摘要】

《女科证治约旨·卷三》:妊娠音涩之候,名曰子瘖。由于少阴之脉,下养胎元,不能上荣于舌,故声音不扬。待足月生产,自能复常,本非病也。即《内经》妇人重身,九月而瘖之谓,可不必治。如必欲治之,宜加味桔梗汤主之。桔梗、甘草、元参、麦冬、金石斛、细辛。

《女科指掌·卷三》：九月肾经养胎……盖肾之脉下贯于肾，上系舌本，脉道阻绝，则不能言。

（马　堃）

第二十节　胎位不正

妊娠后期(32周以后)发生胎先露及胎位异常者，称为"胎位不正"。或称"胎位异常"。

胎位异常始见于《诸病源候论》。该书"卷四十三"云："横产由初觉腹痛，产时未至，惊动伤早，儿转未竟，便用力产之，故令横也。""逆产者，初觉腹痛，产时未至，惊动伤早，儿转未竟，便用力产之，则令逆也。"

本病是造成难产的常见因素之一。通常分娩时只有枕前位是正常胎位，约占90％，而胎位异常约占10％。胎位不正可通过定期的产前检查，以求及早发现和纠正。

西医学的胎先露及胎位异常可参照本病辨证治疗。

【病因病机】

本病主要由于气虚或气滞，使胎气失和所致。

1. 气虚　孕妇素体虚弱，中气不足，冲任气弱无力促胎调转，以致胎位不正。

2. 气滞　孕后肝郁不疏，气机失畅，冲任失调，胎儿不得回转，而致胎位不正。

【诊断】

1. 病史　有骨盆形态异常、子宫畸形、子宫肌瘤或多胎妊娠等病史。

2. 症状　孕妇本身多无自觉症状，经产科检查后才能确诊。

3. 检查

(1) 产科检查：产前检查以腹部四步检查法为主，一般可查明胎产式和胎方位。临产分娩时除腹部体征外，常以肛门检查和阴道检查为主。本病产前检查十分重要。

(2) B型超声检查：可以测出胎先露的类型、胎盘定位、羊水量、头盆不称、胎头仰伸程度、胎儿数、子宫畸形、子宫肌瘤等，以协助诊断。

【辨证论治】

辨证中在了解胎位不正的同时，要注意有无骨盆狭窄、胎儿畸形及胎儿发育异常等情况，以便采取相应处理方法。治疗大法是气虚者益气养胎转胎，气滞者理气顺胎。同时要注意胸膝卧位及针灸等疗法在临床的应用。

(一) 气虚证

[主要证候]　妊娠后期，胎位不正，精神疲倦，气短懒言，小腹下坠，面色白，舌淡，苔白，脉滑缓。

[证候分析]　素体虚弱，正气不足，冲任气弱无力转胎，而致胎位不正；中气不足，则精神疲倦，气短懒言，小腹下坠；阳气不能上达，故面色白。舌淡，苔白，脉滑缓，也为气虚之征。

[治疗法则] 益气养血,安胎转胎。

[方药举例] 八珍汤(方见经行头痛)加黄芪、续断、枳壳。

(二) 气滞证

[主要证候] 妊娠后期,胎位不正,胁肋胀痛,时轻时重,精神抑郁,胸闷嗳气,苔薄微腻,脉弦滑。

[证候分析] 孕后肝郁不疏,气机失畅,冲任失调,升降失司,胎气不能畅达,以致胎位不正;气机郁滞,升降失调,故胁肋胀痛,时轻时重,精神抑郁,胸闷嗳气。苔薄微腻,脉弦滑,为气滞之征。

[治疗法则] 理气行滞,安胎转胎。

[方药举例] 保产神效方(《傅青主女科》)。

全当归 川芎 厚朴 菟丝子 川贝母 枳壳 羌活 荆芥穗 黄芪 蕲艾 炙甘草 白芍药 生姜

方中当归、白芍药、川芎补血和血以养胎;黄芪、菟丝子温养精气以安胎;荆芥穗、羌活、艾叶发散以升清;枳壳、厚朴、川贝母顺气以降浊;生姜、炙甘草和脾胃以安中气。全方共奏升清降浊、转胎安胎之效。

附:纠正胎位方法

1. 艾灸至阴穴 取至阴(双侧),用艾条灸,每次 15 min,每日 1～2 次,7 日为 1 个疗程,胎位转正后停灸(《中医妇科学》第四版教材)。

2. 耳穴纠正胎位不正 取坐位,测出双耳子宫和内分泌穴位,用 0.5 cm×0.5 cm 的胶布把王不留行籽固定在穴位上,内外对称贴药。每次饭前用手轻轻按摩穴位,每次 30 min,每日 3 次,7～10 日复查[张让霞.中国社区医师,2007,9(4):69]。

【文献摘要】

《傅青主女科·女科下卷》:产母之气血足,则胎必顺,产母之气血亏,则胎必逆;顺则易生,逆则难产。气血既亏,母身必弱,子在胞中,亦必弱;胎弱无力,欲转头向下而不能,此胎之所以有脚手先下者也。

《妇人大全良方·产难门》:凡妇人以血为主,唯气顺则血顺,胎气安而后生理和,今富贵之家,往往保惜产母,唯恐运动,以致气滞血凝,胎不能转动,皆致难产。

【研究进展】

胎位异常包括头先露异常、臀先露及肩先露胎位异常、复合先露。头位难产包括持续性枕后位、持续性枕横位、胎头高直位、前不均倾位、额先露、面先露,臀先露分单臀先露、完全臀先露及不完全臀先露三类。胎位异常可致宫缩乏力、产程延长、子宫破裂、胎先露部下降停滞、胎儿窘迫、死产、新生儿产伤、新生儿窒息等母儿严重并发症,发现胎位异常时应及时采取措施纠正胎位,无效时需行剖宫产[沈铿,等.妇产科学.第 3 版.北京:人民卫生出版社,2015]。有学者发现以车前子 9 g,1 次吞服转胎优于传统胸膝卧位转胎法,而且车前子服用方法简单,无毒无不良反应,纠正胎位时间快,值得在临床上推广应用[吴玉平,等.中国实用医药,2007,(11):126]。

(马 堃)

第二十一节 | 过 期 不 产

妊娠足月逾期 2 周以上尚未临产者,称为"过期不产"。

本病始见于《诸病源候论》。该书"卷四十二"云："过年不产，由挟寒冷，宿血在胞而有胎，则冷血相搏，令胎不长，产不以时。若其胎在胞，日月虽多，其胎孱小，转动劳赢，是挟于病，必过时乃产。"

本病发生率占妊娠总数的 3%～15%，是胎儿窘迫、胎粪吸入综合征、成熟障碍综合征、新生儿窒息、围生儿死亡及巨大儿、难产的重要原因，可影响到婴儿预后，其围产儿死亡率明显高于足月分娩者。

西医学的过期妊娠可参照本病辨证论治。

【病因病机】

本病主要发病机制是气血虚弱或气滞血瘀，以致妊娠过期不产。

1. 气血虚弱　素体气血虚弱，孕后气血下注冲任以养胎元，血虚则胞胎濡养不足，不能滑利；气虚则胞脉运行不畅，无力送胎下行，以致妊娠逾期不产。

2. 气滞血瘀　素多抑郁，郁则气滞，气滞则血亦瘀滞，孕后阴血下注冲任养胎，胎阻气机，更使胞脉壅阻，气血运行不畅，阻碍胞胎下行，以致逾期不产。

【诊断】

1. 病史　超过预产期 2 周以上尚未临产者。应准确核实孕周，超声检查确定孕周是目前最准确的方法，其误差仅为 3～5 日。辅助生殖者，可以根据超声检查检测排卵日计算。

2. 症状　神倦乏力，心烦不安，或时有腹痛阵作。

3. 检查

(1) 胎动记数：如胎动<10 次/12 h 或逐日下降超过 50%，提示胎儿缺氧。

(2) 胎儿电子监护仪检测：包括无应激试验(NST)、催产素激惹试验(OCT)。配合超声评估胎儿安危，每周 1～2 次，或进行 OCT，如宫缩良好，无频繁晚期减速，提示胎儿储备力良好。

(3) 超声检查：观察羊水量，胎动、胎儿呼吸运动、胎儿肌张力，其中羊水量减少是胎儿慢性缺氧的信号。如加上 NST，生物物理 5 项评分总分≤4 分提示胎儿明显缺氧。

【辨证论治】

确诊过期不产后，首当辨清虚实。主要根据伴随过期不产同时出现的兼证、舌、脉作出判断。治疗应按"虚者补之""实者攻之"的原则，以调理气血，促胎娩出为治疗大法。

如胎盘功能不良或胎儿有危险者，行剖宫产。

(一) 气血虚弱证

[主要证候]　妊娠足月，逾期半月未产，头晕眼花，神疲乏力，气短懒言，心悸怔忡，面色苍白，舌淡嫩，脉细弱无力。

[证候分析]　气血虚弱，胞宫无力送胎下行，故妊娠逾期不产；血虚气弱，不能上荣头面，故头晕眼花，面色苍白；血不养心，则心悸怔忡；气虚阳气不振，故神疲乏力，气短懒言。舌淡嫩，脉细弱无力，为气血两虚之征。

[治疗法则]　益气养血，活血送胎。

[方药举例]　八珍汤(方见经行头痛)加香附、枳壳、牛膝。

若气虚甚者，酌加黄芪益气；血虚不足者，酌加枸杞子、制何首乌、龟甲滋阴养血，助其运润，以利送胎下行。

（二）气滞血瘀证

[主要证候]　妊娠足月,逾期半月未产,胸腹胀满不舒,烦躁易怒,下腹疼痛拒按,舌紫黯或有瘀点,脉弦涩有力。

[证候分析]　素有抑郁,孕后气机不利,气滞血亦滞,胞脉壅阻,碍胎下行,故妊娠过期不产;气机不畅,肝失条达,故胸腹胀满不舒,烦躁易怒;瘀血内停,胞脉受阻,故下腹疼痛拒按。舌紫黯有瘀点,脉弦涩有力,为气滞血瘀之征。

[治疗法则]　行气活血,促胎产出。

[方药举例]　催生安胎救命散(《卫生家宝产科备要》)。

乌药　前胡　菊花　莪术　当归　米醋

方中前胡、菊花疏风清热以宣肺下气;当归、乌药、莪术行气活血以助催生。

若寒凝血滞,气机不利者,酌加肉桂、牛膝以温阳散寒,引胎下行。

【文献摘要】

《女科经纶》:然虽孕中失血,胎虽不堕,气血亦亏,多致逾月不产……俱是气血不足,胚胎难长故耳。凡十月之后未产者,当大补气血之药以倍养之,庶无分娩之患也。

《类证治裁·卷八》:(过期不产)因气虚者补气,因血漏者培血,气血不足者,益其气血。

《证治准绳·女科卷四》:过期不产者,补血行滞……治过期不产方,四物汤加香附、桃仁、枳壳、缩砂、紫苏,水煎服,即生。

【现代研究】

有学者认为过期妊娠家族史、药物避孕史、生活负性事件和头盆不称是导致过期妊娠的主要原因,与以往的研究相一致[朱素荣.中国当代医药,2011(2):160~161]。还有学者认为经产妇、妊娠前体重指数高、妊娠期体重增加过多、男性胎儿和胎盘成熟度 m 级是过期妊娠的相关危险因素(董剑秋.遵义医学院,2013 年硕士论文)。过期妊娠大多数病因不明,初产妇,既往有过期妊娠史、男性胎儿、孕妇肥胖等发生机会多。可能与雌、孕激素比例失调,子宫收缩刺激反射减弱,胎儿畸形,遗传因素有关(沈铿,等.妇产科学.第 3 版.北京:人民卫生出版社,2015:152~154)。

（马　堃）

第十一章 临产病

导学

1. 掌握难产的定义与处理原则。

2. 熟悉临产病的定义、特点与处理原则；熟悉难产的分型、代表方剂与诊断；熟悉胞衣先破、胞衣不下的定义与处理原则；熟悉胞衣不下诊断要点；熟悉子死腹中的定义。

3. 了解临产病的范围、主要机制；了解胞衣先破、胞衣不下的分型、代表方剂；了解胞衣先破、子死腹中的诊断要点；了解子死腹中的处理原则。

妊娠足月，出现分娩征兆至产程结束期间，发生的与分娩有关的疾病，称"临产病"。

临产常见病有气血失调难产、交骨不开难产、胎位异常难产、胎儿异常难产、胞衣先破、胞衣不下、产时晕厥、产时血崩、产时痉证、子死腹中等病。本章着重论述气血失调难产、胞衣先破、胞衣不下、子死腹中的辨证论治。

临产病的发病机制比较复杂，主要有先天不足，房事不节，损伤肾气；饮食失节，劳逸过度，损伤脾气，中气不足；素多抑郁，情志不畅，气滞血瘀等，影响了冲任、胞宫的功能，导致了临产病的发生。

先天不足，或房事不节，损伤肾气，丹田气弱，胞宫收缩乏力，可导致气血失调难产；母体先天的骨盆狭窄，可导致交骨不开或胎位异常难产；胎儿先天的畸形、脑积水、巨大胎儿等可导致胎儿异常难产。饮食失节，劳逸过度，损伤脾气，中气不足可致气血失调难产；湿浊内停，可致胎肥（巨大胎儿）难产；气虚失摄，可致产时血崩或产时晕厥；素多抑郁，情志不畅，气滞血瘀，可致产时血崩、子死腹中、气血失调难产。

临产病有两个显著特点：一是出现突然，来势急；二是处理不当可危及母子性命。在临床上通过产前检查，可在产前发现部分临产病，如交骨不开（骨盆狭窄）、胎位异常、胎儿异常等，综合孕妇年龄、产次、健康情况及发现的异常情况，确定分娩方式。但有相当一部分临产病，如胞衣先破、胞衣不下、产时晕厥、子死腹中是在生产过程中发生的，因此在临产时必须严密观察，发现异常及时采取应变措施。为了使临产病得到准确治疗和预防，尤应注意产前检查。

临床的处理原则除按中医辨证论治给予补肾填精、健脾益气、疏肝理血等调理冲任治疗外，还应配合必要的手法或手术治疗。

（马宝璋）

第一节 | 难 产

妊娠足月临产时,胎儿不能顺利娩出者,称为"难产"。古称"产难""乳难"。

本病始见于《诸病源候论》。该书"卷四十三"云:"产难者,或因漏胎,去血脏躁,或子宫宿夹癥病,或触禁忌,或觉腹痛,产时未到,便即惊动,秽露早下,致产道干涩,产妇力疲,皆令难也。"

中医学所论述的难产与西医学的产力异常、胎位异常、胎儿异常、产道异常及精神心理因素异常导致的难产是一致的。但中医难产中对:横产、逆产相当于现在的胎位异常;胎肥难产相当于现在的巨大胎儿所致难产;交骨不开相当于产道异常难产的治法缺如。此类因素存在任何一个或一个以上,使分娩进程受到阻碍而发生难产。难产常直接威胁产妇或胎儿的生命安全,应采用西医学手术方法处理。

西医学中的产力异常、精神心理因素异常导致的难产可参照本病辨证进行治疗。

【病因病机】

难产的机制主要有虚、实两个方面,虚者是气虚不运而难产,实者是湿瘀阻滞而难产。常由肾气虚弱、气血虚弱、气滞血瘀和气滞湿郁所致。

1. **肾气虚弱** 孕妇先天肾气不足,早婚多产,或房事不节,损伤肾气,冲任不足,胞宫无力运胎,以致难产。

2. **气血虚弱** 孕妇素体虚弱,气血不足,产时用力汗出,或用力过早,耗气伤津,气血大伤,冲任不足,胎失气推血濡,胞宫无力运胎,以致难产。

3. **气滞血瘀** 孕妇素多抑郁,或安逸过度,气血运行不畅;临产忧虑紧张,气结血滞;产时感寒,寒凝血滞,气机不利,皆使冲任失畅,胞宫瘀滞,不能运胎,以致难产。

4. **气滞湿郁** 孕妇素多抑郁,气机不畅,孕后胎体渐大,阻碍气机升降,易致气滞湿郁,湿停冲任,壅塞胞宫,不能运胎,以致难产。

【诊断】

1. **病史** 妊娠末期,在分娩过程中,产程进展缓慢,甚至停滞。

2. **症状** 子宫收缩虽协调但无力,临产后宫缩持续时间短,间歇时间长,力量弱,产妇神倦乏力,无特殊痛苦,表现为气血虚弱等虚证征象;若子宫收缩不协调(或强直),产妇持续腹痛,烦躁不安,不得休息,精神疲惫,表现为气滞血瘀等实证征象。

3. **检查**

(1) 产科检查:虚证难产的表现是子宫收缩时宫壁不坚硬,监护仪测定宫腔压力不到 4.0 kPa,子宫颈口不能如期开张,胎先露部下降缓慢;实证的表现是子宫收缩时子宫壁坚硬,因不协调,无规律,成为无效宫缩,以致宫口不能扩张,胎先露不能下降,下腹部有压痛,胎位触不清,胎心不规律。出现子宫痉挛性狭窄环时,紧箍胎体,阻碍下降,自阴道可扪到局部狭窄环,胎心持续过速。

(2) 骨盆内、外径测量:除外头盆不称。

（3）B 型超声检查：了解胎位、胎儿等情况。

最终要除外胎位异常、胎儿异常、产道异常，才能采用中医学疗法。

【辨证论治】

在辨证中的注意事项是应与胎位异常难产、胎儿异常难产及产道异常难产严格区别开来。本病的处理原则是促进和协调子宫的收缩力，促进产程进展，尽量减少创伤，以恰当而安全的方式结束分娩。对胎位异常、胎儿异常、产道异常的难产，应采用西医学手术治疗。

治疗大法是虚弱者补气行血以运胎，湿瘀者行气活血以滑胎。但补虚不可过用滋腻之药，以防滞产；化瘀不可过用破血耗气之品，以防伤胎。

（一）肾气虚弱证

[主要证候]　产时阵痛微弱，宫缩不强，努责无力，产程过长，腰酸痛重，头晕耳鸣，舌质淡，苔薄润，脉细滑。

[证候分析]　肾气虚弱，冲任不足，故使阵痛微弱，努责无力；胞宫无力运胎，故使宫缩不强，产程过长；肾主骨生髓，脑为髓之海，腰为肾之府，肾虚故腰酸痛重，头晕耳鸣。舌质淡，苔薄润，脉细滑，为肾气虚弱之征。

[治疗法则]　补肾降气，开窍催产。

[方药举例]　神效催生丹（《卫生家宝产科备要》）。

兔脑髓　冰片　乳香　母丁香

方中兔脑髓补肾益精，催生滑胎；公丁香、母丁香温肾降逆，开窍催产；乳香、冰片活血散结，开窍催产。全方共奏补肾降气、开窍催产之效。

（二）气血虚弱证

[主要证候]　产时阵痛微弱，宫缩不强，努责无力，产程过长，神倦乏力，心悸气短，面色苍白，舌质淡，苔薄，脉虚大或细弱。

[证候分析]　气血虚弱，冲任不足，故使阵痛微弱；胞宫无力运胎，故使宫缩不强，努责无力，产程过长；气虚中阳不振，则神倦乏力，气短；血虚，心失所养，则心悸；气血两虚，不能上荣，故面色苍白。舌质淡，苔薄，脉虚大或细弱，为气血虚弱之征。

[治疗法则]　补气养血，润胎催产。

[方药举例]　送子丹（《傅青主女科》）。

生地黄　当归　麦冬　熟地黄　川芎

方中生黄芪补益中气，气足以推送胞胎；熟地黄、麦冬、当归、川芎养血益阴，血旺以泽胞胎。血旺则气得所养，气足则血得所依，气血俱旺，以收润胎催产之效。

（三）气滞血瘀证

[主要证候]　产时腰腹持续胀痛，疼痛剧烈，宫缩虽强，但无规律，无推力，久产不下，精神紧张，烦躁不安，胸闷脘胀，时欲呕恶，面色紫黯，舌黯红，苔薄白，脉弦大或至数不匀。

[证候分析]　气机不利，冲任不畅，瘀滞胞宫，故产时腰腹持续胀痛，疼痛剧烈；胞宫瘀滞，故宫缩虽强，但无规律、无推力，久产不下；素多抑郁，气机不利，故精神紧张，烦躁不安，胸闷脘胀；气机逆乱，升降失调，则时欲呕恶。面色紫黯，舌黯红，苔薄白，脉弦大或至数不匀，为气机逆乱，气滞血瘀之征。

[治疗法则]　行气化瘀，滑胎催产。

［方药举例］　催生立应散(《济阴纲目》)。

车前子　当归　冬葵子　白芷　牛膝　大腹皮　枳壳　川芎　白芍

方中当归、牛膝活血化瘀,润胎催产为君;大腹皮、枳壳宽中下气,行滞催产为臣;车前子、冬葵子利水滑胎;白芷、白芍养血消肿,缓急止痛。全方共奏行气化瘀、滑胎催产之效。

若血瘀甚者,症见临产腰腹持续疼痛不止,呼喊不已,剧痛难忍,面色紫黯,脉滑大,治宜活血化瘀,滑胎催产为主。方用陈氏七圣散(《妇人大全良方》)。

延胡索　没药　白矾　白芷　姜黄　当归　桂心

方中延胡索、没药、当归、姜黄、桂心温经化瘀,行气止痛,滑胎催产;白芷消肿止痛;白矾消肿止血。全方共奏活血化瘀、滑胎催产之效。

(四) 气滞湿郁证

［主要证候］　产时腰腹持续胀痛,疼痛剧烈,宫缩虽强,但无规律,无推力,久产不下,面浮肢肿,头晕目眩,心悸气短,胸腹满闷,恶心呕吐,舌质黯,苔白腻,脉弦滑或滑大。

［证候分析］　气滞湿郁,湿停冲任,壅塞胞宫,故腰腹持续胀痛,疼痛难忍;湿浊壅塞胞宫,故宫缩虽强,但无规律,无推力,久产不下;湿浊内停,泛溢肌肤,则面浮肢肿;湿浊中阻,清阳不升,则头晕目眩;膈间有水气,则心悸气短,胸膈满闷,恶心呕吐。舌黯,苔白腻,脉弦滑或滑大,为气滞湿郁之征。

［治疗法则］　理气化湿,滑胎催产。

［方药举例］　神效达生散(《达生篇》)。

紫苏梗　当归　白芍　甘草　川芎　枳壳　白术　陈皮　贝母　大腹皮　冬葵子　葱白

方中白术、陈皮、贝母健脾化湿,理气调中,化痰散结;紫苏梗、枳壳利膈宽中,顺气催产;大腹皮、冬葵子下气利水,消肿滑胎;当归、川芎养血活血润胎;白芍、甘草缓急止痛;葱白通阳散结。全方共奏理气化湿、滑胎催产之效。

【其他疗法】

(1) 针刺合谷、三阴交、太溪、太冲、中极、关元等穴,可以增强宫缩。用强刺激,留针 15～30 min。用于肾气虚弱,气血虚弱之宫缩乏力。

(2) 临产后针刺合谷、三阴交,可加速产程,减少宫缩引起的痛苦,使产后子宫收缩正常。

(3) 耳针取穴子宫、交感、内分泌。

(4) 在合谷、三阴交穴各注射维生素 B_1 注射液 25～50 mg。

【文献摘要】

《保产要旨》:难产之故有八,有因子横、子逆而难产者,有因胞水沥干而难产者,有因女子矮小或年长遣嫁、交骨不开而难产者……有因体肥脂厚、平素逸过而难产者,有因子壮大而难产者,有因气虚不运而难产者。

《济阴纲目·卷十》:妇人以血为主,唯气顺则血和,胎安则产顺。今富贵之家,过于安逸,以致气滞而胎不转;或为交和,使精血聚于胞中,皆致产难。若腹或痛或止,名曰弄胎。稳婆不悟,入手试水,致胞破浆干,儿难转身,亦难生矣。凡产直候痛极,儿逼产门,方可坐草。

《十产论》:伤产者……盖欲产之妇,脐腹疼痛,儿身未顺,收生之妇却教产母虚乱用力。儿身才方转动,却被产母用力一逼,使儿错路,忽横忽倒,不能正生,皆缘产母用力未当之所致也……若未有正产之候,而用力早,并妄眼药饵,令儿下生,譬如拔苗助长,无益而有害矣。

(周忠明)

第二节　胞衣先破

妊娠足月,临产前或临产早期腹痛刚作,胞衣已破,而胎儿久不产者,称"胞衣先破"。又称"胞浆先破"。

本病始见于《产育宝庆集》。该书"卷上"云:"多因坐草太早,努力太过,儿转未逮,或已破水,其血必干,致胎难转。"

胞衣先破与西医学的胎膜早破有相近处,但又不尽相同。中医学强调的是妊娠足月临产前或临产早期腹痛刚发作时的胎膜先破;西医学则认为临产前胎膜破裂即是胎膜早破,未强调必须是妊娠足月,可发生在任何孕龄期。

西医学胎膜早破可参照本病辨证治疗。

【病因病机】

本病病因主要有虚、实两个方面。虚者由于产妇气血不足,胞衣脆薄;实者由于气滞血瘀,胞衣薄脆所致。

1. **气血虚弱**　孕妇素体虚弱,气血不足,冲任气血衰少,胞宫失养,胞衣薄脆,儿身转动,触之而破。

2. **气滞血瘀**　素多抑郁,气机不利,冲任失畅,瘀滞胞宫,胞衣薄脆;或血瘀气逆,胎位不正,触破胞衣。

【诊断】

1. **病史**　孕 37~40 周,未进入产程,或刚进入产程。

2. **症状**　孕妇突感较多液体自阴道流出,继以少量间断性排出。腹压增加时,如咳嗽、打喷嚏、负重等,羊水即流出。

3. **检查**

(1)产科检查:肛查时,触不到羊膜囊,如上推先露部,则可见到流液量增多,所以诊断多无困难。如消毒阴道行窥器检查,常可见到少量液体自子宫颈口流出,或后穹窿有数毫升液体存留,则多可肯定诊断。此外,流液应与尿失禁、阴道炎溢液鉴别。

(2)实验室检查

1)阴道液涂片检查:吸取阴道后穹窿液体,置一滴于清洁的玻片上,使之均匀,干燥后镜检。如见到羊齿状或金鱼草样透明结晶及少许小十字形透明晶体,即为羊水。

2)阴道液酸碱度测定:用石蕊试纸测定阴道液酸碱度。平时阴道液 pH 为 4.5~5.5,尿液 pH 为 5.5~6.5,羊水 pH 为 7.0~7.5 以上。

3)宫颈黏液检查:用吸管吸出宫颈管中黏液涂于玻片上,在酒精灯上加热 10 min 变成白色为羊水,变成褐色为宫颈黏液。

(3)B 型超声检查:可发现羊水平段降低,甚至可见羊水过少情况。

【辨证论治】

本病的辨证治疗,首先是补虚祛瘀,滑胎催产,促进胎儿娩出。其次是防止邪毒感染。同时根据目前临床要求须掌握处理原则:① 胞衣先破孕妇应住院,绝对卧床休息,以侧卧为宜,防止脐带脱垂,密切注意胞心音变化。② 妊娠足月已临产,可令其自然分娩,有剖宫产指征者,可行剖宫产。③ 妊娠足月,若未临产,又无感染症状,可观察 12～18 h,如产程仍未发动,则宜引产或剖宫产。

(一)气血虚弱证

[主要证候]　临产前或刚临产,胞衣破裂,羊水流出后量减少,产道干涩,阵痛微弱,产程长,神疲乏力,心悸气短,舌淡,苔薄,脉虚大或细弱。

[证候分析]　气血虚弱,冲任不足,胞宫失养,胞衣薄脆,故使临产前或刚临产,胞衣破裂,羊水减少,产道干涩;气血虚弱,冲任不足,胞宫失养,无力运胎,则阵痛微弱,产程过长;气虚中阳不振,则神疲乏力,气短;血虚心失所养,则心悸。舌淡,苔薄,脉虚大或细弱,为气血虚弱之征。

[治疗法则]　补气养血,润胎催产。

[方药举例]　蔡松汀难产方(经验方)。

黄芪(蜜炙)　当归　茯神　党参　龟甲(醋炙)　川芎　白芍(酒炒)　枸杞子

方中党参、黄芪大补元气,茯神补脾气,宁心神,神气足以推送胞胎;白芍药、当归、川芎养血行血;枸杞子、龟甲滋补肝肾而填精血,精血旺以润泽胞胎。全方使气旺以推,血盛以濡,自无难产之虑。

若血虚津亏者,症见胞衣先破,数日不产,头晕眼花,心悸少寐,疲倦乏力,舌淡苔少,脉细无力。治宜补血活血,润胎催产。方用通津救命至灵丹(《达生篇》)。

桂圆肉　生牛膝梢

方中桂圆肉大补阴血,润燥宁神;生牛膝散瘀消肿,活血催产。全方有补血活血、润胎催产之效。

(二)气滞血瘀证

[主要证候]　临产前或刚临产,胞衣破裂,羊水量减少,产道干涩,阵痛难忍,产程过长,烦躁不安,胸闷脘胀,舌黯红,苔薄白,脉弦大或至数不匀。

[证候分析]　冲任胞宫瘀滞,胞衣薄脆;气滞血瘀,胎位不正,故使临产前或刚临产,胞衣破裂,羊水量减少,产道干涩;冲任不畅,胞宫瘀滞,产道不利,故阵痛难忍,产程过长;气机不利,则烦躁不安,胸闷脘胀。舌黯红,苔薄白,脉弦大或至数不匀等,为气滞血瘀之征。

[治疗法则]　行气化瘀,滑胎催产。

[方药举例]　济生汤(《达生篇》)。

枳壳　香附　甘草　当归　紫苏子　川芎　大腹皮

方中香附、当归、川芎理气养血,活血化瘀,润胎催产;枳壳、大腹皮宽中下气,行滞催产;紫苏子、甘草缓急止痛,润燥滑胎。全方有行气化瘀、滑胎催产之效。

【文献摘要】

《女科切要》:胞衣先破之由有二,或因母体素弱,气血两虚,胞衣故薄,儿身转动,随触而破。有因儿未转动,坐草或早,用力过多,以致胞破。

《济阴纲目·卷十》:或未产而水频下,此胞衣已破,血水先干,必有逆生难产之患。若胎衣破而不得分娩者,保生无忧散,以固其血,自然生息。

《景岳全书·妇人规》:盖一有母质薄弱,胞衣不固,因儿转动,随触而破者,此气血之虚也;一有儿身未转,以坐草太早,用力太过而胞先破者,此举动之伤也。若胞破久而水血干,产道涩而儿难下。

(周忠明)

第三节　胞衣不下

胎儿娩出后,经过半小时胎盘不能自然娩出者,称为"胞衣不下"。又称"胞衣不出""息胞"。

本病始见于《诸病源候论》。该书"卷四十三"云:"有产儿下,苦胞衣不落者,世谓之息胞。"

胞衣,即今之胎盘与胎膜的总称。若出现胞衣不下,易导致产妇出血,临床应积极处理,或配合手法、手术治疗。

西医学胎盘稽留可参照本病辨证治疗。

【病因病机】

本病的机制,虚者由于气虚不能传送,实者由于血瘀阻碍,或寒凝血滞,以致胞衣不下。

1. 气虚　素体虚弱,中气不足,或产时用力过度,或产程过长而耗伤气血,冲任虚衰,无力送出胞衣,而胞衣不下。

2. 血瘀　素体虚弱,气不运血,或素多抑郁,经脉失畅,均可导致瘀血内停,冲任不畅,瘀结胞中,胞衣阻滞,而胞衣不下。

3. 寒凝　素体阳气不足,阴寒内盛,或产室寒温失宜,寒邪袭胞,以致寒凝而冲任瘀阻,胞衣凝滞,而胞衣不下。

【诊断】

1. 病史　在产程中,胎儿娩出 0.5 h 后,胎盘仍未娩出。

2. 症状　常伴有大量外出血或大量内出血,内出血时子宫底升高。严重失血可致心悸气短,面色苍白,肢冷汗出,脉微细欲绝。

3. 检查

(1) 胎盘剥离而滞留:子宫底上升,倾向右侧,阴道流血,多少不定,牵引脐带或压迫宫底均不见胎盘娩出。处理时导尿排空膀胱,按摩子宫底使子宫收缩后,将拇指放在子宫体前,其余四指放在子宫后方,沿产轴方向向下推压子宫,即可将胎盘送出,并可据此明确诊断。

(2) 胎盘嵌顿:很少见,因子宫局部有收缩环,使已剥离的胎盘或部分剥离的胎盘阻于环的上部。行阴道检查时发现脐带进入一孔内,可容 1 或 2 指,有时紧裹脐带。处理时用药(如阿托品 0.5 mg,或肾上腺素 1 mg,皮下注射)并等待收缩环缓解后立即取出胎盘。

(3) 胎盘粘连:由于子宫内膜炎或蜕膜组织发育不良致胎盘完全粘连或部分粘连,部分粘连时常可发生严重出血,这是常见的一型。处理时可行徒手剥离胎盘术。

(4) 植入胎盘:很少见,当徒手剥离有困难时,应考虑到植入胎盘。处理原则为施行子宫切除术,无出血者也可考虑保守治疗。

【辨证论治】

本病发生在新产之际,辨证要点除了全身症状之外,应注意本病常伴有阴道不同程度的出血。若伴阴道大量出血,可致血虚气脱而晕厥。有时阴道出血甚少,但胞宫内积血甚多,按压腹部或胞宫,可有大量血块和血液涌出,产妇同样可因血虚气脱而晕厥。而且由于失血过多,血室正开,处理不当,可致邪毒感染,发生产后发热、产后腹痛等病。因此对胞衣不下及时恰当的处理是十分重要的。

(一) 气虚证

[主要证候]　产儿后,胞衣久不娩出,小腹坠胀,有包块,按之不硬,阴道流血量多色淡,或有血块,神倦乏力,头晕眼花,心悸气短,面色白,舌淡,苔白,脉缓弱。

[证候分析]　产妇素体虚弱,产后中气更虚,冲任虚衰,无力运胞外出,故胞衣不下;气虚下陷,故小腹坠胀;气虚胞宫缩复无力,故小腹有块,按之不硬;气虚不能摄血,故阴道流血量多;血失气化,故色淡;气虚运血无力,血行迟滞而有血块;气虚中阳不振,故神倦乏力,气短;清阳不升,则头晕眼花,面色㿠白;气虚失血过多,心失所养,故心悸。舌淡,苔薄,脉缓弱,为气虚之征。

[治疗法则]　补气养血,理气下胞。

[方药举例]　生化加参汤(《傅青主女科》)。

人参　当归　川芎　白术　香附

方中人参、白术大补元气以摄血下胞;当归、川芎、香附养血活血,理气下胞。全方有补气养血、理气下胞之效。

(二) 血瘀证

[主要证候]　产儿后,胞衣久不娩出,小腹疼痛,有包块拒按,阴道出血量多,色黯有块,血块下后痛减,舌紫黯,或有瘀斑、瘀点,苔薄,脉弦涩有力。

[证候分析]　冲任不畅,胞宫瘀血阻滞,故使胞衣不下;瘀血内停,故小腹疼痛,有块拒按;瘀血内停,血不归经,则阴道出血量多,色黯有块;血块下后瘀滞稍通,故使痛减。舌紫黯,或有瘀斑、瘀点,脉弦涩有力,为血瘀之征。

[治疗法则]　活血化瘀,通利下胞。

[方药举例]　牛膝汤(《妇人大全良方》)。

牛膝　瞿麦　当归　通草　滑石　葵子

方中当归、牛膝活血化瘀下胞;瞿麦、通草、滑石、葵子通利行水,滑润下胞。全方共奏活血化瘀、通利下胞之效。

(三) 寒凝证

[主要证候]　产儿后,胞衣久不下,小腹冷痛,有包块拒按,得温痛减,阴道流血量少,血色黯红,形寒肢冷,面色青白,舌黯苔白,脉沉紧。

[证候分析]　寒凝冲任,胞宫瘀滞,故使胞衣不下,小腹冷痛,有包块拒按;得温则瘀滞稍通,故使痛减;血为寒凝,故使阴道流血量少,血色黯红;寒伤阳气,则形寒肢冷,面色青白。舌黯,苔白,脉沉紧,为血寒之征。

[治疗法则]　温经行滞,活血下胞。

[方药举例]　八味黑神散(《卫生家宝产科备要》)。

熟地　白芍　当归　干姜　肉桂　蒲黄　黑大豆　炙甘草

方中干姜、肉桂温经散寒,以通血脉;当归、蒲黄、黑大豆养血活血,利水下胞;熟地黄、白芍补血缓急止痛;炙甘草益气和中。全方有温经行滞、活血下胞之效。

若胞久不下,神倦乏力者,酌加人参、黄芪,使气旺则邪易去而血易行,胞衣可下。

【文献摘要】

《妇人大全良方·卷十八》:夫有产儿出,胞衣不落者,世谓之息胞。由产初时用力,此产儿出而体已疲惫,不能更用力产胞;经停之间,而外冷气乘之,则血道涩,故胞衣不出。须急以方药救治,不妨害于儿……母生子讫,流血入衣中,衣为血所胀,是故不得下。治之稍缓,胀满腹中,以次上冲心胸,疼痛喘急者。但服夺命丹以逐去衣中之血,血散胀消,胞衣自下而无所患。

《产鉴·胞衣不下》:妇人百病,莫甚于生产,临产莫重于催生,既产莫重于胎衣不下,所以不下者……血流入衣中,为血所胀,治之稍缓,胀满冲心,疼痛喘急,以致危殆,但逐去衣中之血,胀消自下。

《济阴纲目》:母生子讫,流血入衣中,衣为血所胀,故不得下,治之稍缓胀满腹中,以次上冲心胸,疼痛喘急者难治,但服夺命丹,以逐去衣中之血,血散胀消,胞衣自下,牛膝汤亦效。

(周忠明)

第四节 ｜ 子 死 腹 中

妊娠足月,临产前或产程中子死腹中,历时过久,不能自行产出者,称为"子死腹中"。

本病始见于《诸病源候论·卷四十三》云:"产难子死腹中者,多因惊动过早,或触犯禁忌,致令产难。产难则秽沃下,产时未到,秽露已尽,而胎枯燥,故子死腹中。"

西医学的死产可参照本病辨证治疗。

【病因病机】

子死腹中的机制不外虚实两方面,虚者气血虚弱,胎儿缺少气血供应;实者气滞血瘀,阻滞气血供应,最后导致子死腹中。

1. **气血虚弱** 孕期久病体弱,气血不足,或产程过长,耗伤气血,致气血虚弱,冲任气血衰少,不能送胎养胎,故令久产不下,子死腹中。

2. **气滞血瘀** 素多抑郁,或临产忧虑紧张,气结血滞,或产时感寒,冲任血瘀气滞,以致阻碍胎儿,久产不下,加之气滞血瘀阻碍气血养胎,故令子死腹中。

【诊断】

1. **病史** 妊娠足月或近足月,或临产后的产程进行中,孕妇可自觉胎动停止,胎儿死于腹中。

2. **症状** 胎死数日不产,胎动消失,乳房松软变小,食欲不振,恶心,畏寒,腹中异物感。胎儿在宫内死亡时间愈长,分娩时愈易发生 DIC。

3. **检查**

(1) 产科检查:胎动消失,听不到胎心音。

(2) 超声检查:无胎动,无胎心搏动。若胎儿死亡已久,可见颅骨重叠、颅板塌陷,颅内结构不清,胎儿轮廓不清,胎盘肿胀。

(3)新生儿尸检与胎儿附属物检查,染色体核型分析和染色体微阵列分析提供遗传。

【辨证论治】

处理原则是催产下胎。一旦子死腹中确诊,应积极行药物引产,促进胎儿尽快娩出。由于胎儿已死,不宜采取损害产妇健康的手术助产(如剖宫产),应尽可能从阴道分娩。

(一)气血虚弱证

[主要证候]　临产前或临产中子死腹中,久产不下,小腹隐痛或冷感,疲倦乏力,头晕眼花,心悸气短,或阴道流血量多,色淡,面色苍白,舌黯淡,苔薄白,脉虚大。

[证候分析]　临产耗气伤血,冲任气血虚弱,无力送胎养胎,故久产不下,子死腹中;气血虚弱,努责无力,故小腹隐痛;子死腹内,故小腹冷感;气虚,中气不足而气短,不达四肢则疲倦乏力;血虚,内不荣脏腑而心悸,上不荣清窍则头晕眼花,面色苍白。舌黯淡,苔薄白,脉虚大,为气血两虚,胎死不下之征。

[治疗法则]　益气养血,活血下胎。

[方药举例]　救母丹(《傅青主女科》)。

人参　当归　川芎　益母草　赤石脂　荆芥穗(炒黑)

方中人参大补元气,以助运胎之力;当归、川芎、益母草养血活血,以濡润产道,使滑胎易产;黑芥穗、赤石脂引血归经以止血,使胎下而不致流血过多。全方共奏补气血、下死胎之效。

气虚甚者,酌加黄芪、牛膝补气活血下胎;小腹冷痛,酌加吴茱萸、乌药、艾叶温暖下元而行气下胎。

(二)气滞血瘀证

[主要证候]　临产前或临产中子死腹中,久产不下,小腹胀痛剧烈,并感冷凉,精神紧张,烦躁不安,时欲呕恶,口干不欲饮,面色紫黯,舌青黑,苔白腻,脉弦涩有力。

[证候分析]　情志抑郁或产时感寒,以致冲任气血瘀滞,阻碍气血养胎送胎,故使子死腹中,久产不下,小腹胀痛剧烈;子死在腹,故小腹感冷凉;气机不畅,疼痛刺激,故使精神紧张,烦躁不安;血瘀气逆,故时欲呕恶;瘀血阻滞,津液不能上承,故口干不欲饮。面色紫黯,舌青黑,苔白腻,脉弦涩有力,为气滞血瘀,胎死不下之征。

[治疗法则]　行气活血,祛瘀下胎。

[方药举例]　脱花煎(方见堕胎、小产)加枳壳、厚朴。

【文献摘要】

《万氏妇人科·卷三》:儿当欲下之时,被母护痛,两足不开,夹其头而死者;或因产母痛闷忍耐,当事之人不善扶掖,紧抱其腰,以致伤胎而死者;或因产难,胞浆已干,生路渐塞,子不得出,气闭而死者;或因生路不顺,若逆侧等症,稳婆蠢厉,用手莽撞,反伤其子而死者;已被脐带缠颈,气绝而死者。其候但观其母口青,手指黑,脐下冷,口中有臭气者,子死腹中明矣。急用加味五苓散、夺命丹,取去死胎,以保其母,稳婆善取者尤妙。如母唇面俱青,则难救矣。

《胎产心法·卷中》:子死腹中,急于胎之未下。盖胞衣未下,子与母气尚通呼吸。若子死腹中,则躯形已冷,胞脏气寒,胎血凝冱,气不升降。欲下死胎,若以至寒之药用之,不唯无益,而害母命多矣。所以古人有用附子汤,使胞脏温暖,凝血流动,以附子能破寒气堕胎也。

(李　燕)

第十二章 产 后 病

导学

1. 掌握产后病的定义、发病机制、诊断的特殊要求与治疗原则；掌握产后血晕、产后血崩、产后腹痛、产后发热、产后身痛、恶露不绝的定义、分型与代表方剂。

2. 熟悉产后病的范围、论治规律及用药宜忌；熟悉产后血晕、产后血崩、产后腹痛、产后发热、产后身痛、恶露不绝病因病机；熟悉产后痉证的定义、分型与代表方剂；熟悉产后小便不通的定义。

3. 了解产后血晕、产后血崩、产后腹痛、产后发热、产后身痛、恶露不绝诊断与鉴别诊断；了解产后痉证病因病机；了解产后小便不通分型与代表方剂。

产妇在产褥期内发生与分娩或产褥有关的疾病，称为产后病。

常见的产后病有产后血晕、产后血崩、产后痉证、产后发热、产后身痛、恶露不绝、产后小便不通、产后小便频数与失禁、产后大便难、缺乳、乳汁自出等。上述诸病多数发生在"新产后"，目前根据临床实际，倾向将产后7日以内称为"新产后"。

产后病的发病机制可以概括为3个方面：一是失血过多，亡血伤津，虚阳浮散，或血虚火动，易致产后血晕、产后痉症、产后发热、产后大便难等证；二是瘀血内阻，气机不利，血行不畅，或气机逆乱，可致产后血晕、产后腹痛、产后发热、产后身痛、恶露不绝等；三是外感六淫或饮食房劳所伤等，导致产后腹痛、产后痉证、产后发热、产后身痛、恶露不绝等。总之，产后脏腑伤动，百节空虚，腠理不实，卫表不固，摄生稍有不慎便可发生各种产后疾病。

产后疾病的诊断在运用四诊的基础上，还须根据新产的特点，注意"三审"，即先审小腹痛与不痛，以辨有无恶露的停滞；次审大便通与不通，以验津液之盛衰；三审乳汁的行与不行，以及饮食之多少，以察胃气的强弱。同时，参以脉证及产妇体质，运用八纲进行综合分析，才能作出正确的诊断。在古代医籍中，对新产疾病颇为重视，不但论述了亡血伤津的情况下产生的"新产三病"，即《金匮要略方论·妇人产后病脉证治》所云之"新产妇人有三病，一者病痉，二者病郁冒，三者大便难"，而且指出了急重症"三冲""三急"的危害性，如《张氏医通·卷十一》所论的"三冲"，即冲心、冲肺、冲胃。其临床表现：冲心者，心中烦躁，卧起不安，甚则神志不清，语言颠倒；冲肺者，气急，喘满，汗出，甚则咳血；冲胃者，腹满胀满，呕吐，烦乱。张氏还指出："大抵冲心者，十难救一；冲胃者，五死五生；冲肺者，十全一二。"该书又提出产后"三急"曰："产后诸病，唯呕吐、盗汗、泄泻为急，三者并见必危。"

产后病的治疗大法应根据亡血伤津、瘀血内阻、多虚多瘀的特点，本着"勿拘于产后，亦勿忘于产后"的原则，结合病情进行辨证论治。《景岳全书·妇人规》说："产后气血俱去，诚多虚证。然有虚者,有不虚者,有全实者,凡此三者,但当随证随人,辨其虚实,以常法治疗,不得执有成心,概行大补,以致助邪。"即产后多虚应以大补气血为主,但其用药须防滞邪、助邪之弊;产后多瘀,当以活血行瘀之法,然产后之活血化瘀,又须佐以养血,使祛邪而不伤正,化瘀而不伤血,这是论治的一般规律。具体选方用药,必须照顾气血。开郁勿过于耗散,消导必兼扶脾,祛寒勿过用温燥,清热勿过用苦寒。同时,应掌握产后用药"三禁",即禁大汗,以防亡阳;禁峻下,以防亡阴;禁通利小便,以防亡津液。此外,对产后急危重症如产后血晕、产后血崩、产后痉证、产后发热等,须及时明确诊断,必要时中西医结合救治。

(马宝璋)

第一节 产 后 血 晕

产妇分娩后,突然头晕眼花,不能起坐,或心胸满闷,恶心呕吐,或痰涌气急,甚则神昏口噤,不省人事,称为"产后血晕"。又称"产后血运"。

本病始见于《诸病源候论》。该书"卷四十三"云:"产后血运闷候,运闷之状,心烦气欲绝是也。亦有去血过多,亦有下血极少,皆令运。"

产后血晕多发生在产后数小时内,由产后大出血,致心气不足,或出血量少,血瘀气逆,属急危重症之一。若救治不及时,往往危及产妇生命。

西医学产后出血引起的休克,产后心力衰竭等出现本病证候者,可参照本病辨证治疗。

【病因病机】

本病主要病机不外虚实两端,阴血暴亡,心神失养,或瘀血停滞,气逆攻心。常由血虚气脱和血瘀气逆所致。

1. 血虚气脱　新产元气虚惫,或因分娩伤损胞宫,冲任不固,血去过多,营阴下夺,气随血脱,心神失养,致令血晕。

2. 血瘀气逆　产后胞脉空虚,寒邪乘虚内侵,血为寒凝,或情志不遂,气滞血瘀,冲任瘀滞,恶露涩少,血瘀气逆,扰乱心神,而致血晕。

【诊断】

1. 病史　发病在分娩后数小时内。多胎妊娠、羊水过多、滞产、产时失血过多、妊娠合并心脏病、妊娠期高血压疾病等病史,有助诊断。

2. 症状　头晕目眩,不能起坐,或晕厥,不省人事,心胸满闷,恶心呕吐,或痰涌气急,甚则昏迷不醒。

3. 检查

(1) 产科检查:胎盘、胎膜是否完整,子宫收缩情况,软产道有无损伤,产后出血过多(尤其在分娩后 24 h 内的大量出血),或恶露甚少。

(2) 实验室检查:血常规,血小板计数、凝血酶原时间、纤维蛋白原定量、纤维蛋白降解产物(FDP)等凝血功能的实验室检查,有助诊断。

(3) 其他检查：心电图、心脏功能检测、血压测量等可辅助诊断。

【鉴别诊断】

产后子痫　两者都发生于新产之际，症急势危。子痫者产前每有肢体、面目水肿，头晕目眩，高血压，蛋白尿等病史可参。产后血晕以晕厥、不省人事、口噤、昏迷不醒为特征；而子痫以抽搐、昏迷为主症。二者虽均可出现神志不清，但子痫者有典型抽搐，可资鉴别。

【辨证论治】

产后血晕的治疗，首当辨其虚实，分清脱证与闭证。本病属"三冲"证范围，无论虚实都属急危重症，均须及时救治，必要时进行中西医结合抢救。

（一）血虚气脱证

[主要证候]　产时或产后失血过多，突然昏晕，面色苍白，心悸愦闷，甚则昏不知人，眼闭口开，手撒肢冷，冷汗淋漓，舌淡，苔少，脉微欲绝或浮大而虚。

[证候分析]　因产损伤元气及胞宫，冲任不固，血去过多，心失所养，神明不守，则令昏晕，心悸愦闷，或昏不知人；阴血暴脱，不能上荣于目，则瞑冒眼闭；气随血脱，脾阳衰微，故面色苍白，口开，手撒肢冷；营阴暴虚，孤阳外泄，则冷汗淋漓。舌淡，苔少，脉微欲绝或浮大而虚，为血虚气脱之征。

[治疗法则]　益气固脱。

[方药举例]　清魂散（《丹溪心法》）。

人参　荆芥　泽兰　叶川芎　甘草

方中人参、甘草补气固脱；荆芥理血升散以达清空；川芎活血，上行头目，合泽兰辛散芳香以醒神。全方共奏益气固脱醒神之效。

心清神醒之后，继之则应大补气血，方用加味当归补血汤（《医理真传》）去葱白、甜酒，加人参、熟地黄。

黄芪　当归　鹿茸　麦芽　炮姜　炙甘草　葱白　甜酒

（二）血瘀气逆证

[主要证候]　产后恶露不下，或下也甚少，小腹疼痛拒按，甚则心下满闷，气粗喘促，痰涌气急，恶心呕吐，神昏口噤，不省人事，两手握拳，面色青紫，唇舌紫黯，脉涩有力。

[证候分析]　新产感寒，内侵胞中，余血浊液遇寒则凝滞，或气滞血瘀，冲任瘀滞，瘀血停蓄，不得下出，故恶露不下，或下也甚少；瘀血内阻，故小腹疼痛拒按；败血停留，气机不畅，逆上攻心、攻肺、攻胃，攻心则扰乱神明，清窍闭塞，以致神昏口噤，不省人事；攻肺则肺失清肃之职，症见心下满闷，气粗喘促，痰涌气急；攻胃则胃失和降，而见恶心呕吐；瘀血内停，筋脉失养而拘急，故两手握拳，为闭证之象。面色青紫，唇舌紫黯，脉涩有力，为血瘀之征。

[治疗法则]　活血逐瘀。

[方药举例]　夺命散（《妇人大全良方》）加当归、川芎。

没药　血竭

方中没药、血竭活血理气，逐瘀止痛；加当归、川芎以增强活血行瘀之力。瘀去则气机调畅，逆气可平，晕厥除则神自清。

若血瘀里实，症见大便燥结，腹满胀痛，神昏谵语者，宜祛瘀通腑，方用牡丹散（《三因极一病证方论》)。

牡丹皮　大黄　芒硝　冬瓜子　桃仁

方中大黄、桃仁、牡丹皮活血行瘀;芒硝软坚散结,与大黄配伍能通腑泻热;冬瓜子清利湿热排脓。

【文献摘要】

《妇人大全良方·卷十八》:产后血晕者……然其由有三,有用心使力过多而晕者,有下血多而晕者,有下血少而晕者。其晕虽同,其治特异,当详审之。下血多而晕者,但昏闷烦乱而已,当以补血清心药治之;下血少而晕者,乃恶露不下,上抢于心,心下满急,神昏口噤,绝不知人,当以破血行血药治之。

《景岳全书·妇人规》:血晕之证本有气虚,所以一时昏晕,然血壅痰盛者,亦或有之。如果形气脉气俱有余,胸腹胀痛上冲,此血逆证也,宜失效散;若痰盛气粗,宜二陈汤;如无胀痛、气粗之类,悉属气虚,宜大剂芎归汤、八珍汤之类主之。

《陈素庵妇科补解·产后众疾门》:产后血晕,有虚有实,有寒有热。然虚而晕,热而晕者,十之六七;实而晕,寒而晕者,十之二三。

(邓高丕)

第二节　产　后　血　崩

产妇分娩后,突然阴道大量流血者,称为"产后血崩"。

本病始见于《诸病源候论》。该书"卷四十四"云:"产伤于经血,其后虚损未平复,或劳役损动,而血暴崩下。"

本病特点是产后阴道大量流血,特别是新产后24 h内流血量达500 ml以上,若救治不及时,可引起休克,甚至危及产妇的生命,故为产后急危重症之一。

西医学的产后出血与子宫收缩乏力、软产道损伤、胎盘胎膜部分残留、凝血功能障碍有关,可参照本病辨证治疗,必要时应手术治疗。

【病因病机】

本病主要机制有气虚血失统摄;瘀血留滞,新血不得归经;或产伤损伤脉络。常由气虚、血瘀和产伤所致。

1. 气虚　产妇素体虚弱,或因产程过长,疲劳过度,损伤元气,气虚冲任不固,血失统摄,则致血崩。

2. 血瘀　产时血室正开,寒邪乘虚而入,余血浊液为寒邪凝滞,或情志不遂,气血瘀滞,瘀阻冲任,新血不得归经,而致崩下不止。

3. 产伤　产时助产不当,或产力过强,产程进展过快,或胎儿过大,以致产道损伤,胞脉胞络破损,遂使流血不止,而致血崩。

【诊断】

1. 病史　素体虚弱,或为多胎、巨大胎儿,或产程进展过快,或滞产、难产,产时感受寒邪。

2. 症状　新产后突然阴道大量流血,特别是产后24 h内流血量达到500 ml以上。

3. 检查

（1）产科检查：胎盘、胎膜有无缺损；软产道有无损伤；子宫收缩不良，软而大，或硬而疼痛，按之益甚。

（2）实验室检查：血常规、血小板计数、凝血因子检测等凝血功能的检查。

（3）B型超声检查：有助了解胎盘、胎膜部分残留的情况。

【辨证论治】

辨证时应注意本病主要是指产后7日内的阴道大量流血，并以产后24 h内流血量达500 ml以上为主要特点，以区别于产后恶露不绝。论治原则是除按虚实辨证论治外，危重者应予中西医结合治疗及必要的手术治疗。

（一）气虚证

[主要证候]　新产后，突然阴道大量流血，血色鲜红，头晕目花，心悸怔忡，气短懒言，肢冷汗出，面色苍白，舌淡，脉虚数。

[证候分析]　因产气虚，冲任不固，统摄无权，故令阴道大量流血，血色鲜红；因无瘀滞，故无腹痛；气虚不摄，营血下脱，清窍失养，故头晕目花；血脱不能上奉于心，心失所养，则心悸怔忡；气虚下陷，故气短懒言；气虚，腠理不密，卫气不固，则肢冷汗出；气虚血少，不能上荣于面，故面色苍白。舌淡，脉虚数，为气虚血脱之征。

[治疗法则]　补气固冲，摄血止崩。

[方药举例]　升举大补汤（《傅青主女科》）去黄连，加地榆炭、海螵蛸。

黄芪　白术　陈皮　人参　炙甘草　升麻　当归　熟地黄　麦冬　川芎　白芷　黄连　黑芥穗

方中人参、黄芪、白术、炙甘草、升麻、海螵蛸益气升提，固冲摄血；熟地黄、当归、川芎补血益精；陈皮调理气机；麦冬养阴生津；白芷辛香醒神；黑芥穗、地榆炭固经止血。

若昏不知人，肢冷汗出，脉微细欲绝者，为气随血脱，宜补气固脱，方用独参汤（方见崩漏）。若冷汗淋漓，四肢厥逆者，宜回阳救逆，方用参附汤（方见崩漏）。

（二）血瘀证

[主要证候]　新产后，突然阴道大量下血，夹有血块，小腹疼痛拒按，血块下后腹痛减轻，舌紫黯，或有瘀点瘀斑，脉沉涩。

[证候分析]　产后感寒，血为寒凝，或情志不遂，气滞血瘀，瘀血内阻冲任，新血难安，血不归经而妄行，故阴道大量下血，夹有血块；瘀血留滞，胞脉阻痹，不通则痛，故小腹疼痛拒按；血块下后，胞脉瘀阻稍缓，则腹痛减轻。舌淡黯，有瘀点瘀斑，脉沉涩，为血瘀之征。

[治疗法则]　活血化瘀，理血归经。

[方药举例]　化瘀止崩汤（《中医妇科学》）。

炒蒲黄　五灵脂　益母草　南沙参　当归　川芎　三七粉

方中五灵脂、益母草活血化瘀以止痛；当归、川芎养血活血；炒蒲黄、三七粉活血止血，理血归经；沙参益气养阴，使祛瘀而不伤正。全方共奏活血化瘀、理血归经之效。

（三）产伤证

[主要证候]　新产后，突然阴道大量下血，血色鲜红，持续不止，软产道有裂伤，面色苍白，舌淡，苔薄，脉细数。

[证候分析] 由于急产、难产损伤软产道,脉络破损,故使阴道大量下血,持续不止,血色鲜红;血失过多,气随血耗,气虚血少,不能上荣于面,故面色苍白。舌淡,苔薄,脉细数,为失血伤阴之征。

[治疗法则] 益气养血,生肌固经。

[方药举例] 牡蛎散(《证治准绳》)。

煅牡蛎 川芎 熟地黄 茯苓 龙骨 续断 当归 炒艾叶 人参 五味子 地榆 甘草

方中人参、甘草益气;熟地黄、当归、川芎养血;续断补肾强腰以续筋脉;龙骨、牡蛎育阴潜阳,生肌固经;茯苓、五味子交通心肾而宁神;炒艾叶、地榆止血。全方共收益气养血、生肌固经止崩之效。

若软产道裂伤,应及时缝合止血,继以中药调治。

【文献摘要】

《广嗣五种备要·下卷》:产后血水大来,须看颜色之红紫,形气之虚实。如形色多紫,乃当去之败血,勿以崩论。若红而色鲜,乃是惊伤心而不能主血,怒伤肝而不能藏血,劳伤脾而不能摄血,当以崩论。法宜先服生化汤数帖,则行中有补,血自生旺矣。至若形脱气促,或汗出不止,宜服倍参生化汤以益气,斯阳生则阴长而血乃生旺,非棕炭等止血药可治也。

《医宗金鉴·妇科心法要诀》:产后阴血已亡,更患崩证,则是血脱气陷,其病非轻,当峻补之,宜用十全大补汤加阿胶、升麻、续断、枣仁、山萸、炮姜炭,以升补其脱陷可也。若因暴怒伤肝血妄行者,宜逍遥散加黑栀、生地、白茅根以清之。若因内有停瘀者,必多小腹胀痛,当用佛手散、失笑散,以补而逐之。

(邓高丕)

第三节　产 后 腹 痛

产妇分娩后,小腹疼痛者,称为"产后腹痛"。其中因瘀血引起者,又称"儿枕痛"。

本病始见于《金匮要略方论》。该书"卷下"云:"产后腹中㽲痛,当归生姜羊肉汤主之。""产后腹痛,烦满不得卧,枳实芍药散主之。""产后腹痛,法当以枳实芍药散,假令不愈者,此为腹中有干血着脐下,宜下瘀血汤主之。"

本病以经产妇多见,且多发生在新产后。孕妇分娩后,由于子宫的缩复作用,小腹阵阵作痛,于产后1~2日出现,持续2~3日,腹痛轻者,可逐渐自行消失,无须治疗。腹痛重者,则难以忍受,影响产妇的康复,应予治疗。

西医学的产后宫缩痛及产褥感染引起的腹痛可参照本病辨证治疗。

【病因病机】

产后腹痛的主要机制包括不荣而痛与不通而痛虚实两端。本病常由血虚、血瘀和热结所致。

1. 血虚　素体虚弱,气血不足,复因产时、产后失血过多,冲任血虚,胞脉失养,又气随血耗,气虚运血无力,血行迟滞,而致腹痛。

2. 血瘀　产后脏腑虚弱,血室正开,起居不慎,当风感寒,风寒乘虚而入,血为寒凝,或因内伤七情,气滞而血瘀,瘀阻冲任,胞脉失畅,不通则痛,故使腹痛。

3. 热结　素体阳盛,产后血室空虚,邪毒内侵,入里化热,损伤冲任经脉,热与血结,阻痹胞脉,败血浊液不得下行,不通则痛,故使腹痛。

【诊断】

1. 病史　素体气血虚弱,或阳盛之体,产时、产后失血过多,情志不遂,或当风感寒,或感受热邪。

2. 症状　小腹疼痛,或作或止,或拒按。

3. 检查

(1) 产科检查:腹痛发作时,小腹部可扪及变硬的子宫,或按之痛甚,或有腹肌紧张及反跳痛。

(2) 实验室检查:血常规检查可呈轻度贫血,或炎性改变。

(3) B型超声检查:了解子宫腔内有无胎盘、胎膜残留。

【辨证论治】

本病有虚实之分。血虚者,小腹隐痛,喜按,恶露量少,色淡;血瘀者,小腹疼痛拒按,恶露量少,色黯有块;热结者,小腹灼痛,按之剧痛,恶露初则量多,继则量少,甚如败脓。

(一) 血虚证

[主要证候]　产后小腹隐隐作痛,喜揉喜按,恶露量少,色淡,头晕眼花,心悸怔忡,大便秘结,舌淡红,苔薄白,脉细弱。

[证候分析]　产后营血亏虚,胞脉失养,或气随血耗,气虚运血无力,血行迟滞,致令小腹隐隐作痛,喜揉喜按;阴血亏虚,冲任血少,则恶露量少,色淡;血虚上不荣清窍,则头晕眼花;血少内不养心神,则心悸怔忡;血虚津亏,肠道失于濡润,则大便秘结。舌淡红,苔薄白,脉细弱,为血虚之征。

[治疗法则]　养血益气。

[方药举例]　肠宁汤(《傅青主女科》)。

当归　熟地黄　阿胶　人参　山药　续断　麦冬　肉桂　甘草

方中当归、熟地黄、阿胶养血滋阴;人参、山药、甘草益气健脾以资化源;续断补肝肾,益精血;麦冬养阴生津;佐以少量肉桂以温通血脉。诸药合用,养血益阴,补气生津,血旺则胞脉得以濡养,气旺则帅血以行,其痛可除。

若血虚兼寒者,症见面色青白,小腹疼痛,得热痛减,形寒肢冷,或大便溏薄,舌淡,脉细而迟。治宜养血温中,方用当归建中汤(《千金翼方》)。

当归　桂枝　芍药　甘草　生姜　大枣　饴糖

方中当归、芍药养血和血;饴糖、甘草、大枣温中补虚;桂心、生姜温中除寒;芍药配甘草缓急止痛。全方共奏养血温中止痛之效。

(二) 血瘀证

[主要证候]　产后小腹疼痛拒按,得热痛减,恶露量少,色紫黯,夹有血块,块下痛减,形寒肢冷,面色青白,舌淡黯,脉沉紧或沉弦。

[证候分析]　产后血室正开,百脉空虚,风寒乘虚而入,血为寒凝,滞而成瘀;或情志不遂,气滞血瘀,瘀阻冲任,血行不畅,则小腹疼痛拒按,恶露量少,色紫黯,有块;血遇热则行畅,故得热痛减;血块下后,瘀滞暂时减轻,故块下痛缓;寒为阴邪,易伤阳气,故面色青白,形寒肢冷。舌淡黯,脉沉紧或沉弦,为瘀血内阻之征。

[治疗法则]　温经活血,祛瘀止痛。

[方药举例]　生化汤(《傅青主女科》)。

当归　川芎　桃仁　炮姜　炙甘草

方中当归、川芎补血活血;桃仁化瘀止痛;炙甘草补气缓急止痛;炮姜温经止痛。

全方寓攻于补之中,化瘀血,生新血,血行流畅,通则痛止。

若兼小腹冷痛、绞痛者,酌加小茴香、吴茱萸以增温经散寒之功;若伴肢体倦怠,气短乏力者,酌加黄芪、党参以益气补虚;若兼心烦易怒,胸胁胀痛,小腹胀甚而痛者,酌加郁金、香附以疏肝理气,行滞止痛。

(三)热结证

[主要证候]　产后小腹疼痛拒按,或灼热疼痛,恶露初则量多,继则量少,色紫黯或如败酱,其气秽臭,高热不退,口渴欲饮,大便秘结,小便短赤,舌红绛,苔黄而燥,或起芒刺,脉弦数。

[证候分析]　邪毒内侵,入里化热,热与血结,胞脉阻痹,则小腹疼痛拒按,或灼热疼痛;初时热迫血行则恶露量多,继之热与血结则量少,色紫黯,甚则熏蒸于血,故恶露如败酱,其气秽臭;邪毒化热,热与血结,故高热不退;热为阳邪,灼伤津液,在上则口渴喜饮,在下则大便秘结,小便短赤。舌红绛,苔黄而燥,起芒刺,脉弦数,为热盛阴伤,瘀滞在里之征。

[治疗法则]　泄热逐瘀,活血止痛。

[方药举例]　大黄牡丹皮汤(《金匮要略》)。

大黄　牡丹皮　桃仁　冬瓜仁　芒硝

方中大黄、芒硝荡涤瘀结,通腑泄热;桃仁、牡丹皮凉血祛瘀,与大黄同用逐瘀力更强;冬瓜仁清热排脓。本方有急下存阴、逐瘀止痛之效。

【文献摘要】

《景岳全书·妇人规》:产后腹痛,最当辨察虚实。血有留瘀而痛者,实痛也;无血而痛者,虚痛也。大都痛而且胀,或上冲胸胁,或拒按而手不可近者,皆实痛也,宜行之散之;若无胀满,或喜揉按,或喜热熨,或得食稍缓者,皆属虚痛,不可妄用推逐等剂。

《陈素庵妇科补解·产后众疾门》:产后腹痛,其证不一,有临产寒气入胞门,有产后余血未尽,有伤食,有新感客寒,有血虚,当审所因治之。

(邓高丕)

第四节　产　后　痉　证

产褥期内,产妇突然发生四肢抽搐,项背强直,甚则口噤不开,角弓反张,称为"产后痉证"。又称"产后病痉""产后痉风"。

本病始见于《金匮要略方论》。该书"卷下"云:"新产血虚,多汗出,喜中风,故令病痉。"

产后痉证为"新产三病"之一,可因阴血虚而发病,亦可因产创、感染邪毒而发病。感染邪毒而痉者,为产后"破伤风",是产后危急重症之一。

西医学的产后手足搐搦症、产后破伤风,可参照本病辨证治疗。

【病因病机】

本病主要发病机制有二:一是亡血伤筋,筋脉失养;二是感染邪毒,直窜筋脉。常由阴血亏虚和感染邪毒所致。

1. **阴血亏虚**　素禀阴血不足,因产重虚,或产后失血伤津,营阴损伤,冲任胞脉虚损,血少津亏,脉络空虚,筋脉失养,拘急抽搐,以致发痉。

2. **感染邪毒**　产时接生不慎,产创护理不洁,邪毒乘虚而入,损伤脉络,直窜筋脉,以致筋脉拘急而发痉。

【诊断】

1. **病史**　素体血虚阴亏,产时、产后失血过多,复多汗出;或接生、护理不慎,产褥用品不洁,产后伤口污染等。

2. **症状**　突然口角搐动,四肢抽搐,项背强直,牙关紧闭,角弓反张,面色苍白;或呈苦笑面容,发热恶寒。

3. **检查**

(1) 产科检查:阴道出血量多,或见软产道损伤。

(2) 实验室检查:血常规、血钙测定、宫腔分泌物细菌培养等有助于诊断。

(3) 其他检查:体温可升高。

【鉴别诊断】

产后子痫　两者都以产后抽搐为主证。产后子痫多发生在产后 24 h 内,而产后痉证多在产后数日发病,产后破伤风有潜伏期。产后子痫抽搐伴昏迷,产后痉证抽搐而神志清,破伤风者呈苦笑面容。

【辨证论治】

本病证有虚实,应根据痉证特点及全身症状加以分辨。分清是血虚,还是邪毒感染所致。治疗原则应以息风镇痉为主。属阴血亏虚者,以养血息风为主;属感染邪毒者,治宜解毒镇痉。

(一) 阴血亏虚证

[主要证候]　产后出血过多,突然头项强直,四肢抽搐,牙关紧闭,面色苍白,舌淡红,苔少或无苔,脉细无力。

[证候分析]　因产亡血伤津,筋脉失养,血虚肝风内动,则头项强直,四肢抽搐;手三阳之筋皆入于颌,风若乘之则牙关紧闭;血虚不能上荣于面,故面色苍白。舌淡红,苔少或无苔,脉细无力,为阴血亏虚之征。

[治疗法则]　滋阴养血,柔肝息风。

[方药举例]　三甲复脉汤(《温病条辨》)加天麻、钩藤。

炙甘草　干地黄　白芍药　阿胶　麦冬　生牡蛎　生鳖甲　生龟甲

方中阿胶、干地黄、白芍药、麦冬滋阴养血柔肝;龟甲、鳖甲、牡蛎育阴潜阳;天麻、钩藤平肝息风;甘草和中。全方共奏滋阴养血、平肝潜阳、息风镇痉之效。

若阴道出血不止者,酌加党参、黄芪益气摄血,山茱萸敛阴止血;汗出过多者,酌加浮小麦、山茱萸、麻黄根敛汗防脱。

(二) 邪毒感染证

[主要证候]　产后头项强痛,发热恶寒,牙关紧闭,口角抽动,面呈苦笑,继而项背强直,角弓反张,舌质正常,苔薄白,脉浮而弦。

[证候分析]　产后气血亏虚,产伤不洁,感染邪毒,初起邪入未深,正邪交争,故发热恶寒,头项强痛;继而邪窜经脉,致使牙关紧闭,口角抽动,面如苦笑;进而邪毒入里,直犯筋脉,筋脉拘急,则项背强直,角弓反张。脉浮而弦,为邪毒感染之征。

[治疗法则]　解毒镇痉,理血祛风。

[方药举例]　五虎追风散(《晋南·史全恩家传方》)。

蝉蜕　天南星　天麻　全蝎　白僵蚕

方中全蝎、白僵蚕解毒镇痉,息风定搐;配天麻、天南星、蝉蜕以增祛风解痉之功。

若证轻者,方用止痉散(《经验方》)。

全蝎　蜈蚣

方中全蝎、蜈蚣为解毒镇痉、息风定搐之要药。以豆淋酒送服,其效更佳。

若邪毒内传攻心,病势笃重,如伴高热不退,抽搐频繁发作者,应急以中西医结合抢救。

【文献摘要】

《千金要方·卷第三》:凡产后角弓反张,及诸风病,不得用毒药,唯宜单行一两味。亦不得大发汗,特忌转泻吐利,必死无疑。

《医学心悟·妇人门》:产后汗出不止,皆由阳气顿虚,腠理不密,而津液妄泄也。如汗多亡阳,遂变为痉,其症口噤咬牙,角弓反张,尤为气血大虚之恶候,更当速服前药,庶可救疗。或问,无汗为刚痉,有汗为柔痉,古人治以小续命汤者,何也?答曰:此外感发痉也,病属外感,则当祛邪为急。若产后汗多发痉,此内伤元气,气血大亏,筋无所养,虚极生风,藉非十全大补加附子,安能敛汗液、定搐搦,而救此垂危之症乎?且伤寒汗下过多,溃疡脓血大泄,亦多发痉,并宜补养气血为主,则产后之治法更无疑矣。

(邓高丕)

第五节　产　后　发　热

产褥期间,出现发热持续不退,或突然高热寒战,并伴有其他症状者,称为"产后发热"。

本病始见于《内经》。《素问·通评虚实论篇》云:"乳子而病热……手足温则生,寒则死。"

本病以产后发热持续不退,或伴有小腹疼痛或恶露异常为特点,严重者常可危及产妇生命,应当引起高度重视。

西医学的产褥感染、产褥中暑、产褥期上呼吸道感染等可参照本病辨证治疗。

【病因病机】

引起产妇发热的原因很多,而与本病关系密切的主要病因病机有感染邪毒,入里化热;外邪袭表,营卫不和;阴血骤虚,阳气外散;败血停滞,营卫不通。

1. 血虚　素体血虚,营阴本弱,或产时产后血去过多,阴血暴虚,阴不敛阳,阳无所附,以致虚阳越浮于外,而令发热。

2. 感染邪毒　产后耗伤气血,血室正开,产时接生不慎,或产后护理不洁,或因不禁房事,致使邪毒乘虚而入,直犯胞宫,稽留于冲任、胞脉,入里化热,营卫不和,而致发热。

3. **外感** 产后耗伤气血,百脉空虚,腠理不密,卫阳不固,以致风寒暑热之邪,乘虚而入,正邪相争,营卫不和,因而发热。

4. **血瘀** 产后血室正开,感受寒邪,或情志不遂,瘀血内停,瘀阻冲任,恶露不下,败血停滞,阻碍气机,营卫不通,而致发热。

【诊断】

1. **病史** 产前不节制房事,或产后不禁房事,临产接生不慎,或滞产、难产,产创护理不洁,或失血过多,或当风感寒,冒暑受热,或情志不遂。

2. **症状** 发热恶寒,或低热不退,或乍寒乍热,或高热寒战。除发热之外,还可伴有其他症状,其中恶露异常和小腹疼痛较常见。

3. **检查**

(1)产科检查:可有软产道损伤或盆腔炎性改变。

(2)实验室检查:血常规检查,血液及阴道或宫腔排出物细菌培养。

(3)超声波检查:对盆腔脓肿的诊断可提供依据。

【鉴别诊断】

1. **蒸乳** 蒸乳发热发生于产后3~4日,乳房胀硬,乳汁未下,或下亦甚少,间有低热,俗称"蒸乳"。当乳汁畅达后,其热自除,属生理现象,不作病论。如《古今医鉴·卷十二》云:"产后蒸乳发热,恶寒者,必乳间胀硬疼痛,令产母揉,乳汁通,其热自除,不药而愈。"

2. **乳痈** 乳痈发热乃因乳脉淤阻,乳汁不得出,蕴久而发热,临床表现为乳房胀硬、红肿、热痛,甚则溃腐化脓。发热并伴有乳房局部症状是其特点。

3. **产后小便淋痛** 二者均可见发热恶寒。小便淋痛者有尿频、尿急、尿痛,可资鉴别。

【辨证论治】

本病证有虚实,病有轻重,病因不同,症状各异。应根据发热特点,恶露情况,腹痛性质及全身症状和舌脉分析明辨。治疗应在注意多虚多瘀的基础上,以调气血和营卫为主。感染邪毒者,其证危笃,变化多端,必要时中西医结合治疗。

(一)血虚证

[主要证候] 产时产后失血过多,身有微热,头晕眼花,心悸少寐,恶露或多或少,色淡质稀,小腹绵绵作痛,喜按,舌淡红,脉细弱。

[证候分析] 产后亡血伤津,阴血骤虚,阳无所依,虚阳浮越于外,则身有微热;血虚不能上荣清窍,则头晕眼花;血虚心神失养,则心悸少寐;气随血耗,气虚冲任不固,则恶露量多;血虚冲任不足,则恶露量少;气血虚弱,则恶露色淡质稀;血虚不荣,则小腹绵绵作痛,喜按。舌淡红,脉细弱,为血虚之征。

[治疗法则] 养血益气,和营退热。

[方药举例] 八珍汤(方见经行头痛)加黄芪、地骨皮。

若血虚阴亏者,症见午后热甚,两颧红赤,口渴喜饮,小便短黄,大便秘结,舌嫩红,脉细数。治宜滋阴养血清热,方用加减一阴煎(方见经间期出血)加白薇。

(二)感染邪毒证

[主要证候] 产后发热恶寒,或高热寒战,小腹疼痛拒按,恶露初时量多,继则量少,色紫黯,质

如败酱,其气臭秽,心烦不宁,口渴喜饮,小便短赤,大便燥结,舌红,苔黄而干,脉数有力。

[证候分析] 新产血室正开,百脉俱虚,邪毒乘虚内侵,损及胞宫、胞脉,正邪交争,致令发热恶寒,高热寒战;邪毒与血相搏,结而成瘀,胞脉阻痹,则小腹疼痛拒按,恶露色紫黯;热迫血行则量多,热与血结则量少;热毒熏蒸,故恶露质如败酱,其气臭秽;热扰心神,则心烦不宁;热为阳邪,灼伤津液,则口渴喜饮,小便短赤,大便燥结。舌红,苔黄而干,脉数有力,为毒热内盛之征。

[治疗法则] 清热解毒,凉血化瘀。

[方药举例] 解毒活血汤(《医林改错》)加金银花、黄芩。

连翘 葛根 柴胡 枳壳 当归 赤芍药 生地黄 红花 桃仁 甘草

方中金银花、连翘、黄芩、葛根、柴胡、甘草清热解毒,和解退热;生地黄、赤芍药凉血解毒;当归配之以和血;桃仁、红花活血行瘀;枳壳理气行滞。全方共奏清热解毒、凉血祛瘀之效。

若高热不退,大汗出,烦渴引饮,脉虚大而数者,属热盛津伤之候。治宜清热除烦,益气生津,方用白虎加人参汤(《伤寒论》)。

石膏 知母 粳米 甘草 人参

若高热不退,烦渴引饮,大便燥结,恶露不畅,秽臭如脓,小腹疼痛拒按,甚则全腹满痛,神昏谵语,舌紫黯,苔黄而燥,或焦老起芒刺,脉滑数者,为热结在里,应急下存阴。方用大黄牡丹皮汤(方见产后腹痛)。如寒热往来者,加柴胡、黄芩和解少阳。

若高热汗出,心烦不安,斑疹隐隐,舌红绛,苔少或花剥,脉弦细数者,此为热入营分。治宜清营解毒,散瘀泄热。方用清营汤(《温病条辨》)。

玄参 麦冬 生地黄 金银花 连翘 竹叶心 丹参 黄连 犀角(水牛角代)

若壮热不退,神昏谵语者,可配服安宫牛黄丸(《温病条辨》),或紫雪丹(《太平惠民和剂局方》)。

本证之发热,因产妇体质强弱不同,所感邪毒种类之差异,其临床表现也颇复杂,而且病情变化快,故当随证论治。若邪毒炽盛,向内传变与血搏结,热入营血,甚则逆传心包(脑)者,应进行中西医结合救治。

(三) 外感证

[主要证候] 产后发热恶寒,头痛身疼,鼻塞流涕,咳嗽,苔薄白,脉浮紧。

[证候分析] 产后元气虚弱,卫阳失固,腠理不实,风寒袭表,正邪交争,则发热恶寒,头痛身疼;肺与皮毛相表里,肺气失宣,则鼻塞流涕,咳嗽。苔薄白,脉浮紧,为风寒表实之征。

[治疗法则] 养血祛风,散寒解表。

[方药举例] 荆防四物汤(《医宗金鉴》)加紫苏叶。

荆芥 防风 川芎 当归 白芍药 地黄

方中四物汤养血扶正;荆芥、防风、紫苏叶祛风散寒解表。

若感冒风热者,症见发热,微恶风寒,头痛身疼,咽喉肿痛,口渴欲饮,咳嗽,痰黄,苔薄黄,脉浮数。治宜辛凉解表。方用银翘散(《温病条辨》)。

金银花 连翘 竹叶 荆芥穗 薄荷 牛蒡子 桔梗 淡豆豉 甘草 芦根

若外感暑热者,症见身热多汗,口渴心烦,倦怠乏力,舌红少津,脉虚数。治宜清暑益气,养阴生津。方用清暑益气汤(《温热经纬》),并迅速改善居处环境,降温通风。

西洋参 石斛 麦冬 黄连 竹叶 荷梗 知母 甘草 粳米 西瓜翠衣

(四)血瘀证

[主要证候] 产后乍寒乍热,恶露不下,或下亦甚少,色紫黯有块,小腹疼痛拒按,舌紫黯,或瘀点瘀斑,脉弦涩有力。

[证候分析] 产后瘀血内阻,营卫不通,阴阳失和,则乍寒乍热;瘀血内停,阻滞胞脉,则恶露不下,或下也甚少,色紫黯有块;胞脉瘀阻不通,则腹痛拒按。舌紫黯,瘀点瘀斑,脉弦或脉涩,为血瘀之征。

[治疗法则] 活血祛瘀,和营除热。

[方药举例] 生化汤(方见产后腹痛)加丹参、牡丹皮、益母草。

【文献摘要】

《万氏妇人科·卷三》:败血留滞,则经脉皆闭,荣卫不通,闭于荣则血甚而寒,闭于卫则阳甚而热,荣卫俱闭,则寒热交作,荣卫气行,则即解矣。

《医宗金鉴·妇科心法要诀》:产后发热之故,非止一端。如食饮太过,胸满呕吐恶食者,则为伤食发热。若早起劳动,感受风寒,则为外感发热。若恶露不去,瘀血停留,则为瘀血发热。若去血过多,阴血不足,则为血虚发热。

《沈氏女科辑要笺正·卷下》:新产发热,血虚而阳浮于外者居多。亦有头痛,此是虚阳升腾,不可误为冒寒,妄投发散,以煽其焰。此唯潜阳摄纳,则气火平而热自已。如其瘀露未尽,稍参宣通,亦即泄降之意,必不可过于滋填,反增其壅。感冒者,必有表证可辨,然亦不当妄事疏散。诸亡血虚家,不可发汗……唯和其营卫,慎其起居,而感邪亦能自解。

(邓高丕)

第六节 | 产 后 身 痛

产褥期间,出现肢体、关节酸痛、麻木、重着者,称"产后身痛"。亦称"产后遍身疼痛""产后关节痛"。本病始见于《诸病源候论》。该书"卷四十三"云:"产则伤动血气,劳损脏腑,其后未平复,起早劳动,气虚而风邪乘虚伤之,致发病者,故曰中风。若风邪冷气,初客皮肤经络,疼痹不仁,苦乏少气。"

本病主要发生在产褥期内,与产褥生理密切相关,是产后常见病之一。

西医学风湿、类风湿引起的产褥期关节疼痛可参照本病辨证论治。

【病因病机】

产后百脉空虚,气血不足为其发病的重要内在因素,风寒湿之邪乘虚而入,为其外在因素。主要病机是产后气血虚弱,风寒湿之邪乘虚而入,使气血凝滞,"不通则痛";或产后气血虚弱,经络失养"不荣则痛",从而导致产后身痛。

1. **血虚** 素体血虚,或产时产后失血过多,阴血愈虚,冲任不足,四肢百骸、筋脉关节失之濡养,而致肢体酸楚,麻木,疼痛。

2. **血瘀** 产伤血瘀,或产后恶露去少,冲任停瘀,血瘀不去,留滞经脉筋骨之间,气血运行受阻,发为产后身痛。

3. **外感** 产后百节空虚,卫表不固,腠理不密,起居不慎,风寒湿邪乘虚而入,客于经络、关节、肌肉,凝滞气血,经脉痹阻,瘀滞作痛。

【诊断】

1. 病史 产时、产后血去过多,产褥期汗出不止,当风感寒,居处环境潮湿阴冷。
2. 症状 肢体关节酸痛、麻木、重着,恶风畏寒,关节活动不利,甚则关节肿胀。
3. 检查
(1) 体格检查:关节活动度减低,或关节肿胀,病久不愈者可见肌肉萎缩,关节变形。
(2) 实验室检查:血常规、血钙、红细胞沉降率、抗溶血性链球菌"O"、类风湿因子等。

【鉴别诊断】

痹病 本病外感型与痹病的发病机制相同,故临床表现也颇相似。其鉴别要点:本病皆发生于产褥期,而痹病则任何时候均可发病。若本病日久不愈,超过产褥期者,则属痹病。产后身痛者,每有失血耗气之诱因,治疗时以大补气血为先,稍事疏散,此与痹病不同。

【辨证论治】

辨证重在辨其疼痛的性质。肢体酸痛、麻木者,多属虚证;疼痛按之加重者,多为瘀证。疼痛游走不定者,为风;冷痛而得热痛减者,多寒;肿痛灼热者,为热;重着而痛者,多湿。

(一) 血虚证

[主要证候] 产后遍身酸痛,肢体麻木,关节酸楚,面色无华,头晕心悸,舌淡,苔少,脉细无力。

[证候分析] 因产血去过多,百骸空虚,血虚经脉失养,则遍身疼痛,肢体麻木,关节酸楚;血虚不能上濡于面,则面色无华;血虚内不养心则心悸,上不荣髓海则头晕。舌淡,少苔,脉细无力,为血虚之征。

[治疗法则] 补血益气,通络止痛。

[方药举例] 黄芪桂枝五物汤(方见经行身痛)加当归、鸡血藤。

若关节疼痛较重兼有外邪者,酌加穿山龙、威灵仙、羌活、独活以疏风活络止痛。

若兼肾虚者,症见腰背疼痛,胫膝酸软,足跟痛,舌淡,苔薄,脉沉细。治宜补肾填精,强腰壮骨。方用养荣壮肾汤(《叶天士女科证治》)加熟地黄、山茱萸。

当归 川芎 独活 肉桂 防风 杜仲 川续断 桑寄生 生姜

方中熟地黄、山茱萸滋肾填精养血;杜仲、川续断、桑寄生补肾强腰,壮筋骨;肉桂、生姜温经散寒;防风、独活祛风湿而止痛;当归、川芎养血活血止痛。全方可收补肾填精、强腰壮骨止痛之效。

(二) 血瘀证

[主要证候] 产后遍身疼痛,或关节刺痛,按之痛甚,恶露量少色黯,排出不畅,小腹疼痛拒按,舌紫黯,苔薄白,脉弦涩。

[证型分析] 因恶露不下,瘀血稽留肌肤、经络、骨节之间,脉络郁阻,气血运行不畅,则产后遍身疼痛,或关节刺痛,按之痛甚;瘀血留滞,胞脉不利,则恶露量少色黯,小腹疼痛拒按。舌紫黯,苔薄白,脉弦涩,为瘀血内阻之征。

[治疗法则] 活血化瘀,通络止痛。

[方药举例] 生化汤(方见产后腹痛)加桂枝、牛膝。

若身痛较甚,脉络青紫者,酌加红花、鸡血藤以增强活血行瘀、宣络止痛之效。若痛处不温,喜热熨者,酌加姜黄、川乌、草乌以温经散寒止痛。

(三) 外感证

[主要证候] 产后遍身疼痛,项背不舒,关节不利,或痛处游走不定,或冷痛剧烈,恶风畏寒,或关节肿胀、重着,或肢体麻木,舌淡,苔薄白,脉浮紧。

[证候分析] 产后失血耗气,腠理不密,百骸空虚,摄生不慎,风寒湿邪乘虚内侵,稽留于肌肤、经络、关节之间,阻痹气血运行,则遍身疼痛,项背不舒,关节不利;风邪偏盛者,其痛处游走无定;寒邪偏盛者,则冷痛剧烈,恶风畏寒;湿邪偏盛者,则关节肿胀、重著;邪阻经脉,血行不畅,肢体失养,则麻木。舌淡,苔薄白,脉浮紧,为外感邪气之征。

[治疗法则] 养血祛风,散寒除湿。

[方药举例] 独活寄生汤(《千金要方》)。

独活 桑寄生 秦艽 防风 细辛 当归 川芎 白芍药 干地黄 桂心 茯苓 杜仲 人参 牛膝 甘草

方中四物汤养血和血;人参、茯苓、甘草益气固表;独活、秦艽、防风除湿止痛;桂心、细辛温经散寒止痛;杜仲、牛膝、桑寄生补益肝肾,强筋壮骨。全方扶正祛邪,有养血益气、祛风散寒、除湿止痛之效。

【文献摘要】

《陈素庵妇科补解·产后众疾门》:产后气血俱虚,气虚则气之行于脉外也多壅,而不能周通一身,血虚则血之行于脉中也常滞,而不能滋荣于一体。外风乘虚而入,余血因虚而阻,遍身筋脉时作疼痛,甚则腰背强硬,不能俯仰,手足拘挛,不能屈伸,或身热头痛,或咳唾多痰,久则为痿痹,为瘀疾,为半身不遂诸证……壅者散之,滞者行之,周身流通,毫无阻碍,外风不入,内风不留,有何疼痛哉!

《沈氏女科辑要笺正·第二十四节》云:此证多血虚宜滋养,或有风寒湿三气杂至之痹,则养血为主,稍参宣络,不可峻投风药。

(史 云)

第七节 | 产后恶露不绝

产后血性恶露持续2周以上,仍淋漓不断者,称为"恶露不绝"。又称"恶露不尽""恶露不止"。本病始见于《金匮要略方论》。该书"卷下"云:"产后七八日,无太阳证,少腹坚痛,此恶露不尽,不大便……宜大承气汤。"

本病以产后血性恶露过期不止为特点,或伴有其他全身症状。

西医学产后子宫复旧不全、胎盘胎膜残留、晚期产后出血等疾病,均可参照本病辨证治疗。

【病因病机】

本病发病机制主要为冲任不固,气血运行失常。恶露乃血所化,出于胞中而源于血海。气虚冲任不固,血失统摄;血热损伤冲任,迫血妄行;或瘀阻冲任,血不归经,均可导致恶露不绝。常由气虚、血热和血瘀所致。

1. 气虚 素体虚弱,产时气随血耗,其气益虚,或产后操劳过早,劳倦伤脾,中气不足,血失统摄,以致恶露过期不止。

2. 血热 产妇素体阴虚,加之产时亡血伤津,阴血更亏,阴虚内热;或产后感受热邪;或因情志不遂,肝郁化热,热扰冲任,迫血妄行,而致恶露不绝。

3. 血瘀 产后胞宫、胞脉空虚,寒邪乘虚而入,寒凝血瘀;或七情内伤,气滞血瘀,瘀阻冲任,血不归经,以致恶露淋漓不净。

【诊断】

1. 病史 素体虚弱,多胎、滞产及流产史。

2. 症状 产后血性恶露逾2周仍淋漓不止,小腹或坠或胀或痛。

3. 检查

(1) 产科检查:子宫复旧不良,子宫较正常产褥者同期之子宫大而软,或伴压痛。胎盘或胎膜残留者有时可见胎盘或胎膜组织堵塞于子宫颈口处。

(2) 实验室检查:血常规,可见贫血,或感染改变。

(3) 超声波检查:了解子宫大小,宫腔内有无残留。

【辨证论治】

辨证应以恶露的量、色、质、气味以及全身症状辨别寒、热、虚、实。如恶露量多,色淡,质稀,无臭气者,多为气虚;色红或紫,黏稠而臭秽者,多为血热;色黯有块,小腹疼痛者,多为血瘀。同时也要结合全身症状进行辨证。治疗应遵循虚者补之、瘀者攻之、热者清之的原则,切不可轻用固涩之剂,以致助邪,变生他病。

(一) 气虚证

[主要证候] 产后恶露过期不止,量多,色淡红,质稀,无臭味,精神倦怠,四肢无力,气短懒言,小腹空坠,面色白,舌淡,苔薄白,脉缓弱。

[证候分析] 气虚统摄无权,冲任不固,则恶露过期不止,血量较多;血失气化,则色淡,质稀,无臭味;气虚中阳不振,则精神倦怠,四肢无力,气短懒言;中气不足,升举无力,则小腹空坠;气虚清阳不升,则面色白。舌淡,苔薄白,脉缓弱,为气虚之征。

[治疗法则] 益气摄血固冲。

[方药举例] 补中益气汤(方见月经先期)加阿胶、艾叶、海螵蛸。

若症见恶露过期不止,腰膝酸软,头晕耳鸣者,此乃肝肾不足,酌加菟丝子、金樱子、川续断、巴戟天等补肝肾,固冲任。

(二) 血热证

[主要证候] 产后恶露过期不止,量较多,色深红,质黏稠,气臭秽,咽干口燥,面色潮红,舌红苔少,脉细数无力。

[证候分析] 产后营阴耗损,虚热内生,气郁化热,或感热邪,热扰冲任,迫血妄行,故恶露过期不止,量较多;血被热灼,则色深红,质黏稠,气臭秽;虚热上浮,故面色潮红;阴液不足,则口燥咽干。舌红,苔少,脉细数无力,为阴虚内热之征。

[治疗法则] 养阴清热,凉血止血。

[方药举例]　保阴煎(方见月经过多)加煅牡蛎、炒地榆。

若兼乳房、少腹胀痛,心烦易怒,恶露中挟有血块,口苦咽干,脉弦数者,此属肝郁血热之证。治宜疏肝解郁,清热止血。方用丹栀逍遥散。

(三) 血瘀证

[主要证候]　产后恶露过期不止,淋漓量少,或突然量多,色黯有块,小腹疼痛拒按,块下痛减,舌紫黯,或有瘀点,脉弦涩。

[证候分析]　瘀血阻滞冲任,新血不得归经,则恶露过期不止,淋漓量少,或突然量多,色黯有块;瘀血内阻,不通则痛,故小腹疼痛拒按;块下瘀滞稍通,故使痛减。舌紫黯,脉弦涩,为瘀血阻滞之征。

[治疗法则]　活血化瘀,理血归经。

[方药举例]　生化汤(方见产后腹痛)加益母草、茜草、三七。

若兼口干咽燥,舌红,脉弦数者,酌加地榆、黑黄柏以清热止血。

若为胞衣残留者,出血量多或服中药效果不佳,可行清宫手术。

【文献摘要】

《医宗金鉴·妇科心法要诀》:产后恶露乃裹儿污血,产时当随胎而下。若日久不断,时时淋漓者,或因冲任虚损,血不收摄,或因瘀行不尽,停留腹内,随化随行者,当审其血之色,或污浊不明,或浅淡不鲜,或臭,或腥,或秽,辨其为实、为虚而攻补之。虚宜十全大补汤加阿胶、续断,以补而固之。瘀宜佛手散,以补而行之。

《医学心悟·妇人门》:产后恶露不绝,大抵因产时劳伤经脉所致也。其症若肝气不和,不能藏血者,宜用逍遥散。若脾气虚弱,不能统血者,宜用归脾汤。若气血两虚,经络亏损者,宜用八珍汤。若瘀血停积,阻碍新血,不得归经者,其症腹痛拒按,宜用归芎汤送下失笑丸,先去其瘀而后补其新,则血归经矣。

【现代研究】

中医药治疗产后、流产后恶露不绝有着明显的优势与特色,临床上多从血瘀入手进行论治,取得了较好的疗效。有学者用补气化瘀法治疗产后恶露不绝[李红瑜.江苏中医药,2013,45(3):39]取得较好的临床疗效。亦有学者运用清热祛瘀法治疗药流产后宫腔残留,对促进蜕膜的排出、减少药流后出血等副反应有较良好的效果[唐莎,等.湖南中医杂志,2016,32(2):65]。

(史　云)

第八节　产后情志异常

产褥期内产妇精神抑郁,情绪低落,少语或不语;或身倦乏力,心烦不安,失眠或多眠;或神志错乱,或狂言妄语,妄想自害或害婴等症状者,称为"产后情志异常"。

本病相关记载,始见于《诸病源候论》,该书"卷四十三"云:"产后虚烦短气候,此由产时劳伤重者,血气虚极,则其后不得平和,而气逆乘心,故心烦也。气虚不足,故短气也。"又云:"产后心虚候,肺主气,心主血脉,而血气通荣脏腑,遍循经络,产则血气伤损,脏腑不足,而心统领诸脏,其劳伤不足,则令惊悸恍惚,是心气虚也。"再云:"产后风虚癫狂候,产后血气俱虚,受风邪入并于阴则癫忽发……邪入并于阳则狂,发则言语倒错,或自高贤,或骂詈不避尊卑是也。"此后《妇人大全良方》较广泛论述相关病证,分别列有"产后癫狂""产后狂言谵语如有神灵""产后不语""产后乍见鬼神"等方论,为后世奠定了基础。

本病发生与精神压力太大有关,相关因素有:社会因素,过去无二胎政策时,突然二胎怀孕,孕期一直忧愁思虑处理办法;家庭生活因素,夫妻关系不和,婆媳关系不和,经济困难等;分娩因素,产程过长,出血过多,盼子生女,胎儿意外等;产后因素,产后护理不当,产妇不满意,产后护理不洁,感染邪毒,高热腹痛谵语等。本病一般发生在产后2周内。

西医学的产褥期抑郁症可参考本病辨证论治。

【病因病机】

产后多虚,素体气血不足,产后失血过多;或素体脾虚,气血化源不足;以致心血不足,神失所养。产后多瘀,产时产后感寒,胞宫瘀血内停,血瘀气逆,败血冲心,心神不宁;或产时产后感染邪毒,邪毒瘀血搏结胞宫,血瘀气逆,上扰神明,神昏谵语。素性抑郁,或愤怒过度,产时产后失血又情志所伤,以致肝气郁结,魂魄不宁,情志异常。

1. 心血不足　素体气血不足,产时产后失血过多;或素体脾虚,气血化源不足,以致心血不足,神失所养,导致产后情志异常。《陈素庵妇科补解·产后众疾门》云:"产后恍惚方论,产后恍惚,由心血虚而惶惶无定也……失血则神不守舍,故恍惚无主……甚或头旋目眩,坐卧不常,夜则更加,饥则尤剧,宜天王补心丹。"

2. 血瘀气逆　产时产后感寒,胞宫瘀血内停,血瘀气逆,败血冲心,心神不定;产时产后感染邪毒,邪毒瘀血搏结胞宫,血瘀气逆,上扰神明,遂致产后情志异常。《经效产宝·卷中》云:"产后余血奔心烦闷方论,疗产后余血不尽,奔冲心,烦闷腹痛。"

3. 肝气郁结　素性抑郁,或愤怒过度,产时产后失血,又被情志所伤,以致肝气郁结,魂魄不宁,遂致产后情志异常。

【诊断】

1. 病史　产时或产后失血过多,难产史,产后精神刺激病史。产后感染史,家庭生活不和史。

2. 症状　产后精神抑郁,或悲伤欲哭,悲观厌世,哭笑无常,或焦虑多疑,神倦乏力,失眠多梦,烦躁易怒,狂言妄语,如见鬼神,重者甚至伤害婴儿或自杀。多在产后2周内出现,逐渐加重。

3. 检查

(1) 产科检查:可有原产道损伤,或者盆腔炎性改变。

(2) 实验室检查:血常规检查,有失血多者,可能贫血。血液、阴道或宫腔排出物细菌培养。

【鉴别诊断】

1. 产后神经衰弱　主要表现为失眠、多梦、记忆力下降及乏力等,经充分休息,可较快恢复。

2. 产后抑郁性精神病　属精神病学范畴,有精神分裂症状,如语言行为混乱、妄想、躁狂、幻觉、有自杀行为等。

【辨证论治】

本病论治应根据产后多虚多瘀和气血变化特点,针对心血不足、瘀血内阻和肝气郁结的不同脉证给予恰当治疗。心血不足,心神不宁者,宜补血滋阴、养心安神为主;血瘀气逆,上扰神明者,宜活血化瘀、镇静安神为主;兼寒者宜酌加茴香、炮姜、肉桂之类;若兼热毒神昏谵语者,宜改清热解毒,活血化瘀之重剂;肝气郁结,魂魄不宁者,宜疏肝解郁、镇静安神。

（一）心血不足证

[主要证候]　产后心神不宁,悲伤欲哭,情绪低落,沉默寡言,失眠多梦,心悸,怔忡,恶露量多,神疲乏力,面色苍白或萎黄,舌质淡,苔薄白,脉细弱。

[证候分析]　产后失血过多,血虚不能濡养心神,故产后心神不宁;血虚神失所养,故悲伤欲哭,情绪低落,沉默寡言,失眠多梦,心悸,怔忡,精神不振;脾虚冲任不固,故恶露量多;脾虚气血化源不足,故神疲乏力。面色苍白或萎黄,舌质淡,苔薄白,脉细弱均为心血不足之征。

[治疗法则]　补血滋阴,养心安神。

[方药举例]　天王补心丹(方见经断前后诸证)。

（二）血瘀气逆证

[主要证候]　产后抑郁寡欢,默默不语,神志恍惚,失眠多梦;或神志错乱,或狂言妄语,如见鬼神,喜怒无常,苦笑无休;恶露淋漓日久不净,色紫黯有块,小腹刺痛拒按。面色晦暗,舌黯有瘀斑,苔白,脉弦或涩。

[证候分析]　产时产后感寒,胞宫内瘀血停滞,血瘀气逆,败血上攻,闭阻心窍,神明失常,故产后抑郁寡欢,默默不语,失眠多梦,神志恍惚;瘀血冲心,心神失常,故致神志错乱,狂言妄语,如见鬼神,喜怒无常,苦笑无休;瘀血不去,新血不得归经,则恶露淋漓日久不止,色紫黯有块;瘀血内阻,不通则痛,故小腹刺痛拒按。面色晦暗及舌黯有瘀斑,苔白,脉弦或涩均为瘀血内阻之征。

[治疗法则]　活血化瘀,镇静安神。

[方药举例]　癫狂梦醒汤(《医林改错》)酌加龙骨、牡蛎、酸枣仁。

桃仁　赤芍　柴胡　香附　青皮　陈皮　大腹皮　桑白皮　紫苏子　木通　半夏　甘草

方中重用桃仁、赤芍活血化瘀;柴胡、香附理气解郁;青皮、陈皮、大腹皮、桑白皮、紫苏子理气行气降逆;半夏、甘草和胃调中;龙骨、牡蛎、酸枣仁镇静降逆以安心神。

（三）肝气郁结证

[主要证候]　产后精神抑郁,心神不宁,烦躁易怒,夜不能寐,或噩梦纷纭,惊悸易醒;胸胁乳房胀痛,善太息;恶露或多或少,排出不畅,色紫黯有块。舌红,苔薄,脉弦。

[证候分析]　素性抑郁,加之产后情志不遂,肝失疏泄,故产后精神抑郁,心神不宁,烦躁易怒,夜不能寐或噩梦纷纭,惊悸易醒;肝气郁结,气机不畅,故胸胁乳房胀痛,善太息;肝气郁结,疏泄失常,故恶露或多或少;气滞不能行血,瘀血内停,故恶露色紫黯有块。舌红,苔薄,脉弦均肝气郁结之征。

[治疗法则]　疏肝解郁,镇静安神。

[方药举例]　逍遥散(方见月经先后无定期)。加郁金、夜交藤、柏子仁、酸枣仁、牡蛎。

若肝郁化火者,加牡丹皮、栀子、夏枯草。

【文献摘要】

《经效产宝·卷中》:产后心惊中风方论,疗产后心虚,惊悸不定,乱语谬误,精神恍惚不主,当由心虚所致。

《妇人大全良方·卷三十八》:产后狂言谵语如有神灵方论,一则因产后心虚……二则产后脏虚……三则宿有风毒……四则产后心虚中风……五则产后多因败血迷乱心经而癫狂,言语错乱无常,或晕闷者,当于本卷第五六论求之;六则因产后感冒风寒,恶露斩然不行,憎寒发热如疟,昼日明了,暮则谵语,如见鬼状,当作热入血室治之。

《陈素庵妇科补解·产后众疾门》:产后发狂方论,产后发狂,其故有三:有因血虚心神失守;有因败血冲心;有因惊恐;遂至心神颠倒。其脉左寸浮而大,外症昏不知人,或歌呼骂詈,持刀杀人。因血虚者,辰砂石菖蒲散。败血入心者,蒲黄黑荆芥散。因惊者,枣仁温胆汤。总于安神养血为主。

《万氏妇人科·产后》云:心主血,血去太多,心神恍惚,睡眠不安,言语失度,如见鬼神,俗医不知以为邪祟,误人多矣。茯神散主之……如心下胀闷,烦躁昏乱,狂言妄语,如见鬼神者,此败血停积,上干于心,心不收触,便成此症,芎归泻心汤主之。

(史　云　马文光)

第九节　产后小便不通

产后小便点滴而下,甚或闭塞不通,小腹胀急疼痛者,称为"产后小便不通"。又称"产后小便难"。

本病始见于《诸病源候论》。该书"卷四十四"云:"因产动气,气冲于胞,胞转屈辟,不得小便故也。亦有小肠本挟于热,因产水血俱下,津液竭燥,胞内热结,则小便不通也。然胞转则小腹胀满,气急绞痛;若虚热津液竭燥者,则不甚胀急,但不通。"

本病多发生于产后 3 日内,尤其在产后 12 h 内最常见,亦可发生在产褥期中,以初产妇、滞产及手术助产后多见,为产后常见病。

西医学的产后尿潴留可参照本病辨证治疗。

【病因病机】

小便的正常排出,有赖于膀胱气化的调节。膀胱气化不利,而致小便不通为其主要病机。常由气虚、肾虚、气滞和血瘀所致。

1. 气虚　素体虚弱,中气不足,或产时劳力伤气,或失血过多,气随血耗,以致脾肺之气益虚,不能通调水道,膀胱气化不利,而致小便不通。

2. 肾虚　素禀薄弱,元气不足,复因分娩损伤肾气,以致肾阳不振,命门火衰,气化失司,膀胱气化不利,致令小便不通。

3. 气滞　素性抑郁,或产后情志不遂,肝气郁结,气机阻滞,清浊升降失常,膀胱气化不利,而致小便不通。

4. 血瘀　多因滞产,膀胱受压过久,血瘀内伤,或产后恶露不下,败血停滞,气血运行不畅,膀胱气化不利,而致小便不通。

【诊断】

1. 病史　禀赋不足,素体气虚,有难产、产程延长、手术助产史。

2. 症状　新产后,尤以产后 6~8 h 或产褥期,产妇发生小便不行,或点滴而下,小腹胀急,疼痛。

3. 检查

(1) 腹部检查:下腹部可扪及充盈的膀胱,触痛。

（2）妇科检查：无异常。

（3）辅助检查：尿常规检查无异常，必要时可行导尿术辅助诊断。

【辨证论治】

产后小便不通，有虚、实之别。治疗时，以"通利小便"为治疗原则，虚者宜补气温阳以化之，实者宜疏利决渎以通之。

（一）气虚证

［主要证候］　产后小便不通，小腹胀急疼痛，精神萎靡，气短懒言，面色白，舌淡，苔薄白，脉缓弱。

［证候分析］　脾肺气虚，不能通调水道，下输膀胱，膀胱气化不利，则产后小便不通；脬中尿液滞留而不得下行，则小腹胀急疼痛；气虚中阳不振，故精神萎靡，气短懒言；清阳不升则面色白。舌淡，苔薄白，脉缓弱，为气虚之征。

［治疗法则］　益气生津，宣肺行水。

［方药举例］　补气通脬饮（《女科辑要》）。

黄芪　麦冬　通草

方中黄芪补益脾肺之气，气旺则水行；麦冬养阴滋液；通草甘淡利小便。全方共奏益气生津利尿之功。

若汗多不止，咽干口渴者，酌加沙参、葛根以生津益肺；伴腰膝酸软者，酌加杜仲、巴戟天以补肾壮腰膝。

（二）肾虚证

［主要证候］　产后小便不通，小腹胀急疼痛，坐卧不宁，腰膝酸软，面色晦黯，舌淡，苔薄润，脉沉细无力，尺脉弱。

［证候分析］　素体肾虚，因产肾气受损，肾阳不振，不能化气行水，膀胱气化不利，故令小便不通；尿蓄于膀胱不得出，故令小腹胀急疼痛，坐卧不宁；腰为肾之外府，肾主骨，肾虚失养，则腰膝酸软。面色晦黯，舌淡，苔薄润，脉沉细无力，尺脉弱，为肾阳虚之征。

［治疗法则］　补肾温阳，化气行水。

［方药举例］　济生肾气丸（《济生方》）。

炮附子　茯苓　泽泻　山茱萸　炒山药　车前子　牡丹皮　官桂　川牛膝　熟地黄

方中附子、官桂温肾助阳；熟地黄、山药、山茱萸补肾滋阴；茯苓、泽泻、车前子、牛膝利水通溺；牡丹皮泻肾中伏火。全方合用有补肾阳、益肾阴、助气化、通小便之功效。

若腰痛甚者，酌加巴戟天、炒杜仲、续断以补肾强腰；小腹下坠者，酌加黄芪、党参、升麻以益气升阳。

（三）气滞证

［主要证候］　产后小便不通，小腹胀痛，情志抑郁，或胸胁胀痛，烦闷不安，舌苔正常，脉弦。

［证候分析］　因产后情志不遂，肝郁气滞，致清浊升降之机壅滞，膀胱气化不利，故小便不通；尿液潴留，久之则小腹胀痛；肝气郁滞，失其条达，故情志抑郁，胸胁胀痛，烦闷不安。舌苔正常，脉弦，为气滞之征。

［治疗法则］　理气行滞，行水利尿。

［方药举例］　木通散（《妇科玉尺》）。

枳壳 槟榔 木通 滑石 冬葵子 甘草

方中枳壳、槟榔理气行滞,气行则水行;木通、滑石、冬葵子利水通小便;甘草和中。全方合用有理气行滞、调畅气机、通利小便之效。

(四) 血瘀证

[主要证候] 产后小便不通,小腹胀满刺痛,乍寒乍热,舌黯,苔薄白,脉沉涩。

[证候分析] 因难产,产程过长,膀胱受压,气血循行受阻,瘀血阻滞,气机不畅,则膀胱气化不利,小便不通;尿潴留于膀胱不得出,则令小腹胀满刺痛;瘀血内阻,阴阳失和,故乍寒乍热。舌黯,苔薄白,脉弦涩,为血瘀之征。

[治疗法则] 养血活血,祛瘀利尿。

[方药举例] 加味四物汤(《医宗金鉴》)。

熟地黄 白芍药 当归 川芎 蒲黄 瞿麦 桃仁 牛膝 滑石 甘草梢 木香 木通

方中熟地黄、白芍药养血缓急止痛;当归、川芎养血活血;蒲黄、桃仁、牛膝活血祛瘀止痛;木香宣通气机;瞿麦、滑石、木通、甘草梢通利小便。

【其他疗法】

1. 艾灸 取百会、关元穴。

2. 针刺 取中极、三阴交、阴陵泉、关元、气海穴。

3. 推拿疗法 在关元穴推压并间断向耻骨联合方向下推,手法按逆时针方向,先轻后重,5～15 min。

【文献摘要】

《陈素庵妇科补解·产后众疾门》:产后小便不通,因肠胃挟热,产后水血俱下,津液燥竭,热结膀胱,故不通也。亦有未产之前,内积冷气,产时尿胞运动,产后腹胀如鼓,小便不通,闷乱欲死者。内亡津液,当滋肾水以培天乙之源;内积冷气,温下焦以利水则胀自已,可服木通散及葱白补骨脂汤,分别主之。

《万氏妇人科·卷三》:产后气虚,不能运化流通津液,故使小便不通,虽通而亦短少也。勿作淋秘,轻用渗利之药,其气益虚,病亦甚,宜加味四君子汤主之。又有恶露不来,败血停滞,闭塞水渎,小便不通。其症小腹胀满刺痛,乍寒乍热,烦闷不安,加味五苓散主之。

《沈氏女科辑要笺正·卷下》:所谓气虚不升,是中州清阳之气下陷,反致膀胱窒塞不通,即所谓州都之气化不行者。黄芪补气,能升举清气,而不如升麻之轻迅,即在产后,亦可无弊,重用固宜。谓麦冬能清上源者,肺气不宣,则小水闭塞,麦冬润肺,是滋其源。然尤宜宣通肺气,紫菀、兜铃、桑白皮、路路通等,俱为通泄小水极验之药。而桂枝能通太阳气,下元阳虚者宜之。

【现代研究】

产后小便不通是产后较常见的疾病,针灸、内外合治疗效可靠。有学者选用针刺中极、三阴交、阴陵泉、足三里四穴,随证配伍血海、气海、关元,治疗产后小便不通,疗效显著[王发根,等.实用中西医结合临床,2012,12(2):87～88]。运用芒针针刺上髎、次髎、中髎、会阳治疗产后小便不通疗效显著[杨玉霞,等.河北中医,2013,35(3):402～403]。针刺曲骨、中极、关元、水道、三阴交、阴陵泉配合补中益气汤加减治疗产后尿潴留,有效率达91.67%[张大伟,等.中国中医基础医学杂志,2011,17(10):1146,1149]。采用盆底肌训练预防产后尿潴留疗效较好[周燕莉,等.护士进修杂志,2012,27(21):1992～1993]。以中药封包治疗产后尿潴留临床效果显著[仲艳敏,等.安徽医药,2015,19(11):2217～2219]。

(李 燕)

第十节 产后小便频数与失禁

产后小便次数增多,甚至日夜数十次,称为"产后小便频数"。若小便自遗,滴沥而下,不能约束者,称为"产后小便失禁"。

本病始见于《诸病源候论》。该书"卷四十四",云:"产后小便数候,胞内宿有冷,因产气虚,而冷发动,冷气入胞,虚弱不能制其小便,故令数。""产后遗尿候,因产用气,伤于膀胱,而冷气入胞囊,胞囊缺漏,不禁小便,故遗尿。多因产难所致。"

产后小便频数与失禁,皆与分娩或产伤有关,主要由分娩时膀胱受压过久,或接生不慎,或难产手术损伤膀胱所致。多见于平素身体虚弱,或分娩时难产、滞产及有手术助产史的产妇。

西医学的产后尿失禁,或膀胱阴道瘘可参照本病辨证治疗。

【病因病机】

产后小便频数与失禁的主要发病机制为膀胱失约。常由气虚、肾虚和产伤所致。

1. 气虚　素体虚弱,肺气不足,因产努力伤气,或因产程过长,气随血耗,以致肺气益虚,不能制约水道,膀胱失约,不能藏纳尿液,而致小便频数或失禁。

2. 肾虚　素禀薄弱,肾气不足,因产难损伤气血,使肾气更虚,肾虚则开合不利,膀胱失约,而致小便频数或失禁。

3. 产伤　临产产程过长,胎儿久压膀胱,致使被压部位气血亏少而失于濡养,继而成瘘;或因手术不慎损伤膀胱而成瘘,膀胱不约而小便失禁。

【诊断】

1. 病史　素体虚弱,有难产、产程过长及手术助产史。

2. 症状　小便次数增多,或小便不能自约,时时漏出。

3. 检查　产伤者有尿液自阴道漏出,尿瘘损伤可探知。

【辨证论治】

辨证要点重在观察小便排出情况,结合脉证,辨其为虚而不约,或为伤而失控。

(一) 气虚证

[主要证候]　产后小便频数或失禁,气短懒言,倦怠乏力,小腹下坠,面色不华,舌淡,苔薄白,脉缓弱。

[证候分析]　气虚则三焦决渎无权,膀胱失约,故小便频数或失禁;脾肺气虚,中阳不振,故气短懒言,倦怠乏力;气虚下陷,则小腹下坠;气虚血亏,不能外荣,故面色不华。舌淡,苔薄白,脉缓弱,为气虚之征。

[治疗法则]　益气固摄。

[方药举例]　黄芪当归散(《医宗金鉴》)加山茱萸、益智仁。

人参 白术 黄芪 当归 白芍药 甘草 猪尿脬

方中人参、黄芪、白术、甘草大补元气,以复制约之权;当归、白芍药养血益阴;山茱萸、益智仁、猪尿脬补肾固脬。全方共奏益气养血、固摄之效。

若小腹胀而坠者,酌加枳壳、小茴香以调气;若形寒肢冷,腰酸痛者,酌加肉桂、巴戟天、补骨脂以温肾扶阳,强壮腰脊。

(二)肾虚证

[主要证候] 产后小便频数或失禁,夜尿尤多,头晕耳鸣,腰膝酸软,面色晦黯,舌淡,苔白滑,脉沉细无力,两尺尤弱。

[证候分析] 肾司二便,肾虚关门不利,膀胱失约,则小便频数或失禁,夜尿多;肾虚精亏,不能充髓养脑,则头晕耳鸣;肾虚外府失养,则腰膝酸软。面色晦黯,舌淡,苔白滑,脉沉细无力,尺脉尤弱,为肾阳虚之征。

[治疗法则] 温阳化气,补肾固脬。

[方药举例] 金匮肾气丸(《金匮要略》)加益智仁、桑螵蛸。

附子 桂枝 干地黄 山药 山茱萸 泽泻 茯苓 牡丹皮

方中地黄、山茱萸滋阴补肾填精;泽泻、茯苓、牡丹皮补脾益肾,利水而止频数;附子、肉桂温肾阳,闭关门,化气行水而止失禁;全方共奏补肾温阳,化气行水,固摄之效。

(三)产伤证

[主要证候] 产后小便失禁,或从阴道漏出,或尿中夹血,有难产或手术助产史,舌质正常,苔薄,脉缓。

[证候分析] 由于难产或手术助产,损伤膀胱,不约或成瘘,不能蓄存尿液,故使小便失禁,或从阴道漏出,或尿中挟血;病由外伤,内无寒热,故舌质正常,苔薄,脉缓。

[治疗法则] 益气养血,生肌补脬。

[方药举例] 完胞饮(《傅青主女科》)。

人参 白术 茯苓 生黄芪 当归 川芎 桃仁 红花 益母草 白及 猪脬 羊脬

方中人参、黄芪、白术、茯苓大补元气;当归、川芎、桃仁、红花、益母草养血活血,气血旺盛则可生肌补损;白及生肌止血;猪脬、羊脬以脏补脏。全方合用共奏益气养血、生肌补脬之效。

若用药不效,或瘘道较大,不宜用药者,则应手术修补。

【文献摘要】

《张氏医通·卷十一》:产后小便数,乃气虚不能制水,补中益气加车前、茯苓。若膀胱阴虚而小便淋漓,生料六味合生脉散,滋其化源,须大剂煎成,隔汤顿热,续续进之。产后遗尿不知,乃气虚不能统血也,补中益气汤。若新产廷孔未敛,溺出不知,此恒有之,至六七朝自止,不必治也。

《万氏妇人科·卷三》:下焦如渎,所以主潴泄也。产后气血虚脱,沟渎决裂,潴蓄不固,水泉不止,故数而遗。下者举之,脱者涩之,宜用升阳调元汤和桑螵蛸散主之。

【现代研究】

产后小便频数、失禁可见于西医学之产后尿失禁,泌尿生殖道瘘。有学者研究,产后早期进行补中益气汤口服联合Kegel训练可以有效防治产后压力性尿失禁的发生和发展[洪静娟,等.中国妇幼保健,2011,26(35):5619~5621]。有学者运用电刺激联合生物反馈训练可以降低产后尿失禁阳性率,并增强盆底肌力,产后不同时间段开始康复训练能明显改善产妇盆底肌力和尿失禁症状[李环,等.中国全科医学,2013,16(11):3699~3704]。

(李 艳)

第十一节   产后大便难

产后饮食如常,大便数日不解,或艰涩难以解出者,称为"产后大便难"。又称"产后大便不通"。

本病始见于《金匮要略方论》。该书"卷下"云:"新产妇人有三病,一者病痉,二者病郁冒,三者大便难……亡津液,胃燥,故大便难。"此外《诸病源候论》列有"产后大便不通候"。

本病为新产三病之一,临床较常见。其发病特点是饮食如常,且无腹痛、呕吐等症,唯排便艰涩、难出。

西医学的产后便秘可参照本病辨证治疗。

【病因病机】

本病主要病机为血虚津亏,肠燥失润;或脾肺气虚,传导无力。

1. 血虚津亏   素体血虚,营阴不足,因产重虚,或产前产后血去过多,血虚津伤,肠道失于濡润,故令大便难,甚至不通。

2. 脾肺气虚   素体气虚,因产失血耗气,脾肺之气益虚,脾气虚则升降无力,肺气虚则肃降失司,大肠传送无力,致令大便难解。

【诊断】

1. 病史   滞产或难产,产时、产后失血过多,或汗出过多,或素体大便困难史。

2. 症状   新产后或产褥期,饮食如常,大便数日不解,或艰涩难下,或大便不坚,努责难出。

3. 检查   腹软无压痛,或可触及肠型。妇科检查无异常。

【鉴别诊断】

肠梗阻   产后出现腹痛,呕吐,腹胀,排气与排便停止。检查腹部膨胀,听诊腹部闻及肠鸣音亢进呈高调金属音,亦可肠鸣音减弱或消失;见肠型或蠕动波。腹部 X 线平片检查可协助诊断。

【辨证论治】

辨证重在辨其在气、在血。大便干燥,艰涩难下者,多属阴血亏虚;大便不坚,努责难解者,多属气虚。血虚者,以滋以润;气虚者,以补以行。

(一) 血虚津亏证

[主要证候]   产后大便干燥,数日不解,或解时艰涩难下,腹无胀痛,饮食正常,或伴心悸少寐,肌肤不润,面色萎黄;舌淡,苔薄白,脉细弱。

[证候分析]   素体血虚,营阴不足,因产重虚,血虚津伤,肠道失于濡润,而致大便干燥,或数日不解;非里实之证,故腹无胀痛;血虚不能上奉于心,心神失养,则心悸少寐;血虚不能外荣于头面肌肤,故面色萎黄,肌肤不润。舌淡,苔薄白,脉细弱,为血虚之征。

[治疗法则]   滋阴养血,润肠通便。

[方药举例]   四物汤(《太平惠民和剂局方》)加肉苁蓉、柏子仁、火麻仁。

熟地黄　当归　川芎　白芍药

方中四物汤养血生津润燥,加肉苁蓉、柏子仁、火麻仁滋补阴液,润肠通便。

若精神倦怠,气短乏力者,酌加白术、黄芪、沙参以益气;口燥咽干者,酌加玄参、麦冬以养阴滋液。

若兼内热者,症见口干,胸满腹胀,舌质红,苔薄黄,脉细数,宜养血润燥,佐以泄热。方用麻仁丸(《经效产宝》)加麦冬、玄参、生地黄。

麻仁　枳壳　人参　大黄

上四药为末,炼蜜为丸。临证可改汤剂。

本方火麻仁、麦冬滋阴润燥;玄参、生地黄养阴清热;枳壳、大黄下气,清热通便;人参益气扶正。

(二) 脾肺气虚证

[主要证候]　产后大便数日不解,或努责难出,神倦乏力,气短汗多,舌淡,苔薄白,脉缓弱。

[证候分析]　素体虚弱,因产用力耗气,其气益虚,气虚大肠传送无力,则大便数日不解,努责难出;气虚中阳不振,则神倦乏力;气虚卫气不固,腠理不密,则气短汗多。舌淡,苔薄白,脉缓弱,为气虚之征。

[治疗法则]　补脾益肺,润肠通便。

[方药举例]　润燥汤(《万氏妇人科》)。

人参　甘草　当归身　生地黄　枳壳　火麻仁　桃仁泥　槟榔汁

方中人参、甘草补脾气而益肺气;枳壳、槟榔理气行滞,以利传导;当归身、生地黄养血育阴以润肠;火麻仁、桃仁润肠通便。

若大便秘结难解者,重用白术、生何首乌以益气润燥通便。

【文献摘要】

《经效产宝·续篇》:产卧水血俱下,肠胃虚竭,津液不足,故大便秘涩。若过五六日腹中闷痛者,乃有燥粪在脏腑,以其干涩不能出耳,宜服麻仁丸,更以津润之。若误以为热而投寒药,则阳消阴长,变动百生,性命危矣。

《济阴纲目·卷五》:产后固不可轻用大黄,若大肠干涩不通,或恶露点滴不出,不得大黄以宣利之,则结滞决不能行……利后仍即以参、术、芎、归、甘草等药调补之。不然,元气下脱,后将不可收拾矣。

《万氏妇人科·卷三》云:人身之中,腐化糟粕,运行肠胃者,气也;滋养津液,溉沟渎者,血也。产后气虚而不运,故糟粕壅滞而不行;血虚而不润,故沟渎干涩而不流,大便不通,乃虚秘也。不可误用下剂,反加闭涩,宜润燥汤主之。

【现代研究】

西医学认为产后大便难虽然多因产后气血津液亏虚所致,然辨证上当分虚实两端,现代人饮食起居与古人不同,在诊治上需谨察虚实,随证加减[徐英英,等.黑龙江中医药,2016(3):13～14]。有学者认为刺激耳穴可以调节脏腑经络功能,耳穴压籽是民间疗法的精华,能够有效预防和改善产后大便难[齐金羚.辽宁中医药大学学报,2016,18(3):153～154]。

(殷燕云)

第十二节　缺　乳

哺乳期内,产妇乳汁甚少,或全无,称为"缺乳"。亦称"乳汁不行"或"乳汁不足"。

本病始见于《诸病源候论》。该书"卷四十四"云:"妇人手太阳、少阴之脉,下为月水,上为乳汁……既产则水血俱下,津液暴竭,经血不足者,故无乳汁也。"

本病的特点是产妇乳汁甚少或完全无乳,不能满足哺育婴儿的需要。多发生在产后2~3日至半个月内,也可发生在整个哺乳期。原因或是由于营养不良或手术创伤导致乳少;或七情所伤或高热,导致乳汁骤减。若乳房腺体组织发育不良,疗效多不理想。

西医学产后缺乳、泌乳过少等病可参照本病辨证治疗。

【病因病机】

本病发病机制一为化源不足,无乳可下;二为瘀滞不行,肝郁气滞,乳络不通,乳不得下。常由气血虚弱和肝郁气滞所致。

1. 气血虚弱　素体气血虚弱,复因产时失血耗气,或脾胃虚弱,气血生化不足,以致气血虚弱,冲任气血不足,无以化乳,则产后乳汁甚少,或全无。

2. 肝郁气滞　素性抑郁,或产后七情所伤,肝失条达,气血失畅,以致冲任经脉涩滞,阻碍乳汁运行,因而缺乳。

【诊断】

1. 病史　素体气血虚弱,产时失血过多;或素性抑郁,产后情志不遂。

2. 症状　哺乳期乳汁甚少,或全无,不足以喂养婴儿。

3. 检查　检查乳腺发育正常,乳房柔软无胀满,或胀硬而痛;乳汁清稀,或浓稠不畅,或有乳腺发育不良者。注意有无乳头凹陷和乳头皲裂。

【鉴别诊断】

本病肝郁气滞证应与乳痈相鉴别。乳痈有初起乳房红、肿、热、痛,恶寒发热,继之化脓成痈等特征。

【辨证论治】

缺乳有虚实两端。一般以乳房柔软,乳汁清稀者,多为虚证;乳房胀硬而痛,乳汁浓稠者,多为实证。虚者补气养血,实者疏肝解郁,均宜佐以通乳之品。

(一) 气血虚弱证

[主要证候]　产后乳少,甚或全无,乳汁清稀,乳房柔软,无胀满感,神倦食少,面色无华,舌淡,苔少,脉细弱。

[证候分析]　气血虚弱,冲任气血不充,乳汁化源不足,无乳可下,故乳少或全无,乳汁清稀;乳腺空虚,故乳房柔软,无胀满感;气血不足,阳气不振,脾失健运,故神倦食少;气虚血少,不能上荣,则面色无华。舌淡,苔少,脉细弱,为气血不足之征。

[治疗法则]　补气养血,佐以通乳。

[方药举例]　通乳丹(《傅青主女科》)。

人参　生黄芪　当归　麦冬　木通　桔梗　七孔猪蹄

方中人参、黄芪大补元气;当归、麦冬养血滋液;猪蹄补血通乳;木通宣络通乳;桔梗载药上行。全方共奏补气养血、宣络通乳之效。

若纳少便溏者,酌加炒白术、茯苓、山药以健脾止泻。

（二）肝气郁滞证

［主要证候］ 产后乳汁涩少，浓稠，或乳汁不下，乳房胀硬疼痛，情志抑郁，胸胁胀闷，食欲不振，或身有微热，舌正常，苔薄黄，脉弦细或弦数。

［证候分析］ 情志不舒，肝气郁结，气血不畅，冲任经脉阻滞，阻碍乳汁运行，致令乳汁不得出而乳汁涩少；乳汁淤积，则乳房胀硬、疼痛，乳汁浓稠；肝脉布胁肋，肝气郁滞，失于宣达，则胸胁胀闷；肝气不疏，则情志抑郁；木郁克土，脾失健运，则食欲不振；乳淤日久化热，则身有微热。舌正常，苔薄黄，脉弦细或弦数，为肝郁气滞或化热之征。

［治疗法则］ 疏肝解郁，活络通乳。

［方药举例］ 下乳涌泉散（《清太医院配方》）。

当归 川芎 天花粉 白芍药 生地黄 柴胡 青皮 漏芦 桔梗 通草 白芷 穿山甲 王不留行 甘草

方中青皮、柴胡疏肝解郁；四物、天花粉养血滋阴；穿山甲、王不留行、漏芦通络下乳；桔梗、通草宣络通乳；甘草调和诸药。全方共奏疏肝解郁、通络下乳之效。

若乳房胀痛甚者，酌加橘络、丝瓜络、香附以增理气通络、行滞止痛之力；乳房胀硬结块，局部生热，触痛者，酌加败酱草、蒲公英、赤芍药以清热凉血，散结消肿。若乳房红肿掣痛，高热寒战，或乳房结块有波动感者，应按"乳痈"诊治。

【其他疗法】

（1）猪蹄 2 只，通草 24 g。炖熟，去通草，食蹄饮汤。

（2）鹿角粉 4.5 g。每日 2 次，温开水送服。

（3）鲫鱼汤：豆芽 60 g，生南瓜子 30 g，鲫鱼 100 g，通草 20 g。水煎服。

（4）针灸治疗：主穴取膻中、乳根（温灸），配穴取少泽、天宗、合谷。血虚加肝俞、膈俞；气滞加内关、期门。

【文献摘要】

《陈素庵妇科补解·产后众疾门》：乳头属厥阴，乳房属阳明，乳汁则手少阴、手太阳二经血也。若乳汁不行，多属血虚，易兼忧怒所伤。若乳少，全属脾胃虚而饮食减少之故……至于产后乳少，大补气血则胃气平复，胃旺则水谷之精以生新血，血充则乳自足。

《叶天士女科诊治秘方·卷三》：乳汁乃冲任气血所化，故下则为经，上则为乳。产后饮食最宜清淡，不可过咸，盖盐止血少乳，且发嗽。若气血虚而乳少者，或产时去血太多，或产前有病……产后失于调理……气血渐衰，往往无乳，急服通脉汤，虚者补之也。若乳将至而未能过畅者，宜涌泉散，滞者通之也。若肥胖妇人痰气壅滞不来者，宜漏芦汤，壅者行之也。

【现代研究】

西医学认为，乳汁的分泌与排出是一个十分复杂的神经内分泌调节。它与产妇血中催乳素及催乳抑制因子及催产素的水平密切相关，同时与乳腺的发育关系密切。产后出血、营养不良、精神刺激、药物抑制、哺乳不当均可通过影响垂体功能而影响到乳汁的分泌始动时间延迟及乳汁分泌不足而造成产后乳汁不足。据报道，我国目前产后 1 个月纯母乳喂养率为 47%～62%，产后 4 个月纯母乳喂养率为 16%～34.4%。其主要原因就是母乳不足。而对于产后缺乳，中医治疗效果满意。有学者将产后缺乳分为五型治疗，分别以宁心安神法、疏肝解郁法、健脾导滞法、宣通肺气法、补益气血法，经治泌乳正常［韩连玉，等.河北中医，2007，29（8）：716～717］。亦有学者通过观察中药通乳汤对模型大鼠血清催乳素、多巴胺、E_2 含量的影响，结论：通乳汤有增强乳腺细胞催乳的功能，升高血液中催乳素水平，还能扩张乳腺导管，维持乳汁排出通道的畅通［满玉晶，等.现代中西医结合杂志，2010，19（2）：144～146］。近年来，由于产妇年龄趋于增高，加之剖宫产率的上升以及妊娠期营养不足、精神过度紧张、产后疲劳、产时出血等诸多因素，产后缺乳有上升趋势。西医学认为产后乳腺泌乳是一个复杂的神经体液调节的结果,催乳素是泌乳的基础,产褥期的泌乳量与催乳素的基础值无关,而与授乳后其反应性上升的程度有关。同时与吸吮刺激,排空乳房,产妇的营养、睡眠、情绪及健康状况密切相关。西医学对本病尚无疗效较好且无任何毒副作用的药物,以常规喂养指导及饮食营养指导等为主[孟秀会,等.吉林中医药,2012,32(9):936~937]。中医将产后缺乳分为6型辨治:① 气血两虚型:用通乳丹加减以益气养血,佐以通乳。② 肝郁气滞型:用下乳涌泉散加减以疏肝理气,通络下乳。③ 痰浊壅滞型:用苍附导痰汤加减以祛痰化湿,开乳通窍。④ 瘀血阻滞型:用加味生化汤以活血祛瘀通乳。⑤ 肺气虚弱,宣降失司型:补肺汤加减以补益肺气或佐以疏风散寒。⑥ 肾气不足,精血亏虚型:大补元煎加减以补肾为主,兼补气血。可配合针灸治疗,一是取膻中、乳中、少泽、内关、太冲穴,用泻法。二是取膻中、乳根、脾俞、足三里穴,补泻并灸。此外推拿、按摩,或用低频电子脉冲治疗仪刺激刺激人体特定部位,促进乳房乳头部位的血液循环和乳腺管的通畅,促进早泌乳、多泌乳[郑燕,等.中药与临床,2013,4(1):44~46]。

(殷燕云)

第十三节 乳汁自出

哺乳期内,产妇乳汁不经婴儿吮吸而自然流出者,称为"乳汁自出"。亦称"漏乳"。

本病始见于《诸病源候论》,该书"卷四十四"云:"产后乳汁溢候,妇人手太阳少阴之脉,上为乳汁。其产虽血水俱下,其经血盛者,则津液有余,故乳汁多而溢出也。"

临床若见乳母体壮,乳汁颇丰,乳胀时便有少量溢乳;或值授乳时间,乳母思欲授乳,则乳自出;或断乳之初,乳汁难断而自出者,均不为病。乳汁自出常伴有其他症状者,则属本病诊治范畴。

西医学产后溢乳可参照本病辨证治疗。

【病因病机】

本病发病机制主要为胃气虚不固,乳失摄纳,或肝经郁热,迫乳外溢。

1. **气虚失摄** 因产失血耗气,或饮食劳倦,损伤脾胃,中气不足,冲任不固,乳脉不能摄纳乳汁,而致乳汁漏出不止。

2. **肝经郁热** 产后情志抑郁,郁久化热;或大怒伤肝,肝火亢盛,热扰冲任,疏泄太过,热迫乳汁妄行,而致乳汁不时漏出。

【诊断】

1. **病史** 素体脾胃虚弱,劳倦过度,或素性抑郁,五志过极化火。

2. **症状** 产妇在哺乳期内,乳汁未经婴儿吸吮或挤压而自然溢出。

3. **检查** 乳头无皲裂,乳房柔软或胀硬,双侧或一侧乳头乳汁点滴而下,乳汁清稀或浓稠。

【鉴别诊断】

1. **乳泣** 为妊娠期间乳汁自然溢出。发生在产前而非产后。

2. **闭经—溢乳综合征** 产后停止哺乳1年后仍长时间溢乳,常伴有闭经;或非妊娠、非产后以溢乳与闭经同时出现为特征者,与垂体功能异常有关。

【辨证论治】

本病分虚实两端,应根据乳房柔软与胀满,乳汁清稀与浓稠进行辨证。乳房柔软,乳汁清稀者属脾胃气虚,治宜补气摄乳;乳房胀硬,乳汁浓稠者属肝经郁热,治宜清热平肝。

(一)气虚失摄证

[主要证候] 乳汁自出,量少,质清稀,乳房柔软,神倦乏力,面色不华,舌淡,苔少,脉缓弱。

[证候分析] 气虚冲任不固,乳脉摄纳无权,则乳汁自出;中气不足,乳汁化源匮乏,则乳汁量少,质清稀;乳汁漏下不止,乳房无乳汁之充盈,则柔软无胀感;气虚中阳不振,则神倦乏力;气血亏少,不能上荣于面,则面色不华。舌淡,苔少,脉缓弱,为气虚血亏之征。

[治疗法则] 益气固摄。

[方药举例] 补中益气汤(方见月经先期)加芡实、五味子。

(二)肝经郁热证

[主要证候] 乳汁自出,量多,质浓稠,乳房胀硬疼痛,情志抑郁,胸胁胀满,烦躁易怒,口苦咽干,大便秘结,小便短赤,舌红,苔薄黄,脉弦数。

[证候分析] 肝郁化热,热扰冲任,热伤乳络,迫乳外溢,则乳汁自出,量多;热为阳邪,易灼伤津液,则乳汁浓稠;肝气郁滞,气机不畅,故情志抑郁,烦躁易怒,乳房胀痛;肝胆相表里,肝热内盛,火性炎上,则口苦咽干;热伤津液,则大便秘结,小便短赤。舌红,苔薄黄,脉弦数,为肝经郁热之征。

[治疗法则] 疏肝解郁,清热敛乳。

[方药举例] 丹栀逍遥散(方见月经先期)加生牡蛎、夏枯草。

【文献摘要】

《妇人大全良方·产后门》:产后乳汁自出,盖是身虚所致,宜服补药以止之。若乳多温满急痛者,温帛熨之……若有此证,但以漏芦散亦可。

《景岳全书·妇人规》:产后乳自出,乃阳明胃气之不固,当分有火无火而治之。无火而泄不止,由气虚也,宜八珍汤、十全大补汤……若肝经怒火上冲,乳胀而自溢者,宜加减一阴煎。

《医宗金鉴·妇科心法要诀》:产后乳汁暴涌不止者,乃气血大虚,宜十全大补汤,倍用人参、黄芪;若食少乳多,欲回其乳者,宜免怀散,即红花、归尾、赤芍、牛膝也;若无儿食乳,欲断乳者,用麦芽炒熟,熬汤作茶饮之。

附:回乳

产后不需哺乳,或因产妇有疾,不宜授乳,或婴儿已届断奶之时者,可予回乳。

1. **内服药**

(1)麦芽煎:炒麦芽60g。煎汤频服。

(2)免怀散(《济阴纲目》):红花、赤芍药、当归尾、川牛膝。水煎服,连服3剂。

2. **外敷药** 朴硝120g。分装纱布袋内,置两乳房外敷,待湿后更换之。

3. **针刺疗法** 针刺足临泣、悬钟等穴位,两侧交替,每日1次,用弱刺激手法,7日为1个疗程。

(殷燕云)

第十三章 妇科杂病

凡不属经、带、胎、产和前阴疾病范畴,而又与女性解剖、生理特点有密切关系的疾病,称为"妇科杂病"。

常见的妇科杂病有不孕症、妇人腹痛、癥瘕、子宫脱垂、脏躁等。

妇科杂病,临床证候不同,病因病机各异。就病因而论,总结有三:其一,起居不慎,感受外邪;其二,脏阴亏少,情志不调;其三,禀赋不足,气血虚弱。这些病因作用于机体,导致脏腑、经络、气血功能失调,产生各种疾病。

妇科杂病病情多变,治疗必须以脏腑、经络、气血为核心,辨证论治。其治疗要点是:不孕症宜温养肾气,调理气血为主;妇人腹痛宜通调气血为主,按寒、热、虚、实辨证用药;癥瘕宜理气散结,破血消瘀,然必察正气之盛衰,酌用攻补;子宫脱垂宜补气升提为主,挟湿热者又宜清热渗湿;脏躁宜养阴润燥安神,更要佐以开郁。

总之,对妇科杂病的治疗,只要从整体观念出发,施以辨证治疗,可以收到满意疗效。

(马宝璋)

第一节 不 孕 症

女子婚后夫妇同居 1 年以上,配偶生殖功能正常,未避孕而不受孕者;或曾孕育过,未避孕又 1 年以上未再受孕者,称为"不孕症"。前者称为"原发性不孕症",古称"全不产""绝产""绝嗣""绝子";后者称为"继发性不孕症",古称"断绪"。

本病始见于《素问·骨空论篇》,其谓:"督脉者……此生病……其女子不孕。"历代医家对本病较为重视,在很多医著中设有求嗣、求子、种子专篇。

阻碍受孕的因素包括女方、男方或男女双方,本节重点讨论女方不孕的诊断及治疗。但治疗前应对男女双方同时进行相关检查,以便有针对性地治疗。古医籍对女性先天生理缺陷和畸形造成的不孕总结了"五不女",即螺、纹、鼓、角、脉,其中除脉之外,均非药物治疗所能奏效,故不属本节论述范畴。

西医学由于排卵障碍、生殖器官炎症、免疫因素及部分肿瘤等引起的不孕症可参照本病辨证治疗。

【病因病机】

不孕症的发生,主要与肾气亏虚、冲任气血失调有关。

1. **肾虚**　先天禀赋不足,或早婚多产,或房事不节,损伤肾气,冲任虚衰,胞脉失养,不能摄精成孕;或损伤肾中真阳,命门火衰,冲任失于温煦,胞脉虚寒,不能摄精成孕;或肾阴素虚,或房劳过度,或数伤于血,精亏血耗,以致冲任血少,不能凝精成孕;或阴血不足,虚热内生,热伏冲任,扰动血海,不能凝精成孕。

2. **肝郁**　素性抑郁,或恚怒伤肝,情志不畅,肝气郁结,疏泄失常,血气不和,冲任不能相资,以致不能摄精成孕;或盼子心切,烦躁焦虑,肝郁不舒,冲任失和,久而不孕;或由于冲任不调,血海蓄溢失常,引起月经不调,进而导致不孕。

3. **痰湿**　素体肥胖,或恣食膏粱厚味,痰湿内盛,阻塞气机,冲任失司,躯脂满溢,闭塞胞宫;或素体脾虚,或饮食不节,劳倦过度,损伤脾气,脾失健运,痰湿内生,流注下焦,阻滞冲任胞脉,均可致不能摄精成孕。

4. **血瘀**　经期产后,余血未净之际,或不禁房事,或涉水感寒,邪与血结,瘀血内阻;或恚怒伤肝,气滞血瘀,瘀血内停,冲任受阻,瘀滞胞脉,以致不能摄精成孕。

【诊断】

1. **病史**　应详细询问有无月经不调、带下病、异常胎产史、婚育史、既往史(结核、内分泌疾病等)和情志损伤史等。

2. **症状**　夫妇同居 1 年以上,配偶生殖功能正常,未采取避孕措施而不孕。

3. **检查**

(1) 体格检查:注意第二性征发育情况,身高、体重、腰围、臀围,有无溢乳、多毛、痤疮及黑棘皮征等。

(2) 妇科检查:注意内外生殖器的发育,有无畸形、炎症及肿瘤等。

(3) 特殊检查

1) 卵巢功能检查:B 型超声监测卵泡发育、基础体温测定、女性激素(FSH、LH、E_2、P、T、PRL)测定、子宫内膜活组织检查等,了解卵巢有无排卵及黄体功能状态。

2) 其他检查:输卵管通畅试验;染色体检查;免疫试验(抗精子抗体、抗子宫内膜抗体等);宫腔镜、腹腔镜检查;颅脑 CT、MRI 检查排除垂体病变等。

【辨证论治】

本病的辨证,重在审脏腑、冲任、胞宫之病位,辨气血、寒热、虚实之变化,还要察痰湿与瘀血之病理因素。

治疗当辨证与辨病相结合。治疗重点是温养肾气,调理气血,使经调病除,则胎孕可成。此外,还须情志舒畅,房事有节,择氤氲之时而合阴阳,以利于成孕。

(一) 肾虚证

1. 肾气虚证

[主要证候] 婚久不孕,月经不调,经量或多或少,头晕耳鸣,腰酸腿软,小便清长,舌质淡,苔薄,脉沉细,两尺尤甚。

[证候分析] 肾气不足,冲任虚衰,不能摄精成孕,而致不孕;冲任失调,血海失司,故月经不调,量时多时少;腰为肾府,肾主骨生髓,肾虚致腰酸腿软;髓海不足,则头晕耳鸣;气化失常,则小便清长。舌淡,苔薄,脉沉细,为肾气不足之征。

[治疗法则] 补肾益气,填精益髓。

[方药举例] 毓麟珠(《景岳全书》)。

人参 白术 茯苓 芍药(酒炒) 川芎 炙甘草 当归 熟地黄 菟丝子(制) 鹿角霜 杜仲(酒炒) 川椒

方中菟丝子、鹿角霜、杜仲补肾强腰膝而益精髓,四君子补气,四物养血,佐川椒温督脉以扶阳。全方既养先天肾气以生精髓,又补后天脾气以化气血,并佐以调和血脉之品,使精充血足,冲任得养,胎孕乃成。

2. 肾阳虚证

[主要证候] 婚久不孕,月经后期,量少色淡,甚则闭经,平时白带量多,腰痛如折,腹冷肢寒,性欲淡漠,小便频数或不禁,面色晦黯,舌质淡,苔白滑,脉沉细而迟或沉迟无力。

[证候分析] 肾阳不足,命门火衰,冲任失于温煦,不能摄精成孕,故致不孕;阳虚气弱,不能生血行血,冲任亏虚,血海不能按时满盈,故月经后期,量少色淡,甚则闭经;肾阳虚,气化失常,水湿内停,伤及任带,故带下量多;肾阳不足,命门火衰,胞脉失煦,故腰痛如折,腹冷肢寒,性欲淡漠;肾阳不足,气化失常,关门不固,故小便频数或不禁。面色晦黯,舌质淡,苔白滑,脉沉细而迟或沉迟无力,为肾阳不足之征。

[治疗法则] 温肾助阳,化湿固精。

[方药举例] 温胞饮(《傅青主女科》)。

巴戟天 补骨脂 菟丝子 肉桂 附子 杜仲 白术 山药 芡实 人参

方中巴戟天、补骨脂、菟丝子、杜仲补肾助阳而益精气;肉桂、附子温肾助阳以化阴;人参、白术健脾益气而除湿;山药、芡实补肾涩精而止带。全方共奏温肾助阳,填精助孕之效。

若小腹冷甚,可于上方加艾叶、吴茱萸、仙茅、淫羊藿等温阳散寒暖宫之品。

3. 肾阴虚证

[主要证候] 婚久不孕,月经错后,量少,色鲜红,头晕耳鸣,腰酸腿软,眼花心悸,舌质红,苔少,脉沉细。

[证候分析] 肾阴亏损,精血不足,冲任空虚,不能凝精成孕,则月经后期、量少,婚久不孕;阴虚不能敛阳,虚热内生,扰于冲任,不能摄精成孕,经色鲜红;精血亏少,不能上荣清窍,则头晕耳鸣、眼花;内不荣脏腑,则心悸、腰酸腿软。舌质红,苔少,脉细,为阴虚精亏之征。

[治疗法则] 滋肾养血,调补冲任。

[方药举例] 养精种玉汤(《傅青主女科》)。

大熟地黄(九蒸) 当归(酒洗) 白芍药(酒炒) 山茱萸(蒸熟)

方中熟地黄、山茱萸滋肾阴而益精血;当归、白芍药养血调经。全方共奏滋肾养血调经之效,精血充足,冲任得滋,自能受孕。

若血虚甚者,酌加鹿角胶、紫河车等血肉之品填精养血,大补奇经;若兼有潮热、盗汗者,酌加知母、青蒿、龟甲、炙鳖甲等以养阴清热。

(二)肝郁证

[主要证候] 多年不孕,月经愆期,量多少不定,经前乳房胀痛,胸胁不舒,少腹胀痛,精神抑郁,或烦躁易怒,舌质红,苔薄,脉弦。

[证候分析] 情志不舒,则肝失条达,气血失调,冲任不能相资,故多年不孕;肝失疏泄,血海失司,则月经愆期,经量多少不定。肝郁气滞,故经前乳房胀痛,胸胁不舒,少腹胀痛。舌红,苔薄,脉弦,为肝郁之征。

[治疗法则] 疏肝解郁,理血调经。

[方药举例] 开郁种玉汤(《傅青主女科》)。

当归　白芍药　白术　茯苓　牡丹皮　香附　天花粉

方中当归、白芍药养血柔肝;白术、茯苓健脾培土;牡丹皮凉血活血;香附理气解郁调经;天花粉清热生津。全方共奏疏肝解郁,调经种子之效。

若见乳房胀痛者,酌加川楝子、延胡索、郁金以疏肝解郁,理气止痛;若乳房有结块者,酌加王不留行、橘核、夏枯草以活血行滞,软坚散结。

(三)痰湿证

[主要证候] 婚久不孕,形体肥胖,经行延后,甚或闭经,带下量多,色白质黏,头晕心悸,胸闷泛恶,面色㿠白,舌质淡,苔白腻,脉滑。

[证候分析] 肥胖之人,痰湿内盛,壅阻气机,闭阻冲任胞脉,不能摄精成孕,故婚久不孕,经行延后,甚或闭经;痰湿中阻,清阳不升,则面色㿠白,头晕;痰湿停于中上二焦,则心悸,胸闷泛恶;湿浊流注下焦,故带多质黏。苔白腻,脉滑,为痰湿内阻之征。

[治疗法则] 燥湿化痰,理气调经。

[方药举例] 启宫丸(经验方)。

制半夏　苍术　香附(童便浸炒)　茯苓　神曲(炒)　陈皮　川芎

上药共为细末,蒸饼为丸。方中苍术、茯苓、神曲健脾祛湿消积;半夏、陈皮燥湿化痰理气;香附、川芎理气行滞调经。

若痰湿内盛,胸闷气短者,酌加瓜蒌、天南星、石菖蒲宽胸利气以化痰湿;经量过多者,去川芎,酌加黄芪、续断补气益肾以固冲任;心悸者,酌加远志以祛痰宁心。

若肥胖、多毛、黑棘皮、手心热者,酌加补骨脂、覆盆子、黄芩、黄连补肾填精以清虚热;月经后期或闭经者,酌加鹿角胶、淫羊藿、巴戟天。

(四)血瘀证

[主要证候] 婚久不孕,月经后期,量少或多,色黯夹块,经行腹痛拒按,舌紫黯,或舌边有瘀点,脉弦涩。

[证候分析] 瘀血内停,冲任受阻,胞脉不通,则致多年不孕。瘀阻冲任,气血不畅,血海不能如期满盈,故经行后期量少,色黯有块,腹痛拒按。舌质紫黯,或舌边有瘀点,脉弦涩,均为瘀血内阻之征。

[治疗法则] 活血化瘀,温经通络。

[方药举例]　少腹逐瘀汤(《医林改错》)。

小茴香　干姜　延胡索　没药　当归　川芎　肉桂　赤芍药　蒲黄　五灵脂

方中小茴香、干姜、肉桂温经散寒;当归、川芎、赤芍药养血活血行瘀;没药、蒲黄、五灵脂、延胡索活血化瘀止痛。

若血瘀日久化热者,症见小腹灼痛,拒按,月经量多,色红,质黏有块,舌红,苔黄,脉滑数。治宜清热解毒,活血化瘀。方用血府逐瘀汤加红藤、败酱草、薏苡仁、金银花等。

【其他疗法】

1. **中药保留灌肠**　丹参30 g,三棱、莪术、枳实、皂角刺、当归、透骨草15 g,乳香、没药、赤芍各10 ml。加水浓煎至100 ml,温度37~39℃,保留灌肠。每10日为1个疗程。适用于盆腔因素(包括输卵管梗阻、盆腔炎性疾病后遗症、子宫内膜异位症等)所致不孕,经期停用。

2. **中成药**　① 麒麟丸:每次6 g,每日2~3次,口服。用于肾气虚证。② 右归丸:每次9 g,每日3次,口服。用于肾阳虚证。③ 左归丸:每次9 g,每日2次,口服。用于肾阴虚证。④ 调经促孕丸:每次5 g(50丸),每日2次,口服。用于脾肾阳虚、瘀血阻滞证。

【文献摘要】

《校注妇人良方·卷九》:窃谓妇人之不孕,亦有因六淫七情之邪,有伤冲任,或宿疾淹留,传遗脏腑,或子宫虚冷,或气旺血衰,或血中伏热,又有脾胃虚损,不能营养冲任。审此,更当察其男子之形气虚实何如,有肾虚精弱,不能融育成胎者,有禀赋微弱,气血虚损者,有嗜欲无度,阴精衰惫者,各当求其源而治之。

《医宗金鉴·妇科心法要诀》:女子不孕之故,由伤其任冲也。《经》曰:女子二七而天癸至,任脉通,太冲脉盛,月事以时下,故能有子。若为三阴之邪伤其冲任之脉,则有月经不调、赤白带下、经漏、经崩等病生焉。或因宿血积于胞中,新血不能成孕,或因胞寒胞热,不能摄精成孕,或因体盛痰多,脂膜壅塞胞中而不孕。皆当细审其因,按证调治,自能有子也。

《沈氏女科辑要·卷上》:此求子全赖气血充足,虚衰即无子。故薛立斋云:至要处在审男女尺脉……然此特言其本体虚而不受胎者也。若本体不虚而不受胎者,必有他病。缪仲淳主风冷乘袭子宫;朱丹溪主冲任伏热;张子和主胸中实痰;丹溪于肥盛妇人,主脂膜塞胞;陈良甫于二三十年全不产育者,胞中必有积血,主以荡胞汤。诸贤所论不同,要皆理之所有,宜察脉辨证论治。

【现代研究】

关于不孕症的研究,临床治疗方面有辨证分型论治、中药周期疗法、名中医经验方、针灸治疗等[徐杰,等.中医药信息,2012,29(2):119~120]以及基于西医病因的审因论治:如排卵功能障碍性不孕[巢超君,等.河南中医,2014,34(2):717~718]、输卵管阻塞性不孕[徐建妹,等.吉林中医药,2012,32(9):895~896]、子宫内膜异位症致不孕[赵瑞华,等.北京中医药,2015,34(4):288~290]、免疫性不孕[田中环,等.黑龙江中医药,2015,(6):78~80]等。有关中药作用机制的研究结果提示,补肾中药可通过影响FSH/cAMP-PKA通路促进卵泡发育[宋翠淼,等.中国中西医结合杂志,2014,34(3):317~323]明显提高卵母细胞和胚胎质量,提高体外受精-胚胎移植(IVF-ET)临床妊娠率,并从卵母细胞分泌因子及其Smads信号通路等方面探讨了补肾法提高卵子质量的作用机制[梁莹,等.中医杂志,2014,55(1):34~37;梁莹,等.中国中西医结合杂志,2014,34(8):911~916]。补肾法、疏肝法均可上调促性腺激素预处理小鼠排卵前卵巢PTX3 mRNA的表达,促进卵丘细胞外基质的形成,使卵丘充分膨胀,诱导排卵。补肾法通过使卵巢Cat L蛋白表达增强,使卵泡壁破裂而达到促排卵的作用,疏肝法通过使卵巢Cat L蛋白表达迅速达高峰起到促进排卵的目的[段彦苍,等.生殖与避孕,2012,32(3):151~155;辽宁中医杂志,2012,39(7):1413~1416]。

(杜惠兰)

第二节　妇 人 腹 痛

妇女不在行经、妊娠及产褥期间发生小腹或少腹疼痛,甚则痛连腰骶者,称为"妇人腹痛"。亦称"妇人腹中痛"。

本病始见于《金匮要略方论》。其"卷下"中曰:"妇人腹中诸疾痛,当归芍药散主之。""妇人腹中痛,小建中汤主之。"

本病在临床上属常见病,应用中医药辨证论治疗效突出。

西医学的盆腔炎性疾病及其后遗症、盆腔淤血综合征、慢性盆腔痛等引起的腹痛可参照本病辨证治疗。

【病因病机】

本病主要机制为冲任虚衰,胞脉失养,"不荣则痛",及冲任阻滞,胞脉失畅,"不通则痛"。

1. 肾阳虚衰　禀赋肾气不足,或久病伤阳,或房事过度,命门火衰;或经期摄生不慎,感受风寒,寒邪入里,损伤肾阳,冲任胞脉失于温煦而痛,或虚寒内生,以致腹痛。

2. 血虚失荣　素体虚弱,血虚气弱,或饮食不节,或忧思太过,或劳役过度,损伤脾胃,化源匮乏;或大病久病,耗伤血气以致冲任血虚,胞脉失养而痛;且血虚气弱,运行无力,血行迟滞,亦可致腹痛。

3. 感染邪毒　经行之际,血室正开,或房事不节,或外阴不洁,或阴部手术感染,致使邪毒乘虚而入,直犯胞宫,稽留于冲任、胞脉,血行不畅,不通则痛,以致腹痛。若营卫失调,可致发热。

4. 湿热瘀结　经期产后,余血未尽,感受湿热之邪,湿热与血搏结,瘀阻冲任、胞宫;或宿有湿热内蕴,流注下焦,阻滞气血,瘀积冲任、胞宫,血行不畅,不通则痛,导致腹痛。

5. 气滞血瘀　素性抑郁,或恚怒过度,肝失条达,气机不利,气滞而血瘀;或经期产后,余血未尽,感受寒热之邪,以致邪与血结,血瘀气滞,冲任阻滞,胞脉血行不畅,不通则痛,而致腹痛。

6. 寒湿凝滞　经期产后,余血未尽,冒雨涉水,感寒饮冷,或久居寒湿之地,血为寒湿所凝,冲任阻滞,胞脉血行不畅,不通则痛,致使腹痛。

【诊断】

1. 病史　育龄期妇女,曾有生产、流产、宫腔内手术史,或放置有宫内节育器等。

2. 症状　下腹部疼痛,或伴发热,经前或经期加重,体倦易疲劳;阴道肛门坠痛;经前乳房胀痛,经前期有排便痛;腹痛每在劳累、久站或性交后加重;月经频发或经量过多;带下量多,色黄,有臭气,或质地清稀;严重者高热寒战。

3. 检查

(1) 妇科检查:宫颈肥大,紫蓝色,或有糜烂;子宫体略大,有压痛,活动受限或粘连固定;或穹窿触痛明显,或宫颈举痛,或盆底肌有疼痛触发点。宫旁及附件区压痛明显,或扪及片状增厚,或有条索状物,或触及包块等。

(2) 实验室检查:盆腔炎性疾病有宫颈黏液脓性分泌物,或阴道分泌物生理盐水湿片中见到大量白细胞,或可见红细胞沉降率及 C 反应蛋白的升高,或宫颈淋病奈瑟菌或沙眼衣原体阳性。

(3) 其他检查:B 型超声、磁共振、腹腔镜、盆腔静脉造影术或盆腔 CT 血管造影等。

【鉴别诊断】

1. 异位妊娠 多有停经史,突然一侧下腹撕裂样剧痛,多有休克。后穹窿穿刺可抽出不凝血液。妊娠试验阳性。阴道超声显像宫内不见妊娠囊、内膜增厚;宫旁一侧见边界不清、回声不均的混合性团块,其内或有妊娠囊;或在直肠子宫陷凹处有积液。

2. 肠痈(急性阑尾炎) 持续性腹痛,从上腹部开始,经脐周转至右下腹。体温升高,盆腔检查无肿块触及,直肠指检右侧高位压痛,白细胞计数增高。B 型超声检查子宫附件区无异常发现。

3. 卵巢囊肿蒂扭转 常表现为下腹一侧突发性疼痛。妇科检查宫颈举痛,卵巢肿块边缘清晰,蒂部触痛明显。B 型超声检查一侧附件低回声区,边缘清晰,有条索状蒂。

【辨证论治】

本病首先辨其疼痛的部位、性质、程度及发作时间,结合全身症状、月经及带下的改变,以审其寒、热、虚、实。临床以慢性腹痛多见,多为虚中夹实;腹满痛伴高热的急重症较少见。治疗原则以通调冲任气血为主。对于发病急、重者,必要时可采用中西医结合方法治疗。

(一) 肾阳虚衰证

[主要证候] 小腹冷痛下坠,喜温喜按,腰酸膝软,头晕耳鸣,畏寒肢冷,小便频数,夜尿量多,大便不实。舌质淡,苔白滑,脉沉弱。

[证候分析] 肾阳虚衰,冲任失于温煦,胞脉虚寒,故见小腹冷痛下坠,喜温喜按;阳虚不能外达,故畏寒肢冷;肾虚精血不足,髓海及外府失荣,则头晕耳鸣,腰酸膝软;肾阳虚衰,膀胱气化失常,则小便频数,夜尿量多;火不暖土,则大便不实。舌质淡,苔白滑,脉沉弱,为肾阳虚衰之征。

[治疗法则] 温肾助阳,暖宫止痛。

[方药举例] 温胞饮(方见不孕症)。

(二) 血虚失荣证

[主要证候] 小腹隐痛,喜按,头晕眼花,心悸少寐,大便燥结,面色萎黄,舌淡,苔少,脉细。

[证候分析] 血虚气弱,冲任胞脉失于濡养,气弱运血无力,故小腹隐痛,喜按;血虚不能上荣清窍,故头晕眼花;血虚心神失养,则心悸少寐;血虚津液不足,肠道失濡,致大便燥结。舌质淡,苔少,脉细,为血虚之征。

[治疗法则] 补血养营,和中止痛。

[方药举例] 当归建中汤(《千金翼方》)。

当归 桂枝 白芍药 甘草 生姜 大枣 饴糖

方中当归、白芍药养血和中,缓急止痛;桂枝、生姜温中,通经止痛;甘草、大枣、饴糖补气建中,生血养营。全方共奏补血养营,和中止痛之功。

(三) 感染邪毒证

[主要证候] 小腹疼痛,或全腹疼痛,拒按,寒热往来,发热恶寒,或持续高热,日晡时热甚,带下量多,臭秽如脓,或带中夹血,心烦口渴,甚则神昏谵语,大便秘结,小便短赤。舌红,苔黄而干,脉弦数。

[证候分析] 房事交接,或外阴不洁,邪毒内侵,邪毒与血博结,直伤胞宫、冲任,瘀阻胞脉,而

致小腹疼痛,甚则热入阳明,则全腹满痛;邪毒入里化热,正邪交争,以致寒热往来,发热恶寒,或持续高热,日晡时热甚;热毒伤及任带,湿毒下注且迫血妄行,以致带下量多,臭秽如脓,或带中夹血;热扰心神则心烦,甚则神昏谵语;热盛伤阴则口渴,大便秘结,小便短赤。舌质红,苔黄而干,脉弦数,均为邪毒在里之征。

　　[治疗法则]　清热解毒,凉血化瘀。

　　[方药举例]　解毒活血汤(《医林改错》)加金银花、黄芩。

　　连翘　葛根　柴胡　枳壳　当归　赤芍药　生地黄　红花　桃仁　甘草

　　若带下量多,臭秽如脓,酌加黄柏、鱼腥草、败酱草清热解毒,除湿止带。

　　若热邪入里(阳明病),症见全腹满痛,高热不退,烦渴引饮,大便燥结,阴道大量下血,神昏谵语,舌质紫黯,苔黄而燥或焦老芒刺者,为热入血室之重症,宜急下存阴,兼予止血。方用桃核承气汤(《伤寒论》)酌加枳壳、生地黄、小蓟、生地榆、仙鹤草。

　　桃仁　大黄　桂枝　炙甘草　芒硝

　　若热入营血,症见高热汗出,烦躁不安,腹痛不减,斑疹隐隐,舌红绛,苔少或花剥,脉弦细而数者。治宜清营解毒,散瘀泄热。方用清营汤(《温病条辨》)加减。

　　玄参　生地黄　麦冬　竹叶心　丹参　金银花　连翘　黄连

　　若热陷心包,症见高热不退,神昏谵语,甚至昏迷,面色苍白,四肢厥冷,舌红绛,脉细而数,甚则脉微欲绝者,用清营汤送服安宫牛黄丸或紫雪丹以清心开窍。

　　本证属危急重症,应采用中西医结合方法治疗。

（四）湿热瘀结证

　　[主要证候]　小腹疼痛拒按,有灼热感,或有积块,伴腰骶胀痛,低热起伏,带下量多,黄稠,有臭味,小便短黄,舌红,苔黄腻,脉弦滑而数。

　　[证候分析]　湿热之邪与血搏结,瘀阻冲任,血行不畅,故小腹疼痛拒按,有灼热感或有积块;瘀停胞脉,胞脉系于肾,故伴腰骶胀痛;湿热缠绵,故低热起伏;湿热之邪伤及任带,故见带下量多,黄稠,有臭味;湿热壅遏下焦,故小便短黄。舌质红,苔黄腻,脉弦滑数,为湿热瘀结之征。

　　[治疗法则]　清热除湿,化瘀止痛。

　　[方药举例]　清热调血汤(方见痛经)加败酱草、薏苡仁、土茯苓。

　　若热结血瘀甚者,症见高热不退,神昏谵语,腹痛拒按,宜泻热化瘀散结,可用桃核承气汤(《伤寒论》)(方见本病感染邪毒证)加金银花、连翘、白花蛇舌草。

（五）气滞血瘀证

　　[主要证候]　小腹或少腹胀痛,拒按,胸胁乳房胀痛,脘腹胀满,食欲欠佳,烦躁易怒,时欲太息,舌质紫黯或有瘀点,脉弦涩。

　　[证候分析]　肝失条达,气滞血瘀,血行不畅,冲任阻滞,不通则痛,故小腹或少腹胀痛,拒按;肝失疏泄,气机不利,则见胸胁乳房胀痛,烦躁易怒,时欲太息;肝郁克脾,脾失健运,则脘腹胀满,食欲欠佳。舌质紫黯或有瘀点,脉弦涩,为气滞血瘀之征。

　　[治疗法则]　行气活血,化瘀止痛。

　　[方药举例]　牡丹散(《妇人大全良方》)。

　　牡丹皮　桂心　当归　延胡索　莪术　牛膝　赤芍　三棱

　　方中当归、赤芍、牛膝、牡丹皮养血活血化瘀;三棱、莪术、延胡索行气活血止痛;桂心温经通络。

全方行气活血,化瘀止痛,使气畅瘀消而痛自除。

(六) 寒湿凝滞证

[主要证候]　小腹冷痛,痛处不移,得温痛减,带下量多,色白质稀,形寒肢冷,面色青白,舌淡,苔白腻,脉沉紧。

[证候分析]　寒湿之邪,重浊凝滞,客于冲任、胞中,与血搏结,瘀阻经脉,血行不畅,故小腹冷痛;得温则瘀滞稍通,故痛减;寒湿下注,任带失约,故带下量多,色白质稀;寒易伤阳,故形寒肢冷,面色青白。舌质淡,苔白腻,脉沉紧,为寒湿凝滞之征。

[治疗法则]　散寒除湿,化瘀止痛。

[方药举例]　少腹逐瘀汤(方见不孕症)加苍术、茯苓。

【其他疗法】

1. 中药保留灌肠　常用药物有金银花、连翘、地丁、红藤、败酱草、乳香、没药、大黄、延胡索、牡丹皮、透骨草、皂角刺等。以上药物酌情选用,浓煎 100～150 ml,保留灌肠,每日 1 次。经期停用。

2. 直肠用药　康妇消炎栓:每次 1 粒,每日 1～2 枚,直肠给药,7 日为 1 个疗程。用于湿热瘀结证。

3. 中成药　① 妇乐颗粒:每次 4～5 片,每日 3 次,口服。用于热毒蕴结证(急性盆腔炎引起的妇人腹痛)。② 妇科千金片/胶囊:每次 6 片/2 粒,每日 3 次,口服。用于湿热瘀结证。③ 止痛化癥胶囊:每次 4～6 粒,每日 2～3 次,口服。用于气虚血瘀证。④ 散结镇痛胶囊:每次 4 粒,每日 3 次,口服。用于寒湿凝滞证。

【文献摘要】

《金匮要略方论·卷下》:妇人六十二种风,及腹中血气刺痛,红蓝花酒主之。

《证治要诀类方·卷二》:经事来而腹痛者,经事不来而腹亦痛者,皆血之不调故也,欲调其血,先调其气,四物汤加吴茱萸半钱、香附子一钱。和气饮加吴茱萸半钱亦可用。痛甚者,玄胡索汤。

《校注妇人良方·卷七》:前症若气寒血结,用威灵仙散;气滞血凝,用当归散;肝经血虚,用四物汤,加参、术、柴胡;肝经湿热,用龙胆泻肝汤;肝脾气虚,用六君子汤加柴胡、芍药;肝脾虚寒,用六君子汤加柴胡、肉桂;若兼呕吐,加木香;四肢逆冷,再加炮姜。

【现代研究】

妇人腹痛缠绵难愈,疗程长,用药久,口服汤剂使部分患者难以坚持。因此,近年来在内服药物剂型及给药途径方面进行了多方面探索。内服药物剂型多为冲剂、胶囊剂、片剂及注射剂等。给药途径除口服外,还有直肠给药(中药保留灌肠)、皮肤用药(中药外敷)、阴道用药、物理疗法等。此外,还有针灸推拿疗法和综合疗法。在中药作用机制研究方面,高金鸟采用益气活血化瘀汤配合保留灌肠内服外用治疗盆腔淤血综合征较单用内服要能够更加显著地改善中医证候、改善患者的血液流变学指标等,从而提高临床疗效[高金鸟,等.新中医,2016,48(3):154～157]。王金香等采用桂枝肌瘤丸联合热熨疗法治疗盆腔炎性疾病后慢性盆腔痛,较西药组在疗效、不良反应、复发等方面有更多优势,并能改善血液流变学各项指标[王金香,等.河北中医,2015,37(2):180～182]。

(杜惠兰)

第三节 ┃ 癥 瘕

妇女下腹有结块,或胀,或满,或痛者,称为癥瘕。

痕始见于《内经》,其《素问·骨空论篇》谓:"任脉为病……女子带下瘕聚。"癥始见于《金匮要略方论》,其"卷下"云:"妇人宿有癥病,经断未及三月,而得漏下不止,胎动在脐上者,为癥痼害。"

癥与瘕,其病变性质不同。癥,坚硬成块,固定不移,推揉不散,痛有定处,病属血分;瘕,痞满无形,时聚时散,推揉转动,痛无定处,病属气分。就其临床所见,初时常因气聚为瘕,日久则渐致血瘀成癥,因此不能将癥瘕截然分开,故每以癥瘕并称。根据病理改变不同,古人又有"肠覃""石瘕""血癥"等名称。

西医学的女性生殖系统肿瘤、盆腔炎性包块、卵巢子宫内膜异位囊肿等引起的盆腔肿块可参照本病辨证治疗。

【病因病机】

本病多因脏腑不和,气机阻滞,瘀血内停,气聚为瘕,血结为癥。

1. **气滞** 素性抑郁,或忿怒过度,肝气郁结,气滞血行不畅,滞于冲任胞脉,结块积于小腹,聚散无常,而成瘕疾;气滞日久生瘀可转化为癥。

2. **血瘀** 经期产后,胞脉空虚,余血未尽之际,房事不节,或外邪侵袭,凝滞气血;或暴怒伤肝,气滞血瘀;或忧思伤脾,气结血滞,使瘀血留滞冲任,冲任不畅,胞脉停瘀,瘀积日久,渐成癥疾。

3. **痰湿** 素体脾虚,或饮食不节,或劳倦过度,损伤脾胃,健运失职,湿浊内停,聚湿为痰,痰湿阻滞冲任胞脉,痰血搏结,渐积成癥。

4. **热毒** 经期产后,胞脉空虚,余血未尽之际,外阴不洁,或房事不禁,感染湿热邪毒,与血搏结,瘀阻冲任,结于胞脉,而成癥瘕。

【诊断】

1. **病史** 经期、产后感受外邪;长期情志不舒;月经不调史;带下过多史。

2. **症状** 小腹有包块,或胀,或满,或痛。

3. **检查**

(1) 妇科检查:盆腔可触及炎性包块、子宫肿瘤、卵巢肿瘤、子宫内膜异位结节或囊肿等。

(2) 实验室检查:宫颈活组织检查,诊断性刮宫,红细胞沉降率,血清 CA125、CA199、人附睾蛋白 4、甲胎蛋白、女性激素测定,病理检查。

(3) 其他检查:阴道超声、腹腔镜、磁共振等检查,对盆腔肿块的诊断有重要意义。

【鉴别诊断】

1. **妊娠子宫** 有停经史及早孕反应,子宫增大与停经月份相符,质软,与盆腔肿块不同。借助妇科检查、妊娠试验、B 型超声检查等可明确诊断。应注意子宫肌瘤囊性变与妊娠子宫先兆流产的鉴别。

2. **子宫畸形** 双子宫或残角子宫易误诊为子宫肌瘤。子宫畸形自幼即有,无月经改变等临床表现。B 型超声检查、腹腔镜检查、子宫输卵管造影可协助诊断。

3. **癃闭** 是尿液在膀胱内积聚不能溺出的疾病。虽有小腹膨隆、胀、满、痛等症,但导尿后诸症便可消失。借助 B 型超声检查可资鉴别。

【辨证论治】

本病辨证要点是按包块的性质、大小、部位、病程的长短以及兼证和月经情况辨其在气在血,属痰湿还是热毒。

治疗大法以活血化瘀,软坚散结为主,佐以行气化痰,兼调寒热。但又必须根据患者体质强弱,病之久暂,酌用攻补,或先攻后补,或先补后攻,或攻补兼施等法,随证施治。并需遵循"衰其大半而止"的原则,不可一味地猛攻、峻伐,以免损伤元气。诊断明确的内生殖器肿瘤,可采用中西医结合方法治疗。

(一) 气滞证

[主要证候]　小腹有包块,积块不坚,推之可移,时聚时散,或上或下,时感疼痛,痛无定处,小腹胀满,胸闷不舒,精神抑郁,月经不调,舌质黯,苔薄,脉沉弦。

[证候分析]　瘕乃气聚而成,气血运行受阻,滞于冲任胞脉,故小腹有包块,积块不坚,推之可移,时聚时散,或上或下;气滞则痛,气散则止,故时痛时止,痛无定处;肝失条达,气机不畅,故小腹胀满,胸闷不舒,精神抑郁;气滞冲任失司,则月经不调。舌质黯,苔薄,脉沉弦,为气滞之征。

[治疗法则]　疏肝解郁,行气散结。

[方药举例]　香棱丸(《济生方》)。

木香　丁香　三棱　莪术　枳壳　青皮　川楝子　小茴香

上药共研细末,面糊为丸如梧桐子大,朱砂为衣。方中木香、丁香、小茴香温经理气;青皮疏肝解郁,消积行滞;川楝子、枳壳除下焦之郁结,行气止痛;三棱、莪术行气破血,消瘕散结;朱砂护心宁神。

(二) 血瘀证

[主要证候]　小腹有包块,积块坚硬,固定不移,疼痛拒按,肌肤少泽,口干不欲饮,月经延后或淋漓不断,面色晦黯,舌质紫黯,或有瘀斑,脉沉涩有力。

[证候分析]　瘀血积结,冲任气血不畅,胞脉停瘀,故小腹有包块,积块坚硬,固定不移,疼痛拒按;瘀阻脉络,肌肤失养,则肌肤少泽,面色晦黯;瘀血内阻,津液不能上承,则口干不欲饮;瘀阻冲任,甚则血不归经,故经期错后,或淋漓不止。舌质紫黯,有瘀斑,脉沉涩有力,为血瘀之征。

[治疗法则]　活血破瘀,散结消瘕。

[方药举例]　桂枝茯苓丸(《金匮要略》)。

桂枝　茯苓　牡丹皮　桃仁　赤芍药

方中用桂枝温通血脉,赤芍药行血中之滞以开郁结,茯苓淡渗以利行血,与桂枝同用能入阴通阳,牡丹皮、桃仁破瘀散结消瘕。

若积块坚牢者,酌加鳖甲、穿山甲以软坚散结,化瘀消瘕;疼痛剧烈者,酌加延胡索、莪术、姜黄以行气活血止痛;小腹冷痛者,酌加小茴香、炮姜以温经散寒;月经过多,崩漏不止者,酌加三七粉、炒蒲黄、血余炭等化瘀止血。

(三) 痰湿证

[主要证候]　小腹有包块,按之不坚,或时作痛,带下量多,色白质黏稠,胸脘痞闷,时欲呕恶,月经周期延后或量少,甚或闭而不行,舌淡胖,苔白腻,脉弦滑。

[证候分析]　痰湿下注冲任,阻滞胞络,积而成瘕,则小腹有包块,按之不坚,时或作痛;痰饮内结,则胸脘痞闷;痰阻中焦,则恶心泛呕;痰湿阻于冲任胞脉,则月经后期,甚或经闭不行;痰湿下注,则带下量多,色白黏稠。舌淡胖,苔白腻,脉弦滑,为痰湿内阻之征。

[治疗法则]　除湿化痰,散结消瘕。

[方药举例] 散聚汤(《妇科秘诀大全》)。

半夏 橘皮 茯苓 当归 杏仁 桂心 槟榔 甘草

方中杏仁、陈皮、槟榔行上、中、下三焦之气滞而化痰结;半夏、茯苓除湿化痰,降逆止呕;桂心、当归温经活血而消癥;甘草调和诸药。全方共奏除湿化痰,消结散癥之效。

若脾胃虚弱,纳差神疲者,酌加党参、白术健脾益气。

(四) 热毒证

[主要证候] 小腹有包块,拒按,小腹或少腹及腰骶部疼痛,带下量多,色黄或五色杂下,或周期缩短,或经期延长,经血量多,经前腹痛加重,烦躁易怒,发热口渴,便秘溲黄,舌质红,苔黄腻,脉弦滑数。

[证候分析] 湿热积聚,蓄久成毒,阻滞冲任,气滞血瘀,结成癥瘕,故小腹有包块拒按,小腹或少腹及腰骶部疼痛;湿热蕴结,损伤任带二脉,任脉不固,带脉失约,故带下量多,色黄臭秽;热扰冲任,迫血妄行,又瘀血内阻,血不归经,故周期缩短或经期延长,经血量多;瘀血内停,气机不畅,经前血海盛满,故经前腹痛加重,烦躁易怒;毒热壅盛,营卫不和,故发热口渴;热邪伤津,故便秘溲黄。舌质红,苔黄腻,脉弦滑数,为湿热毒邪内蕴之征。

[治疗法则] 解毒除湿,破瘀消癥。

[方药举例] 银花蕺菜饮(《中医妇科治疗学》)加赤芍药、牡丹皮、丹参、三棱、莪术、皂角刺。

金银花 蕺菜 土茯苓 炒荆芥 甘草

方中金银花、土茯苓、蕺菜、炒荆芥清热解毒,利湿排脓;赤芍药、牡丹皮、丹参清热凉血,活血化瘀;三棱、莪术、皂角刺行气破瘀,消癥散结。

若小腹包块疼痛兼带下量多,色黄稠如脓,或五色带杂下,臭秽难闻,疑为恶性肿瘤者,酌加半枝莲、穿心莲、白花蛇舌草、重楼以清热解毒消癥。

【其他疗法】

1. **外治法** 用柴胡、蒲公英、红藤、败酱草、赤芍灌肠治疗湿热证包块。血瘀痰阻证加莪术、炙乳香、炙没药;寒凝气滞证去蒲公英、红藤、败酱草,加官桂、乌药。15 次为 1 个疗程。

2. **针刺疗法** 取穴关元、水道、足三里、三阴交为主,留针 10～20 min。不直刺包块部位,不在经期进行。

【文献摘要】

《灵枢·水胀》:肠覃何如……寒气客于肠外,与卫气相搏,气不得荣,因有所系,癖而内著,恶气乃起,瘜肉乃生。其始生也,大如鸡卵,稍以益大,至其成如怀子之状,久者离岁,按之则坚,推之则移,月事以时下,此其候也。石瘕何如……石瘕生于胞中,寒气客于子门,子门闭塞,气不得通,恶血当泻不泻,衃以留止,日以益大,状如怀子,月事不以时下,皆生于女子,可导而下。

《金匮要略方论·卷下》:妇人宿有癥病,经断未及三月,而得漏下不止。胎动在脐上者,为癥痼害。妊娠六月动者,前三月经水利时胎也。下血者,后断三月衃也。所以血不止者,其癥不去故也,当下其癥,桂枝茯苓丸主之。

《医宗金鉴·妇科心法要诀》:凡治诸癥积,宜先审身形之壮弱,病势之缓急而治之。如人虚,则气血衰弱,不任攻伐,病势虽盛,当先扶正气,而后治其病;若形证俱实,宜先攻其病也。《经》云:大积大聚,衰其半而止,盖恐过于攻伐,伤其气血也。

【现代研究】

目前对癥瘕的治疗多采用内服、外治(包括针灸)及内外同治,以内服为主。内服药多以活血化瘀为主。关于中药治疗癥瘕的作用机制,张新庄等研究显示,桂枝茯苓胶囊主要是由其所含的五环三萜类和甾醇类化合物与多个靶点蛋白作用,调控多条生物通路来抑制子宫平滑肌收缩和增殖、改善微循环、降低激素分泌和炎症反应(如前列腺素 E_2,前列腺素 2α,白细胞三烯 B_4),从而起到缓解痛经和盆腔炎引起的疼痛、改善子宫肌瘤患者的生活质量的作用[张新庄,等.中草药,2016,47(1):81~94]。杜亚青等研究提示,宫瘤宁胶囊联合米非司酮治疗气滞血瘀型子宫肌瘤在缩小瘤体,改善症状,提高临床疗效,降低复发率方面均优于单纯的米非司酮治疗,其作用机制可能与下调性激素水平,调节 VEGF、MMP-9、转化生长因子-β1(TGF-β1)和表皮细胞生长因子(EGF)等因子的表达有关[杜亚青,等.中国实验方剂学杂志,2016,22(24):177~181]。

(杜惠兰)

第四节 阴 挺

子宫从正常位置向下移位,甚至挺出阴户之外,称为"阴挺"。又称"阴下脱""阴菌""产肠不收"等。本病始见于《针灸甲乙经》。其"妇人杂病"中云:"妇人阴挺出,四肢淫泺,身闷,照海主之。"西医学的盆腔器官脱垂(子宫脱垂、阴道前壁膨出和后壁膨出)可参照本病辨证治疗。

【病因病机】

主要机制是冲任不固,带脉失约,提摄无力。

1. **气虚** 素体虚弱,中气不足;分娩时用力太过,或产后操劳持重,或久嗽不愈,或年老久病,便秘努责,损伤中气,气虚下陷,冲任不固,带脉失约,系胞无力,以致阴挺。

2. **肾虚** 先天不足,或房劳多产,或年老体弱,肾气亏虚,冲任不固,带脉失约,系胞无力,以致阴挺。

【诊断】

1. **病史** 多有分娩损伤、产后过劳,或长期咳嗽、便秘病史,或产育过多,或年老久病等。

2. **症状** 小腹下坠,阴中有物脱出,持重、站立及腹压增加时加重,严重时不能自行还纳。

3. **检查** 主要检查脱垂程度及有无阴道前后壁的膨出。根据检查时患者平卧用力向下屏气时子宫下降的程度,将子宫脱垂分为三度。

Ⅰ度:轻型,宫颈外口距处女膜缘<4 cm,未达处女膜缘;重型,宫颈已达处女膜缘,阴道口可见子宫颈。

Ⅱ度:轻型,宫颈脱出阴道口,宫体仍在阴道内;重型,部分宫体脱出阴道口。

Ⅲ度:宫颈及宫体全部脱出于阴道口外。

【鉴别诊断】

1. **宫颈延长** 宫颈虽长,但宫体仍在盆腔内,向下屏气并不移位。

2. **阴道壁肿物** 肿物在阴道壁,固定、边界清楚。

3. **慢性子宫内翻** 阴道内见内翻的宫体,被覆子宫内膜,两侧角可见输卵管开口,三合诊检查盆腔内无宫体。

【辨证论治】

主要根据阴挺的程度及兼症舌脉辨其属气虚或肾虚。治疗应本着《内经》"虚者补之，陷者举之"的原则，以益气升提、补肾固脱为主。重度子宫脱垂宜中西医结合治疗。

（一）气虚证

[主要证候]　子宫下移，或挺出阴户之外，劳则加剧，平卧则还纳，小腹下坠，神倦乏力，少气懒言，面色少华，舌淡，苔薄，脉缓弱。

[证候分析]　脾司中气，脾虚则中气不足，气虚下陷，冲任不固，带脉失约，无力系胞，故阴挺，小腹下坠；脾主四肢，脾虚中阳不振，则神倦乏力，少气懒言，面色不华。舌质淡，苔薄，脉缓弱，为气虚之征。

[治疗法则]　补气升提。

[方药举例]　补中益气汤(方见月经先期)加枳壳。

若带下量多，色白质稀者，酌加山药、芡实、桑螵蛸以止带固脱。

（二）肾虚证

[主要证候]　子宫下移，或挺出阴户之外，小腹下坠，小便频数或不利，腰酸腿软，头晕耳鸣，舌淡，苔薄，脉沉细。

[证候分析]　肾虚冲任不固，带脉失约，不能系胞，故阴挺，小腹下坠；肾气不足，气化无力，膀胱开阖失司，故小便频数或不利；肾虚精血不足，外府及髓海失养，故腰酸腿软，头晕耳鸣。舌质淡，苔薄，脉沉细，为肾虚之征。

[治疗法则]　补肾固脱。

[方药举例]　大补元煎(方见月经后期)加鹿角胶、升麻、枳壳。

若子宫脱出阴道口外，摩擦损伤，继发湿热证候者，局部红肿溃烂，黄水淋漓，带下量多，色黄如脓，其气臭秽，不论气虚、肾虚，轻者可于原方酌加黄柏、苍术、土茯苓、车前子等清热利湿，重者可选用龙胆泻肝汤加减。

重度子宫脱垂必要时可手术治疗。

【文献摘要】

《诸病源候论·卷四十》：胞络伤损，子脏虚冷，气下冲则令阴挺出，谓之下脱；亦有因产而用力偃气，而阴下脱者。诊其少阴脉浮动，浮则为虚，动则为悸，故脱也。

《校注妇人良方·卷二十三》：产后阴脱，玉门不闭，因坐产努力，举动房劳所致。

《景岳全书·卷三十九》：妇人阴中突出如菌如芝，或挺出数寸谓之阴挺。此或因胞络伤损，或因分娩过劳，或因郁热下坠，或因气虚下脱，大都此证当以升补元气，固涩真阴为主。

（杜惠兰）

第五节　脏　躁

妇女精神抑郁，心中烦乱，无故悲伤欲哭，或哭笑无常，呵欠频作者，称为"脏躁"。

本病始见于《金匮要略方论》。其"卷下"谓:"妇人脏躁,喜悲伤欲哭,象如神灵所作,数欠伸,甘麦大枣汤主之。"

西医学的女性癔病可参照本病辨证治疗。

【病因病机】

主要机制是内伤于心,或心血不足,神无所依;或五志火动,上扰心神。临床以心气不足,心肾不交为多见。

1. 心气不足　思虑不解,积久伤心,则神无所依;或劳倦伤脾,化源不足,心失所养,神无所依,而发脏躁。

2. 心肾不交　素体阴虚,病后伤阴,久病失血,房事不节或年老肾虚,精血两亏,以致肾阴不足,虚火妄动,上扰心神,而发脏躁。

【诊断】

1. 病史　有精神抑郁,或数伤于血史。

2. 症状　精神抑郁,善悲欲哭,呵欠频作,情绪易激动难以自控,喜怒无常,或语无伦次。

3. 检查　妇科检查及实验室检查无异常。

【辨证论治】

本病属内伤虚证,五志之火由血虚引动。故治疗上虽谓有火而不宜苦降,虽属虚证而不宜大补,治以甘润滋养为主。

(一) 心气不足证

[主要证候]　心中烦乱,悲伤欲哭,少寐多梦,呵欠频作,心悸气短,倦怠乏力,不思饮食,舌质淡,苔薄,脉细弱。

[证候分析]　思虑伤脾,化源不足,心失所养,则心中烦乱,悲伤欲哭,少寐多梦;心气不足则精神不振,呵欠频作;脾虚中气不足,则不思饮食,倦怠无力。舌淡,苔薄,脉细弱,为心气不足之征。

[治疗法则]　养心安神,和中缓急。

[方药举例]　甘麦大枣汤(《金匮要略》)。

甘草　小麦　大枣

方中用甘草、大枣补脾和中,以缓诸急;小麦养心气以安神。全方以甘平之味养心益脾,和中宁神。

若失眠多梦,坐卧不宁者,酌加酸枣仁、柏子仁、龙骨、牡蛎;呵欠频作者,酌加葛根、丹参、玄参;胸闷,心烦易怒者,酌加瓜蒌、陈皮、川楝子以宽胸利气解郁。

(二) 心肾不交证

[主要证候]　哭笑无常,呵欠频作,头晕耳鸣,心悸少寐,手足心热,口干不欲多饮,腰酸膝软,便秘溲赤,舌质红,苔少,脉弦细数。

[证候分析]　心肾阴虚则虚火上炎,扰犯神明,故哭笑无常,呵欠频作,少寐心悸;肾阴虚不能上荣头目,故头晕耳鸣;外府失养,故腰酸膝软;阴虚生内热,故手足心热,口干而不欲多饮。舌质红,苔少,脉弦细数,为心火偏亢,肾阴不足之征。

[治疗法则]　滋阴清热,养心安神。

［方药举例］ 天王补心丹(方见经断前后诸证)。

【文献摘要】

《灵枢·本神》：心藏脉，脉舍神，心气虚则悲，实则笑不休。

《金匮心典·卷下》：血虚脏躁，则内火扰而神不宁，悲伤欲哭，有如神灵，而实为虚病……小麦为肝之谷，而善养心气，甘草、大枣甘润生阴，所以滋脏气而止其燥也。

《金匮要略今释·妇人杂病》引《类聚方广义》：脏，子宫也……赵氏以为肝肺，徐氏以为五脏，《金鉴》以为心脏，唯沈氏、尤氏以为子宫，与歇斯底里之西说正合……

（杜惠兰）

第十四章 前 阴 病

导学

1. 掌握前阴病的定义及主要发病机制；掌握阴痒、阴疮的定义及辨证论治；掌握阴肿的定义与主要病机。

2. 熟悉前阴病的范围及治疗大法；熟悉阴痒、阴疮病因病机、外治法；熟悉阴肿分型与代表分剂；熟悉阴痛的定义及主要病机；熟悉阴吹的定义。

3. 了解前阴通过经络、经筋及冲任督三脉与肾、肝、脾胃的联系；了解阴痒、阴肿、阴疮诊断与鉴别诊断；了解阴痛分型及代表方剂；了解阴吹分型及代表方剂。

妇女前阴（包括阴户、玉门、阴道）发生的病变，称为"前阴病"。

常见的前阴病有阴痒、阴肿、阴疮、阴痛、阴吹等。

前阴是女性生殖系统的一部分，它通过经络与脏腑相联系。足厥阴肝之脉"入毛中，过阴器，抵少腹"；足少阳之正"入毛际，合于厥阴"。《素问·厥论篇》说："前阴者，宗筋之所聚。"足厥阴、足少阴之筋，皆"结于阴器"；足太阴、足阳明之筋，皆"聚于阴器"。冲脉"与阳明合于宗筋"；任脉出于会阴，过阴器，"以上毛际"；督脉"女子入系廷孔""其络循阴器"。上述表明前阴通过经络、经筋及冲、任、督三脉与肾、肝、脾、胃等脏腑有直接或间接的联系。

前阴病的发病机制有直接和间接两个方面。间接机制是脏腑功能失调累及前阴发生病变，如肝肾亏损，阴部筋脉或肌肤失养，可致阴痛、阴痒；肝郁脾虚，肝郁化热，脾虚生湿，湿热浸淫，致阴痒、阴肿、阴疮、阴痛；脾肾阳虚，湿浊下注，日久化热，湿热浸淫，致阴痒、阴肿、阴疮、阴痛；谷道不利，腑气下泄，可致阴吹。直接机制是前阴局部感染邪毒、病虫或受外伤，可致阴痒、阴肿、阴痛等。

前阴病的治疗大法有二：一是内服药调理脏腑以治本；二是配合外治法以治标。同时，前阴之病重在防护，注意前阴的清洁卫生，防止邪毒、病虫感染，对避免和减少前阴病有重要意义。

（马宝璋）

第一节 阴 痒

妇人外阴及阴道瘙痒，甚则痒痛难忍，坐卧不宁，或伴带下增多者，称为"阴痒"。又称"阴门瘙痒"。

本病始见于《肘后备急方》。该书"治卒阴肿痛颓卵方"篇云："阴痒汁出,嚼生大豆黄,涂之,亦疗尿灰疮。"阴痒为临床常见病,通过外治法结合内服药治疗,有较好的疗效。

西医学外阴鳞状上皮增生、外阴硬化性苔藓、外阴炎、阴道炎等出现阴痒症状者,均可参照本病辨证治疗。

【病因病机】

本病主要发病机制有虚、实两个方面。因肝肾阴虚、精血亏损、外阴失养而致阴痒者,属虚证;因肝经湿热下注,带下浸渍阴部,或湿热生虫,虫蚀阴中以致阴痒者,为实证。常由肝肾阴虚、肝经湿热和湿虫滋生所致。

1. 肝肾阴虚　素体肝肾不足;或年老体衰,精血亏损;或久病不愈,阴血不足,以致肝肾阴虚。肝脉过阴器,肾司二阴,肝肾阴虚,精血亏少,冲任血虚,阴部肌肤失养,阴虚生风化燥,风动则痒,发为阴痒。

2. 肝经湿热　郁怒伤肝,肝郁化热,肝气犯脾,脾虚湿盛,以致湿热互结,损伤任带,带下量多,湿浊浸淫,而发痒痛。

3. 湿虫滋生　素体脾虚湿盛,积久化热,流注下焦,损伤任带,湿热蕴积生虫,或外阴不洁,或久居阴湿之地,湿虫滋生,虫蚀阴中,均可导致阴痒。

【诊断】

1. 病史　个人不注意外阴局部卫生,分泌物长期刺激外阴,或有滴虫性阴道炎、外阴阴道假丝酵母菌病、细菌性阴道病。

2. 症状　外阴及阴中瘙痒,或如虫行状,波及肛门周围,奇痒难忍,甚至灼热、疼痛,兼带下量多、臭秽。

3. 检查

(1) 妇科检查:外阴皮肤色素脱失变白,或增厚,或萎缩,或皲裂破溃;轻者外阴皮肤无明显改变,甚者局部皮肤红肿,伴有湿疹,搔抓破溃。或阴道内见灰黄色泡沫样分泌物,豆渣样或凝乳样分泌物,或大量脓性分泌物。

(2) 实验室检查:阴道分泌物检查正常,或见滴虫、假丝酵母菌等。

【鉴别诊断】

1. 消渴阴痒　消渴患者除阴痒外,还可伴有多饮、多食、多尿、身体消瘦,或尿浊、尿有甜味等症,检查时空腹血糖升高。

2. 阴虱　阴虱患者除阴痒外,局部有红色斑点或丘疹,阴毛处可找到阴虱或虱卵。

【辨证论治】

应根据阴部瘙痒的情况,带下的量、色、质、气味以及全身症状进行辨证。阴部干涩、灼热,或皮肤变白、增厚或萎缩,甚则皲裂,夜间痒甚者,为肝肾阴虚;阴痒伴带下量多,色黄如脓,稠黏臭秽,多为肝经湿热;阴部瘙痒,如虫行状,甚则奇痒难忍,灼热疼痛,伴有带下量多,色黄如泡沫状,或如豆渣状,臭秽,多为湿虫滋生。治疗着重调理肾、肝、脾胃的功能。故要注意"治外必本诸内"的原则,采用内服与外治,整体与局部相结合进行施治。感染病虫者,应侧重于外治法。

(一) 肝肾阴虚证

[主要证候]　阴部干涩,奇痒难忍,或阴部皮肤变白、增厚或萎缩,皲裂破溃,五心烦热,头晕目

眩,时有烘热汗出,腰酸腿软,舌红苔少,脉弦细而数。

[证候分析]　肝肾阴虚,精血两亏,冲任血虚,血燥生风,风动则痒,阴户为肝肾之分野,故阴户干涩,奇痒难忍;风盛则肿,故阴部皮肤增厚;阴部肌肤失养,则皮肤变白、萎缩、皲裂、破溃;阴虚内热,故五心烦热;肝阳偏亢则烘热汗出;肾虚则腰酸腿软。舌红苔少,脉弦细而数,为肝肾阴虚之征。

[治疗法则]　调补肝肾,滋阴降火。

[方药举例]　知柏地黄丸(方见妊娠小便淋痛)酌加何首乌、白鲜皮。

(二)肝经湿热证

[主要证候]　阴部瘙痒灼痛,带下量多,色黄如脓,稠黏臭秽,头晕目眩,口苦咽干,心烦不宁,便秘溲赤,舌红,苔黄腻,脉弦滑而数。

[证候分析]　肝经湿热下注,损伤任带,故使带下量多,色黄如脓,稠黏臭秽;湿热浸渍,则阴部瘙痒,甚则灼痛;湿热熏蒸,则头晕目眩,口苦咽干;热扰心神,则心烦不宁;湿热伤津,则便秘溲赤。舌红,苔黄腻,脉弦滑而数,为肝经湿热之征。

[治疗法则]　泻肝清热,除湿止痒。

[方药举例]　龙胆泻肝汤(方见带下病)酌加虎杖、苦参。

如小便黄赤、溲时刺痛者,酌加海金沙、土茯苓、瞿麦。

(三)湿虫滋生证

[主要证候]　阴部瘙痒,如虫行状,甚则奇痒难忍,灼热疼痛,带下量多,色黄,呈泡沫状,或色白如豆渣状,臭秽,心烦少寐,胸闷呃逆,口苦咽干,小便黄赤,舌红,苔黄腻,脉滑数。

[证候分析]　湿热与病虫,互相滋生,其虫作食,则阴部瘙痒,如虫行状,甚则奇痒难忍,灼热疼痛;湿热下注,秽液下流,则带下量多,色黄,呈泡沫状,或色白如豆渣状,臭秽;湿热与瘙痒共扰心神,则心烦少寐;湿热内蕴,则胸闷呃逆;湿热熏蒸,则口苦咽干;湿热伤津,则小便短赤。舌红,苔黄腻,脉滑数,为湿热病虫互相滋生之征。

[治疗法则]　清热利湿,解毒杀虫。

[方药举例]　萆薢渗湿汤(方见带下病)加白头翁、苦参、防风。

【其他疗法】

(1) 塌痒汤(《疡医大全》)

鹤虱　苦参　威灵仙　当归尾　蛇床子　狼毒

水煎熏洗,临洗时加猪胆汁1～2枚更佳,每日1～2次,7～10日为1个疗程。用于湿虫滋生证。外阴溃疡者勿用。

(2) 蛇床子散[上海中医学院(《妇产科学》)]

蛇床子　花椒　明矾　苦参　百部

水煎,趁热先熏后坐浴,每日1次,10次为1个疗程。若阴痒破溃者则去花椒。

(3) 蛇床子洗方(《疡医大全》)

蛇床子　川椒　白矾

煎汤熏洗。

(4) 苦参汤(《实用妇产科学》)

苦参　蛇床子　白芷　金银花　黄柏　地肤子　石菖蒲

水煎熏洗。

(5) 珍珠散(《中医妇科学》,1979 年)

珍珠 青黛 雄黄 黄柏 儿茶 冰片

共研细末,外搽用。适用于阴痒皮肤破损者。

【文献摘要】

《诸病源候论·卷四十四》:妇人阴痒是虫食所为。三虫九虫在肠胃之间,因脏虚虫动,作食于阴。其虫作势,微则痒,重者乃痛。

《女科经纶·杂证门》:妇人有阴痒生虫之证也,厥阴属风木之脏,木朽则蠹生,肝经血少,津液枯竭,致气血不能荣运,则壅郁生湿。湿生热,热生虫,理所必然。

《疡医大全·卷二十四》:妇人阴户作痒,乃肝脾风湿流注,亦有肝火郁结而成。

【现代研究】

有学者报道以自拟参鲜止痒方治疗阴痒,收到了满意疗效。参鲜止痒方由苦参、白鲜皮、蛇床子、地肤子、川椒、百部、枯矾、黄柏、透骨草、仙茅、知母、紫草组成[崔新红,等.中医外治杂志,2008,17(2):10~11];有学者根据湿热下注的理论,配制阴痒熏洗液(苦参、黄柏、蛇床子、黄连、紫草、土茯苓、川椒、生百部、艾叶、杏仁)治疗阴痒[张颖,等.中医中药,2008,5(31):67]。

(王艳萍)

第二节 | 阴 肿

妇人外阴部及外阴一侧或两侧,肿胀疼痛者,称为"阴肿"。又称"阴户肿痛"。

本病始见于《诸病源候论》。该书"卷四十"云:"夫妇人阴肿者,是虚损受风邪所为,胞经虚而有风邪客之,风气乘于阴,与血气相搏,令气血否涩,腠理壅闭,不得泄越,故令阴肿也。"

西医学的外阴炎、前庭大腺炎、前庭大腺囊肿、前庭大腺脓肿、外阴血肿等病可参照本病辨证治疗。

【病因病机】

本病多因肝经湿热,或痰湿凝滞,下注阴部,或因外伤致局部瘀肿。常见病因病机有肝经湿热、痰湿凝滞和外伤。

1. **肝经湿热** 素性抑郁,或七情所伤,肝郁化热,肝木乘脾,脾虚湿盛,湿热互结,下注冲任,壅滞前阴,经脉失畅,而致阴肿。

2. **痰湿凝滞** 素体肥胖,或恣食厚味,痰湿内盛,或饮食不节,脾失健运,痰湿内生,湿浊流注下焦,滞于冲任,壅滞前阴,经脉失畅,发为阴肿。

3. **外伤** 产伤或手术创伤,或跌仆闪挫,损伤阴户,气血瘀滞,冲任瘀阻,阴部经脉瘀滞,以致阴肿。

【诊断】

1. **病史** 下焦感受湿热或寒湿之邪,或感受邪毒,或有外伤史。

2. 症状 外阴一侧或两侧肿胀,甚至不能行走,或伴有发热,小便短赤。

3. 检查

(1) 妇科检查:外阴局部皮肤红肿、发热,压痛明显,或患者无自觉症状。

(2) 实验室检查:急性期可见白细胞计数增高。

【辨证论治】

临床要根据外阴局部症状和全身症状综合辨证,确定其证型。治疗以消肿止痛为原则,根据证型处方用药,随证加减。

(一)肝经湿热证

[主要证候] 外阴红肿胀痛,常伴有发热,两胁胀痛,口苦咽干,小便短赤,大便不爽,舌红,苔黄而腻或黄厚,脉弦数或濡数。

[证候分析] 由于肝郁日久化热,肝郁脾虚,脾虚生湿,湿热下注,湿热郁遏阴部,故外阴红肿胀痛;湿热停滞,脉络失宣,营卫不通,阴阳不和,故发热;肝经布于两胁,肝经湿热郁阻,故两胁胀痛,口苦咽干;湿热停滞大肠,故大便不爽;热移于小肠,故小便短赤。舌红,苔黄而腻或黄厚,脉弦数或濡数,为湿热之征。

[治疗法则] 清肝利湿,消肿止痛。

[方药举例] 龙胆泻肝汤(方见带下病)加蒲公英、紫花地丁。

若肝郁脾虚者,用逍遥散。若溃腐脓肿,或已溃破者,可按阴疮治疗。

若瘀血肿块增长趋势较快者,可考虑穿刺抽血或手术治疗。

(二)痰湿凝滞证

[主要证候] 外阴肿胀疼痛,肤色正常,形体肥胖,带下量多,色白质黏无臭,头晕心悸,胸闷泛恶,苔白腻,脉滑。

[证候分析] 肥胖之人,痰湿内盛,湿浊流注下焦,滞于冲任,前阴经脉失畅,则为阴肿;痰湿中阻,清阳不升,则头晕;痰湿停于心下,则心悸,胸闷泛恶;湿浊下注,故白带量多,色白质黏无臭。苔白腻,脉滑,为痰湿内蕴之征。

[治疗法则] 温经化痰,活血消肿。

[方药举例] 阳和汤(《外科证治全生集》)加半夏、皂角刺。

熟地黄 肉桂 麻黄 鹿角胶 白芥子 炮姜 生甘草

方中以炮姜、肉桂温中有通,破阴和阳,温化寒痰;麻黄辛温以开腠理;皂角刺活血以消肿,与白芥子、半夏宣燥兼备,祛皮里膜外之痰;鹿角胶补精而助阳;熟地黄养血而滋阴;生甘草调和诸药。全方共奏燥湿化痰、活血消肿之效。

(三)外伤

[主要证候] 外阴红肿热痛,或局部血肿,有外伤史,舌正常或稍黯,脉正常。

[证候分析] 因起居不慎,跌仆闪挫,以致气血紊乱,血不循经而离走,以致瘀血停滞,故外阴红肿热痛,或局部血肿;病因外伤所起,故舌脉无异常;若时间长者,舌稍黯,为有瘀之征。

[治疗法则] 活血化瘀,消肿止痛。

[方药举例] 血府逐瘀汤(方见经行发热)加三七。

【其他疗法】

(1) 金黄膏,局部外敷,每日1次,血肿破裂者不用。

(2) 大黄、玄明粉,研末,外敷患处。

(3) 蒲公英、乳香、没药、黄连,水煎,湿热敷。

(4) 切开引流:外阴前庭大腺脓肿,或外阴血肿继续扩大或化脓,可切开引流。

【文献摘要】

《景岳全书·妇人规》:妇人阴肿,大都即阴挺之类,然挺者多虚,肿者多热。如气陷而热者,升而清之,宜清化饮,如柴胡、防风之属。气闭而热者,利而清之,宜大分清饮,徙薪饮。肝肾阴虚而热者,加味逍遥散。气虚气陷而肿者,补中益气汤。因产伤阴户而肿者,不必治肿,但调气血,气血和而肿自退。或由损伤气滞,无关元气而肿者,但以百草汤熏洗之为妙。

《张氏医通·前阴诸疾》:阴肿痛乃风热客于阴经,肾虚不能宣散而肿,发歇疼痛,宜桂枝汤加羌、防、荆芥、当归、细辛、通草。但痛而不痛是湿热,防己茯苓汤加羌活、泽泻。但痛而不肿,瘀积火滞,舒筋三圣散加归尾、赤芍、生甘草梢。妇人产后受风,多有此症,芎、归、羌、防、荆芥、乳香、没药,煎汤熏洗之。

《女科精要·卷一》:妇人阴肿者,有因胞络虚损,风冷客之,与血气相搏而肿者;有因郁怒伤损肝脾者;有因房劳过度,湿热下流者;有欲胜而热甚生虫,以致肿痒。

(王艳萍)

第三节 阴 疮

妇人阴户生疮,甚则溃疡,脓水淋漓,局部肿痛者,称为"阴疮"。又称"阴蚀""阴匿虫"。

本病始见于《金匮要略方论》。该书"妇人杂病脉证并治"篇云:"少阴脉滑而数者,阴中即生疮。阴中蚀疮烂者,狼牙汤洗之。"

西医学的非特异性外阴溃疡,贝赫切特综合征的阴部生疮、溃疡,前庭大腺脓肿破溃,外阴肿瘤继发感染等可参照本病辨证治疗。

【病因病机】

本病多由情志损伤,肝郁犯脾,脾失健运,脾虚湿盛,湿热互结,蕴久成毒,久则生疮。或因正气虚弱,寒湿凝结日久,溃而成疮。

1. 湿热 下焦感受湿热之邪,或郁怒伤肝,肝郁化热,肝气犯脾,脾虚湿盛,湿热互结,下注冲任,蕴结成毒,侵袭阴部,腐肉为脓,而成阴疮。

2. 寒湿 久居阴湿之地,或经期、产后冒雨涉水,感寒饮冷,以致寒湿凝滞,瘀血内停;或脾肾阳虚,痰浊内停,痰瘀交阻,冲任阻滞,前阴失养,日久溃腐,而成阴疮。

【诊断】

1. 病史 经期、产后下焦感受湿热或寒湿之邪,外阴局部肿胀疼痛史,或患者有前庭大腺炎病史。

2. 症状 阴户有红肿热痛,或结块坚硬,甚则溃腐化脓。

3. 检查

(1) 妇科检查:外阴部或大阴唇局部皮肤红肿发热,压痛明显,当脓肿形成时可触及波动感,甚至脓疡破溃。

（2）实验室检查：外周血白细胞计数增高。

【鉴别诊断】

1. **梅毒** 因梅毒引起的外阴溃烂，它的初疮是典型的硬下疳，患者有性乱史或感染史，梅毒血清试验阳性。亦可检测病灶渗出物或淋巴结穿刺液，查有无梅毒螺旋体。用暗视野显微镜如观察到运动活泼的螺旋体，即可确诊。

2. **软下疳** 外阴有典型的软下疳病灶，表现为多发性溃疡，边缘不规则，剧痛，有多量脓性恶臭的分泌物，触之不硬。有性乱史或感染史，涂片检查或血琼脂培养基培养可查到下疳链杆菌（杜克雷嗜血杆菌）。

【辨证论治】

首先辨别阴阳：红肿热痛，发热急骤，脓稠臭秽，或伴全身发热者，为湿热证，属阳；肿块坚硬，皮色不变，日久不消，或溃后脓水淋漓，形体虚羸者，为寒湿，属阴。其次要辨善恶：溃疡症轻，毒浅，体健者，多属善候；疮疡溃腐，久不收敛，脓水淋沥，恶臭难闻者，多属热毒蕴瘀，而气血衰败之恶候。治疗应按热者清之、寒者温之、湿者化之、坚者削之、虚者补之、下陷者托之的原则，内外合治。

（一）湿热证

[主要证候] 阴部生疮，红肿热痛，甚则溃烂流脓，黏稠臭秽，头晕目眩，口苦咽干，身热心烦，大便干结，舌红，苔黄，脉滑数。

[证候分析] 下焦湿热，气血凝滞，蕴结成毒，腐肉化脓，故阴部生疮，红肿热痛，溃腐流脓，黏稠臭秽；湿热熏蒸，故头晕目眩，口苦咽干；热毒内蕴，则心烦身热，大便干结。舌红，苔黄，脉滑数，为湿热邪毒之征。

[治疗法则] 泻肝清热，解毒除湿。

[方药举例] 龙胆泻肝汤（方见带下病）加土茯苓、蒲公英。

若热毒壅盛者，症见发热不退，渴喜冷饮，溃脓臭秽。治宜清热解毒，化瘀除湿。方用仙方活命饮（《校注妇人良方》）。

白芷　贝母　防风　赤芍药　当归尾　皂角刺　穿山甲　天花粉　乳香　没药　金银花陈皮　甘草节

方中金银花清热解毒；白芷、防风散风祛湿；赤芍药、当归尾、乳香、没药活血化瘀消肿；穿山甲、皂角刺活血软坚散结；陈皮、贝母理气化痰；天花粉养阴清热；甘草解毒和中。

若疮久不愈，正气不足，邪毒内陷者，宜扶正托毒，方用补中益气汤（方见月经先期）。

若日久伤阴者，治宜养阴清热解毒，方用《金匮要略》百合地黄汤（百合、生地黄）。

（二）寒湿证

[主要证候] 阴疮坚硬，皮色不变，或有疼痛，溃后脓水淋漓，神疲倦怠，食少纳呆，畏寒肢冷，舌淡，苔白腻，脉细弱。

[证候分析] 寒湿凝滞，痰瘀交阻，肌肤失养，故阴疮坚硬，皮色不变，或有疼痛，溃后脓水淋漓；寒湿凝滞，脾阳不振，故神疲倦怠，食少纳呆；寒湿凝滞，肌肤失于温养，故畏寒肢冷。舌淡，苔白腻，脉细弱，为寒湿凝滞之征。

［治疗法则］　温经化湿,活血散结。

［方药举例］　阳和汤(方见阴肿)加苍术、茯苓、莪术、皂角刺。

若正虚邪盛者,症见疮久不敛,心悸气短,治宜托里消毒,方用托里消毒散(《外科正宗》)。

人参　白术　黄芪　甘草　茯苓　当归　白芍药　川芎　金银花　白芷　皂角刺　桔梗

方中参、术、芪、草补气助阳;当归、白芍药、川芎养血和血;金银花、白芷、皂角刺解毒消肿以排脓;黄芪、桔梗外提托毒。

【文献摘要】

《妇人大全良方·产后门》：凡妇人少阴脉数而滑者,阴中必生疮,名曰疮,或痛或痒,如虫行状,淋露脓汁,阴蚀几尽者。此皆由心神烦郁,胃气虚弱,致气血留滞……治之当补心养胃,外以熏洗,坐导药治之乃可。

《景岳全书·妇人规》：妇人阴中生疮,多由湿热下注,或七情郁火,或纵情敷药,中于热毒。

《疡医大全·卷二十四》：妇人之性多偏而多郁,若有不遂,则心、肝、肾三经之火,勃然而起,遂致阴内生疮……阴中极痒,名疮,又名阴蚀疮。

（王艳萍）

第四节　阴　痛

妇人阴中或阴户抽掣疼痛,甚至连及少腹、两乳者,称为"阴痛"。又称"阴中痛""阴户痛""小户嫁痛"等。

本病始见于《肘后备急方》。该书"治卒阴肿痛颓卵方"篇云："若阴中痛,矾石二分(煎),大黄一分,甘草半分,末,绵裹如枣,以导之,取瘥。"

西医学的阴道痉挛、性交疼痛等病可参照本病辨证治疗。

【病因病机】

前阴乃宗筋所聚之处,冲任与足三阴经亦循此而过。因肝藏血,主筋,阴部乃宗筋之所聚,肝之经脉循阴器;肾司二阴,足少阴之筋,结于阴器。故阴痛的发生与肝肾有着密切的关系。凡六淫为害、摄生不慎、内伤七情、脏腑虚损等不同原因,均可导致本病的发生,其病机主要为阴部气血运行不畅,"不通则痛",或阴部失于濡养,"不荣则痛"。

1.肝肾亏损　先天不足,早婚多产,或房事不节,耗伤精血,损伤肝肾,冲任精血不足,阴部筋脉失养,以致阴部抽掣疼痛。

2.肝郁气滞　情志抑郁,或忿怒过度,以致肝郁气滞,气滞血瘀,冲任阻滞,阴部气血不畅,而致阴部疼痛。

3.寒滞肝脉　久居阴寒之地,寒邪内侵,或经期产后,感受寒邪,客于下焦,寒滞肝脉,与气血相搏,冲任阻滞,阴部气血不畅,而致阴痛。

【诊断】

1.病史　感受外邪,素性抑郁,或有房事不节史。

2. **症状** 患者自觉阴道或外阴抽掣疼痛,甚至痛及少腹,上连两乳,疼痛轻重不一,时作时止。

3. **检查** 前阴局部检查多无阳性发现,无红肿、溃烂等病变。

【辨证论治】

本病外阴部多无明显的肿胀、疮蚀等损伤。其中性交痛者,可有阴道痉挛,妇科检查常无局部病灶。临床多属肝经病变,常见肝肾亏损、肝郁气滞、寒滞肝脉等证型。治疗重在止痛,但止痛要根据证候分别论治。

(一)肝肾亏损证

[主要证候] 阴中抽掣疼痛,或干涩疼痛,带下量少或无,腰酸腿软,头晕耳鸣,两目干涩,神倦乏力,舌淡,苔薄,脉沉细。

[证候分析] 肝肾亏损,精血不足,阴道失于濡润,甚则筋脉失养,而致阴中干涩疼痛,或抽掣疼痛,带下量少或无;肾虚髓海不足,则腰酸腿软,头晕耳鸣,神倦无力;精血不足,肝窍失养,则两目干涩。舌淡,苔薄,脉沉细,为肝肾亏损之征。

[治疗法则] 滋养肝肾,缓急止痛。

[方药举例] 当归地黄饮(《景岳全书》)加牡蛎、白芍药、延胡索。

当归 熟地黄 山茱萸 杜仲 山药 牛膝 甘草 牡蛎 白芍药 延胡索

方中熟地黄、山茱萸、杜仲、山药、牛膝补肝肾,益精血;山药健脾和中;牡蛎育阴潜阳;当归养血润燥;白芍药、炙甘草柔肝缓急止痛,延胡索理气止痛,使补而不滞。全方共奏滋养肝肾,缓急止痛。

若胁痛口苦者,酌加炒川楝子、郁金以疏肝清热止痛;若五心烦热,口干咽燥,便秘溲黄者,酌加知母、黄柏以滋阴清热。

(二)肝郁气滞证

[主要证候] 阴中掣痛,连及少腹,甚则两胁、乳房牵引作痛,烦躁易怒,胸闷太息,舌红,苔薄,脉弦。

[证候分析] 情志不舒,气滞肝脉,不通则痛,故阴中掣痛,连及少腹,甚至胸胁、乳房牵引作痛;肝失条达,气机不利,则烦躁易怒,胸闷太息。舌红,苔薄,脉弦,为肝郁气滞之征。

[治疗法则] 疏肝解郁,理气止痛。

[方药举例] 逍遥散(方见月经先后无定期)加川楝子、香附、延胡索。

若肝郁化火者,症见阴中灼热刺痛,口苦咽干,渴喜冷饮,便秘溲赤,舌红,苔黄,脉弦数。治宜疏肝泻火,上方加牡丹皮、栀子、夏枯草。

(三)寒滞肝脉证

[主要证候] 阴部拘急抽掣,痛不可忍,畏寒肢冷,周身关节疼痛,舌黯,苔白,脉沉紧。

[证候分析] 经期、产后胞脉空虚,风冷侵袭下焦,寒客肝脉,凝滞气血,又寒主收引,故阴部拘急抽掣,痛不可忍;寒伤阳气,则畏寒肢冷;寒气客于筋脉,寒主收引,故周身关节疼痛。舌黯,苔白,脉沉紧,为寒滞肝脉之征。

[治疗法则] 温经散寒,行滞止痛。

[方药举例] 川楝汤(《竹林女科》)去槟榔、泽泻。

川楝子 大茴香 小茴香 猪苓 白术 乌药 乳香 延胡索 木香 麻黄 姜葱

方中大茴香、小茴香散寒,温通肝脉而止阴痛;麻黄、姜、葱疏风散寒;川楝子、乌药、木香疏肝解郁而顺下焦之滞气;乳香、延胡索行气活血,通经止痛;白术、猪苓健脾渗利湿浊。全方共奏温通肝脉而止阴痛之效。

【文献摘要】

《诸病源候论·卷四十》:阴痛之病,由胞络伤损,致脏虚受风邪……其风邪乘气冲击而痛者,无疮但痛而已。

《陈素庵妇科补解·胎前杂证门》:妊娠阴户肿痛,由厥阴风热,或受胎后多,有伤子门,或非理交接所致。厥阴肝木环阴器,夹脐贯胁入乳头,风热伤其经,则当廷孔之中而痛也。或受孕多合,非理交接,外伤子室,亦能作痛,必发寒热……宜安荣散。

《医宗金鉴·妇科心法要诀》:妇人阴中作痛,名小户嫁痛,痛极往往手足不能伸舒,由郁热伤损肝脾,湿热下注所致,宜内服逍遥散加丹皮、栀子,外以四物料合乳香捣饼纳阴中,其痛即定。

(王艳萍)

第五节 阴 吹

妇人阴道中时时出气,或气出有声,状如矢气者,称为"阴吹"。

本病始见于《金匮要略方论》。该书"妇人杂病脉证并治"篇云:"胃气下泄,阴吹而正喧,此谷气之实也,膏发煎导之。"

临床多见于经产体弱的妇女,可根据伴随症状,辨证治疗。

【病因病机】

多因中气不足,谷道欠利;胃肠燥化,腑气不通;气机紊乱,腑气不循常道;或因脾阳不运,痰湿停聚,阻遏腑气下泄而致阴吹。常由气虚、胃燥、气郁和痰湿所致。

1. 气虚 素体脾虚,或劳倦伤脾,以致中气下陷,腑气不循常道,从前阴而出,故致阴吹。

2. 胃燥 素体阳盛,或外感热邪,或过食辛辣助阳之品,热盛灼津,胃燥便坚,腑气不得下泄,逆走前阴,而致阴吹。

3. 气郁 素性抑郁,或暴怒伤肝,肝气郁结,气机紊乱,痞塞中焦,腑气不循常道,从前阴而出,故致阴吹。

4. 痰湿 素体肥胖,痰湿内盛,或过食肥甘,脾失健运,痰湿内生,痰湿盘踞中焦,壅塞谷道,腑气不循常道,从前阴而出,故致阴吹。

【诊断】

1. 病史 经产体弱,素体中气不足,素性抑郁,或便秘的患者。

2. 症状 妇人阴中时时出气有声,如矢气状,或有频频排气而无声音,或抑郁少欢。

3. 检查 妇科检查多无特殊变化,或有阴道壁松弛,或有阴道炎症。

【辨证论治】

根据阴中出气的声音及全身证候进行辨证。一般阴吹声高,伴大便秘结者为实证,见于气郁或胃燥;若吹声低沉,兼虚坐努责者为虚证,见于气虚;形体肥胖者多属痰湿,为虚中夹实证。

(一) 气虚证

[主要证候] 阴吹声音低沉,时断时续,神倦乏力,气短懒言,胃脘痞闷,或小腹下坠,面色白,舌淡,苔白,脉缓弱。

[证候分析] 脾气虚运化失职,中焦痞塞,则胃脘痞闷;气走前阴,则致阴吹;脾虚中气不足,故阴吹时断时续,声音低沉;中阳不振,则神倦乏力,气短懒言,面色白;气虚失于提挈,则小腹空坠。舌淡,苔白,脉缓弱,为气虚之征。

[治疗法则] 健脾益气,升清降浊。

[方药举例] 补中益气汤(方见月经先期)加枳壳。

若大便干结者,酌加肉苁蓉、柏子仁;若带下量多,质稀者,酌加怀山药、芡实。

(二) 胃燥证

[主要证候] 阴吹簌簌有声,口燥咽干,大便燥结,腹部胀满,舌红,苔黄,脉滑数。

[证候分析] 素体阳盛,热结肠胃,灼伤津液,则咽干口燥,大便燥结,腹部胀满;谷道欠通,谷气反其常道,逼走前阴,故见阴吹簌簌有声。舌红,苔黄,脉滑数,为胃中燥热之征。

[治疗法则] 泄热润燥,理气导滞。

[方药举例] 麻子仁丸(《金匮要略》)。

火麻仁 芍药 枳实 大黄 厚朴 杏仁 白蜜

方中火麻仁、杏仁理气润肠通便;大黄、枳实、厚朴泻热破积导滞;芍药、白蜜养阴润燥。全方可使腑气通畅,气循常道,则阴吹自止。

(三) 气郁证

[主要证候] 阴吹有声,时轻时重,精神抑郁,烦躁易怒,胸胁、少腹胀痛,嗳气食少,时欲叹息,舌质正常,苔薄白,脉弦或弦涩。

[证候分析] 忧思郁结,肝气不舒,疏泄失调,横侮中土,升降失常,谷气不循常道,故使阴吹有声,时轻时重;肝郁经脉不通,则见胸胁、少腹胀痛;肝气不舒,则精神抑郁,烦躁易怒,时欲叹息;肝气犯胃,则嗳气食少。苔薄白,脉弦或弦涩,为肝郁气滞之征。

[治疗法则] 疏肝理脾,开郁行气。

[方药举例] 逍遥散(方见月经先后无定期)加枳壳。

若大便秘结者,酌加瓜蒌仁、桃仁以润肠通便。

(四) 痰湿证

[主要证候] 阴吹而带下量多,色白质稀,胸膈满闷,或呕吐痰涎,心悸气短,口中淡腻,舌淡,苔白腻,脉滑缓。

[证候分析] 脾阳素虚,痰湿停聚,盘踞中焦,谷气不能行于常道而行于前阴,故阴吹;脾阳虚湿浊下注,则带下量多,色白质稀;痰饮停于心下,则胸膈满闷,心悸气短;痰湿阻于中焦,气机升降失常,则呕吐痰涎,口中淡腻。舌淡,苔白腻,脉滑缓,为痰湿内停之征。

[治疗法则] 健脾温中,燥湿化痰。

[方药举例] 橘半桂苓枳姜汤(《温病条辨》)。

桂枝 茯苓 生姜 橘皮 制半夏 枳实

方中白术、茯苓健脾渗湿而宁心;桂枝、生姜温中通阳,化饮止呕;半夏、橘皮燥湿化痰,降逆止呕;枳实行气除痞。全方可使脾阳健运,痰湿消除,腑气归于常道,则阴吹自止。

若偏于湿热者,症见带下量多,色黄稠黏臭秽,上方去桂枝、生姜,酌加黄柏、苍术、土茯苓。

【文献摘要】

《陈素庵妇科补解·胎前杂症门》:妊娠阴吹之病,子宫内聒聒有声,如矢气状,或赤白带下,或先有浊气臭液出流阴户,然后有声,此系足少阴、厥阴二经血虚所致。失久不治,必致漏而半产,宜当归羊肉汤。

《医宗金鉴·妇科心法要诀》:妇人阴吹者,阴中时时气出有声,如谷道转矢气状,《金匮》谓由谷气实,胃气下泄。用膏发煎,即猪膏煎乱发服也,导病从小便而出,其法甚奥。若气血大虚,中气下陷者,宜十全大补汤加升麻、柴胡,以升提之。

《沈氏女科辑要笺正·卷下》王孟英按:阴吹亦妇人恒有之事,别无所苦者,亦不为病。况属隐微之候,故医亦不知耳。俗传产后未弥月而啖葱者,必患此。唯吹之太喧,而大便坚燥,乃称为病。然仲圣但润其阳明之燥,则腑气自通,仍不必治其吹也。

(王艳萍)

附　论

第十五章　妇产科基础

导学

1. 掌握女性内生殖器解剖；掌握生殖器官的周期性变化与月经、性周期的调节——下丘脑—垂体—卵巢轴；掌握妇科体格检查。

2. 熟悉外生殖器及骨盆解剖；熟悉卵巢的周期性变化及其激素、影响女性生殖系统的主要内分泌腺和激素；熟悉各项辅助检查的方法与临床意义。

3. 了解骨盆底解剖；了解女性一生各阶段的生理特点。

第一节　女性生殖系统解剖

一、外生殖器

女性外生殖器是指生殖器的外露部分，又称外阴，为两股内侧从耻骨联合至会阴之间的区域。包括阴阜、大小阴唇、阴蒂和阴道前庭(图 15 - 1)。

1. **阴阜**　为耻骨联合前面隆起的脂肪垫。青春期该部皮肤开始生长阴毛，分布呈倒置的三角形。

2. **大阴唇**　为两股内侧隆起的一对皮肤皱襞，前接阴阜，后连会阴。未产妇女两侧大阴唇自然合拢，经产妇向两侧分开，绝经后大阴唇萎缩，阴毛稀少。

3. **小阴唇**　位于大阴唇内侧的一对薄皮肤皱襞。表面湿润，色褐，无毛，富含神经末梢。两侧小阴唇前端融合，并分为前后两叶包绕阴蒂，前叶形成阴蒂包皮，后叶形成阴蒂系带。

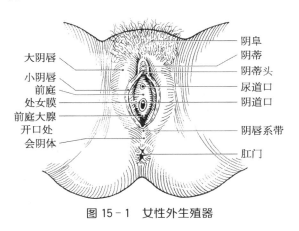

图 15 - 1　女性外生殖器

4. **阴蒂**　位于两侧小阴唇顶端下方，与男性阴茎同源，是一种海绵体组织，可勃起。它分为三部分，前端为阴蒂头，富含神经末梢，是性反应器官；中为阴蒂体；后为附着于耻骨支上的两个阴蒂脚。

5. **阴道前庭**　指两侧小阴唇之间的菱形区,前为阴蒂,后为阴唇系带。此区前方有尿道外口,后方有阴道口,阴道口与阴唇系带之间有一浅窝,称为舟状窝,又称阴道前庭窝。在此菱形区内尚有以下结构。

(1) 前庭球:又称球海绵体,位于前庭两侧,前部与阴蒂相连,后部与前庭大腺相邻,表面被球海绵体肌覆盖。

(2) 前庭大腺:又称巴多林腺,位于阴道口的两侧,大阴唇后部,被球海绵体肌覆盖。如黄豆大,左右各一。腺管细长,为 1～2 cm,开口于前庭后方小阴唇与处女膜之间的沟内,性兴奋时分泌黏液,起润滑作用。

(3) 尿道外口:位于阴蒂头后下方,其后壁有一对并列的腺体,称尿道旁腺。其开口小,容易有细菌潜伏。

(4) 阴道口和处女膜:阴道口位于尿道口后方的前庭后部,其周缘覆有一层薄膜称处女膜。膜中央有孔,孔的形状和大小因人而异,少数膜孔极小或呈筛状,处女膜可因性交或剧烈运动而破裂,并受分娩影响,产后仅残留处女膜痕。

二、内生殖器

女性内生殖器位于真骨盆内,包括阴道、子宫、输卵管及卵巢,后二者常被称为子宫附件。

1. **阴道**　为性交器官,也是月经血排出及胎儿娩出的通道,位于真骨盆下部中央,呈上宽下窄的通道。上端包绕宫颈,下端开口于阴道前庭后部,前壁长 7～9 cm,与膀胱和尿道邻接,后壁长10～12 cm,与直肠贴近。环绕宫颈周围的部分称阴道穹窿,可分为前、后、左、右四部分,其中后穹窿最深,与盆腔最低部分的直肠子宫陷凹紧密相邻,临床上可经此处穿刺或引流(图 15 - 2)。

2. **子宫**　有产生月经、孕育并娩出胎儿的作用。

(1) 位置形态:子宫位于骨盆腔中央,前方为膀胱,后方为直肠,呈倒置的梨形,为空腔器官,重约 50 g,长 7～8 cm,宽 4～5 cm,厚 2～3 cm,容量约 5 ml。子宫上部较宽,称宫体,其顶部为宫底,宫底两侧为宫角,与输卵管相通。子宫下部较窄呈圆柱状,称宫颈。宫体与宫颈的比例,儿童期为 1:2,成人为 2:1,老年期为 1:1。

宫腔为上宽下窄的三角形。在宫体与宫颈之间形成最狭窄的部分称为子宫峡部,在非孕时长约 1 cm,其上端因解剖上较狭窄而称解剖学内口;其下端因黏膜组织在此处由宫腔内膜转变为宫颈黏膜,又称组织学内口。子宫颈管呈梭形,成年妇女约 3 cm 长,子宫颈通入阴道后以穹窿为界又分子宫颈阴道上部和子宫颈阴道部。未产妇的宫颈外口呈圆形;已产妇因分娩影响形成横裂,而分为上下两唇(图 15 - 3)。

(2) 组织结构:宫体和宫颈的组织结构不同。

子宫体壁由外向内分为浆膜层(即脏层腹膜)、肌层和子宫内膜层。① 子宫内膜层:为一层粉红色的黏膜组织,较软而光滑,分为基底层和功能层。功能层在月经周期中及妊娠期间有很大的变化。② 子宫肌层:由平滑肌及弹力纤维所组成,非孕时约厚 0.8 cm。肌束排列交错,外层纵形,内层环形,中层交叉排列。③ 子宫浆膜层:为覆盖于宫体底部及前后面的脏腹膜。在子宫前面近峡部处,腹膜与子宫壁结合疏松,向前反折覆盖膀胱,形成膀胱子宫陷凹。在子宫后方腹膜沿子宫壁向下,至宫颈后方及阴道后穹窿,再折向直肠,形成直肠子宫陷凹。

子宫颈:主要由结缔组织构成,亦含有平滑肌纤维、血管及弹力纤维。宫颈管黏膜上皮细胞为高柱状,内有腺体分泌碱性黏液,形成宫颈管内的黏液栓。宫颈阴道部为鳞状上皮覆盖,表面光滑。

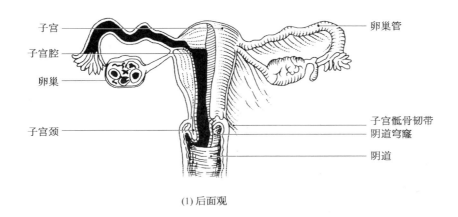

子宫
子宫腔
卵巢
子宫颈

卵巢管
子宫骶骨韧带
阴道穹窿
阴道

(1) 后面观

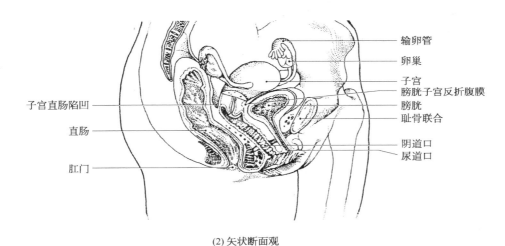

子宫直肠陷凹
直肠
肛门

输卵管
卵巢
子宫
膀胱子宫反折腹膜
膀胱
耻骨联合
阴道口
尿道口

(2) 矢状断面观

图 15-2　女性内生殖器

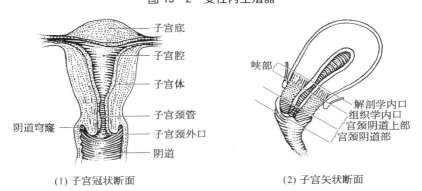

子宫底
子宫腔
子宫体
子宫颈管
子宫颈外口
阴道穹窿
阴道

(1) 子宫冠状断面

峡部
解剖学内口
组织学内口
宫颈阴道上部
宫颈阴道部

(2) 子宫矢状断面

图 15-3　子 宫 各 部

(3) 子宫韧带：共有 4 对，其作用是与骨盆底肌及筋膜共同维持子宫的正常位置。① 圆韧带：起于子宫两侧角的前面，输卵管近端的下方，向前下方伸展达两侧骨盆壁，穿过腹股沟终止于大阴唇前端。有维持子宫前倾位置的作用。② 阔韧带：为一对翼形的腹膜皱襞，由子宫两侧延伸至骨盆壁，能限制子宫向两侧倾斜。阔韧带分前后两叶，上缘游离，内 2/3 包围输卵管(伞端无腹膜遮盖),外 1/3 部由伞端下方向外侧延伸达骨盆壁,称骨盆漏斗韧带或称为卵巢悬韧带,卵巢动静脉由此穿过。在子宫外两侧的阔韧带中有丰富的血管、神经、淋巴管及大量疏松结缔组织,称为子宫旁组织,子宫动静脉及输尿管均从阔韧带的基底部穿过。③ 主韧带:位于阔韧带下部,横行于宫颈两侧和骨盆侧壁之间,又称为宫颈横韧带,是固定宫颈位置、防止子宫脱垂的主要结构。④ 宫骶韧带:从宫颈后面的上侧方,向两侧绕过直肠到达第二、第三骶椎前面的筋膜。其作用是将宫颈向上向后牵引,保持子宫前倾位置。

3. 输卵管 为卵子与精子相遇的场所,也是向宫腔运送受精卵的管道。左右各一,为一对细长而弯曲的管状器官,内侧与宫角相连,外端游离,长 8~14 cm(图 15-4)。

输卵管由内向外分为 4 个部分:① 间质部:位于子宫壁内的部分,狭窄而短,长约 1 cm。② 峡部:为间质部外侧的一端,管腔较窄,长 2~3 cm。③ 壶腹部:在峡部外侧,管腔较宽大,长 5~8 cm,内含丰富皱褶。④ 伞部:

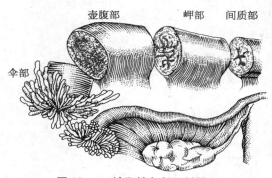

图 15-4 输卵管各部及其横断

为输卵管的末端,长 1~1.5 cm,开口于腹腔,游离端有许多指状突起,有"拾卵"作用。输卵管壁由外向内由浆膜层、平滑肌层和黏膜层组成,黏膜上皮由非纤毛和纤毛细胞组成。

4. 卵巢 为一对性腺,产生和排出卵细胞及分泌性激素。

(1)位置形态:卵巢呈扁椭圆形,外侧以骨盆漏斗韧带与盆壁相连,内侧以卵巢固有韧带与子宫相连。卵巢前缘中部有卵巢门,卵巢血管与神经由此出入卵巢。青春期前卵巢表面光滑;青春期开始后,表面逐渐凹凸不平。成年妇女卵巢的大小约为 4 cm×3 cm×1 cm,重 5~6 g,呈灰白色,绝经后卵巢萎缩变硬。

(2)组织结构:卵巢表面无腹膜,由单层生发上皮和一层纤维组织的卵巢白膜覆盖。其内的卵巢组织分皮质及髓质两部分,外层为皮质,由各级发育卵泡、黄体和它们退化形成的残余结构及间质组织组成。髓质居卵巢中心,其中含有血管、淋巴管和神经。

三、骨盆

女性骨盆是支持躯干和保护盆腔脏器的重要器官,同时又是胎儿从阴道娩出时必经的骨性产道,其形态、大小与分娩关系密切。

(一) 骨盆的组成

1. 骨盆的骨骼 包括骶骨、尾骨及左右两块髋骨。骶骨由 5~6 块骶椎融合而成,形似三角,前面凹陷成骶窝,底的中部前缘凸出,形成骶岬;尾骨由 4~5 块尾椎构成;每块髋骨又由髂骨、坐骨及耻骨融合而成。

2. 骨盆的关节 包括骶髂关节、骶尾关节及耻骨联合。骶骨与髂骨之间以骶髂关节相连;骶骨与尾骨之间以骶尾关节相连;两耻骨之间有纤维软骨,形成耻骨联合。骶尾关节为略可活动的关节。

3. 骨盆的韧带 包括骶结节韧带与骶棘韧带。骶结节韧带为骶、尾骨与坐骨结节之间的韧带;骶棘韧带则为骶、尾骨与坐骨棘之间的韧带。骶棘韧带宽度即坐骨切迹宽度,是判断中骨盆是否狭窄的重要标志。妊娠期受卵巢激素的影响,骨盆的韧带较松弛,各关节的活动性稍有增加,有利于分娩时胎儿通过。

(二)骨盆分界

以耻骨联合上缘、髂耻缘和骶岬上缘的连线为界,将骨盆分为假骨盆和真骨盆。

1. **假骨盆**　位于骨盆分界线之上,又称大骨盆。为腹腔的一部分,前方为腹壁下部组织,两侧为髂骨翼,后方为第五腰椎。假骨盆与产道无直接关系,但其某些径线的长短关系到真骨盆的大小,测量假骨盆的径线可作为了解真骨盆情况的参考。

2. **真骨盆**　真骨盆又称小骨盆,有上、下两口,即骨盆入口与骨盆出口,其间为骨盆腔。骨盆腔前壁为耻骨联合、耻骨支,后壁为骶骨与尾骨,两侧壁为坐骨、坐骨棘、骶棘韧带。坐骨棘位于真骨盆的中部,可经阴道或肛门触及,可作为判定子宫有无下垂及胎儿先露下降程度的标志。耻骨两降支的前部相连构成耻骨弓。骨盆腔呈前浅后深的形态,其中轴为骨盆轴,分娩时胎儿沿此轴娩出。

(三)骨盆的类型

女型骨盆最常见,骨盆入口呈横椭圆形,入口的横径稍长于前后径,髂骨翼宽而浅,耻骨弓较宽。坐骨棘间径≥10 cm,坐骨棘短小。此外还有男型、类人猿型和扁平型骨盆。

四、骨盆底

骨盆底由多层肌肉和筋膜组成,封闭骨盆出口,承托并保持盆腔脏器于正常位置。若因分娩等原因损伤骨盆底组织,可导致盆腔脏器膨出、脱垂或引起功能障碍。

骨盆底前方为耻骨联合和耻骨弓,后方为尾骨尖,两侧为耻骨降支、坐骨升支与坐骨结节。两侧坐骨结节前缘的连线将骨盆底分为前后两个三角区:前三角区为尿生殖三角,向后下倾斜,有尿道和阴道通过;后三角区为肛门三角,向前下倾斜,有肛管通过。骨盆底由外向内可分为三层:外层位于外生殖器、会阴皮肤及皮下组织的下面,由会阴浅筋膜及其深面的三对肌肉(球海绵体肌、坐骨海绵体肌、会阴浅横肌)及肛门括约肌组成,此层肌肉的肌腱汇合于阴道外口与肛门之间,形成中心腱。中层为泌尿生殖膈。由上下两层坚韧的筋膜及其间一对会阴深横肌及尿道括约肌组成,覆盖于由耻骨弓、两侧坐骨结节形成的骨盆出口前部三角形平面的尿生殖膈上,故亦称三角韧带。其中有尿道与阴道穿过。内层为盆膈,是骨盆底最里面、最坚韧的一层,由肛提肌(耻尾肌、髂尾肌、坐尾肌)及其内、外面各覆一层筋膜所组成,自前向后依次有尿道、阴道和直肠穿过。

会阴有广义与狭义之分。广义的会阴是指封闭骨盆出口的所有软组织,前起自耻骨联合下缘,后至尾骨尖,两侧为耻骨降支、坐骨升支、坐骨结节和骶结节韧带。狭义的会阴是指位于阴道口与肛门之间的楔形软组织,厚3~4 cm,又称会阴体,由表及里为皮肤、皮下脂肪、筋膜、部分肛提肌和会阴中心腱。会阴的伸展性大,妊娠后期会阴组织变松软,有利于分娩。

(杜惠兰)

第二节　女性生殖系统生理

一、女性一生各阶段的生理特点

女性从胎儿形成到衰老是生理上渐进的过程,也是下丘脑—垂体—卵巢轴功能发育、成熟和衰退的过程。根据年龄和生理特点将此过程分为 7 个阶段,但各阶段并无截然界限。

(一) 胎儿期

胚胎 6 周后原始性腺开始分化。若胚胎细胞不含 Y 染色体即无 H-Y 抗原时,性腺分化缓慢,至胚胎 8～10 周性腺组织才出现卵巢的结构。卵巢形成后,因无雄激素及副中肾管抑制因子,中肾管退化,两条副中肾管发育成为女性生殖道。

(二) 新生儿期

出生后 4 周内为新生儿期。女性胎儿在母体内受到胎盘及母体卵巢所产生的女性激素影响,出生时新生儿外阴较丰满,乳房略隆起或有少许泌乳。出生后离开母体环境,体内女性激素水平迅速下降,可见少量阴道流血。上述生理变化短期内均能自然消退。

(三) 儿童期

出生 4 周到 12 岁左右称儿童期。儿童早期(8 岁之前)下丘脑—垂体—卵巢轴的功能处在抑制状态。生殖器官为幼稚型,阴道狭长,上皮薄,无皱襞,细胞内缺乏糖原,阴道酸度低,抗感染力弱,容易发生炎症;子宫小,宫颈较长,约占子宫全长的 2/3。卵泡虽能大量自主生长,但仅发育到窦前期即萎缩、退化。儿童期后期(约 8 岁后),卵巢内的卵泡受垂体促性腺激素的影响有一定发育并分泌性激素,但仍达不到成熟阶段。卵巢形态逐步转变呈扁卵圆形。子宫、输卵管及卵巢逐渐由腹腔向骨盆腔内下降。皮下脂肪在胸、髋、肩部及外阴部堆积,乳房开始发育,初显女性特征。

(四) 青春期

世界卫生组织(WHO)将青春期规定为 10～19 岁。青春期先后经历以下四个阶段,各阶段有重叠,约需 4.5 年时间。

1. **乳房萌发**　是女性第二性征的最初特征。一般近 10 岁时乳房开始发育,约经过 3.5 年时间发育成熟。

2. **肾上腺功能初现**　指青春期肾上腺雄激素分泌增加引起阴毛及腋毛相继生长。此期肾上腺皮质功能逐渐增强,血中脱氢表雄酮、硫酸脱氢表雄酮和雄烯二酮升高。肾上腺功能初现提示下丘脑—垂体—肾上腺雄性激素轴功能近趋完善。

3. **生长加速**　11～12 岁体格生长呈直线加速,年均生长 9 cm。月经初潮后生长减缓。

4. **月经初潮**　是青春期的重要标志。平均晚于乳房发育 2.5 年。月经来潮说明卵巢产生的雌激素足以使子宫内膜增殖,雌激素达到一定水平并明显波动时,导致子宫内膜脱落而出现月经。

由于此时中枢对雌激素的正反馈机制尚未成熟,即使卵泡发育成熟也不能排卵,故月经周期常不规律,经 5～7 年建立规律的周期性排卵后,月经才逐渐正常。

(五)性成熟期

亦称生育期,是卵巢生殖功能与内分泌功能最旺盛的时期。一般自 18 岁左右开始,历时 30 年左右。此期性功能旺盛,卵巢功能成熟并分泌性激素,有规律的周期性排卵。生殖器官各部及乳房在卵巢分泌的性激素的作用下呈周期性变化。

(六)绝经过渡期

妇女一生中最后一次月经称为绝经。从开始出现绝经趋势至绝经称绝经过渡期。可始于 40 岁,短至 1～2 年,长至 10 余年。此期卵巢功能逐渐衰退,卵泡数量明显减少且易发生卵泡发育不全,导致月经不规律,常为无排卵性月经。我国平均绝经年龄为 50 岁,80%在 44～54 岁。

(七)绝经后期

绝经后的生命时期。其早期虽然卵巢停止分泌雌激素,但卵巢间质仍可分泌少量雄激素,后者在外周转化为雌酮,是循环中的主要雌激素。一般 60 岁以后妇女机体逐渐老化进入老年期。此时卵巢功能完全衰竭,雌激素水平低落,不足以维持女性第二性征,生殖器官进一步萎缩老化。骨代谢异常引起骨质疏松,容易发生骨折。

二、卵巢功能及周期性变化

(一)卵巢的功能

卵巢是女性的一对性腺,具有产生卵子并排卵的生殖功能和产生女性激素的内分泌功能。

(二)卵巢的周期性变化

胚胎期卵泡即已自主发育和闭锁,此过程不依赖于促性腺激素。胚胎 6～8 周时,原始生殖细胞不断进行有丝分裂,细胞数增多,体积增大,称为卵原细胞,约 60 万个。胚胎 11～12 周卵原细胞进入第一次减数分裂,并静止于前期双线期,称为初级卵母细胞。胚胎 16～20 周,生殖细胞数目达高峰,两侧卵巢共含 600 万～700 万个。胚胎 16 周至出生后 6 个月形成始基卵泡。由于卵泡不断闭锁或退化,出生时剩 100 万～200 万个,至青春期只剩下 30 万～40 万个。

从青春期开始至绝经前,卵巢在形态和功能上发生周期性变化,称为卵巢周期。

1. 卵泡发育及成熟　进入青春期后,卵泡由自主发育至成熟的过程依赖促性腺激素的刺激。性成熟期每月发育一批(3～11 个)卵泡,经过募集、选择,一般只有一个优势卵泡可达完全成熟并排出卵子。其余的卵泡发育到一定程度通过细胞凋亡机制而自行退化,称为卵泡闭锁。女性一生中一般只有 400～500 个卵泡发育成熟并排卵。

卵泡的发育始于始基卵泡到初级卵泡的转化即启动募集,始基卵泡可在卵巢内处于休眠状态数十年。始基卵泡发育远在月经周期起始之前,从始基卵泡至形成窦前卵泡需 9 个月以上的时间(图 15-5),从窦前卵泡发育至成熟卵泡经历持续生长期(1～4 级卵泡)和指数生长期(5～8 级卵泡),共需 85 日,实际上跨越了 3 个月经周期。

根据卵泡的形态、大小、生长速度和组织学特征,其生长过程主要分为始基卵泡、窦前卵泡、窦状卵泡和排卵前卵泡 4 个阶段(图 15-6)。排卵前卵泡直径可达 18～23 mm,其结构自外向内依次是卵泡外膜、卵泡内膜、颗粒细胞、卵泡腔、卵丘、放射冠和透明带。

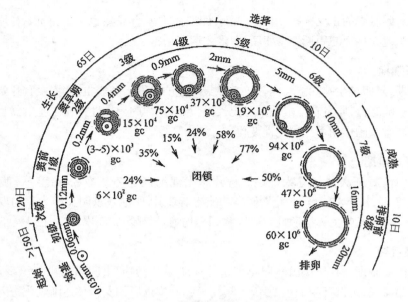

图 15-5 成人卵巢内卵泡的生长发育示意图

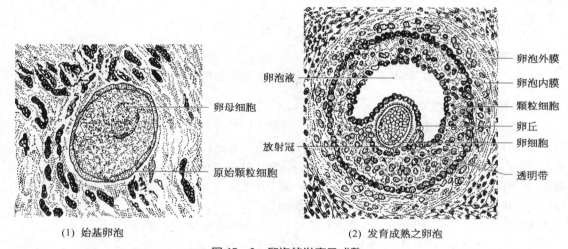

(1) 始基卵泡   (2) 发育成熟之卵泡

图 15-6 卵泡的发育及成熟

2. 排卵　卵细胞及其周围的透明带、放射冠和卵丘共同形成的卵冠丘复合体一起排出的过程称排卵。排卵前,成熟卵泡分泌的雌激素峰值持续 48 h 以上时,对下丘脑产生正反馈,下丘脑释放大量促性腺激素释放激素(GnRH),刺激垂体释放促性腺激素并出现 LH/FSH 峰。LH 峰平均持续约 48 h,是即将排卵的可靠指标,出现于卵泡破裂前 36 h。排卵前卵泡液中前列腺素显著增加,排卵时达高峰。前列腺素促进卵泡壁释放蛋白溶酶,有助于排卵。排卵多发生在下次月经来潮前 14 日左右。卵子可由两侧卵巢轮流排出,也可由一侧卵巢连续排出。

3. 黄体形成及退化　排卵后卵泡液流出,卵泡腔内压下降,卵泡壁塌陷,卵泡颗粒细胞和卵泡内膜细胞向内侵入,周围有卵泡外膜包围,共同形成黄体。卵泡颗粒细胞和卵泡内膜细胞在 LH 排卵峰作用下进一步黄素化,分别形成颗粒黄体细胞及卵泡膜黄体细胞。排卵后 7~8 日,黄体体积和功能达到高峰,直径 $1\sim2$ cm,外观呈黄色。若排出的卵子受精,黄体转变为妊娠黄体,至妊娠3 个月末退化,由胎盘分泌甾体激素维持妊娠。若卵子未受精,黄体在排卵后 $9\sim10$ 日开始退化,黄体功能限于 14 日。黄体退化时黄体细胞逐渐萎缩变小,周围的结缔组织及成纤维细胞侵入黄体,逐渐由结缔组织所代替,组织纤维化,外观色白,称白体。黄体衰退后月经来潮,卵巢中又有新的卵泡发育,开始新的周期。

(三)卵巢性激素分泌的周期性变化

卵巢合成及分泌的性激素主要有雌激素、孕激素和少量雄激素,均为甾体激素。

甾体激素即类固醇激素。首先由胆固醇为基础合成孕烯醇酮,又经过 Δ^4 和 Δ^5 两条途径合成雄烯二酮、睾酮,此二者又分别合成雌酮、雌二醇。甾体激素主要在肝脏代谢,并以硫酸盐或葡萄糖醛酸盐等结合形式经肾脏排出。

除甾体激素外,卵巢还分泌一定量的多肽激素:抑制素 A、B(选择性地抑制垂体 FSH 的产生,增强 LH 的活性),激活素 A、AB、B(通过自分泌作用增加垂体细胞的 GnRH 受体数量,提高垂体反应性,进而刺激 FSH 的产生),卵泡抑制素(通过自分泌或旁分泌抑制 FSH 的产生)。此外,还分泌细胞因子和生长因子(白细胞介素-Ⅰ、肿瘤坏死因子-α、胰岛素样生长因子、血管内皮生长因子、表皮生长因子、成纤维细胞生长因子、转化生长因子、血小板衍生生长因子,通过自分泌或旁分泌途径参与卵泡生长发育的调节)。

1. 雌激素　卵泡开始发育时,雌激素分泌量很少。至月经第七日卵泡分泌雌激素量迅速增加,排卵前达高峰。排卵后卵泡液中雌激素释放至腹腔使循环中雌激素暂时下降,排卵后 $1\sim2$ 日,黄体开始分泌雌激素使循环中雌激素又逐渐上升,在排卵后 $7\sim8$ 黄体成熟时,循环中雌激素形成第二个高峰。其后黄体萎缩,雌激素水平急剧下降,月经期达最低水平。其主要生理作用为:① 子宫肌:促进子宫肌细胞增生和肥大,使肌层增厚;增进血运,促使和维持子宫发育;增加子宫平滑肌对缩宫素的敏感性。② 子宫内膜:使子宫内膜腺体及间质增生、修复。③ 宫颈:使宫颈口松弛、扩张,宫颈黏液分泌增加,性状变稀薄,富有弹性易拉成丝状。④ 输卵管:促进输卵管肌层发育及上皮分泌活动,并可加强输卵管肌节律性收缩的振幅。⑤ 阴道上皮:使阴道上皮细胞增生和角化,黏膜变厚,增加细胞内糖原含量,使阴道维持酸性环境。⑥ 外生殖器:使阴唇发育、丰满,色素加深。⑦ 第二性征:促使乳腺管增生,乳头、乳晕着色,促进其他第二性征的发育。⑧ 卵巢:协同 FSH 促进卵泡发育。⑨ 下丘脑、垂体:通过对下丘脑和垂体的正负反馈调节,控制促性腺激素的分泌。⑩ 代谢作用:促进水钠潴留;促进肝脏高密度脂蛋白合成,抑制低密度脂蛋白合成,降低循环中胆固醇水平;维持和促进骨基质代谢。

2. 孕激素　卵泡期不分泌孕激素,排卵前成熟卵泡的颗粒细胞在 LH 排卵峰的作用下黄素化,开始分泌少量孕激素。排卵后黄体分泌孕激素逐渐增加,至排卵后 $7\sim8$ 日黄体成熟时分泌量达最高峰,以后逐渐下降,月经来潮时降到卵泡期水平。其主要生理作用:通常在雌激素作用的基础上发挥效应。① 子宫肌:降低子宫平滑肌兴奋性及其对缩宫素的敏感性,抑制子宫收缩,有利于胚胎及胎儿宫内生长发育。② 子宫内膜:使增生期子宫内膜转化为分泌期内膜,为受精卵着床做准备。③ 宫颈:使宫颈口闭合,黏液分泌减少,性状变黏稠。④ 输卵管:抑制输卵管肌节律性收缩的振幅。⑤ 阴道上皮:加快阴道上皮细胞脱落。⑥ 乳房:促进乳腺腺泡发育。⑦ 下丘脑、垂体:孕激素在月经中期具有增强雌激素对垂体 LH 排卵峰释放的正反馈作用;在黄体期对下丘脑、垂体有负反馈作用,抑制促性腺激素分泌。⑧ 体温:兴奋下丘脑体温调节中枢,可使基础体温在排卵后升高 0.3～0.5℃。临床上据此作为判定排卵日期的标志之一。⑨ 代谢作用：促进水钠排泄。

孕激素与雌激素存在协同和拮抗作用：孕激素在雌激素作用的基础上，进一步促使女性生殖器和乳房的发育，为妊娠准备条件，二者有协同作用；拮抗作用表现在子宫内膜增生及修复、子宫收缩、输卵管蠕动、宫颈黏液变化、阴道上皮细胞角化和脱落以及水钠潴留与排泄等方面。

3. **雄激素**　女性雄激素主要来自肾上腺，卵巢也能分泌部分雄激素，包括睾酮、雄烯二酮和脱氢表雄酮。排卵前循环中雄激素升高，可促进非优势卵泡闭锁并提高性欲。雄激素可促使阴蒂、阴唇和阴阜的发育，促进阴毛、腋毛的生长；促进蛋白合成，肌肉生长，刺激骨髓中红细胞增生。使少女青春期生长迅速。但雄激素过多会对雌激素产生拮抗。

三、生殖器官的周期性变化与月经

卵巢周期使女性生殖器发生一系列周期性变化，尤以子宫内膜的周期性变化最显著。

（一）子宫内膜的周期性变化

一个正常月经周期以 28 日为例，其组织学变化分为 3 期，但事实上是一个连续发展的过程。

1. **增殖期**　月经周期第五～第十四日，与卵巢周期中的卵泡期相对应。在雌激素作用下，子宫内膜表面上皮、腺体、间质、血管均呈增殖性变化，可分为早、中、晚 3 期。增殖早期(5～7 日)内膜薄 1～2 mm，腺体短、直、细且稀疏，腺上皮细胞呈立方形或低柱状，间质致密，细胞呈星形，小动脉较直，壁薄。增殖中期(8～10 日)内膜腺体增多、伸长，并稍有弯曲，腺上皮细胞增生活跃，细胞呈柱状，开始有分裂象，间质水肿在此期最为明显。增殖晚期(11～14 日)内膜增厚至 3～5 mm，表面高低不平略呈波浪形，腺上皮细胞呈高柱状，增殖为假复层上皮，核分裂增多，腺体更长呈弯曲状，间质细胞呈星状并相互结合成网状，组织水肿明显，小动脉增生，管腔增大，呈弯曲状。

2. **分泌期**　月经周期第十五～第二十八日，与卵巢周期中的黄体期相对应。雌激素使内膜继续增厚，孕激素使内膜呈分泌反应。此期内膜厚且松软，含有丰富的营养物质，有利于受精卵着床发育。分泌期也分 3 期。分泌早期(15～19 日)内膜腺体更长，弯曲更明显，腺上皮细胞开始出现含糖原的核下空泡为此期组织学特征；间质水肿，螺旋小动脉继续增生、弯曲。分泌中期(20～23 日)内膜更厚并呈锯齿状，腺体内的分泌上皮细胞顶端胞膜破裂，细胞内的糖原溢入腺腔，称顶浆分泌。子宫内膜分泌活动在 LH 峰后 7 日达高峰，与囊胚植入同步。此期间质高度水肿、疏松，螺旋小动脉进一步增生、卷曲。分泌晚期(24～28 日)子宫内膜增厚达 10 mm，呈海绵状。内膜腺体有糖原等分泌物溢出，间质更疏松、水肿。表面上皮细胞下的间质细胞分化为肥大的蜕膜样细胞和小圆形的有分叶核及玫瑰红颗粒的内膜颗粒细胞。螺旋小动脉迅速增长，超出内膜厚度，也更弯曲，血管管腔扩张。

3. **月经期**　月经周期第一～第四日。由于雌、孕激素水平下降，子宫内膜海绵状功能层从基底层崩解脱落。经前 24 h，内膜螺旋动脉节律性收缩及舒张，继而出现逐渐加强的血管痉挛性收缩，致使远端血管壁及组织缺血坏死、剥脱，脱落的内膜碎片与血液一起从阴道流出，形成月经。

（二）生殖器其他部位的周期性变化

1. **阴道黏膜**　其周期性变化在阴道上段最明显。排卵前，阴道黏膜在雌激素作用下底层细胞增生，逐渐演变为中层与表层细胞，使阴道上皮增厚，表层细胞角化，排卵期最明显。细胞内富含糖原，糖原经寄生在阴道内的阴道杆菌分解为乳酸，使阴道内保持一定酸度，可防止致病菌的繁殖。排卵后，在孕激素的作用下，表层细胞脱落。临床上常借助阴道上 1/3 段脱落细胞的变化，了解体内雌激素水平和有无排卵。

2. **宫颈黏液** 在卵巢性激素的影响下,宫颈腺细胞分泌黏液,其理化性质及其分泌量均有明显的周期性改变。月经来潮后体内雌激素水平降低,宫颈管分泌的黏液量很少。随着雌激素水平不断提高,至排卵期黏液分泌量不断增加,黏液稀薄、透明,拉丝度可达 10 cm 以上。若将黏液做涂片检查,干燥后镜下可见羊齿植物叶状结晶,这种结晶在月经周期第六～第七日开始出现,排卵期最典型。排卵后受孕激素影响,黏液分泌量逐渐减少,质地变黏稠而浑浊,拉丝度差,易断裂。涂片检查时结晶逐渐模糊,至月经周期第二十二日左右完全消失,出现排列成行的椭圆体。临床上可检查宫颈黏液了解卵巢功能。

3. **输卵管** 在卵泡期,输卵管上皮细胞受雌激素影响,纤毛细胞变宽大,核近表面,非纤毛细胞的核靠近基底部,细胞内无分泌颗粒。到黄体期,在孕激素作用下纤毛细胞变短小,非纤毛细胞则凸出于表面,且含大量糖原并有分泌,有利于孕卵在输卵管运行过程中吸收营养。

四、性周期的调节:下丘脑—垂体—卵巢轴

月经周期的调节是个复杂过程,主要涉及下丘脑、垂体和卵巢。下丘脑分泌 GnRH,通过调节垂体促性腺激素的分泌调控卵巢功能。卵巢分泌的性激素对下丘脑、垂体又有反馈调节作用。下丘脑、垂体与卵巢之间相互调节、相互影响,形成完整而又协调的神经内分泌系统,称为下丘脑—垂体—卵巢轴(HPOA)(图 15 - 7)。此外,抑制素—激活素—卵泡抑制素系统也参与对月经周期的调节。HPOA 的神经内分泌活动受到大脑高级中枢的影响,其他内分泌腺与月经亦有关系。

(一)下丘脑促性腺激素释放激素

下丘脑弓状核神经细胞分泌的 GnRH 是一种十肽激素,直接通过垂体门脉系统输送到腺垂体,调节垂体促性腺激素的合成和分泌。GnRH 分泌特征是脉冲式释放,可调节 LH/FSH 值。脉冲频率为 60～120 min。GnRH 的分泌受垂体

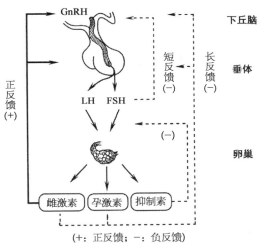

图 15 - 7 下丘脑—垂体—卵巢轴之间的相互关系

促性腺激素和卵巢性激素的反馈调节,包括起促进作用的正反馈和起抑制作用的负反馈调节。

(二)腺垂体生殖激素

腺垂体分泌直接与生殖调节有关的激素有促性腺激素和催乳素。

1. **促性腺激素** 包括卵泡刺激素(FSH)和黄体生成素(LH),均为糖蛋白激素,对 GnRH 的脉冲式刺激起反应,亦呈脉冲式分泌,并受卵巢性激素和抑制素的调节。

FSH 是卵泡发育必需的激素,其主要生理作用包括:① 直接促进窦前卵泡及窦状卵泡颗粒细胞增殖与分化,分泌卵泡液,使卵泡生长发育。② 激活颗粒细胞芳香化酶,合成与分泌雌二醇。③ 在前一周期的黄体晚期及卵泡早期,促使卵巢内窦卵泡群的募集。④ 促使颗粒细胞合成分泌胰岛素样生长因子及其受体、抑制素、激活素等物质,并与这些物质协同作用,调节优势卵泡的选择与非优势卵泡的闭锁退化。⑤ 在卵泡期晚期与雌激素协同,诱导颗粒细胞生成 LH 受体,为排卵及黄体化做准备。

LH 的生理作用包括:① 在卵泡期刺激卵泡膜细胞合成雄激素,主要是雄烯二酮,为雌二醇的

合成提供底物。② 排卵前促使卵母细胞最终成熟及排卵。③ 在黄体期维持黄体功能,促进孕激素、雌二醇和抑制素 A 的合成与分泌。

2. 催乳素(PRL) 由腺垂体的催乳细胞分泌,具有促进乳汁合成功能。其产生主要受下丘脑释放入门脉循环的多巴胺的抑制性调节。促甲状腺激素释放激素(TRH)也能刺激 PRL 的分泌。由于多巴胺与 GnRH 对同一刺激或抑制作用常同时发生效应,故当 GnRH 的分泌受到抑制时,可出现促性腺激素水平下降,而 PRL 水平上升,临床表现为闭经溢乳综合征。另外,由于 TRH 升高,可使一些甲状腺功能减退的妇女出现泌乳现象。

(三)卵巢性激素的反馈作用

卵巢分泌的雌、孕激素对下丘脑和垂体具有反馈调节作用。

1. 雌激素 雌激素对下丘脑产生负反馈和正反馈两种作用。在卵泡期早期,一定水平的雌激素对下丘脑具有负反馈作用,抑制 GnRH 释放,并降低垂体对 GnRH 的反应性,从而实现对垂体促性腺激素脉冲式分泌的抑制。在卵泡期晚期,当雌激素的分泌达到阈值(≥200 pg/ml)并维持 48 h 以上,雌激素发挥正反馈作用,刺激 LH 分泌高峰。在黄体期,协同孕激素对下丘脑有负反馈作用。

2. 孕激素 在排卵前,低水平的孕激素可增强雌激素对促性腺激素的正反馈作用。在黄体期,高水平的孕激素对促性腺激素的脉冲分泌产生负反馈抑制作用。

(四)月经周期的调节机制

1. 卵泡期 在前一月经周期的黄体萎缩后,雌、孕激素和抑制素 A 水平降至最低,对下丘脑和垂体的抑制解除,下丘脑又开始分泌 GnRH,使垂体 FSH 分泌增加,促进卵泡发育,分泌雌激素,子宫内膜发生增殖期变化。随着雌激素逐渐增加,其对下丘脑的负反馈作用增强,抑制下丘脑 GnRH 的分泌,加之抑制素 B 的作用,使垂体 FSH 分泌减少。随着卵泡逐渐发育成熟,卵泡分泌的雌激素达到 200 pg/ml 以上并持续 48 h,即对下丘脑和垂体产生正反馈作用,形成 LH 和 FSH 峰,二者协同作用,促使成熟卵泡排卵。

2. 黄体期 排卵后循环中 LH 和 FSH 急剧下降,在少量 LH 和 FSH 作用下,黄体形成并逐渐发育成熟。黄体主要分泌孕激素,也分泌雌激素,使子宫内膜发生分泌期变化。排卵后第七～第八日循环中孕激素达到高峰,雌激素达到又一高峰。如未受孕,由于大量孕激素、雌激素以及抑制素 A 的共同负反馈作用,使垂体 LH 和 FSH 分泌相应减少,黄体开始萎缩,雌、孕激素分泌减少,子宫内膜失去性激素支持,发生剥脱而月经来潮。雌、孕激素和抑制素 A 的减少解除了对下丘脑和垂体的负反馈抑制,FSH 分泌增加,卵泡开始发育,下一个月经周期重新开始,如此周而复始(图 15-8)。

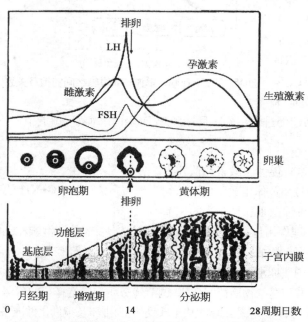

图 15-8 卵巢及子宫内膜周期性变化和激素水平关系

月经周期主要受 HPOA 的神经内分泌调控,同时也受抑制素—激活素—卵泡抑制素系统的调节,其他腺体内分泌激素对月经周期也有影响。HPOA 的生理活动受到大脑皮层神经中枢的影响,如外界环境、精神因素等均可影响月经周期。大脑皮层、下丘脑、垂体和卵巢任何一个环节发生障碍,都会引起卵巢功能紊乱,导致月经失调。

五、其他内分泌腺功能对月经周期的影响

HPOA 也受其他内分泌腺功能的影响,如甲状腺、肾上腺及胰腺的功能异常,均可导致月经失调,甚至闭经。

1. **甲状腺** 甲状腺分泌甲状腺素(T_4)和三碘甲状腺原氨酸(T_3),不仅参与机体各种物质的新陈代谢,还对性腺的发育成熟、维持正常月经和生殖功能具有重要影响。青春期以前发生甲状腺功能减退者可有性发育障碍,使青春期延迟。青春期则出现月经失调,临床表现月经过少、稀发,甚至闭经,且多合并不孕,自然流产和畸胎发生率增加。甲状腺功能轻度亢进时,甲状腺素分泌与释放增多,子宫内膜过度增殖,临床表现月经过多、频发,甚至异常子宫出血。当甲状腺功能亢进进一步加重时,甲状腺素的分泌、释放及代谢等过程受到抑制,临床表现为月经稀发、月经减少,甚至闭经。

2. **肾上腺** 肾上腺不仅具有合成和分泌糖皮质激素、盐皮质激素的功能,还能合成和分泌少量雄激素和极微量雌、孕激素。肾上腺皮质是女性雄激素的主要来源。少量雄激素为正常妇女的阴毛、腋毛、肌肉和全身发育所必需;若雄激素分泌过多,可抑制下丘脑分泌 GnRH,并对抗雌激素,使卵巢功能受抑制而出现闭经,甚至男性化表现。先天性肾上腺皮质增生症(CAH)因 21-羟化酶缺陷,导致皮质激素合成不足,引起促肾上腺皮质激素(ACTH)代偿性增加,使肾上腺皮质网状带雄激素分泌过多,引起女性假两性畸形(女性男性化)。

3. **胰腺** 胰岛分泌的胰岛素不仅参与糖代谢,而且对维持正常的卵巢功能有重要影响。胰岛素依赖型糖尿病患者常伴有卵巢功能低下。在胰岛素抵抗的高胰岛素血症患者,过多的胰岛素促进卵巢产生过多的雄激素,从而发生高雄激素血症,导致月经失调,甚至闭经。

第三节 | 妇科体格检查与辅助检查

一、妇科体格检查

体格检查应在采集病史后进行。检查内容包括全身检查、腹部检查和盆腔检查。盆腔检查为妇科所特有,又称妇科检查,包括外阴、阴道、宫颈、宫体及双侧附件检查。此处重点介绍盆腔检查的方法。

1. **外阴部位检查** 观察外阴发育、阴毛多少和分布情况,有无畸形、水肿、炎症、溃疡、赘生物或肿块;皮肤和黏膜色泽及质地变化,有无增厚、变薄或萎缩;前庭大腺有无肿胀,尿道口有无红肿,处女膜是否完整,有无会阴裂伤、阴道前后壁膨出及子宫脱垂等。

2. **阴道窥器检查** 未婚或无性生活者未经本人同意,禁用窥器检查。用液体状石蜡或肥皂液

润滑阴道窥器两叶前端(需做阴道分泌物涂片检查时可蘸取生理盐水),将窥器两叶合拢,倾斜45°,沿阴道侧后壁缓慢插入阴道内,边推进边将两叶转平、张开,充分暴露宫颈、阴道壁及穹窿部。观察阴道前后壁和侧壁黏膜颜色、皱襞多少,有无畸形、红肿、溃疡、赘生物,然后观察分泌物量、色、性状,有无特殊气味,白带异常者应做涂片或培养;观察宫颈大小、颜色、外口形状,有无出血、糜烂、颗粒样增生、撕裂、外翻、腺囊肿、息肉、肿物,宫颈管内有无出血或分泌物(图 15-9)。需做宫颈薄层液基细胞学检查、宫颈癌前病变筛查、宫颈管分泌物涂片和培养的标本等均应于此时采集。

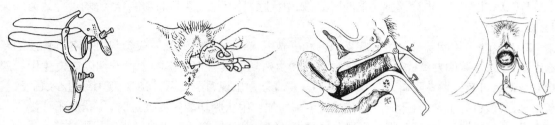

图 15-9 阴道窥器检查

3. 双合诊 检查者用一手的两指或一指放入阴道内,另一手在腹部配合检查,称为双合诊(图15-10)。其目的在于扪清阴道、宫颈、宫体、输卵管、卵巢、宫旁组织以及骨盆内壁有无异常。

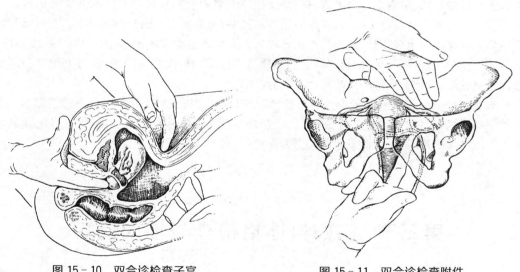

图 15-10 双合诊检查子宫　　　　　图 15-11 双合诊检查附件

检查方法:检查者一手戴无菌手套,示、中两指涂润滑剂后沿着阴道后壁轻轻伸入阴道,检查阴道通畅情况和深度,有无畸形、肿块或瘢痕,再扪触子宫颈大小、形状、硬度及宫颈口情况,有无接触性出血,有无举摆痛。随后将阴道内两指平放在子宫颈后方,向上向前抬举宫颈,腹部手指向下向后按压腹壁,两手共同配合了解子宫的位置、大小、形态、硬度、活动度及有无压痛。随后将阴道内两指由宫颈后方移至一侧穹窿部,以触摸该侧子宫附件区有无肿块、增厚或压痛。若于附件区扪及肿物或肿块,应查清其位置、大小、形状、软硬度、活动度、与子宫的关系、有无压痛等。正常卵巢偶可扪及,触后患者可稍有酸胀感,正常输卵管不能扪及。然后移向另侧穹窿检查另侧附件(图 15-11)。

4. 三合诊 即直肠、阴道、腹部联合检查。方法:一手示指放入阴道,中指放入直肠,其余具体检查步骤与双合诊相同。可弥补双合诊的不足,用于了解极度后位的子宫、子宫后壁、直肠子宫陷凹、宫骶韧带及双侧盆腔后部病变,特别是癌肿与盆壁间的关系,以及扪诊阴道直肠隔、骶骨前方或直肠内有无病变等。故三合诊对检查生殖器官肿瘤、结核、子宫内膜异位症、炎症等尤为重要。

5. 直肠—腹部诊　检查者一手示指伸入直肠,另一手在腹部配合检查,称直肠—腹部诊。一般适用于无性生活、阴道闭锁或因其他原因不宜行阴道检查的患者。

6. 记录检查结果　盆腔检查结束后,应将检查结果按解剖部位先后顺序做记录:① 外阴:发育情况及婚产类型。② 阴道:是否通畅,阴道黏膜情况,阴道分泌物量、色、质、气味。③ 宫颈:大小、硬度、表面是否光滑、有无糜烂样或颗粒样增生等改变、撕裂、息肉、腺囊肿,有无接触性出血,有无举痛、摇摆痛等。④ 宫体:子宫位置、大小、硬度、活动度,宫体表面是否平整、有无突起,有无压痛等。⑤ 附件:双侧附件区有无增厚、肿物或块状物、压痛等。若有肿物,则需记录其位置、大小、硬度、表面光滑与否、活动度、有无压痛、与子宫及盆壁的关系等,左右两侧需分别进行记录。

二、辅助检查

(一) 基础体温测定

排卵后产生的孕激素作用于体温中枢能使体温升高。常用来测定有无排卵和早孕。

1. 检查方法　每日清晨醒后,立即将体温表放于舌下,测口腔温度 5 min,将此体温记录于表格内并绘成基础体温曲线供了解卵巢的功能。一般需连续测量 3 个月以上。

2. 临床意义　有排卵的基础体温呈双相型,即在排卵前体温略低,排卵后体温上升 0.3～0.5℃。如未妊娠,于月经前体温下降。如为早孕,则体温 3 周以上不下降,持续在 37℃ 左右;无排卵周期中的基础体温始终处于较低水平,呈单相型(图 15-12)。此法易受许多因素影响,如夜班工作、感冒或其他疾病、性交或服用药物均须注明,生活不规律或睡眠不好者不适宜采用这一诊断方法。

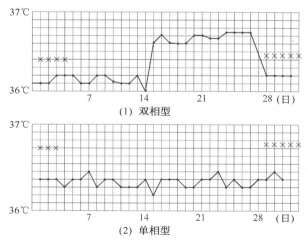

图 15-12　基础体温曲线图

(二) 女性内分泌激素测定

女性内分泌激素主要包括下丘脑 GnRH,垂体分泌的促卵泡素、黄体生成素及催乳素,卵巢分泌的雌激素、孕激素、雄激素,胎盘合体滋养细胞产生的绒毛膜促性腺激素及胎盘生乳素等。

1. 下丘脑促性腺激素释放激素测定　GnRH 直接测定有困难,目前主要采用 GnRH 刺激试验与氯米芬试验来判断下丘脑和垂体的功能及其病理生理状态。

(1) GnRH 刺激试验：上午 8 时静脉注入促黄体素释放素(LHRH)100 μg(溶于 5 ml 生理盐水中)，分别于注射前和注射后 15 min、30 min、60 min 和 90 min 抽取静脉血 2 ml，测定 LH 的含量。若 LH 值比基值升高 2~3 倍，高峰出现在注射后 15~30 min，说明垂体功能完好。若注入 LHRH 后 LH 值无变化，一直处于低水平或稍有上升但不足基值的 2 倍，无反应或低弱反应，提示垂体功能减退。

(2) 氯米芬试验：受试者从月经周期第五日开始，每日口服氯米芬 50~100 mg，连服 5 日。分别在服药第一、第三、第五日检测 LH、FSH 的水平，服药第三周或经前检测孕酮。正常情况下服药后 LH 可增加 85%，FSH 可增加 50%，停药后 LH、FSH 即下降。若停药后 5~9 日 LH 上升达排卵前水平，为氯米芬诱发的排卵型反应；若停药后 20 日不再出现 LH 上升为无反应。临床上 GnRH 刺激试验呈正常反应，而氯米芬试验无反应，提示下丘脑病变。

2. **垂体激素测定**

(1) 垂体促性腺激素测定：① 协助判断闭经原因：FSH 和 LH 水平低于正常值，提示闭经的原因在下丘脑或垂体。FSH 和 LH 水平均高于正常值，提示病变在卵巢。② 监测排卵：LH 峰值可以估计排卵时间和了解排卵情况。③ 若 LH/FSH 值≥2~3，提示多囊卵巢综合征。④ 用于鉴别真假性早熟：真性性早熟由促性腺激素分泌增多引起，FSH 和 LH 呈周期性变化。假性性早熟 FSH 和 LH 水平较低，且无周期性变化。

(2) 催乳素测定：① 闭经、不孕、月经失调及垂体肿瘤患者均应测 PRL。② PRL 兴奋或抑制试验可以区别 PRL 增高是由于下丘脑、垂体功能失调，还是由于垂体肿瘤。③ PRL 水平升高还见于性早熟、原发性甲状腺功能低下、卵巢早衰、黄体功能欠佳、长期哺乳、神经精神刺激、某些药物作用(如氯丙嗪、避孕药、大量雌激素、抗高血压药利血平等)等；PRL 降低多见于垂体功能减退、单纯性催乳素分泌缺乏症。

3. **雌激素测定** 测定血 E_2 可判断闭经原因；诊断有无排卵；监测卵泡发育；诊断女性性早熟(8 周岁前出现女性第二性征发育、血 E_2 水平＞275 pmol/L)；协助诊断其他疾病(卵巢颗粒细胞瘤、卵泡膜细胞瘤，肝硬化或肾上腺皮质增生影响雌激素的降解、灭活或增加其生成、转化，均可致雌激素水平异常升高)。孕妇血或尿中 E_3 可监测胎儿—胎盘功能。

4. **孕激素(P)测定** 主要用于了解卵巢有无排卵、黄体功能、胎盘功能；判断异常妊娠(异位妊娠时血 P 水平较低，血 P≤15.6 nmol/L 提示死胎，先兆流产患者预后)；探讨避孕及抗早孕药物的作用机制；血中孕酮升高，也可见于肾上腺皮质功能亢进或肾上腺肿瘤。

5. **雄激素测定** 雄激素水平升高主要见于：① 卵巢男性化肿瘤。② 多囊卵巢综合征：可增高，亦可不增高但有高雄激素临床表现。③ 肾上腺皮质增生或肿瘤。④ 两性畸形的鉴别：男性假两性畸形及真性畸形，睾酮水平在男性正常范围内；女性假两性畸形则在女性正常范围内。⑤ 女性多毛症：血清睾酮水平正常时，多考虑毛囊对雄激素敏感所致。⑥ 应用睾酮或具有雄激素作用的内分泌药物如达那唑等，用药期间需检测雄激素水平。

6. **人绒毛膜促性腺激素测定** 人绒毛膜促性腺激素(HCG)是妊娠合体滋养细胞产生的一种糖蛋白。早孕时血中 HCG 每 48 h 即倍增，妊娠 8~10 周达峰值。HCG 测定主要用于诊断早期妊娠、异位妊娠；滋养细胞肿瘤的诊断、疗效观察和随访；性早熟和肿瘤(下丘脑或松果体胚细胞的绒毛膜瘤或肝胚细胞瘤以及卵巢无性细胞瘤、未成熟畸胎瘤分泌 HCG 导致性早熟；分泌 HCG 的肿瘤还见于肠癌、肝癌、肺癌、卵巢腺癌、胰腺癌、胃癌)。

7. 人胎盘生乳素测定　人胎盘生乳素(HPL)是由胎盘合体滋养细胞产生、贮存及释放的单链多肽激素,促进胎儿生长及孕母乳腺腺泡发育。HPL 自妊娠第五周时即能从孕妇血中测出,随妊娠进展,HPL 水平逐渐升高,至妊娠 39～40 周时达高峰,产后 7 h 内消失。主要用于监测胎盘功能及协助诊断妊娠合并糖尿病。

(三) 子宫内膜活组织检查

子宫内膜活组织检查可间接了解卵巢功能,直接反映子宫内膜病变;判断子宫发育程度及有无宫颈管及宫腔粘连,为妇科临床常用的辅助诊断方法。

1. 取材时间　一般在经前 1～2 日或月经来潮 6 h 内刮取内膜,闭经者可随时取。但经前或闭经取材一定要在排除妊娠后。经期延长患者,可在经期第五～第七日取材。疑有子宫内膜结核取材时,要特别注意两侧宫角处。

2. 临床意义　子宫内膜病检结果,如为分泌期内膜说明有排卵;如为增殖期内膜则无排卵;有腺体增生时则应考虑为子宫内膜增殖症。若经期第五～第七日子宫内膜病理结果,增殖期、分泌期子宫内膜同时存在,则应考虑为黄体萎缩不全。

(四) 阴道分泌物悬液检查

1. 细菌性阴道病　涂片中炎性阴道细胞表现为细胞核呈豆状核,核破碎和核溶解,上皮细胞核周有空晕,细胞质内有空泡。

2. 衣原体感染　在宫颈管分泌物涂片上可见化生的细胞质内有球菌样物及嗜碱性包涵体,感染细胞肥大多核。

3. 病毒感染　常见的有人乳头状瘤病毒(HPV)和单纯疱疹病毒Ⅱ型(HSV-Ⅱ)。

(1) HPV 感染:鳞状上皮细胞被 HPV 感染后的典型细胞学改变。在涂片中见挖空细胞、不典型角化不全细胞及反应性外底层细胞。典型的挖空细胞表现为上皮细胞内有 1～2 个增大的核,核周有透亮空晕环或致密的透亮区。

(2) HSV 感染:早期表现为感染细胞的核增大,染色质结构呈"水肿样"退变,染色质很细,散布在整个胞核中,呈淡的嗜碱性染色,均匀,犹如毛玻璃状,细胞多呈集结状,有许多胞核。晚期可见嗜伊红染色的核内包涵体,周围可见一清亮晕环。

(五) 防癌检查

1. 宫颈管涂片　包括涂片液基细胞学和薄层液基细胞学检查(TCT),后者效果更清晰。

(1) 取材方法:① 用扩阴器扩开阴道,露出宫颈口。② 用干棉签轻轻沾拭宫颈外口的分泌物及黏液。③ 将特制"细胞刷"深入宫颈管内 10 mm,旋转 360°后取出,洗脱于保存液中送检。

(2) 注意事项:① 尽量避开阴道流血。② 不要用消毒棉球对阴道及宫颈消毒。③ 采样要在治疗前进行。

(3) 诊断项目

1) 鳞状上皮细胞分析:① 正常范围。② 良性反应性改变:如炎性、妊娠。③ 非典型鳞状细胞:如不能明确意义,或倾向上皮内高度病变。④ 上皮内低度病变。⑤ 上皮内高度病变:如 CIN2、CIN3。⑥ 鳞状细胞癌。

2) 腺上皮细胞分析:① 非典型腺细胞(宫颈管):如不能明确意义,倾向良性反应性改变或倾向原位腺癌。② 非典型腺细胞:如宫内膜或来源不明。③ 可疑腺癌。④ 腺癌:如宫颈管、宫内膜。

3)病原体检测：① 细菌感染，如淋球菌。② 滴虫感染。③ 真菌感染。④ 提示 HPV 感染。⑤ 疱疹病毒感染。

2. 宫颈刮片 在采取标本前 24 h 内患者要避免性生活、阴道用药或阴道冲洗等。采取标本所用器具，如刮板和阴道窥器等，均应干燥、清洁，避免用润滑剂。用阴道窥器暴露宫颈，在宫颈鳞状与柱状上皮交界处轻轻刮取 1 圈。如子宫颈上盖有较多白带时，应先用干棉球将白带轻轻拭去后再做刮片，取材后涂于玻片上，涂片须薄而均匀，不可用力过重以防破坏细胞而使其变形。涂后的玻片放到 95% 乙醇中固定 10 min 以上，然后用巴氏或苏木精伊红染色，检查有无癌细胞。细胞学诊断标准一般常用的是巴氏 5 级分类。Ⅰ级正常，Ⅱ级炎症，Ⅲ级可疑癌，Ⅳ级高度可疑癌，Ⅴ级癌症。

3. 子宫颈活体组织检查 如阴道细胞学检查或其他检查发现为可疑子宫颈癌时，须进一步通过病理组织的切片检查确诊。取材应在肉眼可疑癌变区，尽可能在鳞状与柱状上皮交界处；亦可在涂抹碘溶液后，在碘液不着色区多处取材；无明显病变者可在 3、6、9、12 点处取材。活检后可用消毒纱布紧压止血，留一点纱布头于阴道口，嘱患者于 12~24 h 后自行取出，所取组织放入 10% 甲醛溶液中送检。

4. 诊断性刮宫 如需排除子宫体癌或子宫颈管癌时，必须采用分段刮宫术，即先刮取子宫颈管组织，然后探测宫腔深度，再刮取子宫腔内膜组织，刮出宫颈管组织及宫腔内组织分别装瓶、固定送检。

（六）妇科肿瘤标志物检查

1. 癌抗原 125（CA125）

（1）检测方法及正常值：多选用放射免疫方法（RIA）测定和酶联免疫法（ELISA）。常用血清检测阈值为：35 U/ml。

（2）临床意义：① 诊断卵巢恶性肿瘤、监测疗效及预测预后：CA125 是目前应用最广泛的卵巢上皮性肿瘤标志物。在多数卵巢浆液性囊腺癌表达阳性。② 诊断其他肿瘤：CA125 对宫颈腺癌及子宫内膜癌的诊断也有一定的敏感性。③ 鉴别诊断：子宫内膜异位症患者血浆 CA125 水平也可增高，但很少超过 200 U/ml。

2. NB70/K

（1）检测方法及正常值：多选用单克隆抗体 RIA 法，正常血清检测阈值为 50 AU/ml。

（2）临床意义：NB70/K 对卵巢上皮性肿瘤敏感性可达 70%。50% 早期卵巢癌患者血中可检出阳性。NB70/K 对黏液性囊腺瘤也可表达阳性，NB70/K 与 CA125 的抗原决定簇不同，因此临床中可互补检测，提高肿瘤检出率，特别对卵巢癌早期诊断有益。

3. 糖链抗原 19-9（CA19-9）

（1）检测方法及正常值：测定方法有单抗或双抗 RIA 法，血清正常值为 37 U/ml。

（2）临床意义：CA19-9 是直肠癌细胞系相关抗原，除是消化道肿瘤（胰腺癌、结肠直肠癌、胃癌及肝癌）的标志物外，卵巢黏液性囊腺癌阳性表达率可达 76%，卵巢上皮性肿瘤阳性表达约50%，浆液性肿瘤为 27%。子宫内膜癌及宫颈管腺癌也可阳性。

4. 甲胎蛋白（AFP）

（1）检测方法及正常值：常用 RIA 或 ELISA 方法检测，检测阈值为 10~20 ng/ml。

（2）临床意义：AFP 是属于胚胎期的蛋白产物，肝癌细胞和卵巢的生殖细胞肿瘤都有分泌

AFP 的能力。卵黄囊瘤(内胚窦瘤)血浆 AFP 水平常＞1 000 ng/ml,卵巢胚胎性癌和未成熟畸胎瘤血浆 AFP 水平也可升高。手术及化疗后 AFP 可转阴。因此,AFP 对卵巢恶性生殖细胞肿瘤尤其是内胚窦瘤的诊断及监视有较高价值。

5. **癌胚抗原(CEA)**

(1) 检测方法及正常值:多采用 RIA 和 ELISA 测定法。血浆正常阈值因测定方法不同而异,一般低于 2.5 ng/ml。在测定时应设定正常曲线,CEA＞5 ng/ml 一般可视为异常。

(2) 临床意义:CEA 属于一种肿瘤胚胎抗原,属糖蛋白。多种恶性肿瘤如直肠癌、胃癌、乳腺癌、宫颈癌、子宫内膜癌、卵巢上皮性癌、阴道及外阴癌等均可表达阳性,因此 CEA 对肿瘤类别无特异性标志作用。在妇科恶性肿瘤中,卵巢黏液性囊腺癌 CEA 阳性率最高,其次为 Brenner 瘤,子宫内膜样癌及透明细胞癌也有相当 CEA 表达水平。肿瘤的恶性程度不同,其 CEA 阳性率也不同。50%的卵巢癌患者血浆 CEA 水平持续升高,尤其黏液性低分化癌最为明显。血浆水平持续升高的患者常发展为复发性卵巢肿瘤,且生存时间短。

6. **鳞状细胞癌抗原(SCCA)**

(1) 检测方法及正常值:通用测定方法为 RIA 和 ELISA,也可采用化学发光法。血浆正常阈值为 1.5 μg/L。

(2) 临床意义:SCCA 是从宫颈鳞状上皮细胞癌分离制备得到的一种肿瘤糖蛋白相关抗原,对大多数鳞状上皮细胞癌均有较高特异性。SCCA 可用于宫颈癌的诊断、病情监测及预后。

7. **人附睾蛋白 4(HE4)**

(1) 检测方法和正常值:采用标准试剂盒检测。常用血清检测阈值 150 pmol/L。

(2) 临床意义:① HE4 是继 CA125 之后被高度认可的上皮性卵巢癌又一标志物。在正常卵巢表面上皮不表达,而在浆液性卵巢癌和子宫内膜样卵巢癌中高表达,可用于上皮性卵巢癌的早期诊断、病情监测和术后复发监测及良恶性鉴别诊断。② HE4 对子宫内膜癌分期和分化程度诊断有一定敏感性。

(七) 输卵管通畅检查

1. **输卵管通液术**　手术应于月经干净后 3～7 日进行。术前应排除内外生殖器急性炎症。

操作方法:常规消毒后,用子宫颈钳固定子宫颈前唇并稍向外牵引,按子宫腔方向将通液导管放入,并尽量使橡皮塞与宫颈紧贴以防漏液。用 20 ml 注射器连接于通液导管,将生理盐水 20 ml 或抗生素溶液[庆大霉素 8 万 U、地塞米松 5 mg、透明质酸酶 1 500 U、注射用水 20 ml(20～50 ml)]缓缓注入,如果无阻力,无液体外溢,注完后回吸液体在 2 ml 以内,则表示输卵管通畅。如果注入 5 ml 即有阻力,患者感到下腹胀痛,应停止注入,待症状好转后再注入,如仍有阻力即为输卵管不通。连续 3 次不通者,可定为输卵管阻塞。此法简便,缺点是不能确定输卵管阻塞的具体部位。

2. **子宫输卵管造影(HSG)**　HSG 能确定阻塞位置和手术可能性。也用来协助诊断子宫输卵管结核、子宫畸形、子宫腔粘连及较小的子宫黏膜下肌瘤等。术前需做碘过敏试验,阴性者可行造影,其他准备与通液术基本相同。常用造影剂有碘化油和碘水剂,40%碘化油显影清楚,刺激性小;但可引起异物反应性肉芽肿,用量过多可引起油栓。76%复方泛影葡胺吸收快,但子宫输卵管边缘部分显影欠佳,细微病变不易观察。造影后 2 周内禁止性交及盆浴,以免感染。

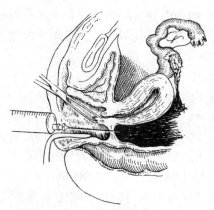

图 15 - 13　后穹窿穿刺术

（八）经阴道后穹窿穿刺术

经阴道后穹窿向盆腔最低部穿刺,可协助了解直肠子宫陷凹内有无积液,如血液、脓液等,以协助诊断异位妊娠和盆腔脓肿等,还可用于辅助生殖技术的取卵。穿刺方法:阴道、外阴进行常规消毒,用子宫颈钳钳住子宫颈后唇并上提,再用碘伏、乙醇消毒后穹窿,以 22 号长针头或腰椎穿刺针接 5～10 ml 注射器,从后穹窿正中或稍偏病变侧,刺入直肠子宫陷凹处 2～3 cm,有落空感后抽吸。若为肿块,则于最突出或囊性感最明显的部位穿刺(图 15 - 13)。

（九）经腹壁腹腔穿刺术

指征基本与后穹窿穿刺术同,术前患者应排空膀胱,一般取仰卧位;液量较少者取半卧位或侧斜卧位,穿刺点一般选择在左下腹脐与左髂前上棘连线中、外 1/3 交界处。常规消毒手术野,手术者戴消毒手套后铺巾。穿刺点以 1% 普鲁卡因(5% 利多卡因)做局部麻醉。穿刺时让患者屏气,穿刺针垂直皮肤刺入,穿刺针入腹腔时,有阻力突然消失的感觉。关于穿刺针的大小,有套管或无套管,视要求而定。穿刺完毕后,拔出穿刺针,局部盖以无菌纱布。

（十）超声检查

超声检查为无损伤检查,检查途径为经腹及经阴道两种。A 型以波形显示,B 型以图像显示,超声多普勒以声响表示,三维超声检查(3DUS)可显示出超声的立体图像。在妇产科可应用于诊断早期妊娠,测量胎儿主要生长径线,估计胎儿体重,胎盘定位,探测羊水量,诊断葡萄胎,鉴别胎儿存活、死亡或畸形,判断异位妊娠、前置胎盘、胎盘早剥及多胎妊娠,监测卵泡发育,探测宫内节育器,诊断子宫肌瘤、盆腔子宫内膜异位症、子宫腺肌病和腺肌瘤,鉴别卵巢肿瘤为囊性或实性,鉴别巨大卵巢囊肿与腹水,鉴别结核性腹膜炎与卵巢囊肿等。

（十一）阴道镜检查

阴道镜检查是利用阴道镜在强光源直接照射下放大 10～40 倍直接观察宫颈阴道部上皮病变,以观察肉眼看不到的宫颈阴道部微小的病变,在可疑部分行定位活检,可提高确诊率。阴道镜检查对患者无痛苦,可即时作出诊断,且可以反复进行。

（十二）宫腔镜检查

宫腔镜检查是采用膨宫介质扩张宫腔,通过插入宫腔的光导玻璃纤维窥镜,直视下观察子宫颈管、子宫内口、子宫内膜及输卵管开口,了解宫腔内的生理及病理情况,能准确地取材送病理检查,以明确诊断。如宫腔粘连、宫腔畸形、子宫内膜息肉、黏膜下肌瘤、早期内膜癌、内膜结核等,可用此法明确诊断。也可用于宫腔内异物取出,内膜息肉、黏膜下肌瘤及部分突向宫腔的肌壁间肌瘤、子宫中隔及子宫内膜的切除,输卵管插管通液、注药及绝育术,以及子宫内膜粘连分离。但如有急性或亚急性生殖道感染,心、肝、肾衰竭急性期及其他不能耐受手术,近期(3 个月内)有子宫穿孔史或子宫手术史,以及宫颈瘢痕难以充分扩张,宫颈裂伤或松弛致灌流液外漏者,禁行此项检查。

（十三）腹腔镜检查

腹腔镜检查是将接有冷光源照明的腹腔镜经腹壁插入腹腔（妇科主要为盆腔），观察病变的形态、部位，必要时取有关组织做病理检查，借以明确诊断。如内生殖器发育异常、肿瘤、炎症、异位妊娠、子宫内膜异位症、子宫穿孔、原因不明的腹痛等可用此法协助诊断。但严重心、肺疾患或膈疝者，禁行此项检查，以防意外；结核性腹膜炎腹壁广泛粘连或其他原因造成腹腔粘连者，也忌行此项检查。

（杜惠兰）

第十六章 产科概要

导学

1. 掌握胎儿发育、早期妊娠诊断、分娩机转、分娩的临床经过与处理。

2. 熟悉受精与受精卵的着床与发育;熟悉中期及晚期妊娠诊断、产前检查;熟悉产褥期的临床表现与处理。

3. 了解妊娠期母体的变化;了解胎产式、胎先露、胎方位;了解决定分娩的三因素。

第一节 妊娠生理

一、受精与受精卵的着床和发育

(一) 受精

精子和次级卵母细胞结合形成受精卵的过程称为受精,多在排卵 12 h 内发生于输卵管壶腹部。精子经宫颈管进入子宫腔及输卵管腔时,顶体表面的糖蛋白被生殖道分泌物中的 α、β 淀粉酶降解,同时顶体膜结构中胆固醇与磷脂比率和膜电位发生变化使顶体膜稳定性降低,此时精子具有受精能力,称精子获能。获能的精子与卵子相遇,精子头部的外膜与顶体前膜融合、破裂,释放顶体酶,溶解卵子外周的放射冠和透明带,称顶体反应。借助顶体酶的作用,精子穿透放射冠和透明带,卵子细胞质内的皮质颗粒释放溶酶体酶,阻止其他精子进入透明带,称透明带反应,保证正常的单卵受精。已获能的精子穿过次级卵母细胞透明带是受精的开始,卵原核与精原核融合形成二倍体的受精卵是受精的完成,受精卵形成标志新生命诞生,全过程约需 24 h。

(二) 受精卵着床

1. **卵裂** 受精后 30 h,受精卵随输卵管蠕动和输卵管上皮纤毛推动向宫腔方向移动,同时开始有丝分裂,称为卵裂,形成多个子细胞,称为分裂球。受精后 72 h,细胞分裂形成含有 16 个细胞的实心细胞团,称为桑葚胚。

2. **着床** 受精后第四日,桑葚胚增至 100 个细胞时进入宫腔,外层细胞分泌液体形成液腔,内细胞团突向液腔,滋养细胞形成液腔外层,早期囊胚形成。受精后 5~6 日早期囊胚透明带消失,体积迅速增大;受精后 11~12 日形成晚期囊胚。晚期囊胚经过定位、黏附、穿透三个阶段植入子宫内膜,完成着床过程。

(三)胚胎发育

1. **二胚层时期** 囊胚着床后,内细胞团继续增生、分化,形成羊膜囊和卵黄囊,两囊壁相接处呈盘状,称为胚盘。近羊膜囊一侧细胞大、高柱状、排列不规则,即外胚层;近卵黄囊一侧为整齐的立方细胞,即内胚层。

2. **三胚层时期** 外胚层细胞增生较快,并转向外胚层与内胚层的间隙分生,形成一新的细胞层,即胚内中胚层。此即三胚层时期,约在受精后的第三周形成。这三个胚层是胚体发生的始基,由此发生胎儿身体的各个器官。外胚层主要分化成神经系统、皮肤表皮、毛发、指甲、眼睛的水晶体及内耳的膜迷路等;中胚层主要分化成肌肉、骨骼、血液、结缔组织、循环系统及泌尿生殖系统的大部分;内胚层主要分化成消化系统和呼吸系统的上皮组织及其有关腺体、膀胱、阴道下段及前庭。

约在孕 8 周时(受精后 6 周)胚胎渐具人形,其头部大,可以看到眼、耳、口、鼻、四肢已具雏形。

二、胎儿发育

(一)胎儿发育一般情况

孕 9 周起(受精后 7 周)胚胎发育至胎儿期。

孕 12 周末,胎儿身长约 9 cm,体重约 14 g。

孕 16 周末,胎儿身长约 16 cm,体重约 110 g。从外生殖器可以确认胎儿性别。

孕 20 周末,胎儿身长约 25 cm,体重约 320 g,开始出现吞咽、排尿功能。自此胎儿体重呈线性增长。

孕 24 周末,胎儿身长约 30 cm,体重约 630 g。

孕 28 周末,胎儿身长约 35 cm,体重约 1 000 g。皮下脂肪不多,有呼吸运动,但肺泡表面活性物质含量较少,出生后易患呼吸窘迫综合征。

孕 32 周末,胎儿身长约 40 cm,体重约 1 700 g。出生后加强护理可存活。

孕 36 周末,胎儿身长约 45 cm,体重约 2 500 g。出生后能啼哭及吸吮,生活力良好。

孕 40 周末,胎儿身长约 50 cm,体重约 3 400 g。男性睾丸已降至阴囊内,女性大小阴唇发育良好。出生后啼哭洪亮,吸吮能力强,能很好存活。

(二)足月胎头的特点

足月胎儿的胎头占全身的 1/4,是胎儿身体的最大部分,分娩时如果胎头能顺利通过产道,胎儿其他部分通过产道则无困难(畸形儿例外),故应熟悉胎头特点。颅骨间的缝隙称颅缝。两顶骨间为矢状缝,顶骨与额骨间为冠状缝,枕骨与顶骨间为人字缝,颞骨与顶骨间为颞缝,两额骨间为额缝。颅缝交界空隙较大处称为囟门,位于胎头前方菱形称前囟(大囟门),位于胎头后方三角形称后囟(小囟门)(图 16-1)。

临产后可以通过阴道检查前后囟门及矢状缝位置与骨盆的关系来判断胎方位。颅缝和囟门都有软组织遮盖使颅骨有一定的可塑性。在分娩过程中颅缝及颅骨轻度重叠使头颅体积缩小,有利于胎头娩出。过期儿颅骨较硬,胎头不易变形,有时因此导致难产。胎头径线主要有 4 条。

1. **双顶径** 两顶骨隆突间的距离。孕足月时均值约 9.3 cm。临床以超声测此值判断胎儿大小。

2. **枕额径** 自鼻根至枕骨隆突的距离,胎头以此径线衔接,孕足月时均值约为 11.3 cm。

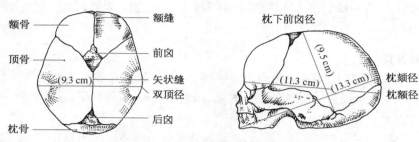

图 16-1　胎头颅骨颅缝、囟门及径线

3. **枕下前囟径**　又称小斜径,为前囟中央至枕骨隆突下方的距离。胎头俯屈后以此径线通过产道,孕足月时均值约 9.5 cm。

4. **枕颏径**　又称大斜径,为颏骨下方中央至后囟顶部间的距离。妊娠足月时均值约 13.3 cm。

(三) 胎儿附属物的形成及功能

胎儿附属物指胎儿以外的妊娠产物,包括胎盘、胎膜、脐带和羊水。

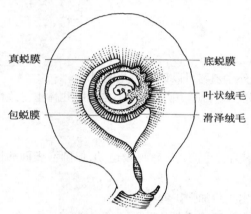

图 16-2　早期妊娠子宫蜕膜与绒毛的关系

1. **胎盘**　受精卵着床后,子宫内膜发生蜕膜变。按蜕膜与囊胚的位置关系,分为底蜕膜、包蜕膜和真蜕膜。胎盘介于母体与胎儿之间,由底蜕膜、叶状绒毛膜和羊膜构成。胎盘可以使胎儿与母体进行气体交换;供给胎儿发育的营养物质;排泄胎儿的代谢废物;防御病毒、细菌毒素及化学毒物、药物对胎儿的伤害;滋养层细胞产生免疫抑制因子,同时机械地阻断细胞抗原,使胎儿不被母体排斥而具免疫功能;同时具有内分泌功能而合成多种激素(人绒毛膜促性腺激素、人胎盘生乳素、雌激素、孕激素等)、酶、细胞因子和神经递质(图16-2)。

2. **胎膜**　胎膜由外层的平滑绒毛膜和内层的羊膜组成。胎膜含有甾体激素代谢所需的多种酶,含大量花生四烯酸的磷脂,且含有能催化磷脂生成游离花生四烯酸的溶酶体,故胎膜在分娩发动上有一定作用。

3. **脐带**　脐带是连接胎儿与胎盘的条索状结构。妊娠足月胎儿的脐带长 30～100 cm,平均约 55 cm,直径 0.8～2.0 cm。内有一条脐静脉和两条脐动脉,血管周围来自胚外中胚层的胶样胚胎结缔组织称华通胶,有保护脐血管的作用。脐带是母体与胎儿气体交换、营养物质供应和代谢产物排出的重要通道。若脐带受压致使血流受阻时,可致胎儿窘迫,甚至危及胎儿生命。

4. **羊水**　充满在羊膜腔内的液体称为羊水。妊娠早期的羊水,主要是母体血清经胎膜进入羊膜腔的透析液,妊娠中期以后尿液是羊水的重要来源,妊娠晚期胎肺参与羊水生成。羊水的吸收约 50% 由胎膜完成,妊娠足月儿每日吞咽羊水 500～700 ml,脐带每小时吸收羊水 40～50 ml,胎儿角化前皮肤也吸收少量羊水。妊娠足月时羊水量为 800 ml,比重为 1.007～1.025,呈中性或弱碱性。羊水具有保护胎儿和母体的功能,能防止羊膜带综合征;保护胎儿免受外来伤害;保持羊膜腔内恒温;临产后羊水囊扩张子宫颈口及阴道;破膜后羊水润滑产道,其对产道的冲洗可减少感染机会。

三、妊娠期母体变化

由于胚胎、胎儿生长发育的需要,在胎盘产生的激素等因素影响下,妊娠期母体各器官系统发生一系列适应性的解剖和生理变化。

(一)生殖系统的变化

1. 子宫

(1)宫体:逐渐增大变软。子宫由非孕时(7~8)cm×(4~5)cm×(2~3)cm 增大至妊娠足月时约 35 cm×25 cm×22 cm。宫腔容量非孕时约 5 ml,至妊娠足月约 5 000 ml。子宫重量非孕时为 50~70 g,至妊娠足月增至约 1 000 g,主要是子宫肌细胞肥大,为分娩时子宫收缩提供物质基础。子宫肌壁厚度由非孕时约 1 cm,于妊娠 16 周时厚达 2.0~2.5 cm,妊娠足月时厚度为 0.5~1.0 cm。子宫增大最初受内分泌激素的影响,以后则因宫腔压力增加而逐渐增大。因乙状结肠和直肠固定在盆腔左后方,妊娠晚期的子宫呈不同程度右旋。

(2)子宫峡部:非孕时长约 1 cm,妊娠 10 周时子宫峡部明显变软。妊娠 12 周以后,子宫峡部逐渐伸展拉长变薄使宫腔扩展,临产后可伸展至 7~10 cm,成为软产道的一部分,称为子宫下段。

(3)宫颈:于妊娠早期,黏膜充血及组织水肿,致使外观肥大、呈紫蓝色,质地变软。宫颈管内腺体肥大,颈管内腺体分泌增多,形成黏液栓,可保护宫腔免受外来感染侵袭。

2. 卵巢 妊娠期卵巢略增大,停止排卵。一侧卵巢可见妊娠黄体,妊娠 6~7 周前分泌雌、孕激素维持妊娠。黄体功能于妊娠 10 周后由胎盘取代,黄体开始萎缩。

3. 输卵管 妊娠期输卵管伸长,但肌层并不增厚,有时黏膜呈蜕膜样改变。

4. 阴道 妊娠期阴道黏膜变软,充血水肿呈紫蓝色。皱襞增多,伸展性增加。分泌物增多常呈白色糊状。阴道上皮细胞含糖原增加,乳酸含量增多,使阴道 pH 降低,有利于防止感染。

5. 外阴 妊娠期大小阴唇色素沉着,大阴唇内血管增多及结缔组织变松软,故伸展性增加,以利于胎儿娩出。

(二)乳房的变化

妊娠期受垂体催乳素、胎盘生乳素、雌激素、孕激素、生长激素及胰岛素的影响,乳腺腺管和腺泡增生,脂肪沉积,乳房增大,充血明显。孕妇自觉乳房发胀或有触痛,浅静脉明显可见。腺泡增生使乳房较硬韧,乳头增大变黑,易勃起。乳晕变黑,乳晕外围的皮脂腺肥大,形成散在的结节状小隆起,称蒙氏结节。

(三)循环系统的变化

1. 心脏 妊娠后期因增大的子宫上推膈肌,心脏向左、上、前移位,更贴近胸壁,心浊音界稍扩大,至妊娠末期心脏容量约增加 10%。心脏移位使大血管轻度扭曲,加之血流量增加及速度加快,在多数孕妇的心尖区可听及 Ⅰ~Ⅱ 级柔和吹风样收缩期杂音,心率于妊娠晚期每分钟增加 10~15 次。

2. 心排血量 心排血量增加对维持胎儿生长发育极重要。心排血量约自妊娠 8~10 周开始增加,至妊娠 32~34 周达高峰。每次心排出量平均约为 80 ml,左侧卧位心排出量较未孕时约增加 30%。

3. 血压 在妊娠早、中期血压偏低,妊娠晚期轻度升高。收缩压多无变化,舒张压轻度降低,使脉压差增大。仰卧位时下腔静脉受压,回心血量减少,心排出量减少,迷走神经兴奋使血压下降,即妊娠仰卧位低血压综合征。因股静脉压随妊娠进展而增高,孕妇易发生下肢、外阴静脉曲张和痔。

(四) 血液的改变

1. 血容量 循环血容量于妊娠6~8周开始增加,至妊娠32~34周达高峰,增加40%~45%,平均增加1 450 ml,其中血浆增加1 000 ml,红细胞约增加450 ml,血液相对稀释。

2. 血液成分

(1) 红细胞:妊娠期骨髓不断产生红细胞,网织红细胞轻度增多。由于血液稀释,红细胞计数约为3.6×10^{12}/L(非孕妇女约为4.2×10^{12}/L),血红蛋白值约为110 g/L(非孕妇女约为130 g/L),血细胞比容降至0.31~0.34(非孕妇女为0.38~0.47)。

(2) 白细胞:从妊娠7~8周开始轻度增加,至妊娠30周达高峰。妊娠期白细胞计数为(5~12)$\times10^{9}$/L,分娩时及产褥期之初白细胞数为(14~16)$\times10^{9}$/L,以中性粒细胞增多为主,但比例<80%。

(3) 凝血因子:凝血因子Ⅱ、Ⅴ、Ⅶ、Ⅷ、Ⅸ、Ⅹ均增加,血液处于高凝状态。因血液稀释,血小板计数略减少。妊娠晚期凝血酶原时间(PT)及活化部分凝血活酶时间(APTT)轻度缩短,凝血时间无明显改变。血浆纤维蛋白原含量比非孕妇女增加40%~50%,于妊娠末期可达4.5 g/L。

(4) 血浆蛋白:由于血液稀释,从妊娠早期开始降低,至妊娠中期血浆蛋白为60~65 g/L,主要是白(清)蛋白减少,约为35 g/L。

(五) 泌尿系统的变化

妊娠期肾脏略增大,肾血流量(RPF)比非孕时约增加35%,肾小球滤过率(GFR)约增加50%。两者均受体位影响,孕妇仰卧位尿量增加,故夜尿量多于日尿量。代谢产物尿素、尿酸、肌酸、肌酐等排泄增多,其血中浓度低于非孕妇女。当GFR超过肾小管吸收能力时,可有少量糖排出,称为妊娠生理性糖尿。

受孕激素影响,输尿管增粗、蠕动减弱,尿流缓慢,且右侧输卵管受右旋妊娠子宫的压迫,可致右侧肾盂积水更明晰,易患肾盂肾炎。

(六) 呼吸系统的变化

妊娠期膈肌上升,孕妇胸廓周径加大,妊娠中期有过度通气现象,妊娠晚期以胸式呼吸为主,呼吸深大。肺活量无明显改变,潮气量增加40%,残气量减少20%,每分钟通气量增加40%。但上呼吸道抵抗力降低,易发生感染。

(七) 消化系统的变化

受大量雌激素影响,齿龈肥厚,易患齿龈炎致齿龈出血。牙齿易松动及出现龋齿。妊娠期胃肠平滑肌张力降低,贲门括约肌松弛;胃内酸性内容物可反流至食管下部产生"烧心"感。胃蠕动减弱、排空时间延长,容易出现上腹部饱满感及便秘;因肠道充血、盆腔静脉受压、静脉回流障碍,易引起痔疮或加重原有痔疮。胆道平滑肌松弛,胆汁黏稠使胆汁淤积,胆囊排空时间延长,易诱发胆囊炎或胆结石。

(八) 皮肤的变化

妊娠期垂体分泌促黑素细胞激素(MSH)增加,雌激素、孕激素大量增加,促进皮肤黑色素细胞功能,使孕妇皮肤色素加深,特别是乳头、乳晕、腹白线、外阴等处出现色素沉着。面颊部呈蝶状褐色斑,称妊娠黄褐斑。初产妇随妊娠子宫的增大及肾上腺皮质激素分泌增多,孕妇腹部、大腿、臀部及乳房的皮肤过度扩张,皮肤的弹力纤维断裂,呈多量紫色或淡红色不规则平行的裂纹,称妊娠纹。

(九)内分泌系统的变化

1. **垂体** 腺垂体增大1~2倍。嗜酸细胞增多肥大,称"妊娠细胞"。

(1)促性腺激素:妊娠期间雌、孕激素抑制下丘脑及腺垂体,FSH和LH分泌减少,卵泡不再发育成熟,也无排卵。

(2)催乳素(PRL):从妊娠7周开始增多,随妊娠进展逐渐升高,为非孕期10倍,妊娠足月分娩前达高峰,约150 µg/L,为产后泌乳做准备。分娩后若不哺乳,于产后3周内降至非孕时水平,哺乳者则多在产后3~4个月降至非孕水平。

2. **甲状腺** 妊娠期甲状腺呈均匀增大,甲状腺素水平自妊娠8周开始增高,至妊娠18周达平台期,维持至分娩。由于肝脏产生较多的甲状腺素结合球蛋白,游离甲状腺素并未增多,故孕妇通常无甲状腺功能亢进表现。母体内结合型的甲状腺素及促甲状腺素不能通过胎盘,妊娠期母儿甲状腺激素之间互不干扰。

3. **甲状旁腺** 孕早期甲状旁腺水平降低,随妊娠进展,血容量和GFR的增加以及钙的胎儿运输,导致孕妇血浆钙浓度降低,妊娠中、晚期甲状旁腺水平逐渐升高,有利于为胎儿提供钙。

4. **肾上腺皮质** 妊娠期因雌激素大量增加,使中层束状带分泌的皮质醇增多3倍,但其中90%与血浆蛋白结合,血中游离皮质醇不多,故孕妇无肾上腺皮质功能亢进表现。外层球状带分泌的醛固酮于妊娠期增加3~5倍,因发挥活性作用的游离醛固酮较少,故不引起过多水钠潴留。内层网状带分泌的睾酮略有增加,表现为孕期阴毛及腋毛增多增粗。

(十)新陈代谢的变化

1. **基础代谢率** 为满足母体及胎儿需要,基础代谢率(BMR)于妊娠中期逐渐增高,至妊娠晚期可增高15%~20%。

2. **体重** 早期妊娠无明显变化,自妊娠中期体重平均每周增加350 g,直至妊娠足月时体重平均约增加12.5 kg。

3. **糖类代谢** 妊娠期胰岛功能旺盛,分泌胰岛素增多,因胎盘合成的胎盘生乳素、雌激素、孕激素、胎盘胰岛素酶、肾上腺皮质激素均有对抗胰岛素的功能,使血液循环中的胰岛素相对不足,故孕妇空腹血糖水平较非孕妇稍低,餐后则呈高血糖及高胰岛素水平,以满足对母体及胎儿葡萄糖的供给。

4. **脂肪代谢** 妊娠期肠道吸收脂肪能力增强,血脂较孕前增加50%,母体脂肪储备增多。因糖原储备减少,当能量消耗过多时,脂肪分解加速可发生酮血症。

5. **蛋白质代谢** 孕妇对蛋白质的需要量增加,以满足胎儿生长和母体需要,呈正氮平衡。

6. **水代谢** 妊娠期机体水分平均增加7.5 L,水钠潴留与排泄比例适当而不引起水肿,但至妊娠末期组织间液可增加1~2 L,出现水肿。

7. **矿物质代谢** 妊娠期母儿需要大量钙、磷、铁等,故应补充钙、维生素D和铁以满足需要。

(十一)骨骼、关节及韧带的变化

妊娠期骨骼一般无改变,多胎、多产、缺乏维生素D和钙时可发生骨质疏松。耻骨联合、骶髂关节、骶尾关节及韧带松弛,以利于分娩。严重时可发生耻骨联合分离,导致耻骨联合部位疼痛,活动受限。

(朱丽红)

第二节　妊娠诊断与产前检查

妊娠是胚胎和胎儿在母体内发育成长的过程。临床上分为 3 个时期：妊娠 13 周末以前称为早期妊娠，14～27 周末称为中期妊娠，第二十八周及其后称晚期妊娠。

一、早期妊娠诊断

（一）临床表现

1. **停经**　有性生活史的生育年龄健康妇女，平时月经周期规律，一旦月经过期 10 日以上应疑为妊娠。

2. **早孕反应**　约半数妇女停经 6 周左右出现头晕、乏力、嗜睡、食欲缺乏、偏食或厌恶油腻、恶心、晨起呕吐等症状，称早孕反应。多在妊娠 12 周左右自行消失。

3. **尿频**　妊娠早期增大、前倾的子宫压迫膀胱可致尿频，妊娠 12 周以后子宫体进入腹腔时，此症状消失。

4. **乳房的变化**　孕 8 周起乳房增大、充血，可自觉乳房发胀。

5. **妇科检查**　阴道壁及宫颈充血，呈紫蓝色。妊娠 6～8 周，宫体饱满，前后径增大呈球形。因宫颈变软，子宫峡部极软，双合诊检查时感觉宫颈和宫体似不相连，称黑加征。随妊娠进展，宫体增大变软。妊娠 12 周时约为非孕宫体的 3 倍，宫底超出盆腔，可在耻骨联合上方触及。

（二）辅助检查

1. **妊娠试验**　通常受精后 8～10 日即可在孕妇血清中检测到 HCG 升高，早期妊娠血清 HCG 的倍增时间为 1.4～2 日。孕妇尿液含有 HCG，临床多用试纸法进行定性检测，结果阳性时应结合临床表现明确诊断。

2. **超声检查**　妊娠早期可确定妊娠、估计胎龄，排除异位妊娠、滋养细胞疾病、盆腔肿块或子宫异常等。阴道超声较腹部超声可提前近 1 周确定早期妊娠。妊娠囊是早期妊娠的超声图像标志，阴道超声最早在妊娠 4～5 周即可探测到。妊娠 6 周后能探测到原始心管搏动。测定头臀长度可较准确地估计孕周。

二、中、晚期妊娠诊断

（一）临床表现

1. **子宫增大**　子宫随妊娠进展逐渐增大，检查腹部时，根据手测宫底高度及尺测耻上子宫长度，可以判断妊娠周数（图 16 - 3）。

2. **胎动**　胎儿在子宫内的活动称胎动。妊娠 18 后超声检查可发现，孕妇多在妊娠 20 周开始自觉胎动，每小时 3～5 次。

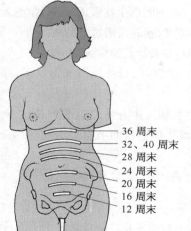

36 周末
32、40 周末
28 周末
24 周末
20 周末
16 周末
12 周末

图 16 - 3　不同妊娠周数的子宫底高度及子宫长度

胎动随孕周增加逐渐增强,至妊娠 32～34 周达高峰,妊娠 38 周逐渐减少。

3. **胎儿心音**　妊娠 12 周可用多普勒胎心仪经孕妇腹壁探测到胎心音,妊娠 18～20 周用听诊器经孕妇腹壁可听到胎心音。呈双音,每分钟 110～160 次,于胎儿背部听诊最清楚。

4. **胎体**　妊娠 20 周后,可经腹壁触到胎体,妊娠 24 周触诊可区分圆而硬的胎头有浮球感,宽而软的胎臀形状不规则,宽而平坦的胎背和小而不规则的四肢。

(二) 辅助检查

超声检查　可检测出胎儿数目、胎产式、胎先露、胎方位、有无胎心搏动以及胎盘位置与分级,测量胎儿径线,了解胎儿生长发育情况。妊娠 18～24 周可进行胎儿系统检查,筛查胎儿结构畸形。彩色多普勒超声能测定脐动脉、大脑中动脉的血流速度,监护、预测胎儿宫内状况。

三、胎产式、胎先露、胎方位

胎儿在子宫内的位置和姿势称胎姿势。即胎头俯屈,颏部贴近胸壁,脊柱略前弯,四肢屈曲交叉于胸腹前,整个胎体呈椭圆形。妊娠 28 周前,胎儿在宫内的活动范围大,胎姿势不固定,32 周后相对固定。由于胎儿在子宫内的位置不同,故有不同的胎产式、胎先露和胎方位。

(一) 胎产式

胎儿身体纵轴和母体纵轴的关系称为胎产式。两纵轴平行者称纵产式,占妊娠足月分娩总数的 99.75%;两纵轴垂直者称横产式,仅占妊娠足月分娩总数的 0.25%;两纵轴交叉呈角度者称斜产式,为暂时性,在分娩过程中多数转为纵产式,偶尔转成横产式(图 16-4)。

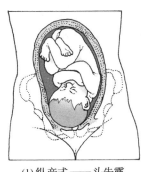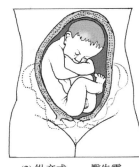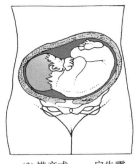

(1) 纵产式——头先露　　　　(2) 纵产式——臀先露　　　　(3) 横产式——肩先露

图 16-4　胎产式及胎先露

(二) 胎先露

最先进入骨盆入口的胎儿部分称胎先露。纵产式有头先露和臀先露,横产式为肩先露。

头先露因胎头屈伸程度不同可分为枕先露、前囟先露、额先露和面先露(图 16-5)。臀先露时由于入盆的先露部分不同,可分为混合臀先露、单臀先露、单足先露和双足先露(图 16-6)。

(三) 胎方位

胎儿先露部的指示点与母体骨盆的关系称胎方位。枕先露以枕骨、面先露以颏骨、臀先露以骶骨、肩先露以肩胛骨为指示点,根据指示点与骨盆前、后、左、右、横的关系可有不同的胎方位(表 16-1)。

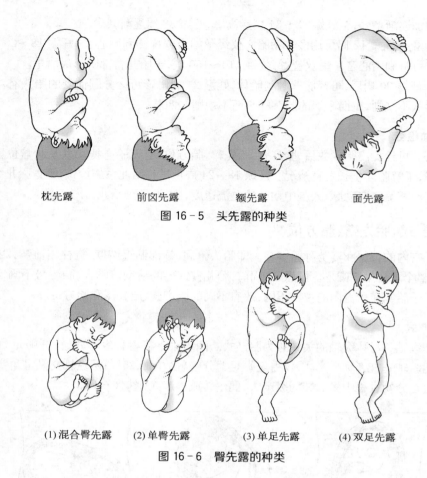

枕先露　　　　前囟先露　　　　额先露　　　　面先露

图 16 - 5　头先露的种类

(1) 混合臀先露　　(2) 单臀先露　　(3) 单足先露　　(4) 双足先露

图 16 - 6　臀先露的种类

表 16 - 1　胎产式、胎先露和胎方位的关系及种类表

纵产式(99.75%)	头先露 (95.75%~97.75%)	枕先露(95.55%~97.55%) 枕左前(LOA)、枕左横(LOT)、枕左后(LOP) 枕右前(ROA)、枕右横(ROT)、枕右后(ROP)
		面先露(0.2%) 颏左前(LMA)、颏左横(LMT)、颏左后(LMP) 颏右前(RMA)、颏右横(RMT)、颏右后(RMP)
	臀先露(2%~4%)	骶左前(LSA)、骶左横(LST)、骶左后(LSP) 骶右前(RSA)、骶右横(RST)、骶右后(RSP)
横产式——肩先露(0.25%)		肩左前(LScA)、肩左横(LScT) 肩右前(RScA)、肩右横(RScT)

四、产前检查

产前检查是监测胎儿发育和宫内生长环境,监护孕妇各系统变化,促进健康教育与咨询,提高妊娠质量,减少出生缺陷的重要措施。规范、系统的产前检查是确保母儿健康与安全的关键环节。

首次产前检查从确诊妊娠早期开始,一般在妊娠 6~8 周。妊娠 20~36 周每 4 周检查 1 次,37 周以后每周检查 1 次,共 9~11 次。高危孕妇应酌情增加产前检查次数。

（一）询问病史

1. 一般情况　询问孕妇姓名、年龄、结婚年龄、孕次、产次、籍贯、职业、住址及配偶姓名和职业。

2. 推算预产期　从末次月经第一日起计算，月份加 9 或减 3，日数加 7（农历日数加 14），所得日期即为预产期。遇孕妇记不清末次月经日期，或哺乳期尚未来月经而妊娠者，可根据早孕反应出现时间、胎动开始时间、子宫底高度、B 型超声检查的胎囊大小、头臀长度、双顶径及股骨长度来推测。

3. 本次妊娠　了解有无早孕反应、病毒感染及用药史；有无阴道流血、头痛、心悸、气短、下肢水肿等症状，胎动开始时间及孕期服药情况等。

4. 月经史及既往孕产史　询问初潮年龄、月经周期。经产妇了解有无难产史、死胎死产史、分娩方式、新生儿情况以及有无产后出血史，了解末次分娩或流产的时间及转归。

5. 既往史及手术史　了解有无高血压、心脏病、结核病、糖尿病、血液病、肝肾疾病等，注意其发病时间及治疗情况，并了解做过何种手术。

6. 家族史　家族中有无结核病、高血压、糖尿病、双胎妊娠及其他与遗传相关的疾病。

（二）体格检查

观察孕妇发育、营养及精神状态；注意步态及身高；测量体重和血压；检查心、肺、肝、脾有无异常，以及乳房发育情况、乳头有无内陷。

（三）产科检查

妊娠中晚期的产科检查包括腹部检查、产道检查、阴道检查及胎儿情况（胎心率、胎儿大小、胎位、胎动及羊水量），适时行 B 型超声检查。

1. 腹部检查　孕妇排尿后仰卧于检查床上，暴露腹部，双腿屈曲稍分开，使腹肌放松，检查者站于孕妇右侧。

（1）视诊：注意腹形、大小，腹壁有无水肿、妊娠纹和手术瘢痕等。

（2）触诊：用四部触诊法检查子宫大小、胎产式、胎先露、胎方位及先露部是否衔接。

1）第一步：检查者面对孕妇头部，两手置于子宫底部，检查子宫底高度，根据其高度估计胎儿大小与妊娠月份是否相等，同时分辨在子宫底部是胎头还是胎臀。

2）第二步：检查者面对孕妇头部，两手各放于子宫一侧，交替向下按压进行检查，判断胎背及胎儿四肢的位置，如胎儿的四肢有活动，则诊断更易明确。胎背方向与先露部指示点有一定关系，从胎背可以间接判断胎方位。

3）第三步：检查者将右手大拇指和其他手指分开，置于骨盆入口上方握住胎先露，向上下左右推动，了解先露部的性质及入盆情况。

4）第四步：检查者面对孕妇足端，两手置于先露部两侧，向下深压，进一步确定胎先露及其入盆程度（图 16-7）。

（3）听诊：胎心音在靠近胎背上方的孕妇腹壁上听诊最清楚，听胎心音时要注意其节律与速度。

2. 骨盆测量

（1）骨盆外测量：是间接判断骨盆大小与形态的传统方法，虽有证据表明骨盆外测量并不能预测产时头盆不称，但作为产科检查的基本技能，应了解各径线的测量方法与意义。

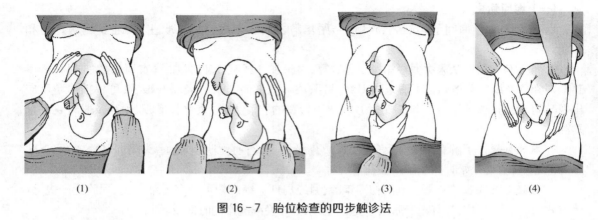

(1)　　　　　　　(2)　　　　　　　(3)　　　　　　　(4)

图 16-7　胎位检查的四步触诊法

1）髂棘间径：孕妇取伸腿仰卧位，用测量器测量两髂前上棘外缘的距离。正常值为 23～26 cm。

2）髂嵴间径：同上述体位，测量两髂嵴外缘最宽的距离。正常值为 25～28 cm。

3）骶耻外径：孕妇左侧卧位，右腿伸直，左腿屈曲，测量耻骨联合上缘中点至第五腰椎棘突下的距离。正常值为 18～20 cm。第五腰椎棘突下相当于米氏菱形窝的上角。

4）坐骨结节间径：即骨盆出口横径。孕妇取仰卧位，两腿弯曲，双手抱两膝，测量坐骨结节前端内侧缘的距离。正常值为 8.5～9.5 cm。若此径线少于 8 cm 时，应测量出口后矢状径。两者相加大于 15 cm，表示骨盆出口狭窄不明显。

5）后矢状径测量法：坐骨结节间径中点至骶骨尖端的长度。检查者右手示指伸入孕妇肛门的骶骨方向，拇指置于孕妇体外骶尾部，两指共同找到骶骨尖端，用骨盆出口测量器的一端放在坐骨结节间径的中点，另一端放于骶骨尖端处，即可测量出口后矢状径，正常值 8～9 cm。

6）耻骨弓角度：耻骨弓角度可以反映出口横径的宽度，正常值为 90°，小于 80° 为异常。测量此角时可用两手拇指指尖斜着对拢放置在耻骨联合下缘，左右两拇指平放在耻骨降支上，测量所得到的两拇指间角度即为耻骨弓角度。

（2）骨盆内测量：妊娠 24～36 周阴道松软时测量为宜。对角径：耻骨联合下缘至骶岬前缘中点间的距离，正常值应 12.5～13 cm，减去 1.5～2 cm 即为骨盆入口前后径长度，又称真结合径。坐骨棘间径：两坐骨棘间的距离，为中骨盆最短径线，正常值约 10 cm。坐骨切迹宽度：代表中骨盆后矢状径，其宽度为坐骨棘与骶骨下部间的距离，即骶棘韧带宽度，若能容纳 3 横指为正常，否则中骨盆狭窄。

3. 阴道检查　了解生殖道发育情况；胎先露部、骶骨前面弯曲度、坐骨棘间径、坐骨切迹宽度、骶尾关节活动度、软产道有无畸形、狭窄或其他异常。

（四）辅助检查

常规检查红细胞计数、血红蛋白、血细胞比容、白细胞总数及分类、血小板数、血型、肝肾功能、糖耐量、宫颈细胞学检查、阴道分泌物、尿蛋白、尿糖、尿液镜检等。对胎位不清，听不清胎心者，应行 B 型超声检查。

（朱丽红）

第三节 正常分娩

一、决定分娩的四因素

妊娠满 28 周(196 日)及以后,胎儿及其附属物全部自母体产道娩出的过程称为分娩。决定分娩的因素是产力、产道、胎儿及精神心理,如果 4 个因素均正常且能互相适应,胎儿顺利自阴道娩出,为正常分娩。

(一) 产力

指将胎儿及其附属物从宫腔内逼出的力量,包括子宫收缩力、腹肌及膈肌收缩力、肛提肌收缩力。

1. **子宫收缩力** 简称宫缩,是临产后促进分娩的主要力量,贯穿于整个分娩过程。临产后的宫缩可使宫颈管消退、宫口扩张、胎先露下降、胎儿及其附属物娩出。其特点是:

(1) 节律性:临产后子宫呈规律性收缩,每次宫缩由弱到强,持续一定时间后,又由强到弱至消失,两次宫缩之间有一定的间歇。宫缩时子宫血流减少,宫缩间歇期子宫血流增加。宫缩的节律性是临产的标志。

(2) 对称性与极性:正常宫缩自两宫角开始,向子宫底的中部集中然后向子宫下段扩展。子宫收缩力以宫底最强最持久,自底部至下段逐渐减弱。

(3) 缩复作用:宫缩时,宫体部肌纤维缩短变宽,宫缩间歇时宫体部肌纤维松弛变长变窄,但不恢复至原来长度,因此肌纤维逐渐变短变宽,称为“缩复”。临产后,由于缩复作用,子宫体肌壁越来越厚,子宫下段肌壁被牵拉越来越薄,宫腔容积逐渐缩小,逼迫胎先露下降,宫颈管消退及宫口扩张。

2. **腹肌及膈肌收缩力** 两者是第二产程中娩出胎儿的重要辅助力量。产程中过早使用腹压容易导致宫颈水肿,产程延长。

3. **肛提肌收缩力** 此力可以协助胎头在产道内进行内旋转、仰伸及娩出,并有助于胎盘的娩出。

(二) 产道

产道是胎儿娩出的通道,分骨产道与软产道两部分。

1. **骨产道** 即真骨盆,其大小、形态直接影响分娩过程。骨盆腔可分为三个平面:骨盆入口平面、中骨盆平面及骨盆出口平面。

2. **软产道** 由子宫下段、宫颈、阴道、外阴及骨盆底软组织所组成的一个弯曲管道。妊娠末期子宫峡部被拉长形成子宫下段,临产后由于子宫的缩复作用,进一步伸展变薄,达 7~10 cm,成为软产道的一部分。宫缩使宫颈内口先向外向上扩张,随后宫颈管变短以致消退,成为子宫下段的一部分。初产妇宫颈管扩张多经过此种变化,宫颈管消退后宫颈口开始开大,达到 10 cm 时称宫口开全,此时足月胎头才能通过。但经产妇子宫颈管消失和子宫颈口开大多同时进行。当胎先露下降直接压迫和扩张阴道及盆底时,使软产道下段呈弯筒形,会阴被胎先露扩张、变薄,以利胎儿通过。分娩时,若保护会阴不当,容易引起裂伤。

(三)胎儿

胎儿能否顺利通过产道而娩出,除取决于产力与产道两个因素外,还取决于胎位、胎儿大小、胎头可塑性及有无畸形等。如横位、颏后位、胎儿过大或过度成熟、脑积水、联体畸胎等都可能引起难产。

(四)精神心理因素

分娩是生理现象,但对于产妇确实是一种持久而强烈的应激源。分娩既可以产生生理上的应激,也可以产生精神心理上的应激,甚者影响机体内部的平衡、适应力,进一步影响产力,从而影响分娩。如初产妇从各种渠道了解有关分娩时的负面诉说、待产室的孤独环境、进行性加重的宫缩痛等。在分娩的过程中,产科工作者应该耐心安慰产妇,鼓励其进食,保持体力,教会孕妇掌握分娩时必要的呼吸技术和躯体放松技术。

二、分娩机转

胎先露部在通过产道时,为了适应产道的形状及大小而采取一系列适应性转动,使胎先露以最小径线通过产道的过程,称为分娩机转。临床上以枕左前位最常见。现以枕左前位为例说明分娩机转。

(一)衔接

胎头双顶径进入骨盆入口平面,颅骨最低点达坐骨棘水平者,为胎头衔接。大部分初产妇在预产期前 2 周内胎头衔接,经产妇多在分娩开始后衔接。若初产妇在已近预产期或临产后胎头尚未衔接,应详细检查有无头盆不称情况。

(二)下降

胎头沿骨盆轴前进的动作称为下降,该动作贯穿于胎儿娩出的整个过程,是分娩过程中最重要的动作。临床上观察胎头下降的程度作为判断产程进展的标志。

(三)俯屈

当胎头继续下降时,遇到骨盆底的阻力发生俯屈。胎头大多是以枕额径(11.3 cm)衔接,俯屈后转为以最小径线枕下前囟径(9.5 cm)以适应产道并继续下降。

(四)内旋转

当胎头下降到骨盆底遇到阻力,以适应中骨盆前后径大于横径的特点,枕部向母体中线方向旋转 45°,即小囟门转到耻骨联合后面,此时矢状缝与骨盆前后径一致为内旋转,利于胎头娩出。

(五)仰伸

胎头经内旋转后,到达阴道外口,宫缩及腹压迫使胎头下降,而肛提肌收缩又将胎头向前推进,两者共同作用,使胎头沿骨盆轴下段向下、向前方向运动,使枕骨以耻骨弓为支点逐渐向前仰伸,胎头顶、额、面及颏相继娩出。

(六)复位及外旋转

当胎头娩出时,胎儿双肩径沿着骨盆左斜径下降。胎头娩出后,为使胎头与胎肩恢复正常解剖关系,枕部向母体左外旋转 45°时,称为复位。胎肩在盆腔内继续下降,前(右)肩向前向中线转动

45°时,胎儿双肩径转成与骨盆出口前后径相一致,枕部在外继续向母体左外侧旋转 45°,以保持胎头与胎肩垂直关系,称外旋转。

(七)胎肩及胎儿娩出

外旋转后,前肩在耻骨弓下先娩出,后肩即由会阴前缘娩出,然后胎身及下肢随之娩出。

三、分娩的临床经过与处理

(一)分娩的临床经过

1. 先兆临产　临近分娩前往往出现一些现象,预示将要临产,常见的症状有:

(1) 不规律宫缩:分娩前,子宫肌较为敏感,有不规则的子宫收缩,称之为"假临产"。

(2) 见红:分娩开始前 24～48 h,阴道排出少量血性黏液,是分娩即将开始的较为可靠的征象。若阴道流血较多,应考虑前置胎盘或胎盘早剥等异常情况的发生。

(3) 胎儿下降感:随着胎先露下降衔接,孕妇自觉上腹部舒适。

2. 临产的诊断　临产开始的标志为规律且逐渐增强的子宫收缩,持续 30 s 或以上,间歇 5～6 min,并伴有进行性宫颈管消退、宫口扩张和胎先露下降。

3. 产程的分期　从规律宫缩开始,到胎儿、胎盘娩出的过程,称为总产程。根据阶段不同分为3 个产程。

(1) 第一产程(宫颈扩张期):从子宫规律收缩开始至宫颈口开全为止,初产妇不超过 22 h,经产妇不超过 16 h。第一产程开始时,宫缩弱,间歇时间为 5～6 min,持续 30 s,随着产程的进展,宫缩强度增加,间歇时间缩短,持续时间延长。至宫颈口开全时,间歇时间缩短为 1～2 min,持续时间可达 1 min 以上。

根据宫口扩张情况将第一产程分为潜伏期和活跃期。临产后规律宫缩开始到宫口扩张至6 cm,称为潜伏期,初产妇不超过 20 h,经产妇不超过 14 h。潜伏期时胎头下降不明显。从宫口扩张 6 cm 至宫口开全,称为活跃期,一般需要 1.5～2 h。此期胎头下降明显,平均每小时下降0.86 cm。

一旦破膜,应立即听胎心,观察羊水量、性状及颜色。若胎心异常,应首先排除脐带脱垂。

(2) 第二产程(胎儿娩出期):从宫口开全到胎儿娩出为止,初产妇需 40 min 至 3 h,经产妇一般数分钟完成,但也有长达 2 h。胎先露下降达骨盆底压迫直肠时,产妇有反射性的排便感和不自主的向下屏气加用腹压。会阴膨隆、变薄,肛门括约肌松弛。胎头于宫缩时露出阴道口,宫缩间歇时又回缩至阴道内,称为"胎头拨露"。胎儿双顶径超过骨盆出口,宫缩间歇时胎头不再回缩,称为"胎头着冠"。产程继续进展,胎头、胎肩、胎体相继娩出,后羊水随之涌出。

(3) 第三产程(胎盘娩出期):指从胎儿娩出到胎盘娩出的过程,需 5～15 min,一般不超过30 min。胎儿娩出后,子宫腔突然缩小,胎盘面积不缩小,子宫壁与胎盘附着面发生错位,使胎盘与子宫壁分离,剥离面出血,子宫继续收缩,胎盘即能娩出。胎盘剥离的征象:① 子宫底上升,子宫体变硬呈球形。② 阴道有少量出血。③ 阴道口外露的脐带自行延长。④ 用手掌侧在耻骨联合上轻压子宫下段,子宫体上升而外露的脐带不向阴道缩回。

(二)分娩的处理

在分娩过程中,产妇和胎儿随时可能发生变化,若工作稍有疏忽,随时可危及母子生命。因此必须精心照顾产妇,密切观察产程,如发现异常,应及时进行处理,以保证母子安全。

1. 第一产程的处理

(1) 询问病史及检查

1) 病史：了解"产前检查"的情况,规律宫缩何时开始,有无见红和阴道流液等。

2) 检查：进行一般体格检查及产科检查,包括宫缩持续及间隔时间、强度、胎方位、胎心音及胎头衔接情况,行骨盆内外测量、阴道检查了解子宫颈口开大及胎先露下降程度等,以估计产程中可能发生的问题。

(2) 一般处理

1) 做好产妇的思想工作：讲解分娩是生理的过程,使其消除顾虑,增强对分娩的信心,调动其积极性,主动参与分娩活动。

2) 饮食、活动及休息：鼓励多吃高热量、易消化的食物,注意摄入足够的水分。宫缩不强且未破膜,孕妇可在室内适当活动。宫缩时指导孕妇呼吸调节,同时行腹部、腰骶部等舒缓按摩。宫缩间歇时全身放松,争取休息,以保证充沛的精力与体力。提倡自由体位分娩。

3) 排尿及排便：便秘或膀胱过于膨胀会影响宫缩及先露部下降,因此应鼓励产妇排便,每2～4 h排尿1次,必要时导尿。

(3) 严密观察产程

1) 子宫收缩：医务人员手触产妇腹部,定期观察宫缩持续和间隔时间、强度及规律性。发现宫缩异常,及时处理。

2) 听取胎心音：潜伏期应每隔1～2 h听胎心1次,活跃期应每15～30 min听胎心1次。如发现胎心异常者,应寻找原因,及时处理。

3) 注意破膜时间：破膜时应立即听胎心音,并注意羊水的性质与颜色是否正常。已破膜的产妇要注意外阴清洁,胎头未衔接者应谨防脐带脱垂。破膜超过12 h,应给予抗生素预防感染。

4) 测量血压：临产后,应定时测量,一般4～6 h测量1次。

5) 阴道检查：严密消毒后,了解宫颈管消退、宫口扩张、先露下降、胎方位、骨盆内测量等情况。先露部下降程度以坐骨棘水平为界。如先露部最低点平此线时为"0",达棘下1 cm时为"+1",在棘上1 cm时为"-1",余依次类推。

2. 第二产程的处理

(1) 继续注意产程进展：若第二产程延长,应尽快找出其原因并及时处理。一般初产妇宫口开全3 h、经产妇已达2 h以上(硬膜外麻醉镇痛分娩时初产妇达4 h、经产妇达3 h)仍未能分娩,应及时寻找原因并处理,尽早结束分娩。

(2) 密切监测胎心：每5～10 min听胎心一次,最好用胎儿监护仪持续监测。如胎心音异常,应及时处理,并尽快结束分娩。

(3) 接产准备：初产妇宫口开全、经产妇子宫颈口开至6 cm且宫缩正常时,应将产妇送至产房并做好接产准备工作。让产妇仰卧于产床上,两腿屈曲分开露出外阴部,消毒液消毒外阴部2～3次,顺序是大阴唇、小阴唇、阴阜、大腿内上1/3、会阴及肛门周围。接产者按无菌操作常规,铺好消毒巾准备接产。

(4) 接产

1) 目的与要领：接产的目的是保护会阴及协助胎儿娩出。接产的要领是保护会阴的同时,协助胎头俯屈,让胎头以最小径线(枕下前囟径)在宫缩间歇时缓慢地通过阴道口,是预防会阴撕裂的关键,产妇与接产者充分合作才能做到,胎肩娩出时也要注意保护好会阴。

2) 步骤与方法：胎头娩出前若胎膜未破，则先人工破膜。当胎头拨露使会阴后联合张力较紧时，即开始注意保护会阴。在会阴部盖消毒巾，接产者右肘支在产床上，右手拇指与其余四指分开，利用手掌大鱼际肌顶住会阴部。每当宫缩时应向上内方托压，同时以左手轻轻下压胎头枕部，协助胎头俯屈。宫缩间歇时，保护会阴的右手应放松，以免压迫过久，引起会阴水肿。当胎头枕部从耻骨弓下露出时，协助胎头仰伸，此时如果宫缩很强，除右手保护会阴外，可嘱产妇张口哈气以解除腹压。胎头娩出后，立即清除胎儿口中及鼻腔中的羊水与黏液。当胎头娩出见有脐带绕颈一周且较松时，可用手将脐带顺胎肩推下或从胎头滑下。若脐带绕颈过紧或绕颈≥2周，可先用两把血管钳将其一段夹住从中剪断脐带，注意勿伤及胎儿颈部。然后协助胎头复位及外旋转，继续注意保护会阴，轻轻下压颈部，使前肩自耻骨联合下娩出，再托胎颈向上，使后肩从会阴慢慢娩出。双肩娩出后，右手方可松开。胎儿娩出后，注意呼吸道通畅，一般胎儿娩出后即啼哭。在距脐根 10～15 cm 处用两把止血钳分别钳夹，在两钳间剪断脐带，然后再进行其他处理。对会阴过紧的初产妇或胎儿过大，估计分娩时会引起会阴破裂者，应行会阴切开术。

3. 第三产程的处理

(1) 胎盘娩出期：胎儿娩出后一般肌内注射缩宫素 10 U，确定胎盘已剥离时，牵引脐带使胎盘娩出。

(2) 检查胎盘和胎膜：胎盘排出后，先将脐带提起检查胎膜是否完整，然后把胎盘铺平，详细检查胎盘母体面及小叶有无缺损，胎儿面边缘有无断裂的血管（副胎盘相连处），如怀疑有副胎盘、部分胎盘或大块胎膜残留时，应在严密无菌操作下探查宫腔，将残留组织取出，以防止产后出血和感染。

(3) 检查软产道情况：分娩后详细检查外阴、阴道，如有裂伤立即缝合，并应注意恢复原来解剖部位。如实行会阴切开术，应按层次进行缝合。

(4) 观察宫缩情况：严密观察子宫收缩情况及阴道流血量。

(5) 新生儿的处理

1) 保持呼吸道通畅：胎儿娩出后，用吸球吸净口、鼻腔黏液及羊水，仍未啼哭时，可用手抚摸新生儿背部或轻拍足底，待其大声啼哭后，即处理脐带。

2) 脐带的处理：用 75% 乙醇消毒脐根周围，在距脐根 0.5 cm 处用丝线双重结扎，在离结扎线 1.0 cm 处剪断脐带，挤出残血，断面消毒后以无菌纱布包扎。也可用脐带夹、弹性橡胶圈等方法取代丝线结扎法。

3) 标记：新生儿出生后，一切处理完毕，可给产妇看婴儿性别，然后交由助手在手腕带上填写母亲姓名、床号及新生儿性别的标记，留新生儿足印及产妇手印，测量新生儿身高、体重及一般体检。

四、产褥期的临床表现与处理

从胎盘娩出至产妇全身各器官（除乳腺外）恢复至正常未孕状态所需时间，称为产褥期，通常规定为 6 周。

(一) 产褥期的临床表现

1. 恶露的变化　产后自阴道排出的分泌物，内含血液、坏死的蜕膜组织及宫颈黏液等，称恶露。正常恶露有血腥味，不臭，一般持续 4～6 周，总量达 500 ml。可分为 3 种。

(1) 血性恶露：产后最初 3 日,量多、色鲜红,含血液、少量胎膜及坏死蜕膜。

(2) 浆液性恶露：产后 4～14 日,色淡红,含少量血液、坏死蜕膜、宫颈黏液及细菌。

(3) 白色恶露：产后 14 日以后,色白,含有大量白细胞、坏死蜕膜细胞、表皮细胞及细菌等。

2. 乳房的变化　分娩后,体内雌、孕激素水平突然下降,解除了对催乳素的抑制,乳腺开始泌乳。泌乳的长期维持主要是依赖于新生儿反复地吸吮乳头,刺激垂体催乳素的分泌以促进乳腺大量泌乳;刺激催产素的分泌以使乳汁排出。但乳汁的分泌量与乳腺的发育、产妇的营养、健康状况及情绪等有关。

3. 泌尿系统的变化　妊娠期潴留在体内的水分,在产褥期迅速排出,故产后尿量增多。分娩时膀胱受压时间过长,可导致其功能失调,故尿潴留较常见,尤其易发生于产后 12 h 内。

4. 体温　一般是正常的,有时在产后 24 h 内略有升高,产后 3～4 日可出现"泌乳热",但一般不超过 38℃,排空乳汁后发热可自行恢复,不属病态。

5. 产后宫缩痛　产褥初期由于子宫收缩而引起的疼痛称为产后宫缩痛。多见于经产妇。一般于产后 1～2 日出现,至产后 3～4 日疼痛逐渐自然消失。疼痛呈阵发性,哺乳时明显。

(二) 产褥期的处理

1. 外阴清洁及护理　保持外阴清洁,以免感染。会阴缝线一般于产后 3～5 日拆线。

2. 观察恶露变化　注意恶露的量、颜色及气味。子宫收缩不良时,恶露色红、量多、持续时间长,应尽早给予宫缩剂;若恶露有臭味,考虑存在感染,可加用抗生素控制感染。

3. 乳房的护理　产后 30 min 内开始哺乳。若遇以下情况,须分别处理。

(1) 乳胀：因乳腺管不通使乳房过胀而呈硬结时,可先热敷并按摩,必要时用吸乳器吸出,以免影响乳汁分泌。

(2) 催乳：乳汁不足者,指导产妇按需哺乳,及时排空乳房。注意睡眠,辨证给予中药汤剂或药膳,同时行乳房按摩催乳,必要时配合针刺疗法,取穴少泽、足三里等。

(3) 退乳：因疾病或其他原因不宜哺乳者,先停止哺乳,不排空乳房,少食汤汁。必要时可采用以下方式：炒麦芽 60～90 g 煎汤服;芒硝 120～150 g 捣碎成粒分装于两个布袋,敷于两侧乳房。

4. 休息和活动　产后 24 h 内应卧床休息,鼓励产妇在床上自由翻身,分娩 24 h 后可下床活动。在产褥期 6 周内,盆底组织松弛,尚未完全恢复,应避免重体力劳动,以防子宫脱垂。根据产后恢复情况适时做盆底康复治疗。

5. 产后尿潴留的处理　应鼓励产妇产后 4 h 内尽早自行排尿。若排尿困难,可采用以下方法：水声诱导;温开水冲洗会阴,热敷下腹部;针刺气海、关元、三阴交、阴陵泉等穴;新斯的明注射液 1 mg 肌内注射或分两侧足三里封闭。若用上法无效时,可在无菌操作下导尿,必要时留置导尿管。

6. 便秘的处理　嘱产妇多食蔬菜、水果及早日起床活动,以促进肠蠕动,预防便秘。如有便秘可服缓泻剂,必要时可肥皂水灌肠。

7. 计划生育指导　产褥期内禁止性生活,以防感染。

(戴海青)

第十七章　妇产科常见疾病

导学

1. 掌握排卵障碍性异常子宫出血的分类、诊断及处理；掌握闭经的治疗；掌握盆腔炎性疾病及其后遗症诊断及治疗；掌握子宫内膜异位症的临床表现、诊断及治疗；掌握妊娠高血压疾病临床表现、诊断及处理。

2. 了解排卵障碍性异常子宫出血的病因、病理、临床表现；了解闭经的病因、病理和诊断；了解盆腔炎的病因、病理；了解子宫内膜异位症的发病机制、病理；了解子宫腺肌病的定义及治疗；了解妊娠高血压疾病的病理变化、分类及鉴别诊断。

第一节　排卵障碍性异常子宫出血

异常子宫出血(AUB)指育龄期非妊娠妇女，与正常月经的周期频率、规律性、经期长度、经期出血量任何 1 项不符的、源自子宫腔的异常出血。排卵障碍性异常子宫出血是指因排卵障碍引起的月经周期、经期、经量异常的子宫出血(简称 AUB-O)。常见于青春期、绝经过渡期，生育期也因多囊卵巢综合征(PCOS)、肥胖、高催乳素血症、甲状腺疾病等引起，黄体功能异常也属本病范畴。

一、无排卵性异常子宫出血

【**病因病理**】

1. **病理生理**　稀发排卵、无排卵主要原因为下丘脑—垂体—卵巢轴功能异常。青春期下丘脑—垂体—卵巢尚未成熟，FSH 呈持续低水平，无 LH 峰形成而不能排卵。而绝经过渡期妇女因卵巢功能逐渐衰退，卵巢对垂体促性腺激素反应性降低，卵泡发育受阻而不排卵。生育期妇女可因应激等因素干扰引起短暂的无排卵，也可因肥胖、PCOS、高催乳素血症等引起持续性无排卵。

各种原因引起的无排卵均可导致子宫内膜受单纯的雌激素影响而无孕激素拮抗，达到或超过雌激素的内膜出血阈值，从而发生雌激素突破性出血。雌激素突破性出血分为阈值雌激素水平和高雌激素水平两种类型。低雌激素持续在阈值水平，可发生间断性少量出血，内膜修复慢，出血时间长；高水平雌激素超过阈值并维持较长时间，可引起长时间的闭经，因无孕激素参与，内膜增厚但不牢固，易发生急性突破性出血，血量汹涌。另外，无排卵性异常子宫出血尚与子宫内膜出血的自限性机制缺陷有关，如子宫内膜脆性增加、子宫内膜脱落不全、血管结构与功能异常、凝血与纤溶异常等。

2. 子宫内膜病理改变

(1) 子宫内膜增生症

1) 单纯型增生：内膜腺体和间质细胞增生程度超过正常周期的增殖晚期，腺体数量增加、密集、腺腔囊性扩大，大小不一。腺上皮一般为单层或假复层，细胞呈柱状，无异型性。间质丰富，排列疏松。仅约1%发展为子宫内膜癌。

2) 复杂型增生：子宫内膜腺体高度增生拥挤，数目明显增多，结构复杂，腺体背靠背，间质明显减少。腺上皮细胞呈柱状，可见复层排列，但无细胞异型性。约3%可发展为子宫内膜腺癌。

(2) 增殖期子宫内膜：子宫内膜与正常月经周期中的增生期内膜无区别，只是在月经周期后半期甚至月经期仍表现为增殖期形态。

(3) 萎缩型子宫内膜：子宫内膜萎缩菲薄，腺体少而小，腺管狭而直，腺上皮为单层立方形或低柱状细胞，间质少而致密，胶原纤维相对增多。

【临床表现】

无排卵性异常子宫出血失去正常的周期性和出血的自限性，可有不同的临床表现，常见症状：① 月经周期紊乱(<21日或>35日)。② 经期长短和出血量多少不一，经期延长(>7日)、经期过短(<3日)；经量过多(>80 ml)、经量过少(<5 ml)，量少者甚至点滴出血。出血量多时间长者可继发贫血，大量出血可导致休克。

【诊断】

主要根据病史、体格检查及辅助检查作出诊断。

1. 病史　了解异常子宫出血的类型、发病时间、病程经过，出血前有无停经史、以往治疗经过。询问患者的年龄、月经史、婚育史、避孕措施、激素类或抗凝药物使用史，以及引起全身或生殖系统的相关疾病，如肝病、血液病、高血压、糖尿病、甲状腺功能亢进或减退等疾病。

2. 体格检查　包括全身检查和妇科检查，以排除全身性及生殖系统器质性病变。

3. 辅助检查

(1) 凝血功能检查：血小板计数，出、凝血时间，凝血酶原时间等，排除凝血和出血功能障碍性疾病。

(2) 血红蛋白、血红细胞计数及血细胞比容：了解患者贫血情况。

(3) 妊娠试验：有性生活史者应行妊娠试验，以排除妊娠及妊娠相关疾病。

(4) 超声检查：了解子宫大小、形状、内膜厚度，宫腔有无占位病变及其他生殖器官器质性病变等。

(5) BBT 测定：BBT 呈单相型，提示无排卵。

(6) 激素测定：可检查 FSH、LH、E_2、P 及 PRL。为确定有无排卵，可于经前 1 周测定血清 P。

(7) 宫颈细胞学检查：用于排除宫颈病变。

(8) 子宫内膜取样

1) 诊断性刮宫：简称诊刮。其目的是止血和取材做病理学检查。年龄>35 岁、药物治疗无效、存在子宫内膜癌高危因素的异常子宫出血者，应行分段诊刮。不规则阴道流血或大量流血时，可随时刮宫。对未婚患者，若激素治疗无效或疑有器质性病变，应经患者和家属知情同意后考虑诊刮。刮宫要全面，注意宫腔大小、形态、宫壁是否光滑、刮出物性质和量。刮出物送病理检查。

2）子宫内膜细胞学检查。

3）子宫内膜活组织检查。

（9）宫颈黏液结晶检查：经前检查出现羊齿植物状结晶提示无排卵。

（10）宫腔镜检查：直视下选择活检部位可诊断各种宫腔内病变,如子宫内膜息肉、黏膜下肌瘤、子宫内膜癌等。

【鉴别诊断】

1. **异常妊娠或妊娠并发症** 如流产、异位妊娠、子宫复旧不良、胎盘残留、滋养细胞病变等。

2. **生殖器官肿瘤** 如子宫内膜癌、宫颈癌、滋养细胞肿瘤、子宫肌瘤、卵巢肿瘤等。

3. **生殖器官感染** 如急性或慢性子宫内膜炎、阴道炎、宫颈炎等。

4. **其他子宫出血** 性激素类药物使用不当、宫内节育器或异物引起的子宫不规则出血。

5. **生殖道损伤** 如外阴、阴道裂伤出血。

6. **全身性疾病** 如血液病、肝肾衰竭、甲状腺功能亢进或减退等。

【治疗】

治疗原则：青春期及生育期无排卵性异常子宫出血的治疗以止血、调整周期为原则;有生育要求者需促排卵治疗;绝经过渡期治疗以止血、调整周期、减少经量,防止子宫内膜病变为原则。

1. **止血** 对大量出血者,要求 8 h 内见效,24～48 h 出血基本停止,若 96 h 以上仍不止血,应考虑有器质性病变可能。若激素治疗无效应诊刮,诊刮止血迅速又有助于明确诊断。药物治疗如下。

（1）性激素治疗：雌激素、孕激素或雌、孕激素联合用药。

1）雌、孕激素联合用药：采用孕激素占优势的口服避孕药,如复方屈螺酮片、去氧孕烯炔雌醇片、复方孕二烯酮片或复方醋酸环丙孕酮。用法：每次 1～2 片,每 6～12 h 1 次,血止 3 日后按每 3 日减量 1/3,减量至每日 1 片,维持至血止后 21 日。

2）单纯雌激素：适用于急性大量出血或出血时间长、血红蛋白<80 g/L 的患者。但对存在血液高凝状态或有血栓性疾病史的患者应禁用。用药后半期在血红蛋白增至 90 g/L 后必须加用孕激素,有利于停药后子宫内膜的完全脱落。用法：口服结合雌激素每次 1.25 mg 或戊酸雌二醇每次 2 mg,每 4～6 h 1 次,血止 3 日后按每 3 日递减 1/3 量为宜;结合雌激素针剂 25 mg 静脉注射,可 4～6 h 重复用药,一般不超过 2～3 次,次日予结合雌激素 3.75～7.5 mg/日口服,并按每 3 日递减 1/3 量逐渐减量,后半周期加用孕激素。

3）单纯孕激素：适用于体内有一定雌激素水平、血红蛋白>80 g/L,生命体征稳定的患者。常用药有地屈孕酮 10 mg 口服,每 6～12 h 1 次,2～3 日血止后按每 3 日减量 1/3 至维持量 10 mg,每日 2 次,持续用药至血止后 21 日停药。也可用甲羟孕酮或甲地孕酮、左炔诺孕酮和炔诺酮等。

（2）刮宫术：可迅速止血,且有诊断价值。适用于急性大出血、存在子宫内膜癌高危因素、育龄期病程长和绝经过渡期异常子宫出血的患者。对无性生活者慎用。

（3）辅助治疗：一般止血药如氨甲环酸、酚磺乙胺、维生素 K 等。还可用雄激素减少子宫出血量,注意矫正凝血功能、纠正贫血、预防感染等。

2. **调整月经周期** 血止后必须调整月经周期,青春期及生育年龄无排卵性异常子宫出血者,需恢复正常的内分泌功能,以建立正常月经周期;绝经过渡期患者需控制出血及预防子宫内膜增生症的发生。

1) 雌、孕激素序贯法(即人工周期)：适用于青春期及生育年龄内源性雌激素较低的患者。戊酸雌二醇 1～2 mg 或结合雌激素 0.625～1.25 mg,于撤退性出血或月经第 5 日口服,每晚 1 次,连用 21 日,至服药第十一～第十六日,每日加用醋酸甲羟孕酮 10 mg 口服,或地屈孕酮 10 mg,每日 2 次口服,共 10～14 日。连用 3 个周期。

2) 雌、孕激素联合用药：用雌激素开始即加用孕激素,常用口服避孕药,可很好地控制周期,尤其适用于有避孕需求患者。于撤退性出血第五日始口服,每日 1 片,连用 21 日,可用药 3～6 个周期。注意口服避孕药潜在风险,不宜用于有血栓性疾病、心脑血管疾病高危因素及 40 岁以上吸烟的女性。

3) 孕激素后半周期疗法：适用于有内源性雌激素患者。于月经周期后半期(撤药性出血第十六～第二十五日)口服地屈孕酮片 10 mg/日,每日 2 次,共 10 日,或微粒化孕酮 200～300 mg/日,共 5～7 日,或醋酸甲羟孕酮 1 mg/日,连用 10 日,或注射黄体酮 20 mg/日,共 5 日。酌情应用 3～6 个周期。

4) 宫内孕激素释放系统：宫腔放置含孕酮或左炔诺孕酮缓释系统的宫内节育器。

3. **手术治疗** 适用于药物治疗不佳或不宜用药且无生育要求者。包括子宫内膜切除术、子宫切除术。

二、黄体功能不足

月经周期中有卵泡发育及排卵,但黄体期孕激素分泌不足或黄体过早衰退,导致子宫内膜分泌不良,从而引起月经频发。

【病因病理】

黄体功能不足有多种因素：卵泡发育不良,卵泡颗粒细胞膜上 LH 受体缺陷,引起排卵后颗粒细胞黄素化不良及分泌孕酮量不足;神经内分泌调节功能紊乱导致卵泡期 FSH 缺乏,卵泡发育缓慢,雌激素分泌减少,从而对下丘脑及垂体正反馈不足;LH 排卵高峰分泌不足及排卵后 LH 峰低脉冲缺陷,使排卵后黄体发育不良,孕激素分泌量减少。

子宫内膜形态一般表现为分泌期腺体呈分泌不良,间质水肿不明显或腺体与间质发育不同步,或在内膜各个部分显示分泌反应不均,内膜活检显示分泌反应至少落后 2 日。

【临床表现】

一般表现为月经周期缩短,因此月经频发。有时月经周期虽在正常范围内,但卵泡期延长、黄体期缩短(<11 日),患者不易受孕或在孕早期流产。

【诊断】

根据月经周期缩短、不孕或早孕时流产,妇科检查无引起出血的生殖器官器质性病变;BBT 双相型,但排卵后体温上升缓慢,上升幅度偏低,高温期短于 11 日。经前子宫内膜活检显示分泌反应至少落后 2 日,可作出诊断。

【治疗】

1. **促卵泡发育** 首选氯米芬,适用于黄体功能不足卵泡期过长者。于月经第二～第五日开始每日口服氯米芬 50 mg,共 5 日。如疗效不佳,尤其是不孕者,每日口服氯米芬量可增加至 100～150 mg,或采用 HMG - HCG 疗法。

2. 促进月经中期 LH 峰形成　卵泡成熟时,使用 HCG 5 000～10 000 U 肌内注射。

3. 黄体功能刺激疗法　BBT 上升后开始,肌内注射 HCG 1 000～2 000 U,每周 2 次或隔日 1 次,共 2 周。

4. 黄体功能替代疗法　自排卵后或预期下次月经前 12～14 日开始,每日肌内注射黄体酮 10～20 mg,共 10～14 日;也可口服天然微粒化孕酮。

5. 黄体功能不足合并高催乳素血症的治疗　使用溴隐亭每日 2.5～5 mg,可降低催乳素水平,促进垂体分泌促性腺激素及增加卵巢雌、孕激素分泌,改善黄体功能。

三、子宫内膜不规则脱落

月经周期中有卵泡发育及排卵,黄体发育良好,但萎缩过程延长,导致子宫内膜不规则脱落。

【病因病理】

由于下丘脑—垂体—卵巢轴调节紊乱或溶黄体机制异常引起黄体萎缩不全,内膜持续受孕激素影响,以致不能如期完全脱落。正常月经第三～第四日时,分泌期子宫内膜已完全脱落,代之以再生的增殖期内膜。但在黄体萎缩不全时,月经周期第五～第六日仍能见到呈分泌反应的子宫内膜。常表现为混合型子宫内膜,即残留的分泌期内膜与出血坏死组织及新增殖的内膜混合共存。

【临床表现】

月经周期正常,但经期延长,长达 9～10 日,出血量可多可少。

【诊断】

临床表现为月经周期正常,经期延长,基础体温呈双相型,但下降缓慢。在月经第五～第六日行诊断性刮宫,病理检查仍能见到呈分泌反应的内膜,且与出血期及增殖期内膜并存。

【治疗】

1. 孕激素　自排卵后第一～第二日或下次月经前 10～14 日开始,每日口服甲羟孕酮 10 mg,连服 10 日。有生育要求者可肌内注射黄体酮注射液或口服天然微粒化孕酮。无生育要求者也可口服避孕药,月经第五日开始,每日 1 片,连续 21 日为一周期。

2. 人绒毛膜促性腺激素　用法同黄体功能不足,HCG 有促进黄体功能的作用。

(林寒梅)

第二节　闭　　经

闭经(amenorrhea)包括原发性闭经和继发性闭经两种。女性年逾 16 岁,虽有第二性征发育但无月经来潮,或年逾 14 岁,尚无第二性征发育及月经,称为原发性闭经。在月经初潮以后,正常绝经以前的任何时间内(妊娠或哺乳期除外),月经停止超过 3 个周期或 6 个月以上者称为继发性闭经。

【病因】

1. 原发性闭经

(1) 第二性征存在的原发性闭经

1) 月经流出道异常:包括完全阴道横隔、处女膜闭锁、米勒管发育不全综合征。后者主要表现为始基子宫或无子宫,宫颈、阴道发育不全或缺如。15% 伴肾异常,40% 有双尿路系统。如有完整子宫内膜的患者,因经血流出受阻,可出现周期性腹痛,阴道、子宫甚至腹腔积血。

2) 雄激素不敏感综合征:为男性假两性畸形,X 染色体上的雄激素受体基因缺陷。青春期睾酮转化为雌激素,因而乳房隆起丰满,但乳头发育不良,乳晕苍白,阴毛、腋毛少,阴道为盲端,较短浅,子宫及输卵管缺如。

3) 抵抗性卵巢综合征:或称卵巢不敏感综合征,患者 FSH 受体缺失或存在缺陷。特征为卵巢内多为始基卵泡及初级卵泡,对促性腺激素不敏感,故卵泡不分泌 E_2,促性腺激素升高,临床表现为原发闭经,也有表现为继发闭经或卵巢早衰,女性第二性征存在。

4) 真两性畸形:罕见,同时存在男性和女性性腺,染色体核型可为 XX、XY 或嵌合体。

5) 其他:第二性征发育后的卵巢早衰,包括染色体异常、医源性、自身免疫性疾病、半乳糖血症等。

(2) 第二性征缺乏的原发性闭经

1) 高促性腺激素性腺功能减退:主要为性腺功能减退或性激素合成关键酶缺陷,大多与遗传异常有关。性激素分泌减少,LH 和 FSH 水平升高,常与生殖道异常同时出现。

2) 低促性腺激素性腺功能减退:多由下丘脑分泌 GnRH 不足或垂体分泌促性腺激素不足所致。其次还包括嗅觉缺失综合征、中枢神经系统肿瘤、遗传性疾病,以及由于应激、体重下降等其他原因引起下丘脑分泌 GnRH 功能失调或抑制,甲状腺功能低下等。

2. 继发性闭经

(1) 中枢神经—下丘脑性闭经:是由于下丘脑 GnRH 脉冲式分泌抑制而致垂体促性腺激素的分泌减退,并呈不排卵状态。

1) 精神因素:过度紧张或精神打击、环境改变等均可抑制促性腺激素分泌导致闭经。

2) 慢性疾病、神经性厌食、过度劳累和锻炼、营养不良、体重过低均可使 GnRH 分泌抑制。

3) 药物性闭经:应用避孕药抑制下丘脑分泌 GnRH,引起继发性闭经。其次,某些药物如氯丙嗪、利血平等,可使垂体催乳素增加而引起闭经。

4) 肥胖:肥胖妇女由于高胰岛素血症、外周转化过多的雌酮、性激素结合球蛋白(SHBG)较低导致的游离雄激素异常增加等,干扰 GnRH 脉冲的释放,引起继发性闭经。

5) 下丘脑肿瘤:最常见颅咽管瘤。

(2) 垂体性闭经:主要病变在垂体,常见有以下几种。

1) 垂体梗死:常见为希恩综合征,由于产后大出血和低血压导致腺垂体急性梗死,引起腺垂体功能低下的一系列症状,如闭经、无泌乳、性欲减退、毛发脱落、第二性征衰退、生殖器萎缩等。

2) 垂体肿瘤:包括激素分泌和非功能性的垂体肿瘤,分泌催乳素的腺瘤最为常见。

3) 空蝶鞍综合征:蝶鞍隔因先天性发育不全、肿瘤或手术破坏,使脑脊液流入蝶鞍的垂体窝,蝶鞍扩大,垂体受压缩小,称空蝶鞍,出现闭经和高催乳素血症。

4) 其他:糖尿病脉管炎和地中海贫血在少见情况下可表现垂体功能衰竭,淋巴性垂体炎造成垂体破坏。

（3）卵巢性闭经

1）卵巢早衰：40 岁前由于卵巢内卵泡耗竭或医源性损伤导致卵巢功能衰竭，称为卵巢早衰。以低雌激素和高促性腺激素为特征，常伴围绝经期症状。

2）卵巢功能性肿瘤：分泌雄激素的卵巢肿瘤。

（4）子宫性闭经：子宫腔粘连综合征（Asherman 综合征），为子宫性闭经最常见的原因，多因人工流产刮宫过度或产后、流产后出血刮宫损伤子宫内膜，导致宫腔粘连而闭经。感染、子宫内膜结核、手术切除内膜、放疗破坏内膜也可造成闭经。

（5）其他内分泌功能异常：雄激素增高的疾病如多囊卵巢综合征、先天性肾上腺皮质增生症、分泌雄激素的肾上腺肿瘤和卵巢肿瘤、卵泡膜细胞增殖症等；甲状腺功能减退或亢进，可抑制 GnRH 的分泌导致闭经。

【诊断】

1. 病史　首先区分原发与继发。对原发性闭经者，应了解其家族史、生长发育史、第二性征发育进程及有无因某种严重疾病影响其发育等。对继发性闭经者应了解既往月经情况、闭经期限、闭经前有无诱因、诊治情况，曾否用过内分泌治疗及对各种治疗的反应、健康状况及生育、生活和工作情况等。

2. 体检

（1）全身情况：包括身高、体重、智力，第二性征发育情况，有无畸形，毛发分布，甲状腺有无肿大，乳房有无乳汁分泌等。

（2）妇科检查：注意外阴发育情况、有无畸形及内生殖器有无异常等。

3. 内分泌检查　除外器质性病变后，可按以下步骤做有关内分泌方面的检查。

（1）孕激素试验：黄体酮注射液 20 mg，每日肌内注射 1 次，连续 3～5 日；或口服甲羟孕酮 10 mg，每日 1 次，连服 8～10 日；或地屈孕酮 10 mg，每日 2 次，连服 10 日；或微粒化黄体酮 100 mg，每日 2 次，连服 10 日，观察有无撤药性出血。停药后无撤药性阴道流血者，说明闭经是由于雌激素水平低下或子宫病变所致。

（2）雌、孕激素试验：服用足量雌激素如戊酸雌二醇或 17β 雌二醇 2～4 mg/日，或结合雌激素 0.625～1.25 mg/日，20～30 日后加用孕激素（具体用法见孕激素试验），停药后发生撤退性出血者，提示子宫内膜功能正常，可排除子宫性闭经。无撤药性出血者，提示子宫内膜有缺陷或被破坏，可诊断为子宫性闭经。

（3）激素测定：建议停用雌、孕激素药物至少 2 周后进行。若相隔 1 个月，两次以上测定 FSH>40 mIU/ml，提示卵巢功能衰竭；若 FSH、LH 均<5 mIU/ml，病变可能在垂体或下丘脑。PRL>25 ng/ml 提示高催乳素血症，PRL、TSH 同时升高提示甲状腺功能减退。

（4）其他激素测定：有肥胖、多毛、痤疮等高雄激素体征者，需测胰岛素、雄激素、孕酮和 17 羟孕酮。

4. 辅助检查　盆腔 B 型超声检查，BBT 测定，宫腔镜检查，影像学检查，染色体检查等。

【治疗】

1. 病因治疗　应针对个体的致病因素进行治疗，如进行精神心理疏导治疗、增加营养等；对神经性厌食患者在精神治疗的同时可强迫性进食，给予高热量流质饮食；因运动原因引起者，要减少或停止不适当的运动和体育训练;因生殖道畸形而导致的闭经,应手术治疗。

2. **内分泌药物治疗** 根据闭经的病因及发病机制,使用内分泌药物治疗。

(1) 雌、孕激素替代治疗或孕激素治疗:对青春期性幼稚和成人低雌激素血症应采用雌激素治疗。对于未达到预期身高的青春期性幼稚患者,起始剂量从小剂量开始,戊酸雌二醇 0.5 mg/日或结合雌激素 0.3 mg/日;身高达到预期后可增加剂量,待子宫发育后,可根据子宫内膜增殖程度使用孕激素,或采用雌、孕激素序贯周期疗法。成人低雌激素血症先使用戊酸雌二醇 1~2 mg/日或结合雌激素 0.625 mg/日,待子宫发育后根据子宫内膜增殖程度使用孕激素。青春期的周期疗法建议选用天然或接近天然的孕激素;对有雄激素过多体征的患者宜选用含抗雄激素作用的孕激素配方。对有内源性雌激素水平的闭经患者则应定期使用孕激素。

(2) 促排卵治疗:适用于有生育要求的患者。氯米芬是最常用的促排卵药物,用于有一定内源性雌激素水平的闭经患者。给药方法为月经第 5 日开始,每日 50~100 mg,连用 5 日。对于低促性腺激素闭经患者,有生育要求的,可用人绝经促性腺激素(HMG)联合 HCG 促进卵泡发育及诱发排卵,并发症为多胎妊娠和卵巢过度刺激综合征。

(3) 溴隐亭:能抑制垂体 PRL 分泌及垂体分泌 PRL 肿瘤细胞的生长。服法为 2.5~5 mg/日,每日 2 次,一般服药的第五~第六周能使月经恢复。

3. **辅助生育的治疗** 对于有生育要求,诱发排卵后仍未能妊娠患者,或合并有输卵管问题的闭经患者或男方因素不孕者,可采用辅助生殖技术治疗。

多囊卵巢综合征

多囊卵巢综合征(PCOS)是一种以雄激素过高的临床或生化表现,稀发排卵或无排卵,卵巢多囊改变为特征的病变,是常见的妇科内分泌疾病之一。

【病理生理与内分泌特征】

PCOS 的病理生理变化主要是内分泌和代谢的异常。内分泌特征有:① 雄激素过多。② 雌酮过多。③ LH/FSH 值增大。④ 胰岛素过多。产生这些变化的可能机制涉及:

1. **下丘脑—垂体—卵巢轴调节功能异常** PCOS 患者的雄激素过多,其中的雄烯二酮在外周脂肪组织转化为雌酮 E_1,又由于卵巢内多个小卵泡而无主导卵泡形成,持续分泌较低水平的 E_1,因而 $E_1 > E_2$,外周循环这种失调的雌激素水平使垂体分泌过量 LH,雌激素对 FSH 的负反馈使 FSH 相对不足,升高的 LH 刺激卵巢卵泡膜细胞和间质细胞产生过量的雄激素,进一步升高雄激素水平。FSH 的相对不足以及异常的激素环境,使卵泡发育到一定程度即停滞,导致多囊卵巢形成,并出现 PCOS 患者特征性的生殖内分泌改变。高雄激素则导致多毛、痤疮等临床表现。

2. **胰岛素抵抗和高胰岛素血症** 40%~60% 患者不同程度存在胰岛素抵抗。过量胰岛素作用于垂体的胰岛素受体,可增强 LH 释放并促进卵巢和肾上腺分泌雄激素;抑制肝脏 SHBG 合成,使游离睾酮增加。

3. **肾上腺内分泌功能异常** 50% 患者存在脱氢表雄酮(DHEA)及脱氢表雄酮硫酸盐(DHEAS)升高,可在外周组织转化成睾酮,参与 PCOS 的病理生理变化。

【病理】

1. **卵巢变化** 双侧卵巢均增大,为正常的 2~5 倍,呈灰白色,包膜增厚、坚韧。切面见卵巢白膜均匀性增厚,白膜下可见大小不等、数量≥12 个囊性卵泡,直径在 2~10 mm。镜下见白膜增厚、硬化,皮质表层纤维化,细胞少,血管显著存在。白膜下见多个不成熟阶段呈囊性扩张的卵泡及闭锁卵泡,无成熟卵泡生成及排卵迹象。

2. 子宫内膜变化　患者因无排卵,子宫内膜长期受雌激素刺激,呈现增殖性改变,如单纯型增生、复杂型增生,甚至呈不典型增生。

【临床表现】

PCOS 多起病于青春期,常见的临床表现有:

1. 月经失调　为最主要症状,多表现为月经稀发或闭经。闭经前常有经量过少或月经稀发。

2. 不孕　生育期妇女由于持续的无排卵状态导致不孕。

3. 多毛、痤疮　在高雄激素的影响下,患者出现不同程度多毛,阴毛浓密且呈男性倾向,也有上唇细须或乳晕周围有长毛出现等。油脂性皮肤及痤疮常见,与体内雄激素积聚刺激皮脂腺分泌旺盛有关。

4. 肥胖　40%~60%患者肥胖(体重指数≥25 kg/m^2),且常呈腹部肥胖型(腰围/臀围≥0.80)。肥胖与胰岛素抵抗、雄激素过多、游离睾酮比例增加及与瘦素抵抗有关。

5. 黑棘皮症　阴唇、颈背部、腋下、乳房下和腹股沟等处皮肤皱褶部位出现角化过度的灰褐色色素沉着,呈对称性,质地柔软。

6. 健康风险　肥胖患者的流产率较高,围生期并发症风险升高,如妊娠期高血压疾病和糖尿病。PCOS 患者心理障碍的患病率较高,疾病的本身或临床表现可增加焦虑、抑郁等情感障碍发生,影响生活质量。

7. 远期并发症　PCOS 患者有患糖尿病,心血管疾病,子宫内膜癌等远期并发症的风险。

【辅助检查】

1. 超声检查　见卵巢增大,包膜回声增强,轮廓较光滑,间质回声增强;一侧或两侧卵巢各有12 个以上直径为 2~9 mm 无回声区,围绕卵巢边缘,呈车轮状排列,称为项链征。连续监测未见主导卵泡发育及排卵迹象。

2. 基础体温测定　呈持续的单相型 BBT。

3. 内分泌测定

(1) 血清雄激素:睾酮水平通常不超过正常范围上限 2 倍,DHEA、DHEAS 正常或轻度升高。

(2) 血清 FSH、LH:血清 FSH 偏低,LH 升高,LH/FSH 值≥2~3。无排卵前 LH 峰值出现。肥胖患者 LH/FSH 值也可在正常范围。

(3) 血清雌激素:E$_1$升高,E$_2$正常或轻度升高,并恒定于早卵泡期水平,E$_1$/E$_2$>1。

(4) 尿 17 酮类固醇:正常或轻度升高,升高时提示肾上腺功能亢进。

(5) 血清催乳素:10%~30%患者血清 PRL 轻度增高。

(6) 高胰岛素血症:胰岛素水平升高,特别是腹部肥胖型患者,应行葡萄糖耐量试验。

(7) 其他:空腹血脂、脂蛋白测定,促甲状腺素水平等。

【诊断】

目前推荐采用 2003 年欧洲生殖和胚胎学年会共同推荐的诊断标准:① 无排卵或稀发排卵。② 高雄激素的临床表现和(或)高雄激素血症,并排除其他可能导致高雄激素的因素。③ 卵巢呈多囊样改变。符合上述三项中的两项者可诊断 PCOS。

【鉴别诊断】

应与库欣综合征、肾上腺皮质增生、卵巢雄激素肿瘤进行鉴别。催乳激素水平升高明显者,应排除垂体催乳素腺瘤。

【治疗】

1. **一般治疗**　对肥胖型患者,应控制饮食和增加运动以降低体重和腰围。体重减轻 5%～10%有一定的临床意义。

2. **药物治疗**

(1) 调节月经周期

1) 口服避孕药:应用孕激素为主的口服避孕药,尤其适用于有避孕要求的生育期患者,疗程一般为 3～6 个月,可重复使用,应注意口服避孕药的潜在风险。

2) 孕激素后半周期疗法:无严重高雄激素症状和代谢紊乱的患者适用本法。月经周期后半期微粒化孕酮每日 200～300 mg,连服 5～7 日,或地屈孕酮每日 10～20 mg,每月服用 10 日,或醋酸甲羟孕酮每日 10 mg,连用 10 日,或肌内注射黄体酮每日 20 mg,连用 5 日。

(2) 降低血雄激素水平

1) 糖皮质类固醇:适用于雄激素过多为肾上腺来源或肾上腺和卵巢混合来源者。常用药物为地塞米松,每晚 0.25 mg 口服。剂量不宜超过每日 0.5 mg。

2) 环丙孕酮:与炔雌醇组成口服避孕药,对降低高雄激素血症和治疗高雄激素体征有效。痤疮治疗需 3 个月,多毛治疗需 6 个月。

3) 螺内酯:每日 40～200 mg。治疗多毛需用药 6～9 个月。出现月经不规则,可与口服避孕药联合应用。

(3) 改善胰岛素抵抗:适用于肥胖或有胰岛素抵抗的患者。可用二甲双胍,常用剂量为每次口服 500 mg,每日 2～3 次。

(4) 促排卵:有生育要求者,进行促排卵治疗。氯米芬 50～150 mg,连用 5 日,用 BBT 或 B 型超声监测排卵,适时给予 HCG 5 000～10 000 U 肌内注射。诱发排卵时易发生卵巢过度刺激综合征,需严密监测。

3. **手术治疗**　腹腔镜下卵巢打孔术:主要适用于 LH>10 mIU/ml,体重指数(BMI)≤34 kg/m² 和游离睾酮升高以及氯米芬和常规促排卵无效的患者。

难治性 PCOS 患者,可采用体外受精—胚胎移植方法治疗。

(林寒梅)

第三节　盆腔炎性疾病

盆腔炎性疾病(PID)是指女性上生殖道的一组感染性疾病,主要包括子宫内膜炎、输卵管炎、输卵管卵巢脓肿、盆腔腹膜炎。炎症可局限于一个部位,也可同时累及几个部位,以输卵管炎最常见。

【病因病理】

盆腔炎性疾病多发生在性活跃期妇女。下生殖道感染,宫腔内手术操作,性卫生不良等,可导致下生殖道内源性菌群的病原体上行感染,或外源性病原体乘机侵入引起炎症;亦可继发于阑尾炎、腹膜炎等腹腔内感染;或 PID 所致的盆腔广泛粘连、输卵管损伤、输卵管防御能力下降,造成再次感染,导致急性发作。

PID 的病原体分外源性及内源性。通常为混合感染。外源性病原体常见的有淋病奈瑟菌、沙眼衣原体。内源性病原体来自原寄居于阴道内的菌群,包括需氧菌及厌氧菌。常见的病理改变包括以下几个方面。

1. **急性子宫内膜炎及子宫肌炎**　子宫内膜充血、水肿、有炎性渗出物,严重者内膜坏死、脱落形成溃疡。炎症向深部侵入则形成子宫肌炎。

2. **输卵管炎、输卵管积脓、输卵管卵巢脓肿**　炎症经子宫内膜向上蔓延,首先引起输卵管黏膜炎,导致输卵管管腔及伞端闭锁,形成输卵管积脓。病原体通过宫颈的淋巴管播散到宫旁结缔组织,发生输卵管周围炎,或输卵管卵巢炎。炎症可通过卵巢排卵的破孔侵入卵巢实质形成卵巢脓肿,或输卵管卵巢脓肿。

3. **盆腔结缔组织炎**　内生殖器急性炎症时,或阴道、宫颈有创伤时,病原体可经淋巴管进入盆腔结缔组织而引起结缔组织充血、水肿、中性粒细胞浸润。以宫旁结缔组织炎最常见。

4. **盆腔腹膜炎**　盆腔内器官发生严重感染时,蔓延到盆腔腹膜,腹膜充血、水肿、渗出,形成盆腔脏器粘连。当有大量脓性渗出,可形成散在的小脓肿,或盆腔脓肿。

5. **败血症及脓毒败血症**　病原体毒性强,数量多,患者抵抗力低下时,常发生败血症。如不及时控制,很快出现感染性休克甚至死亡。

6. **肝周围炎**　是指肝包膜炎症而无肝实质损害的肝周围炎,淋病奈瑟菌及衣原体感染均可引起。

【临床表现】

1. **症状**　可因炎症的轻重及范围大小而有不同。轻者无症状或症状轻微。常见症状为下腹痛、发热、异常阴道分泌物或异常阴道流血。腹痛为持续性、活动或性交后加重。如病情严重可有高热、寒战、头痛、食欲不振。如有腹膜炎或盆腔脓肿,可出现恶心、呕吐、腹胀、腹泻、里急后重等消化系统症状。如有输卵管炎的症状及体征并同时出现右上腹疼痛者,应怀疑肝周围炎。

2. **体征**　患者体征差异较大,轻者无明显异常发现,或妇科检查仅发现宫颈举痛、宫体压痛或附件区压痛。严重者呈急性病容,体温高,心率快,下腹部有肌紧张、压痛及反跳痛,甚至腹胀。盆腔检查:阴道可见脓性臭秽分泌物,宫颈举痛,并可见宫颈充血、水肿,或有脓性分泌物;宫体稍大,有压痛,活动度受限;子宫的两侧压痛明显,可扪及增粗的输卵管或肿块,压痛明显,不活动;子宫旁结缔组织炎时,可扪及宫旁一侧或两侧有片状增厚,或两则宫骶韧带高度水肿、增粗,压痛明显;有脓肿形成且位置较低时,可扪及后穹窿或侧穹窿有肿块且有波动感。

【诊断】

根据病史、症状、体征及实验室检查可作出初步诊断。2006 年美国疾病控制与预防中心(CDC)推荐了盆腔炎性疾病的诊断标准。

最低标准：宫颈举痛或子宫压痛或附件区压痛。

附加标准：① 体温超过 38.3℃（口表）。② 宫颈或阴道异常黏液脓性分泌物。③ 阴道分泌物生理盐水湿片见到大量白细胞。④ 红细胞沉降率升高。⑤ 血 C-反应蛋白升高。⑥ 实验室证实的宫颈淋病奈瑟菌或衣原体阳性。

特异标准：① 子宫内膜活检组织学证实子宫内膜炎。② 阴道超声或磁共振检查显示输卵管增粗、输卵管积液，伴或不伴有盆腔积液、输卵管卵巢肿块，以及腹腔镜检查发现盆腔炎性疾病征象。

在作出盆腔炎性疾病的诊断后，需进一步明确病原体。宫颈管分泌物及后穹窿穿刺液的涂片、培养及核酸扩增检测病原体，虽非病灶脓液直接培养，对临床也有一定参考价值。

【鉴别诊断】

急性盆腔炎应与急性阑尾炎、输卵管妊娠流产或破裂，卵巢囊肿蒂扭转或破裂等相鉴别。

【治疗】

以抗生素治疗为主，必要时手术治疗。抗生素治疗原则：经验性、广谱、及时及个体化。由于盆腔炎性疾病多为混合感染，故应选择广谱抗生素以及联合用药。

（一）非静脉给药

若患者一般状况好，症状轻，能耐受口服抗生素，并有随访条件，可在门诊给予口服或肌内注射抗生素治疗。常用方案：① 头孢曲松钠 250 mg 单次肌内注射，或头孢西丁钠 2 g 单次肌内注射，单次肌内给药后改为其他第二代或第三代头孢菌素类药物口服，共 14 日，如选用药物不覆盖厌氧菌，可加用甲硝唑 0.4 g，每日 2 次，连用 14 日。② 氧氟沙星 0.4 g 口服，每日 2 次，或左氧氟沙星 0.5 g 口服，每日 1 次，同时加服甲硝唑 0.4 g，每日 2～3 次，连用 14 日。

（二）静脉给药

若患者病情较严重，伴有发热、恶心、呕吐，或有盆腔腹膜炎，或输卵管卵巢脓肿，或门诊治疗无效，或诊断不清，均应住院给予以抗生素治疗为主的综合治疗。

1. 支持疗法　卧床休息，采取半卧位。给予充分营养及液体摄入，纠正电解质紊乱及酸碱失衡，高热时采用物理降温，尽量避免不必要的妇科检查以免引起炎症扩散。

2. 抗生素药物治疗　根据药物敏感试验选用抗生素，在临床症状改善后，应继续静脉给药至少 24 h，然后转为口服药物治疗，共持续 14 日。常用给药方案为第二、第三代头孢菌素类药物，或喹诺酮类药物与甲硝唑联合方案，或青霉素类与四环素类联合方案，或克林霉素与氨基糖苷类联合方案。

（三）手术治疗

有下列情况者应考虑手术治疗：① 输卵管卵巢脓肿或盆腔脓肿经使用大量抗生素 48～72 h，体温持续不降，中毒症状加重或包块增大者，为避免脓肿破裂应及时手术治疗。② 脓肿经药物治疗病情有好转，继续抗炎数日后包块仍未消失但已局限，应手术切除，以免再次急性发作。③ 突然腹痛加剧，高热、寒战、恶心、呕吐、腹胀、拒按或有中毒性休克表现，应怀疑有脓肿破裂，需立即剖腹探查，同时应用大量抗生素。

（四）中药治疗

参照妇人腹痛湿热瘀结证（第十三章第二节）和产后发热感染邪毒证（第十二章第五节）辨证

治疗。

【盆腔炎性疾病后遗症】

盆腔炎性疾病后遗症(sequelae of PID)是指盆腔炎性疾病未得到及时正确的诊断或治疗而发生的一系列后遗症,包括不孕症、异位妊娠、慢性盆腔痛、盆腔炎性疾病反复发作。主要病理改变为组织破坏、广泛粘连、增生及瘢痕形成,导致输卵管阻塞、增粗;输卵管卵巢肿块;输卵管积水或输卵管卵巢囊肿;主、骶韧带增生、变厚,甚至子宫固定。

(一) 临床表现

1. 不孕 输卵管粘连阻塞可致不孕。PID 后不孕发生率为 20%～30%。
2. 异位妊娠 PID 后异位妊娠发生率是正常妇女的 8～10 倍。
3. 慢性盆腔痛 由于慢性炎症形成的瘢痕粘连以及盆腔充血,可引起下腹部坠胀、疼痛及腰骶部酸痛,常在劳累、性交后及月经前后加剧。
4. 盆腔炎性疾病反复发作 由于 PID 患者局部防御能力下降,可造成再次感染导致反复发作,约 25% 将再次发作。

(二) 体征

妇科检查:子宫多呈后倾后屈位,活动受限或粘连固定;子宫一侧或两侧可触及呈索条状增粗输卵管,或片状增厚,压痛;盆腔的一侧或两侧触及囊性肿物,活动多受限;宫骶韧带增粗、变硬、有压痛。

(三) 治疗

1. 中药治疗 对盆腔炎性疾病后遗症有较好疗效。可参照妇人腹痛之湿热瘀结证、气滞血瘀证、寒湿凝滞证(详见第十三章第二节)辨证治疗。
2. 物理疗法 常用的有短波、超短波、音频、激光、蜡疗、红外线、药物离子导入等。
3. 不孕治疗 输卵管因素致不孕患者多需要辅助生育技术助孕。
4. 手术治疗 盆腔炎性包块,或已形成较大的输卵管积水,输卵管卵巢囊肿,经中西医综合治疗无效,并有明显症状,或反复急性发作者,可行手术切除。

【预防】

(1) 做好经期、孕期及产褥期的卫生宣教。
(2) 严格掌握妇产科手术指征,术时注意无菌操作,术后作好护理,预防感染。
(3) 彻底治疗 PID,防止后遗症发生。
(4) 注意性生活卫生,防止性传播疾病。

(宗 惠)

第四节 | 子宫内膜异位症和子宫腺肌病

子宫内膜异位症和子宫腺肌病均为妇科常见病,临床上常可并存,但发病机制和组织发生学不尽相同,实为两种不同的疾病。

一、子宫内膜异位症

具有生长功能的子宫内膜组织(腺体和间质)出现在子宫腔被覆内膜及宫体肌层以外的其他部位时称为子宫内膜异位症(endometriosis,简称内异症)。该病临床表现多样,具有良性病变恶性行为的特点。其病变多出现在盆腔内生殖器官及其邻近器官的腹膜面,故常称盆腔子宫内膜异位症。以侵袭卵巢、宫骶韧带、直肠子宫陷凹最为常见。根据发生的部位不同,又可分为卵巢子宫内膜异位症和腹膜子宫内膜异位症。

内异症发病率为 10%～15%,以 25～45 岁妇女多见。内异症是激素依赖性疾病,易于复发。

【病因】

其发病机制至今尚未完全阐明,目前主要有以下 3 种学说。

1. 种植学说

(1)经血逆流:Sampson 首先提出经期时子宫内膜腺上皮和间质细胞可随经血逆流入盆腔,种植于卵巢和邻近盆腔腹膜,形成盆腔内异症。但经血逆流理论不能解释盆腔外的内异症。

(2)医源性种植:剖宫产术后继发腹壁切口或阴道分娩后会阴切口处出现内异症,可能是手术时将子宫内膜带至切口直接种植所致。

(3)淋巴及静脉播散:远离盆腔的器官,如肺、四肢、皮肤和肌肉等发生内异症,可能是子宫内膜通过静脉和淋巴播散的结果。

2. 体腔上皮化生学说　Mayer 提出盆腔腹膜的体腔上皮在受到持续卵巢激素、经血及慢性炎症的反复刺激后,被激活转化为子宫内膜样组织。

3. 诱导学说　种植的内膜释放某种未知生物化学物质诱导未分化的腹膜细胞形成子宫内膜异位组织。

内异症的形成可能还与遗传、免疫、炎症及在位内膜的特性等因素有关。

【病理】

基本病理变化为异位内膜随卵巢激素变化而发生周期性出血,导致周围纤维组织增生和粘连形成,出现紫褐色斑点或小泡,最后发展为大小不等的紫褐色实质性瘢痕结节或囊肿。

1. 巨检

(1)卵巢子宫内膜异位症:卵巢异位病灶分为微小病变型和典型病变型两种。前者为位于卵巢浅表皮层的红色、紫蓝色或棕色斑点或数毫米大的小囊。后者为囊肿型,又称为卵巢子宫内膜异位囊肿,或称为卵巢"巧克力囊肿",表面呈灰蓝色,囊肿张力大,易反复破裂,导致卵巢与周围组织粘连。

(2)腹膜子宫内膜异位症:分为无色素沉着型和色素沉着型两种,前者为异位内膜的早期病变,后者呈紫蓝色或褐色结节,为典型病灶。以宫骶韧带、直肠子宫陷凹和子宫后壁下段浆膜为最好发部位。随病情发展可出现好发部位等处粘连,或与周围组织粘连。

(3)其他部位:可累及消化、呼吸、泌尿系统,以及其他远处部位。

2. 镜检　异位灶可见子宫内膜腺体、间质、纤维素和红细胞/含铁血黄素 4 种成分。

【临床表现】

临床表现多与月经周期密切相关。有 25%患者无任何症状。

1. 症状

(1) 痛经和慢性盆腔痛：痛经是子宫内膜异位症的典型症状，表现为继发性、进行性加重。疼痛多位于下腹深部、腰骶部，可放射至会阴部、肛门及大腿，常于月经前和月经期明显。疼痛严重程度与病灶大小不一定呈正比。少数患者会形成慢性盆腔痛，经期加剧。有 27%～40% 患者可无痛经。

(2) 不孕：本病患者不孕率高达 50%。

(3) 月经异常：15%～30% 患者有经量增多、经期延长或月经淋漓不净。

(4) 性交痛：多见于直肠子宫陷凹有异位病灶或子宫后倾粘连固定者，一般表现为深部性交痛，月经来潮前性交痛更明显。

(5) 急腹痛：若较大的卵巢子宫内膜异位囊肿破裂，多量囊内容物刺激腹膜，可引起突发性剧烈疼痛。

(6) 其他特殊症状：可出现经期腹泻、便秘、便血、尿痛、尿频、血尿、咯血及气胸等。经期手术瘢痕结节增大，疼痛加剧。

2. **体征**　妇科检查时可发现子宫后倾固定；直肠子宫陷凹、宫骶韧带或子宫后壁下段可扪及触痛性结节；一侧或双侧附件处触及囊实性包块，活动度差，与子宫粘连，轻压痛；可在阴道后穹窿触及小结节或肿块，甚至直接看到局部小结节或紫蓝色斑点；腹壁或会阴切口瘢痕附近触及结节状肿块；囊肿破裂时腹膜刺激征阳性。

【诊断】

1. **病史**　重点询问盆腔痛或痛经与月经、孕产史、家族史及手术史的关系。

2. **妇科检查**　检查发现有内异症体征。除双合诊外，应特别强调必须进行三合诊检查。

3. **腹腔镜检查**　是目前最佳的诊断方法，结合组织病理学检查即可确诊。术中所见是临床分期的重要依据。

4. **影像学检查**　对异位囊肿有诊断意义。阴道或腹部 B 型超声、盆腔 CT、MRI 对盆腔内异症的诊断价值相当。

5. **辅助检查**

(1) 血清 CA125 测定：中、重度内异症 CA125 浓度可能会升高，但多低于 100 U/L。血清 CA125 水平可用于监测内异症病变活动情况、观察疗效及病变的复发。

(2) 抗子宫内膜抗体：是内异症的标志抗体，特异性高于 90%。但敏感性不高。

临床分期：目前采用美国生育医学会 1997 年第三次修订的 rAFS 分期标准。

【鉴别诊断】

1. **卵巢恶性肿瘤**　早期无症状，有症状时多呈持续性腹痛、腹胀，病情发展快，一般情况差。除有盆腔包块外，多伴有腹水。彩色多普勒超声显示肿瘤为囊实性或实性，内部血运丰富。血清 CA125 多显著升高。腹腔镜检查或剖腹探查可鉴别。

2. **盆腔炎性包块**　多有急性或反复发作的盆腔感染史，疼痛无周期性，可伴发热和白细胞增高等，抗感染治疗有效。

3. **子宫腺肌病**　痛经症状与内异症相似，疼痛更剧烈，子宫多呈均匀性增大，质硬。本病常与内异症合并存在。

【治疗】

目标为"缩减和去除病灶,减轻和控制疼痛,治疗和促进生育,预防和减少复发"。

(一) 内异症伴疼痛的处理

1. 内异症伴或不伴轻微经期腹痛的处理 对轻度内异症、无严重症状者,可定期随访及对症处理。

2. 内异症伴有明显疼痛的处理

(1) 慢性盆腔痛或痛经明显但不伴卵巢囊肿或囊肿较小、有生育要求者可采用药物治疗。

1) 对症治疗:多采用非甾体类抗炎药缓解疼痛。

2) 性激素抑制治疗:① 口服避孕药:造成类似妊娠的人工闭经,称假孕疗法。常用低剂量高效孕激素和炔雌醇复合制剂。② 孕激素类:造成高孕激素性闭经和内膜蜕膜化,形成假孕。常用药物如甲羟孕酮。③ 雄激素衍生物:造成类似绝经的人工闭经,称假绝经疗法。常用孕三烯酮,症状缓解率达95%以上。④ 促性腺激素释放激素激动剂:抑制垂体分泌促性腺激素,出现暂时性闭经,又称"药物性卵巢切除"。如用曲普瑞林等。

(2) 慢性盆腔疼痛或痛经明显伴附件囊肿≥4 cm 者以手术治疗为主。

(二) 内异症伴附件囊肿的处理

1. 内异症伴附件囊肿最大直径<4 cm 不能排除卵巢非赘生性囊肿时,宜短期随访或可口服短效避孕药3个月。若附件囊肿无变化或增大,则手术为宜。

2. 内异症伴附件囊肿最大直径≥4 cm 手术治疗为主,首选腹腔镜,也可腹式。

(三) 内异症伴不孕的处理

希望妊娠者,经以上治疗后,应积极行促排卵或辅助生育技术等治疗,争取尽早妊娠。

【预防】

1. 防止经血逆流 防治引起经血逆流的疾病,如先天性与继发性生殖器解剖异常等。

2. 药物避孕 可抑制排卵、促使子宫内膜萎缩,减少内异症的发病率。

3. 防止医源性内膜异位种植 月经期避免妇科检查,手术时尽量避免内膜碎片溢入腹腔或腹壁切口。

二、子宫腺肌病

子宫腺肌病(adenomyosis)是指子宫内膜腺体和间质存在于子宫肌层中,约15%同时合并内异症。

【病因】

至今尚不清楚。目前多认为该病是基底层内膜细胞增生侵入到基层间质的结果。可能与遗传、子宫内膜基底层损伤、高雌激素血症及病毒感染等有关。

【病理】

1. 巨检 子宫多均匀增大,球形,一般不超过12周妊娠子宫大小。病灶有弥散型和局限型两种。多呈弥散性生长,多累及后壁。剖视子宫壁可见肌层明显增厚、变硬,可见到粗厚的肌纤维和微囊腔,腔中偶见陈旧性血液。少数呈局限性结节或团块,类似子宫肌壁间肌瘤,称子宫腺肌瘤。其剖面缺乏子宫肌瘤的旋涡状结构,周围无明显包膜,因而难以将其自肌层剥出。

2. 镜检 为肌层内有异位腺体及间质,呈岛状分布。异位腺体常呈增生期改变,偶尔见到局部区域有分泌期改变。

【临床表现】

临床表现有经量增多和经期延长,逐渐加剧的进行性痛经。部分患者出现月经中期阴道流血、性欲减退等症状。约35%患者无任何临床症状。妇科检查发现子宫呈均匀性增大或有局限性结节隆起,质硬且有压痛,经期压痛尤为明显,合并内异症时子宫活动度较差。约半数患者同时合并子宫肌瘤。

【诊断与鉴别诊断】

根据病史、妇科检查可作出初步诊断。B型超声和CT等影像学检查有一定帮助。确诊需组织病理学检查。本病应注意与子宫肌瘤和内异症鉴别。

【治疗】

应视患者年龄、生育要求和症状而定。

1. 期待疗法 用于无症状、无生育要求者。

2. 药物治疗 症状较轻者可用非甾体类抗炎药、口服避孕药等对症治疗。对年轻、有生育要求和近绝经期患者可试用GnRHa治疗。左炔诺孕酮宫内节育器(曼月乐环)对缓解痛经、减少经量疗效确切。

3. 手术治疗 根据患者的年龄、生育要求及症状严重程度等决定手术方式。

(卫爱武)

第五节 妊娠期高血压疾病

妊娠期高血压疾病是妊娠与血压升高并存的一组疾病。发病率5%～10%。本组疾病包括妊娠期高血压、子痫前期、子痫,以及慢性高血压合并妊娠和慢性高血压并发子痫前期。该组疾病严重影响母婴健康,是孕产妇和围生儿病死率升高的主要原因。

【高危因素与发病机制】

1. 高危因素 初产妇、多胎妊娠、孕妇年龄过小(<18岁)或高龄(≥40岁)、子痫前期病史及家族史、慢性高血压、慢性肾脏疾病、抗磷脂抗体综合征、血栓疾病史、体外受精—胚胎移植受孕、糖尿病、肥胖、营养不良、社会经济状况低下。

2. 发病机制 近年国际上提出了子痫前期发病机制的"两阶段学说"。第一阶段:在孕早期,由于免疫、遗传、内皮细胞功能紊乱等因素可造成子宫螺旋小动脉生理性"血管重铸"障碍,滋养细胞因缺血导致侵袭力减弱,造成"胎盘浅着床",子宫动脉血流阻力增加,致使胎盘灌注不足,功能下降。第二阶段：孕中晚期缺血缺氧的胎盘局部氧化应激反应，诱发内皮细胞损伤，从而释放大量炎症因子，形成炎症级联效应和过度炎症的发生，引起子痫前期、子痫各种临床症状。

【病理生理】

全身小动脉痉挛是本病的基本病理变化。由于小动脉痉挛，各组织器官如脑、肾脏、肝脏、心血管因缺血和缺氧而受到损害，并可出现凝血异常的高凝血状态。绒毛浅着床及血管痉挛导致胎盘灌注下降，加之胎盘血管急性动脉粥样硬化，使胎盘功能下降，导致胎儿生长受限、羊水过少、胎儿窘迫，严重者致胎儿死亡。

【分类与临床表现】

参照美国妇产科医师学会(ACOG)2013年提出的分类标准分为5类，见表17-1。

表17-1　妊娠期高血压疾病分类及临床表现

分　类	临　床　表　现
妊娠期高血压	妊娠20周以后出现收缩压≥140 mmHg，或舒张压≥90 mmHg(两次间隔至少4 h)，并于产后12周恢复正常，尿蛋白(一)。产后方可确诊
子痫前期 　无严重表现子痫前期(轻度)	妊娠20周以后出现BP≥140/90 mmHg；24 h尿蛋白≥0.3 g或随机尿蛋白/肌酐≥0.3或随机尿蛋白(＋)。无子痫前期的严重表现
伴严重表现子痫前期(重度)	子痫前期出现以下任何一个表现：① 收缩压≥160 mmHg，或舒张压≥110 mmHg(卧床休息，两次间隔至少4 h)。② 血小板减少(血小板＜100×10⁹/L)。③ 右上腹或上腹部疼痛；肝功能损害(血清氨基转移酶水平为正常值2倍以上)。④ 肾功能损害(血肌酐升高大于97.2 μmol/L或为正常值2倍以上)。⑤ 肺水肿。⑥ 新发生的脑功能或视觉障碍如：头痛、视力模糊、盲点、复视等。⑦ 胎儿生长受限(FGR)
子痫	子痫前期孕妇抽搐不能用其他原因解释 子痫发生前可有不断加重的重度子痫前期，但子痫也可发生于血压升高不显著、无蛋白尿病例。通常产前子痫较多，发生于产后48 h者约25% 子痫抽搐进展迅速，前驱症状短暂，表现为抽搐、面部充血、口吐白沫、深昏迷；随之深部肌肉僵硬，很快发展成典型的全身高张阵挛惊厥、有节律的肌肉收缩和紧张，持续1~1.5 min，其间患者无呼吸动作；此后抽搐停止，呼吸恢复，但患者仍昏迷，最后意识恢复，但困惑、易激惹、烦躁
慢性高血压并发子痫前期	高血压孕妇妊娠20周以前无尿蛋白，若出现24 h尿蛋白≥0.3 g；高血压孕妇妊娠20周后突然尿蛋白增加或血压进一步升高或血小板＜100×10⁹/L
妊娠合并慢性高血压	妊娠前或妊娠20周前舒张压≥90 mmHg(除外滋养细胞疾病)，妊娠期无明显加重；或妊娠20周后首次诊断高血压并持续到产后12周后

注：① 血压较基础血压升高30/15 mmHg，但低于140/90 mmHg时，不作为诊断依据，须严密观察。② 普遍认为＜34周发病者为早发型子痫前期。③ 蛋白尿多少与妊娠结局之间的关系不大，大量蛋白尿(24 h蛋白尿≥5 g)不作为伴严重表现子痫前期的指标。

【诊断】

1. **病史**　患者有本病的高危因素及上述临床表现时，特别应注意有无头痛、视力模糊、上腹疼痛等。

2. **高血压**　同一手臂至少2次测量，收缩压≥140 mmHg和(或)舒张压≥90 mmHg。首次发现血压升高者，应在间隔≥4 h重复测量。

3. **尿蛋白**　诊断标准：24 h尿蛋白定量≥0.3 g，或随机蛋白尿/肌酐≥3，或随机蛋白尿定性呈阳性。

4. 辅助检查

(1) 常规检查：应定期进行血常规、尿常规、肝肾功能、心电图、胎心监测以及超声检查胎儿、胎盘、羊水。

(2) 子痫前期和子痫患者根据病情需要，可酌情进行凝血功能、血电解质、腹部超声、动脉血气分析、超声心动图及心功能检查，头颅 CT 或 MRI 检查及超声检查胎儿脐动脉、大脑中动脉血流指数等。

【鉴别诊断】

妊娠期高血压、子痫前期应与慢性肾炎合并妊娠相鉴别，子痫应与癫痫、脑炎、脑肿瘤、脑血管畸形破裂出血、糖尿病高渗性昏迷、低血糖昏迷等进行鉴别。

【预防】

对低危人群尚无有效的预防方法。对高危人群可采取以下措施：① 适度锻炼，合理休息。② 饮食方面，不推荐严格限制盐的摄入，也不推荐肥胖孕妇限制热量摄入。③ 高危孕妇推荐预防性补充钙剂，每日口服 1.5～2 g。④ 12 周开始每日口服阿司匹林 60～80 mg 直至分娩，服药期间注意监测。

【治疗】

妊娠期高血压疾病治疗的目的是控制病情、延长孕周、尽可能保障母儿安全，应根据疾病的严重程度，进行个体化治疗。在产前、产时及产后均应进行充分全面的病情评估和监测，早防早治，避免不良结局的发生。

1. 一般治疗　妊娠期高血压或无严重表现的子痫前期患者可住院，也可在家治疗。应保证充足睡眠，取左侧卧位，但子痫前期患者住院期间不建议绝对卧床休息。不限制食盐的摄入，应保证充足的蛋白质和热量。

2. 降压治疗　收缩压≥160 mmHg，和(或)舒张压≥110 mmHg 的患者，以及妊娠前已用降压药治疗的患者，须继续应用降压药物。常用的口服降压药物有拉贝洛尔、硝苯地平、肼屈嗪。口服药物控制不理想，可使用静脉用药。

3. 防治子痫　硫酸镁是子痫治疗的一线药物，也是预防子痫发作的用药。① 控制子痫：首次负荷剂量 4～6 g，溶于 10％葡萄糖 20 ml 中静脉推注(20 min 内)，或者加入 5％葡萄糖 100 ml 内快速静脉滴注(20 min 内)，继而 1～2 g/h 静脉滴注维持。② 预防子痫发作：负荷和维持剂量同控制子痫处理。一般每日静滴 6～12 h，每日总量不超过 25 g，用药期间每日评估病情变化，决定是否需要继续用药。

4. 镇静　适当镇静可消除患者的焦虑和精神紧张，达到降低血压、缓解症状及预防子痫发作的作用。常用药物有地西泮、冬眠合剂。

5. 利尿　仅用于全身性水肿、急性心力衰竭、肺水肿、血容量过多且伴有潜在性肺水肿者。常用利尿剂有呋塞米、甘露醇等。

6. 促胎肺成熟　孕周＜34 周的子痫前期患者，预计 1 周内能分娩者应使用糖皮质激素促胎肺成熟。

7. 终止妊娠　子痫前期患者经积极治疗后母胎状况无改善或者病情持续进展时，终止妊娠是唯一有效的治疗措施。如无产科剖宫产指征，原则上考虑阴道试产。但如果不能短时间内阴道分娠,病情有可能加重,可考虑放宽剖宫产指征。

8. 子痫的治疗   治疗原则:控制抽搐,纠正缺氧和酸中毒,控制血压,抽搐控制后终止妊娠。

(1) 控制抽搐:① 25％硫酸镁 20 ml 溶于 25％葡萄糖溶液 20 ml 静脉推注(>5 min),继之硫酸镁以 2～3 g/h 速度静脉滴注,同时应用有效镇静药物控制抽搐。② 20％甘露醇 250 ml 快速静脉滴注降低颅内压。

(2) 降压:血压高时静脉给降压药物。

(3) 纠正缺氧和酸中毒:面罩或气囊给氧,适当给予 4％碳酸氢钠纠正酸中毒。

(4) 终止妊娠:抽搐控制后 2 h 可考虑终止妊娠。

(5) 严密观察病情变化:及时进行必要的检查了解母儿状态,及早发现与处理并发症。

(6) 护理:保持安静,减少声光刺激,防止口舌咬伤及坠地受伤,防止窒息,专人护理,密切监测生命体征、神志、尿量。

9. 产后处理   产后子痫多发生于产后 24 h 直至 10 日内,故产后应注意预防产后子痫的发生。重度子痫前期患者产后应继续使用硫酸镁 24～48 h。

(宗 惠)

第十八章 计划生育

导学

1. 掌握避孕的适应证与方法。
2. 熟悉药物流产与人工流产术的适应证与方法;熟悉计划生育措施的选择。
3. 了解输卵管绝育术的适应证、禁忌证与方法。

　　人口与计划生育是我国可持续发展的关键问题,实行计划生育是我国的基本国策,其基本内容是通过采取综合措施,科学地控制人口数量,提高人口素质,从而实现人口与社会经济、资源环境协调发展的策略。计划生育是以避孕为主,创造条件保障使用者知情,选择安全、有效、适宜的避孕措施。

第一节 避孕

　　避孕是指采用药物、器具或自然避孕法使育龄妇女暂时不受孕、达到避免怀孕的目的。主要通过以下环节:① 抑制排卵,如使用避孕药物。② 阻止卵子和精子相遇,如使用避孕套、阴道隔膜等。③ 改变子宫内环境,干扰受精卵着床,使子宫内环境不适宜孕卵生长和发育,如使用宫内节育器。④ 改变阴道的环境,使之不利于精子的生存和获能,如使用外用杀精剂等。

一、宫内节育器避孕

　　宫内节育器(IUD)是一种相对安全、有效、简便、经济、可逆的避孕器具,为我国广大育龄妇女的主要避孕措施。

(一) 避孕原理

　　IUD的抗生育作用主要是:① 异物反应:IUD长期机械性压迫及异物刺激诱发局部慢性炎症反应及子宫内膜损伤,局部内膜炎引起子宫内膜巨噬细胞、淋巴细胞及浆细胞的分泌物质、中性粒细胞的溶解产物及内膜损伤细胞溶解释放物质使宫腔液具有细胞毒性作用;有碍于精子活动、胚泡运输和受精卵着床,同时带铜IUD的铜离子也具有杀精作用。② 干扰着床:IUD的异物反应致子宫内膜发育与受精卵运行不同步,同时宫腔液的细胞毒性作用不利于着床,而铜离子也有干扰着床的能力,导致着床受阻。③ 生化机制:IUD 的局部压迫可导致内膜缺血、间质萎缩、腺上皮变性或坏死,铜离子可干扰细胞的正常代谢,从而干扰受精卵的着床。含孕激素 IUD 释放孕酮,抑制子宫内膜增生,并使内膜超前转化,使子宫内膜腺体萎缩和间质细胞生长受阻;孕激素可改变宫颈黏液的性状,妨碍精子通过,还可抑制精子自身氧的摄取及对葡萄糖的利用。④ 免疫机制:放置 IUD 后血液及宫腔内 IgG 和 IgM 含量均增加,可使胚泡失去免疫耐受性而致崩溃。

(二) 适应证

凡育龄妇女自愿要求以 IUD 避孕而无禁忌证者。

(三) 禁忌证

妊娠或可疑妊娠;人工流产、分娩或剖宫产后疑有妊娠组织物残留、有潜在感染或出血可能者;生殖道急性炎症;生殖器官肿瘤、生殖器官畸形;宫颈内口过松、重度陈旧性宫颈裂伤、重度狭窄或子宫脱垂;严重的全身性疾病;子宫腔<5.5 cm 或>9.0 cm(除外足月分娩后、大月份引产、人工流产后或放置含铜无支架 IUD);近 3 个月内有月经失调、阴道不规则流血;有铜过敏史。

(四) 置器时间

月经干净 3~7 日内无性交;人工流产吸宫术和钳刮术后立即放置;产后 42 日恶露已净,会阴伤口已愈合,子宫恢复正常;剖宫产后半年放置,哺乳期放置应先排除早孕;含孕激素 IUD 在月经第三日放置;自然流产于转经后放置,药物流产 2 次正常月经后放置;性交后 5 日内放置为紧急避孕方法之一。

(五) 宫内节育器的种类

临床应用宫内节育器大致可分为两大类:惰性 IUD 和活性 IUD。

1. 惰性宫内节育器 为第一代 IUD,由惰性原料如金属、硅胶、塑料或尼龙等制成。国内主要为不锈钢圆环,已于 1993 年停止生产使用。

2. 活性宫内节育器 为第二代 IUD,内含活性物质如铜离子、激素、药物或磁性物质等,借以提高避孕效果,减少副作用。目前我国常用 IUD 分为含铜 IUD(包括带铜宫形节育器、带铜"T"形节育器、带铜"V"形节育器、母体乐、含铜无支架 IUD 等)和含药 IUD(包括左炔诺孕酮 IUD 和含吲哚美辛 IUD 等)。

(1) 带铜宫内节育器

1) 带铜"T"形宫内节育器(TCu-IUD):是我国目前首选的宫内节育器。带铜"T"形 IUD 按宫腔形态设计制成,以聚乙烯为支架,内含少量钡,以便在 X 线下显影。纵杆上绕以铜丝,或在纵杆或横臂上套以铜管。根据铜丝(管)暴露于宫腔的面积不同而分为不同类型,铜的总面积为 200 mm^2 时称 TCu-200,其他型号有 TCu-220C、TCu-380A 等。"T"形器纵杆末端系以微丝,便于检查及取出。因 TCu-380A 的铜丝内有银芯,能延缓铜的溶蚀,延长使用年限,目前被国际公认为性能最佳的宫内节育器。

2) 带铜"V"形宫内节育器(VCu-IUD):是我国常用的宫内节育器之一。以不锈钢制成"V"形支架,在横臂及斜边上各绕以铜丝,两横臂与中间相套为中心扣,外套硅胶管,并带尾丝。有效期 5~7 年,带器妊娠率、脱落率较低,故因症取出率较高。

另外,国内常用的宫内节育器还有母体乐(MLCu-375)、宫铜 IUD、含铜无支架 IUD(吉妮 IUD)等。

(2) 药物缓释宫内节育器

1) 含孕激素"T"形节育器:采用"T"形支架,药物储存在纵杆中,管外包裹二甲基硅氧烷膜,控制药物释放。其优点为妊娠率、脱落率低,且腹痛、月经量多等副作用发生少。目前用左炔诺孕酮 IUD(LNG-IUD)(曼月乐),每日释放左炔诺孕酮 20 μg,主要副作用为闭经和点滴出血,但取器后不影响月经的恢复和妊娠。放置时间为 5 年,有尾丝。

2) 含其他活性物的宫内节育器:如含锌、磁、前列腺素合成酶抑制剂及抗纤溶药物等的宫内节育器。

(六) 放置方法

双合诊检查子宫大小、位置及附件情况。外阴阴道常规消毒铺巾。用窥阴器扩开阴道,暴露宫颈,再次消毒阴道,并做宫颈及宫颈口消毒。用宫颈钳夹持宫颈,稍向外牵拉,并用子宫探针顺子宫屈向探测宫腔深度。一般不需扩张宫颈管,宫颈管较紧者,可用宫颈扩张器依序扩至 6 号。含孕激素 IUD,用放置器将节育器送入宫腔,IUD 必须送达宫底部,带有尾丝的节育器必须在距宫口 2 cm 处剪断,观察无出血即可取出宫颈钳和阴道窥器。

(七) 置器后注意事项及随访

术后休息 3 日,1 周内忌重体力劳动,2 周内忌性交及盆浴,保持外阴清洁。术后第一年 1、3、6、12 个月随访,以后每年随访 1 次直至停用节育器。3 个月内每次月经期或排便时注意有无 IUD 脱落,发现问题及时处理,特殊情况随时就诊。

(八) 并发症及处理

1. 子宫穿孔、感染、IUD 异位、变形、嵌顿、断裂、脱落等　① 子宫位置检查错误,易发生子宫峡部穿孔;子宫大小检查错误,易发生子宫角部穿孔。② 哺乳期子宫薄而软,术中易发生穿孔。若穿孔致节育器放入子宫外,或确诊节育器异位后,应经腹(包括腹腔镜)或经阴道将节育器取出。如无菌操作不严、生殖道本身存在感染灶、节育器尾丝过长,导致上行性感染,均可引起急性或亚急性盆腔炎症发作。当明确有感染存在,应取出 IUD,并给予广谱抗生素治疗。③ 节育器嵌顿或断裂:由于节育器放置时损伤宫壁或放置时间过长,致部分器体嵌入子宫肌壁或发生断裂,应及时取出;若取出困难,为减少子宫穿孔,应在 B 型超声下、X 线直视下或在宫腔镜下取出。④ 节育器脱落:是由于 IUD 放置操作不规范,没有放入子宫底部、IUD 与宫腔大小、形态不符等原因所致。多发生在放器第一年,尤其是头 3 个月内,常与经血一起排出不易察觉。

2. 带器妊娠　多见于 IUD 移位或异位于子宫肌壁、盆腔或腹腔等。

(九) 节育器的取出与更换

1. 时间　月经干净后 3~7 日为宜。子宫异常出血者随时可取;带器早期宫内妊娠者在行人工流产术时取器;带器异位妊娠者,在术前诊断性刮宫时或在术中、术后取器。

2. 方法　常规消毒后,有尾丝者,用血管钳夹住后轻轻牵引取出。多年前放置的金属单环,以取环钩钩住环下缘牵引取出。无尾丝者,先用子宫探针查清 IUD 位置,再用取环钩或长钳牵引取出,取器困难者可在 B 型超声监测下或借助宫腔镜取出。取器前应通过各种方法如 B 型超声、X 线检查确定宫腔内是否存在节育器和节育器的类型。

3. 更换　取出旧节育器的同时,可置入新节育器。也可另择月经干净后 3～7 日置入。

二、激素避孕

(一) 作用原理

1. 抑制排卵　甾体激素避孕药通过抑制下丘脑释放 GnRH,使垂体分泌 FSH 和 LH 减少,同时直接影响垂体对 GnRH 的反应,不出现排卵前 LH 峰,故不发生排卵。

2. 阻碍受精　避孕药中低剂量的孕激素能改变宫颈黏液的性状,使宫颈黏液量减少,且黏稠度增加,拉丝度降低,不利于精子穿透;外用杀精子剂可杀死精子或影响精子功能,阻碍受精。

3. 阻碍着床　避孕药中的孕激素干扰雌激素效应,抑制子宫内膜增殖,子宫内膜功能和形态发生改变,使腺体和间质提前发生类似分泌期变化,使子宫内膜分泌不良,不适于受精卵着床。强效孕激素及其他事后避孕药均属此类避孕药。

4. 改变输卵管的功能　在持续的雌、孕激素作用下,输卵管正常分泌与蠕动发生改变,阻碍受精卵在输卵管内正常运动,从而干扰受精卵着床。

(二) 种类和方法

1. 短效避孕药　短效口服避孕药按剂型主要分为糖衣片、纸型片、滴丸 3 种;按雌、孕激素含量的变化,分有单相片、双相片及三相片等 3 种。

(1) 复方炔诺酮片(避孕片 1 号):含炔雌醇 0.035 mg,炔诺酮 0.6 mg。

(2) 复方甲地孕酮片(避孕片 2 号):含炔雌醇 0.035 mg,甲地孕酮 1.0 mg。

(3) 复方左炔诺孕酮片:含炔雌醇 0.03 mg,左炔诺孕酮 0.15 mg。

(4) 去氧孕烯双相片(妈富隆):含炔雌醇 0.03 mg,去氧孕烯 0.15 mg。

(5) 复方孕二烯酮片:含炔雌醇 0.03 mg,孕二烯酮 0.075 mg。

(6) 炔雌醇环丙孕酮片:含炔雌醇 0.035 mg,环丙孕酮 2.0 mg。

(7) 三相片:① 第一相(1～6 片)为黄色片,每片含炔雌醇 0.03 mg,左炔诺孕酮 0.05 mg。② 第二相(7～11 片)为白色片,每片含炔雌醇 0.04 mg,左炔诺孕酮 0.075 mg。③ 第三相(12～21 片)为棕色片,每片含炔雌醇 0.03 mg,左炔诺孕酮 0.125 mg。

前 3 种短效口服药片都是自月经周期第五日开始,每晚 1 片,连服 22 日,若漏服可于第二日晨补服 1 片。多于停药后 2～3 日有撤药性出血,如月经来潮,则于月经第五日开始服用下一周期药物,如停药 7 日无月经来潮,仍可于第八日进入第二周期用药。若第二个月仍无月经来潮,应查找原因。去氧孕烯双相片、复方孕二烯酮片、炔雌醇环丙孕酮片是从月经周期第一日开始按箭头所指方向,每晚服 1 片,连续 21 日服完,停药 7 日后,继服第二个周期。三相片第一周期从月经周期第七日开始服用,第二周期后改为第三日开始。若停药 7 日无撤药性出血,则自停药第八日开始服下一周期三相片。

2. 长效避孕药

(1) 长效口服避孕药:如复方甲基炔诺酮长效片、复方炔雌醚片、三合一炔雌醚片等。长效避孕药避孕效果与用药方法有关。最好采用在月经来潮第 5 日服第一片,第十日服第二片,以后按第一次服药日期每月服 1 片;或在月经来潮第五日服第一片,第二十五日服第二片,以后每隔 28 日服 1 片。

(2) 长效避孕针:肌内注射后药物在局部储存、缓慢释放而起到持续避孕的作用。醋酸甲地孕酮注射液(DMPA)每 3 个月注射 1 次,庚炔诺酮避孕针,每隔 2 个月肌内注射 1 次。

3. **速效避孕药**　即探亲避孕药。如甲地孕酮探亲片,于性交前 8 h 服 1 片,当晚再服 1 片,以后每晚服 1 片,直到探亲结束次晨加服 1 片。炔诺酮探亲片,于性交前 1～2 日开始服用,服法同炔诺酮。甲醚抗孕丸,于探亲当日中午含服 1 丸,以后每次性交后服 1 丸。

4. **缓释系统避孕药**

(1) 皮下埋植剂:目前应用左炔诺孕酮(LNG)硅胶棒埋植剂 Ⅰ 型(6 根)和 Ⅱ 型(2 根)。LNG硅胶棒能缓慢、恒定地向血中释放左炔诺孕酮,发挥避孕作用。于月经周期的第七日在上臂内侧做皮下扇形插入,可避孕 5 年。用药期间应禁用能引起肝酶活跃的药物,如苯巴比妥和利福平等,因此类药物能降低血药水平而影响避孕效果。

(2) 缓释阴道避孕环(CVR):国内研制的硅胶阴道环,又称甲硅环,是具有弹性而质软的空芯硅橡胶环,每芯内含甲地孕酮 250 mg,每只环可持续使用 1 年。月经期不需取出。

(3) 微球和微囊避孕针:一种新型缓释系统,是甾体避孕药与高分子聚合物混合或包裹制成的微球或微囊,载体可在体内降解吸收,不必取出。

(4) 透皮贴剂避孕:将避孕药放在特殊贴片内,粘贴在皮肤上,雌、孕激素可按一定剂量及比例释放入血,达到避孕效果。

(三) 注意事项

(1) 口服药片要避免潮解,短效片要避免漏服。

(2) 针剂要深部肌内注射,并应在注射后观察 15 min。

(3) 停用长效避孕针、药,可过渡性使用 2～3 个周期的短效药以减少月经紊乱的发生。

(4) 服药期间怀孕者应终止妊娠。停药半年后可以怀孕。

(四) 禁忌证

(1) 严重的心血管疾病,急、慢性肝炎或肾炎,血液病或血栓性疾病,糖尿病,甲状腺功能亢进,因精神疾病生活不能自理者。

(2) 恶性肿瘤、癌前病变及子宫、附件、乳房肿块。

(3) 月经稀发或年龄超过 45 岁的妇女,阴道出血而原因不明的患者。

(4) 哺乳期妇女不宜用含雌激素的避孕药,因雌激素可抑制乳汁分泌,影响乳汁质量。

(5) 年龄>35 岁的吸烟妇女服用避孕药会增加心血管疾病发病率,不宜长期服用。严重吸烟者不宜服用。

(6) 有严重偏头痛,反复发作者。

(五) 不良反应及处理

1. **类早孕反应**　即用药后出现的恶心呕吐、头晕倦怠、食欲下降、乳胀等类似早期妊娠的不适反应。轻者不需处理,可逐渐自行消失;亦可加服维生素 B_6、复合维生素等。也可辨证服用健脾和胃止呕的中药。重者可考虑更换制剂。

2. **阴道流血**　口服避孕药过程中出现少量阴道流血者,每晚加服炔雌醇 1 片(0.005 mg);流血稍多者,每晚加服炔雌醇 2 片(0.01 mg),直至该服药周期结束。也可用中药辨证止血。若流血量如同月经量,或流血发生在近月经期,则停止服药,将此次流血当作月经,在流血的第五日再开始重新服药。皮埋或缓释类导致的少量流血,宜用中药治疗。

3. 经量过少甚至闭经　应停用药物避孕,采用其他避孕方式,并用中药调理。

4. 其他　如体重增加、色素沉着、乳房胀痛、皮疹、瘙痒等不适反应者,可对症处理,必要时停药,改用其他避孕方法。

三、其他避孕

其他避孕包括紧急避孕、避孕药具、安全期避孕等。

(一)紧急避孕

紧急避孕是指无防护性性生活后或避孕失败后几小时或几日内,为防止非意愿性妊娠的发生而采用的避孕方法。在无防护性性交后 3 日(72 h)内服用紧急避孕药,其有效率可达 98%。

1. 激素类

(1)雌、孕激素复方制剂:复方炔诺孕酮事后避孕片(炔诺孕酮 0.5 mg＋炔雌醇 0.05 mg),首剂 2 片,12 h 后再服 2 片。

(2)单纯孕激素制剂:炔诺孕酮,首剂半片,12 h 后再服半片。

(3)单纯雌激素制剂:53 号抗孕片,性交后即服 1 片,次晨加服 1 片。

2. 非激素类　如米非司酮,单剂量 600 mg 避孕效果可达 100%。有报道米非司酮 25 mg 加甲氨蝶呤 5 mg 顿服避孕效果可达 100%。在经前 4 日使用均有效,不受性交时间及次数制约,有希望成为安全、高效的新型紧急避孕方法。

(二)外用避孕药具避孕

1. 阴茎套　也称男用避孕套,性交时男方使用。阴茎套为筒状优质薄型乳胶制品,顶端呈小囊状,筒径规格为 29、31、33、35 mm 4 种,排精时精液潴留于小囊内,容量为 1.8 ml,精子不能进入宫腔,而达到避孕目的。正确使用避孕有效率可达 93%～95%。阴茎套还具有防止性传播疾病的作用,故应用广泛。

2. 阴道杀精剂　性交前置于女性阴道,具有抑制精子活性作用的一类化学避孕制剂。目前常用的有避孕栓、药膜、胶冻、阴道泡腾片等不同的剂型。正确使用有效率 95%～99%,副反应小。

(三)安全期避孕

安全期避孕法　又称自然避孕法,是运用生殖生理的自然规律达到避孕的目的。根据卵子自卵巢排出后最容易受精的时间和精子进入女性生殖道能够存活的时间推算,在排卵前后 2～3 日内为易受孕期,其余的时间不易受孕故称为安全期。采用安全期进行性生活(不用药具)能达到避孕目的称安全期避孕法,亦称为自然避孕法(NFP)。应当注意的是妇女排卵过程可受情绪、压力、性活动、健康状况及外界环境等因素影响而推迟或提前,还可能发生额外排卵。故安全期避孕法并不十分可靠,失败率达 20%。

第二节 │ 输卵管绝育术

输卵管绝育术是一种安全、永久性节育措施,通过切断、结扎、电凝、钳夹、环套输卵管或用药物黏堵、栓堵输卵管管腔,使精子与卵子不能相遇而达到绝育目的。此种绝育措施可复性高,要求复孕妇女行输卵管吻合术的成功率达80%以上。手术操作可经腹壁或经阴道穿窿进入盆腔,也可直接经宫腔进行。

一、经腹输卵管结扎术

1. **适应证** ① 要求接受绝育手术且无禁忌证者。② 患有严重全身疾病不宜生育者。

2. **禁忌证** ① 24 h内两次间隔4 h的体温达37.5℃或以上。② 全身状况不佳,如心力衰竭、血液病等,不能耐受手术。③ 患有严重的神经症。④ 各种疾病的急性期,腹壁皮肤有感染灶或急性生殖道和盆腔感染。

3. **手术时间** ① 非孕妇女在月经干净后3~4日,经净后无性生活。② 人工流产后、中期妊娠终止后即可进行手术;足月顺产后和剖宫产时即可施行手术。③ 哺乳期或闭经妇女则应排除早孕后再行绝育术。

4. **术前准备** ① 解除受术者思想顾虑,作好解释和咨询。② 术前详细询问病史,进行常规体格检查、妇科检查和实验室检查。③ 按妇科腹部手术前常规准备。

5. **麻醉** 采用局部浸润或腰麻—硬膜外联合阻滞麻醉。

6. **手术方式** 排空膀胱,取仰卧臀高位,常规消毒术野、铺巾、下腹正中取切口,逐层开腹,寻找输卵管并确认。采用抽心近端包埋法结扎输卵管:于输卵管峡部背侧浆膜下注入0.5%普鲁卡因或生理盐水1 ml使浆膜膨胀,用尖刀切开膨胀的浆膜层,再用弯蚊式钳游离该段输卵管,切断输卵管,近段用4号丝线结扎,剪除其间1 cm输卵管,4号丝线结扎远端。最后用1号丝线连续缝合浆膜层,将近端包埋于输卵管系膜内,远端留于系膜外。同法处理对侧输卵管。

二、经腹腔镜输卵管绝育术

1. **适应证** 同"经腹输卵管绝育术"。

2. **禁忌证** ① 腹腔粘连、心肺功能不全、膈疝等。② 同"经腹输卵管绝育术"。

3. **术前准备** 同"经腹输卵管结扎术",受术者应取头低臀高仰卧位。

4. **麻醉** 采用全身麻醉。

5. **手术方式** 受术者应取头低臀高仰卧位。脐孔下缘做1~1.5 cm横弧形切口,气腹针插入腹腔,充气(CO_2)2~3 L,然后换置腹腔镜。在腹腔镜直视下将弹簧夹钳夹或硅胶环套于输卵管峡部,以阻断输卵管通道。也可采用双极电凝烧灼输卵管峡部1~2 cm长。绝育失败率:电凝术最低为0.19%,硅胶环为0.33%,弹簧夹高达2.71%,但机械性绝育术与电凝术相比,因毁损组织少,可能提供更高的复孕概率。

术后静卧数小时后可下床活动。术后注意观察有无体温升高,腹痛、腹腔内出血或脏器损伤的征象。

6. **术后并发症** ① 腹腔内出血或血肿:系术中过度牵拉、钳夹损伤输卵管或系膜造成,或因创面血管结扎松弛所致。② 感染:包括腹壁切口、盆腔及全身感染。可因体内原有感染灶尚未控制发生内源性感染;亦可因术中器械、敷料消毒不严或手术操作无菌观念不强所致。③ 脏器损伤:膀胱、肠管损伤,多因操作粗暴,或解剖关系辨认不清所致。④ 绝育失败:可因绝育措施本身缺陷,亦可因施术者的技术误差引起。

第三节 | 避孕失败的补救措施

一、药物流产

药物流产是指应用药物终止早期妊娠的方法。常规限于妊娠 49 日以内。其优点是方法简便、无创伤性,临床疗效肯定。

米非司酮与米索前列醇配伍为目前药物流产常用方案。米非司酮是一种抗孕激素的合成类固醇,对子宫内膜孕激素受体的亲和力比孕酮高 5 倍,可与孕激素竞争结合蜕膜的孕激素受体,从而阻断了孕酮活性而终止妊娠。米索前列醇是前列腺素的衍化物,可兴奋子宫肌,有抑制子宫颈胶原的合成,扩张和软化子宫颈的作用。通过两类药物多方面的协同作用,使蜕膜绒毛退化和凋亡,子宫肌兴奋和宫颈扩张,达到满意的终止早孕效果。

(一) 适应证

(1) 本人自愿的 18～40 岁健康妇女,确诊宫内早孕,停经时间不超过 49 日,并经 B 型超声检查确认宫内孕囊最大经线≤2.5 cm。

(2) 人工流产的高危因素,如宫颈坚硬或发育不良、瘢痕子宫、多次人工流产、生殖道畸形及严重骨盆畸形。

(3) 对手术流产产生恐惧和顾虑心理者。

(二) 禁忌证

(1) 米非司酮的禁忌证:肾上腺疾病、与甾体激素相关的肿瘤、糖尿病、肝肾功能异常、妊娠皮肤瘙痒史、血液疾患、血管栓塞等病史。

(2) 米索前列醇的禁忌证:二尖瓣狭窄、高血压病、低血压症、青光眼、哮喘、胃肠功能紊乱、癫痫、过敏体质等。

(3) 长期服用抗结核、抗癫痫、抗抑郁药,前列腺素生物合成抑制剂,巴比妥类药物等。

(4) 带器妊娠、异位妊娠、贫血、妊娠剧吐等。此外,吸烟,嗜酒,也在禁忌之列。

(三) 用药方法

1. **口服** ① 顿服法:第一日顿服米非司酮 200 mg,第三日晨服米索前列醇 0.6 mg。② 分服法:第一、第二日晨服米非司酮 50 mg,8～12 h 后服米非司酮 25 mg,第三日晨服 25 mg,1 h 后服米索前列醇 0.6 mg。每次服药前后各禁食 1 h。

2. **口服与阴道给药** 口服米非司酮 2 日,第三日卡前列甲酯栓置阴道后穹窿。

服药后应严密随访,除服药过程中可出现恶心、呕吐、腹痛、腹泻等胃肠道症状外,药物流产后流血量多、流血时间长是其主要副反应。大出血者急行诊刮术。必须警惕异位妊娠误行药物流产,严重者可致休克,危及生命。药物流产必须在正规有抢救设施的医疗机构施行。

二、人工流产术

人工流产术是指因意外妊娠、优生或因严重疾病等原因在妊娠 14 周内采用手术方法终止妊娠,包括负压吸引术和钳刮术。

(一) 适应证

负压吸引术适用于妊娠在 6~10 周内要求终止妊娠而无禁忌证者;钳刮术可用于妊娠 11~14 周内,因胎儿较大,容易造成并发症如流血多、宫颈裂伤、子宫穿孔、流产不全等,应当尽量避免大月份钳刮术。

(二) 禁忌证

各种疾病的急性期;生殖道炎症,如阴道炎、盆腔炎、性传播疾病等未经治疗者;严重的全身疾病而不能耐受手术者;手术当日相隔 4 h 两次体温在 37.5℃ 以上者。

(三) 术前准备

详细询问病史,确定妊娠并排除禁忌证;体格检查,尤其是体温、脉搏、血压;阴道及盆腔检查,排除急性炎症,明确子宫位置;辅助检查,包括血常规、血型、凝血功能检查,白带常规检查,尿 HCG 检查及 B 型超声波检查。

(四) 方法

1. 负压吸引术　受术者取膀胱截石位,按顺序消毒外阴和阴道,铺消毒巾。施术者再次检查子宫位置大小及附件等;用窥器扩张开阴道,消毒阴道及宫颈,然后用宫颈钳夹持宫颈前唇中部,不宜夹入宫颈管内。用探针顺着子宫位置的方向探测宫腔的深度。妊娠 6~8 周,宫腔深 8~10 cm;妊娠 9~10 周,宫腔深 10~12 cm。

用子宫颈扩张器,顺着子宫位置的方向,依次扩张子宫颈口(比吸管大半号或 1 号)。孕 7 周以内常用 5~6 号吸管,孕 7~9 周常用 6~7 号吸管,孕 9 周以上用 7~9 号吸管。调节负压为 400~500 mmHg,不超过 600 mmHg。扩张时,用力要均匀,不宜用力过猛,以防宫颈内口损伤和子宫穿孔。术后应仔细检查吸出物中有无绒毛及胚胎组织,有无水泡状物,其大小是否与孕周相符,将吸出物过滤,分别测量血液及组织容量,详细填写手术记录。肉眼观察发现异常者,送病理检查。

2. 钳刮术　术前 24 h 在宫颈管内插入 16 号或 18 号导尿管以扩张宫颈。也可先口服、肌内注射或阴道放置前列腺素制剂,待宫颈软化扩张后,再行钳刮术。术中用卵圆钳夹取主要的妊娠物,辅以负压吸引或搔刮残留组织,酌情使用宫缩剂。术后给予预防感染治疗。

(五) 人工流产的镇痛及麻醉

适宜的麻醉方法有:宫旁神经阻滞麻醉,宫颈、宫腔表面麻醉,丙泊酚联合氢吗啡酮麻醉和氧化亚氮麻醉。

(六) 并发症及处理

1. 吸宫不全　术后阴道流血量多,或超过 10 日不止,或流血停止后又再次流血,应考虑为吸宫不全,B 型超声检查有助于诊断。若无明显感染征象,应尽早行刮宫术,刮出物送病理检查,术后用抗生素预防感染,若同时伴有感染,应在控制感染后行刮宫术。

2. 漏吸　术时未吸出胚胎及胎盘绒毛,应复查子宫位置、大小及形状,并重新探测宫腔,能及时发现问题。吸出组织应送病理检查,排除异位妊娠可能。确属漏吸,应再次行负压吸引术。

3. **人工流产综合反应** 在术中或术毕时,部分受术者出现心动过缓、心律不齐、血压下降、面色苍白、头昏胸闷、大汗淋漓,严重者血压下降、昏厥、抽搐。应立即停止手术,给予吸氧,重者静注阿托品 0.5 mg~1 mg。预防及处理方法:术前精神安慰,术中操作应轻柔,负压要适当,扩张宫颈时不宜过快或用力过猛,减少不必要的反复吸刮。

4. **术中出血** 妊娠月份较大时,常因子宫收缩欠佳,出血量多。可在扩张宫颈后,宫颈注射缩宫素,并尽快钳取或吸取胎盘及胎体,吸管过细或胶管过软时应及时更换。

5. **子宫穿孔** 是手术流产严重的并发症之一,但发生率低,与施术者技术及受术者子宫情况有关。可由各种手术器械引起,如探针、子宫颈扩张器、吸管、刮匙及胎盘钳等。当上述器械进入宫腔探不到宫底部时,或腹痛剧烈,或有内脏牵拉感,严重时可有出汗、面色苍白、血压下降,或出现内出血或腹膜刺激征,提示子宫穿孔。如为吸管或胎盘钳穿孔,有时可将腹腔内组织吸出或钳出。妊娠物已清除,穿孔小,无明显并发症,应当立即停止手术,并给予收缩剂及抗生素治疗,住院严密观察。确诊宫内有妊娠残留物,应纠正子宫位置后,由有经验医生避开穿孔部位,或在腹腔镜帮助下完成手术,也可应用宫缩剂后,改在 10 日内再行宫腔手术。如穿孔较大,为吸管、刮匙、胎盘钳所造成,难以排除内脏损伤,应剖腹探查,根据损伤情况做相应的处理。

6. **羊水栓塞** 偶可发生在人工流产钳刮术。但由于妊娠早、中期的羊水含细胞等有形物极少,发生羊水栓塞时症状的严重程度不如妊娠晚期凶猛。

7. **宫颈裂伤** 轻度裂伤可压迫止血,裂伤大者应缝合、修补。

8. **术后感染** 术后 2 周内出现下腹疼痛、发热、腰痛、阴道分泌物脓性;白细胞增高,中性粒细胞增加;妇科检查子宫压痛,稍大而软,或双附件增厚,或有包块,压痛明显。应用广谱抗生素及中药治疗。术前严格掌握适应证,术时严格无菌操作,术后注意外阴卫生,术后 1 个月内禁止性生活,以减少术后感染机会。

9. **远期并发症** 可有宫颈或宫腔粘连、盆腔炎性疾病后遗症、月经异常、继发不孕等。

第四节 计划生育措施的选择

避孕方法知情选择是目前我国计划生育优质服务的重要内容。通过广泛深入宣传、教育、培训和咨询,使广大育龄妇女充分了解国家人口状况和政策及避孕节育知识后,根据自身特点(包括家庭、身体、婚姻状况等)选择合适的安全有效的避孕方法。

1. **新婚期** 新婚夫妇应选择使用方便、不影响生育的避孕方法,如复方短效口服避孕药,男用避孕套、避孕栓、薄膜等,不宜选用宫内节育器、安全期、体外排精、长效避孕药等。

2. **哺乳期** 避孕方式应不影响乳汁的质量及婴儿健康,阴茎套是此期的最佳避孕方式。也可选用单孕激素制剂长效避孕针或皮下埋置剂。不宜使用避孕药膜、安全期避孕,以及雌、孕激素复合避孕药或避孕针。

3. **生育后期** 生育后期应选择长效、安全、可靠的避孕方法,一般各种避孕方法均适用,如宫内节育器、皮下埋植剂、口服避孕药、避孕套等,可根据个人情况进行选择。

4. **绝经过渡期**　此期仍有排卵可能,应坚持避孕,选择以外用避孕药为主的避孕方法,如男用或女用避孕套、避孕栓、凝胶剂等,使用宫内节育器者无不良反应可继续使用,至绝经后半年取出。不宜选用复方避孕药、避孕药膜及安全期避孕。

(孔桂茹)

附录 方 剂 索 引